Spiralstabilisation der Wirbelsäule

Prinzipien der Methode
Grundübungen und Übungen für Fortgeschrittene und Sportler
Grundkenntnisse über die funktionelle Anatomie und der Muskelketten
Beispiele der Behandlung von Wirbelsäulenerkrankungen und Störungen der großen Gelenke
Ausbildung in der SPS Methode

Behandlung und Prävention der Rückenschmerzen

Methode SPS - Spiralstabilisation der Wirbelsäule

Stabilisation der Wirbelsäule und des gesamten Körpers durch die spiralen Muskelketten

SMíšek

system

funktionelle Stabilisation und Mobilisation der Wirbelsäule

System der Ausbildung, Behandlung, Regeneration, Prävention und Organisation der Rehabilitation

Dr. med. Richard Smíšek
Dr. med. Kateřina Smíšková
Dr. med. Zuzana Smíšková

9. Ausgabe

Herausgegeben von Dr. med. Richard Smíšek
im 2020

ISBN: 978-80-88267-62-1

Inhalt

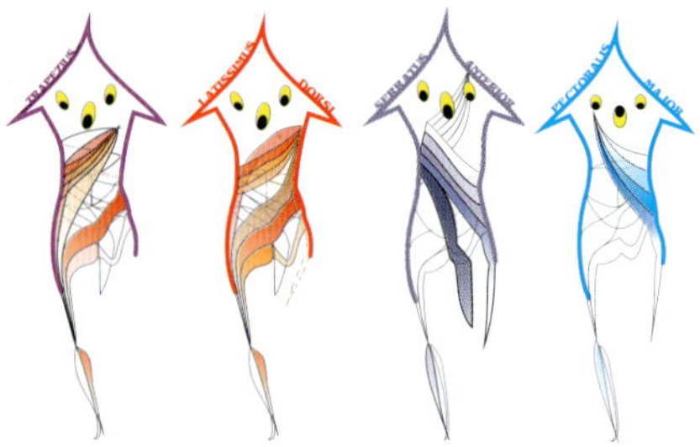

Autor von Präparate der menschlichen Körper - SILICONE SPECIMENS ist
H. Prof. Dr. Hong-Jin Sui
CEO of Dalian Hoffen Bio-technique Co. Ltd,
No. 36, Guangyuan Str., Lushun
Economic Developing Zone,
Dalian, 116052, China
Wir bedanken uns herzlich für die freundliche Erlaubnis, die Bilder veröffentlichen zu dürfen.

Die Präparate können auf folgenden Ausstellungen besichtigt werden
BODY THE EXHIBITION
REAL BODIES THE EXHIBITION
www.hoffen.com.cn
sales@hoffen.com.cn
T:(+86-411)39361999-6315

oder im MYSTERY OF LIFE MUSEU in Dalianu
Culture Exhibition Square, Jinshitan, Dalian, LN P. R. CHINA Postcode: 116650
www.shengmingaomi.com

TRAINING DER SPIRALSTABILISATION IM SPIEGELSAAL

Die richtige Bewegungskoordination kontrolieren wir mithilfe der zwei Spiegelwände, die einander gegenüber stehen.

3 HAUPTPRINZIPIEN:

1. ACHSESTELLUNG DES KÖRPERS
2. MUSKELGLEICHGEWICHT
3. AUSREICHENDER BEWEGUNGSUMFANG

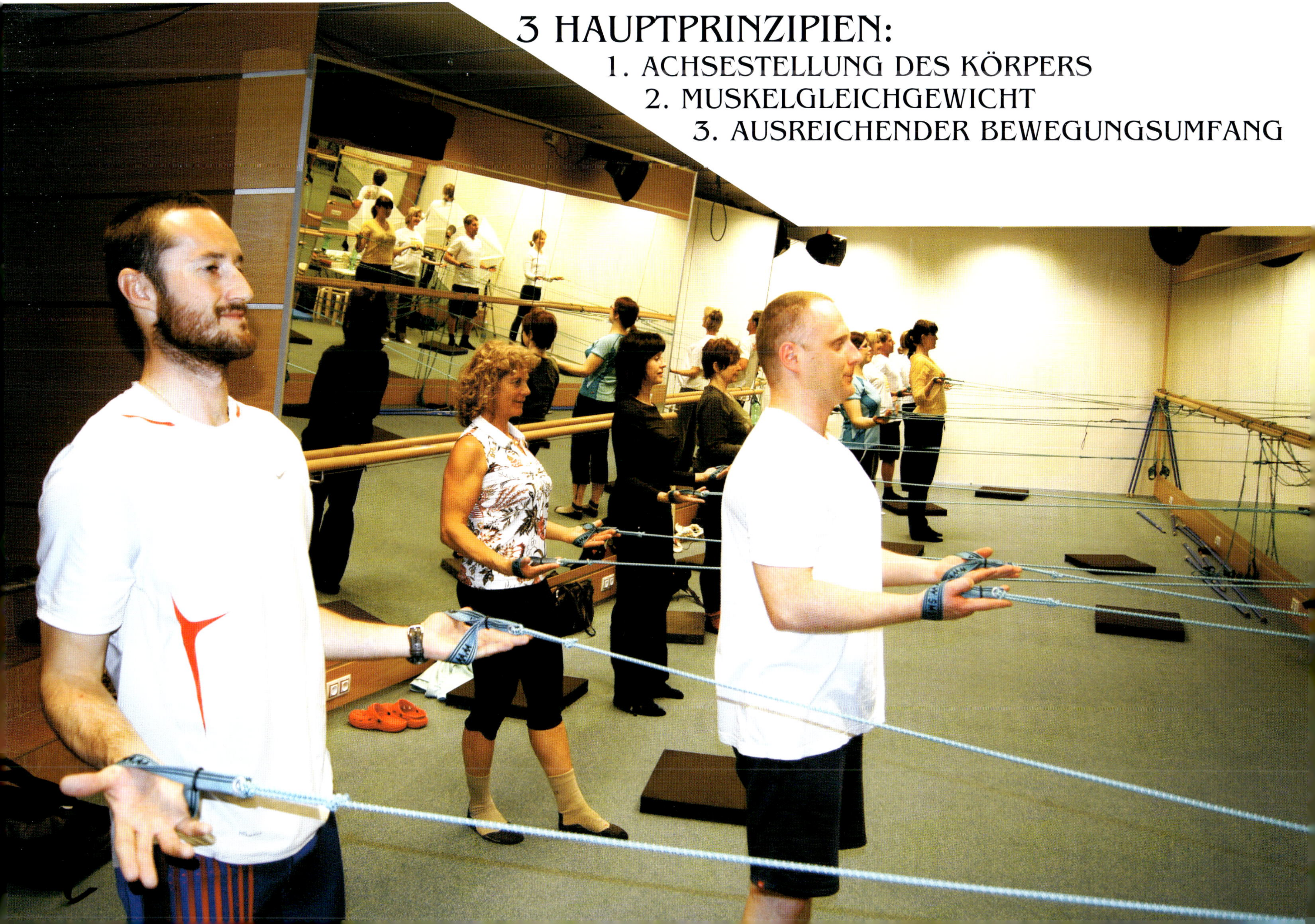

SPIRALE MUSKELKETTEN STABILISIEREN DIE BEWEGUNG

SA - serratus anterior
PM - pectoralis major
TR - trapezius
LD - latissimus dorsi

VERTIKALE MUSKELKETTEN STABILISIEREN DIE RUHEPHASE

RA - rectus abdominis
IP - iliopsoas
ES - erector spinae
QL - quadratus lumborum

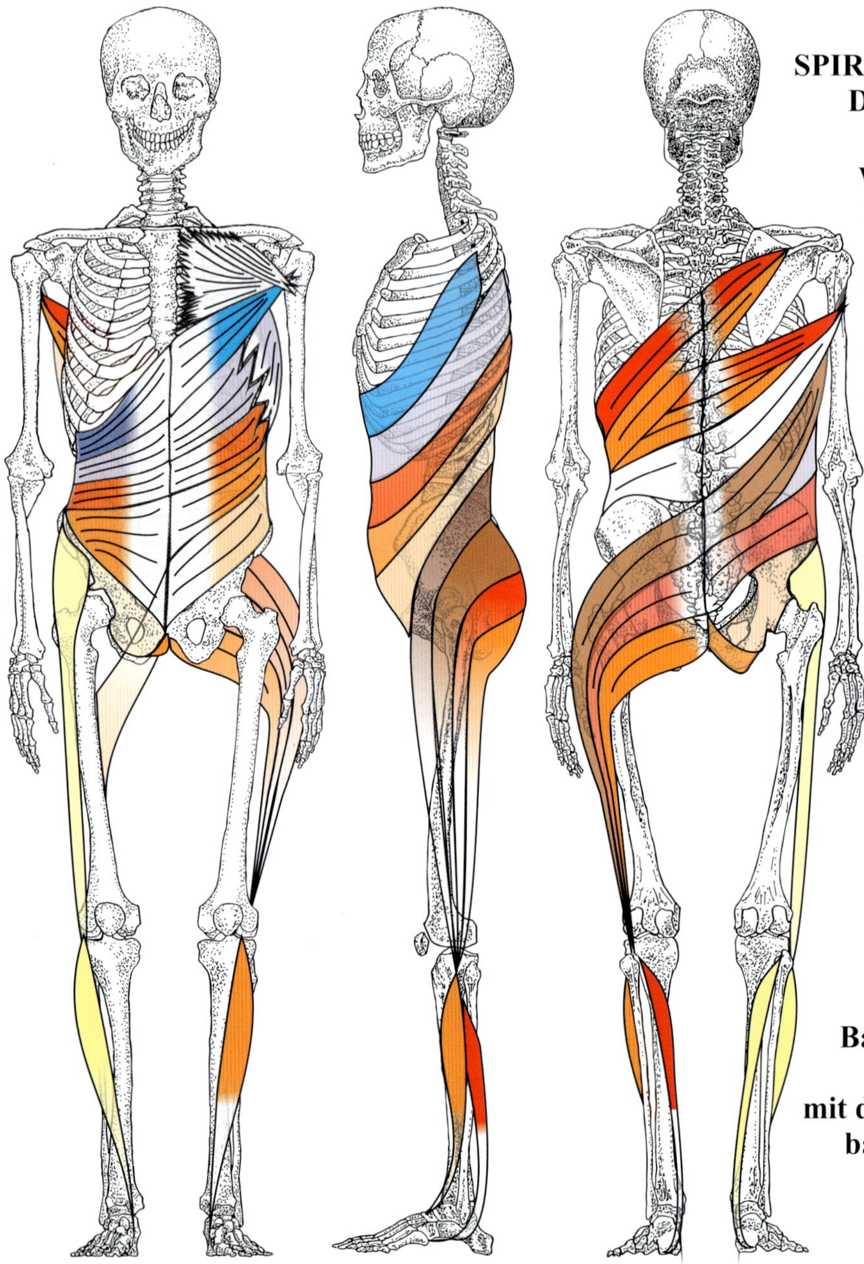

SPIRALE MUSKELKETTEN
Durch die Aktivierung der Muskelketten wird die Wirbelsäule nach oben gestreckt und dies führt zur Regeneration der Bandscheiben

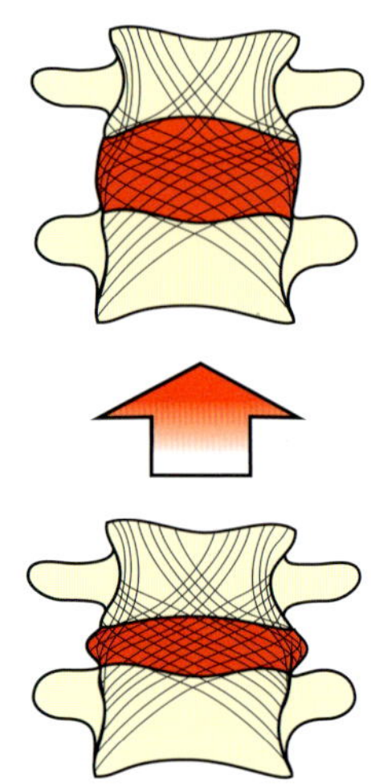

SPIRALE MUSKELKETTEN
Bandscheibenfasern sind in der Konstruktion mit den spiralen Muskelketten baugleich und verlaufen in gleicher Richtung

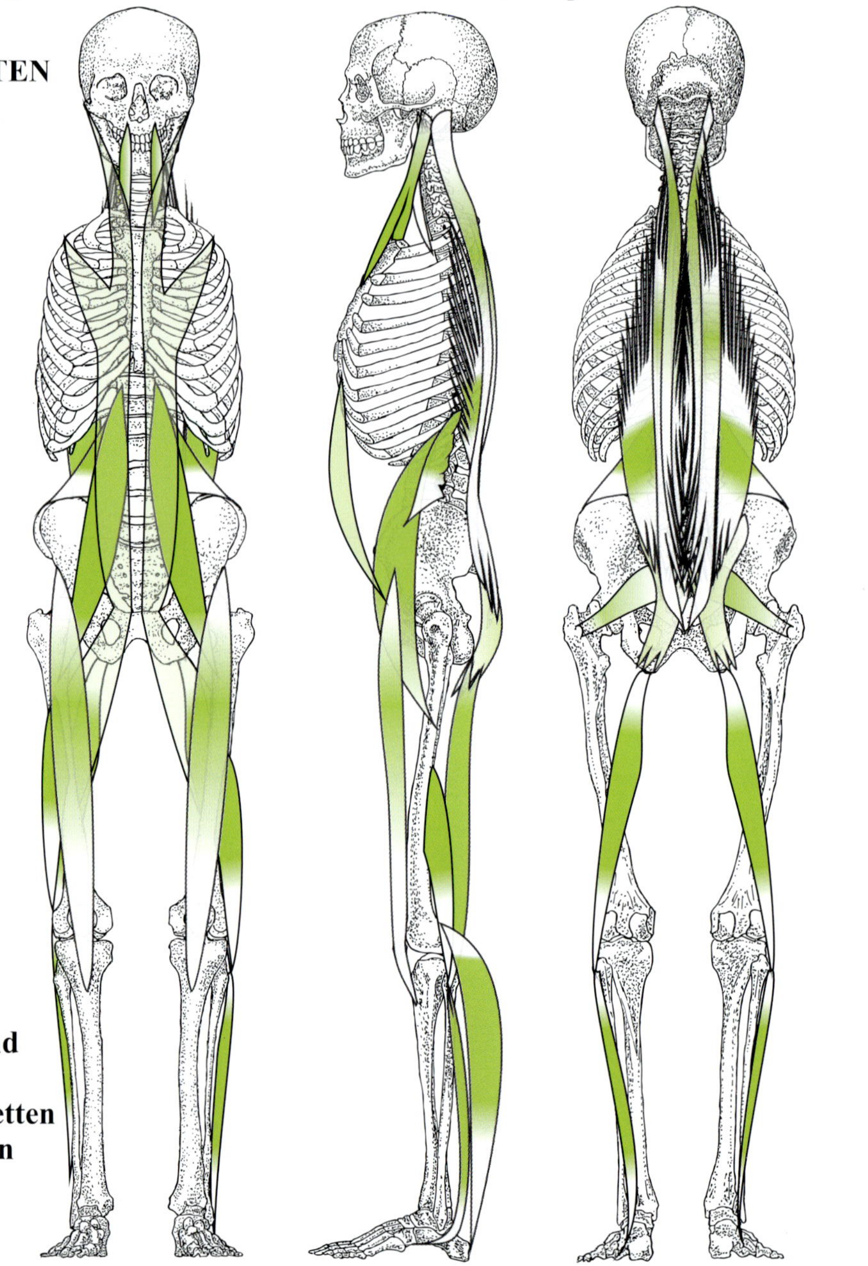

SPIRALEN TR, LD, SA, PM

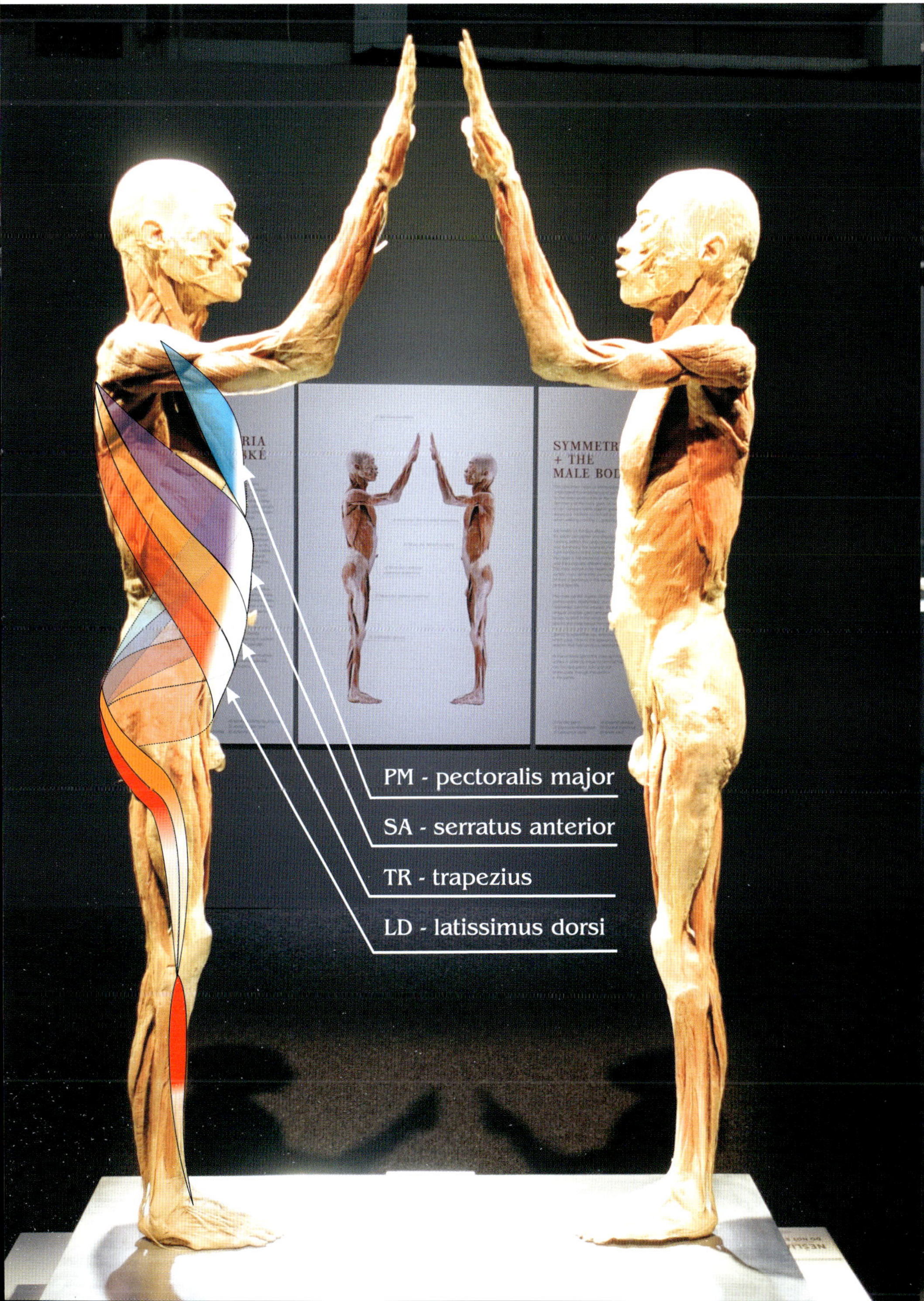

VERTIKALEN ES, QL, RA, IP

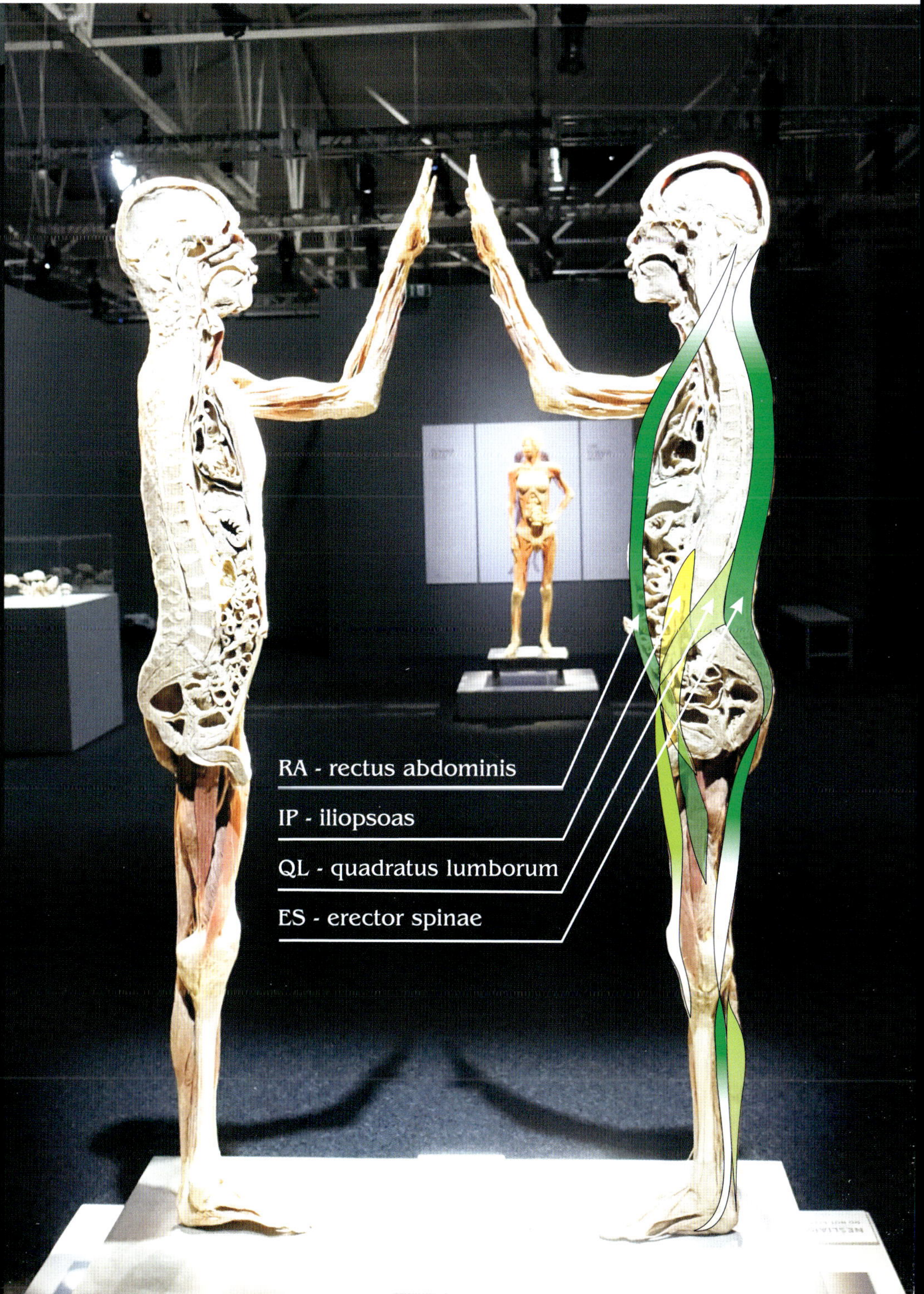

SPIRALE MUSKELKETTEN UND BINDEGEWEBSFASERN IM ANULUS FIBROSUS DER BANDSCHEIBE VERLAUFEN KREISFÖRMIG IN GLEICHER RICHTUNG

SPIRALE MUSKELKETTEN
ziehen den Taillenumfang zusammen
STRECKEN DIE WIRBELSÄULE NACH OBEN

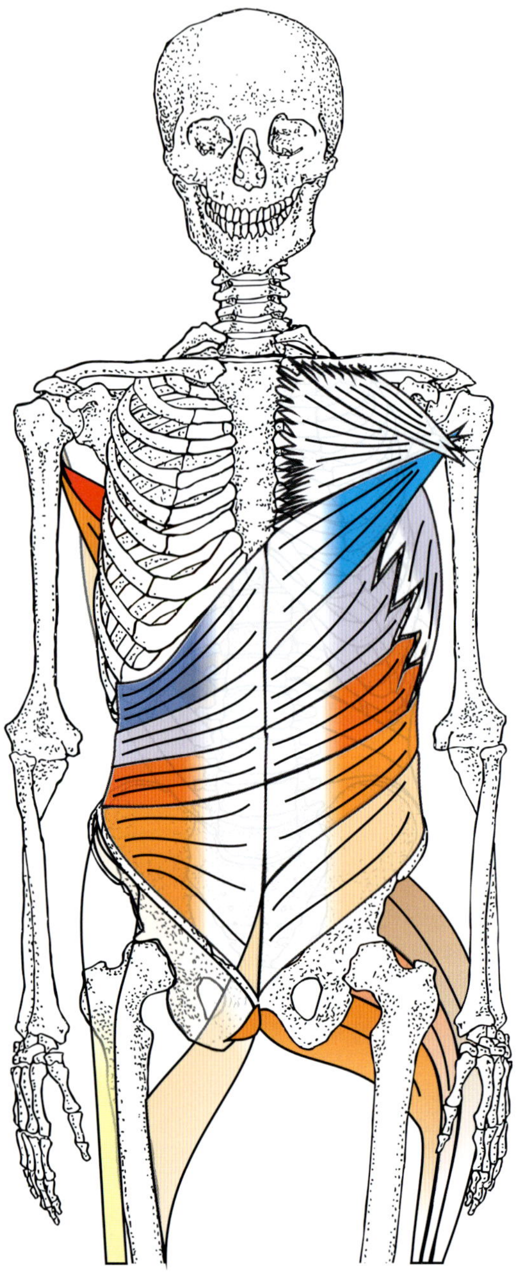

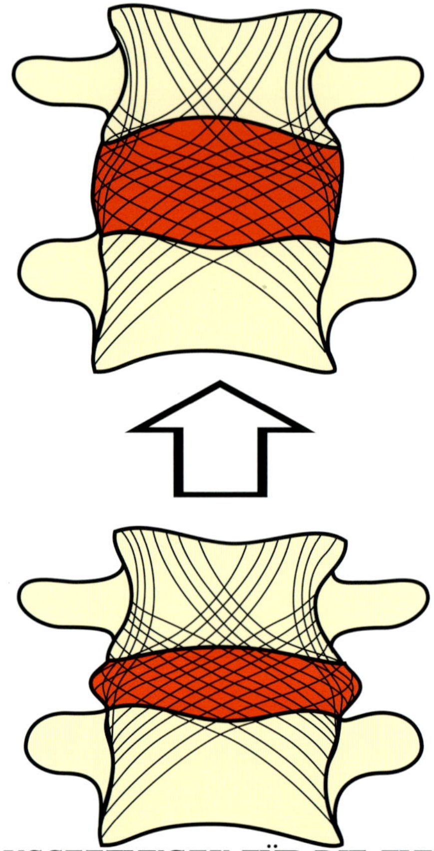

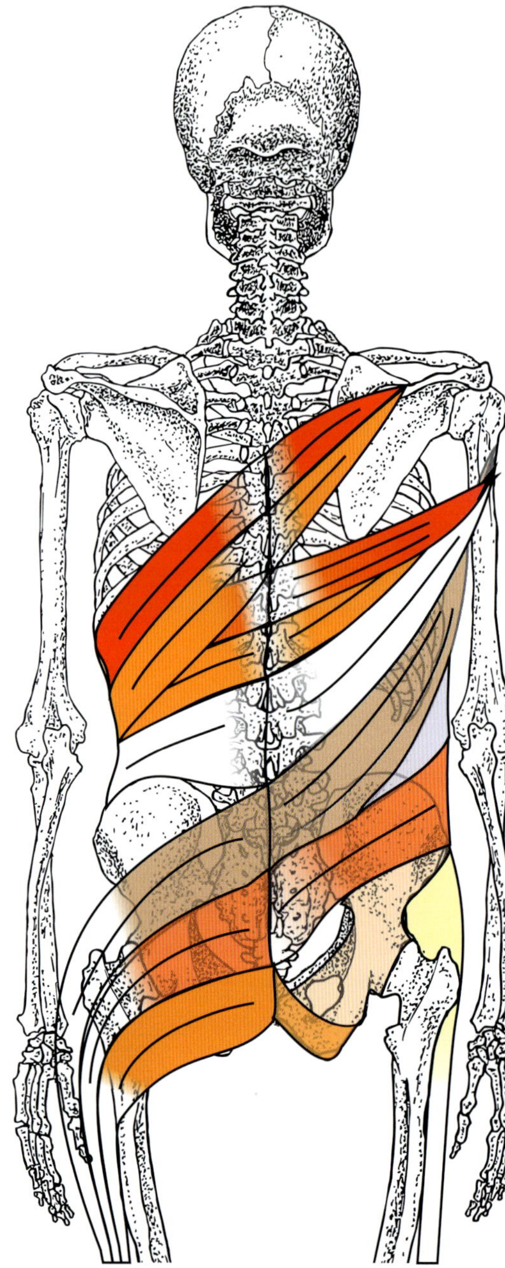

VORAUSSETZUNGEN FÜR DIE FUNKTION DER SPIRALEN MUSKELKETTEN:

Ausgeglichene Körperhaltung zur mittleren Achse

Muskelgleichgewicht im Schulter- und Beckengürtel und im Rumpf

Ausreichender Bewegungsumfang im Bereich der beiden Gürtel im besonderen bei der Extension nach hinten

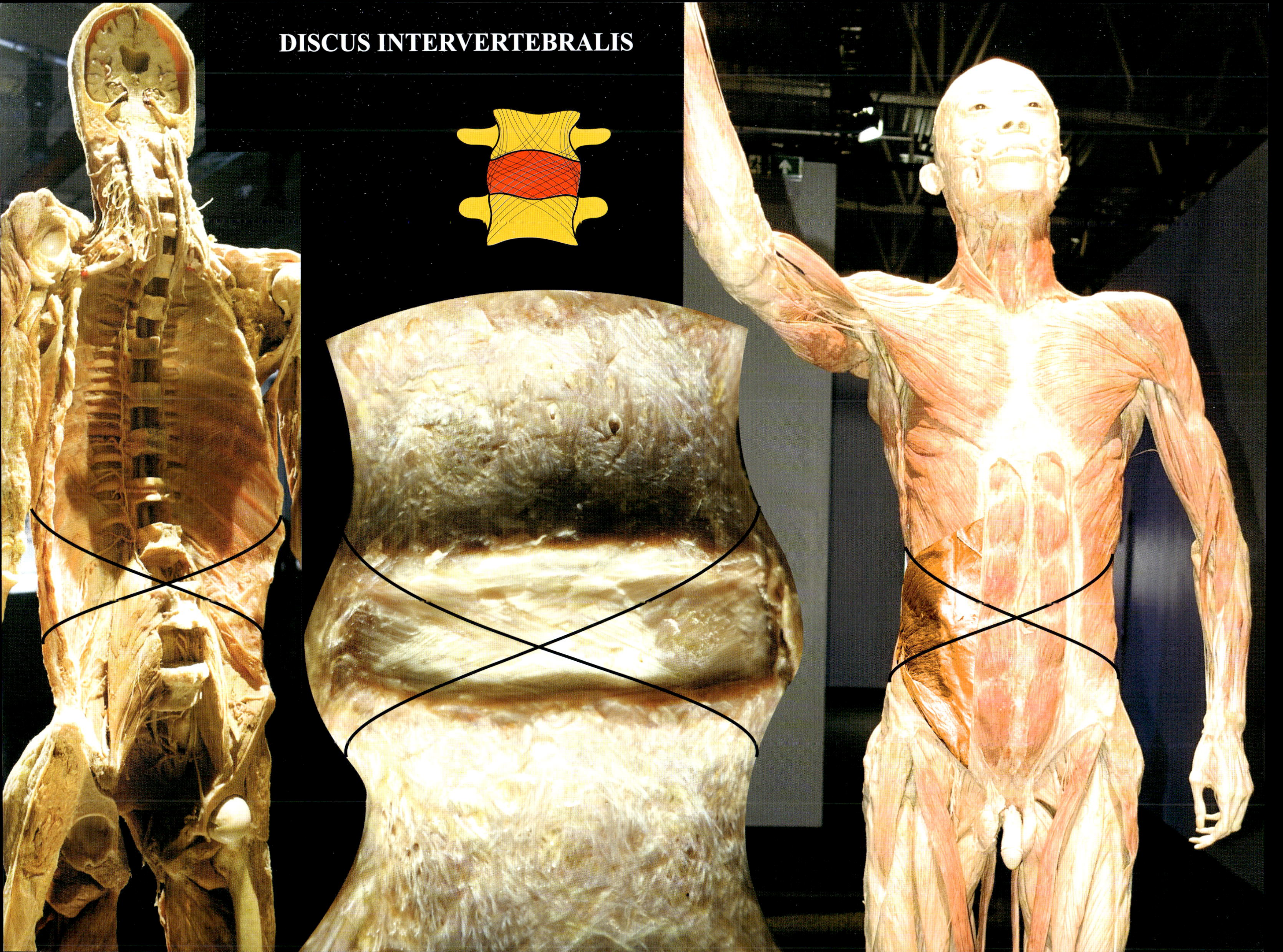
DISCUS INTERVERTEBRALIS

TR - TRAPEZIUS

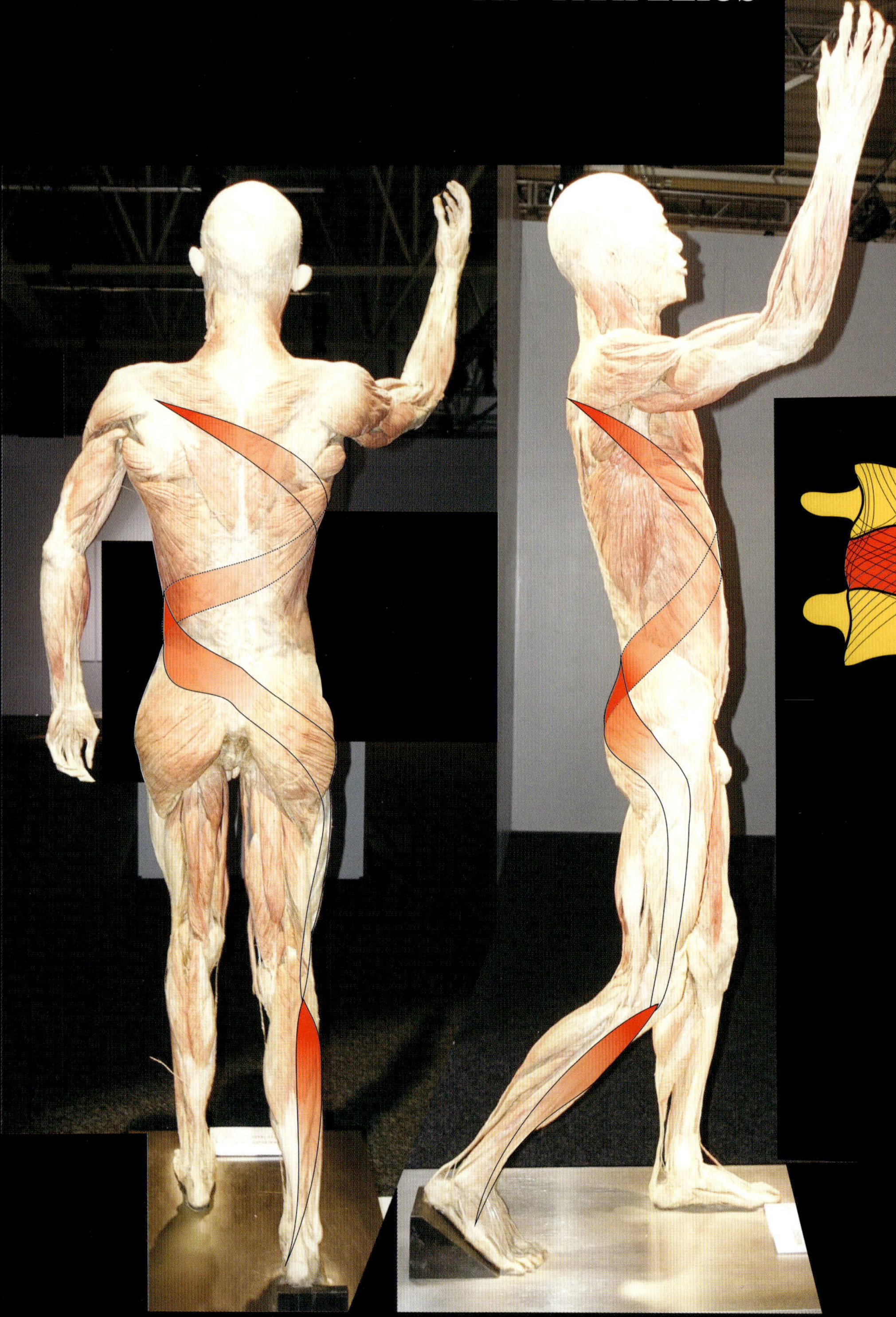

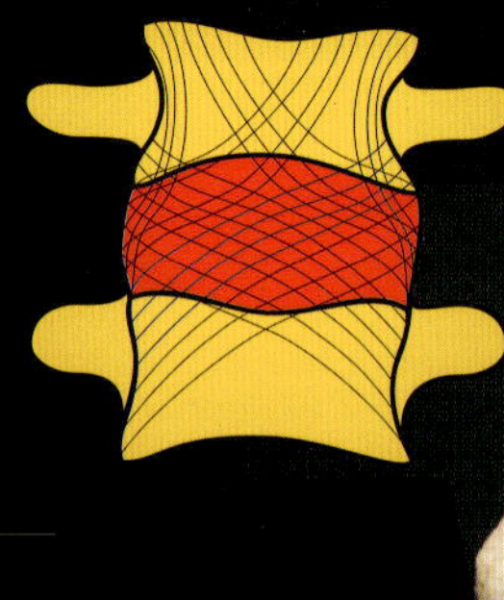

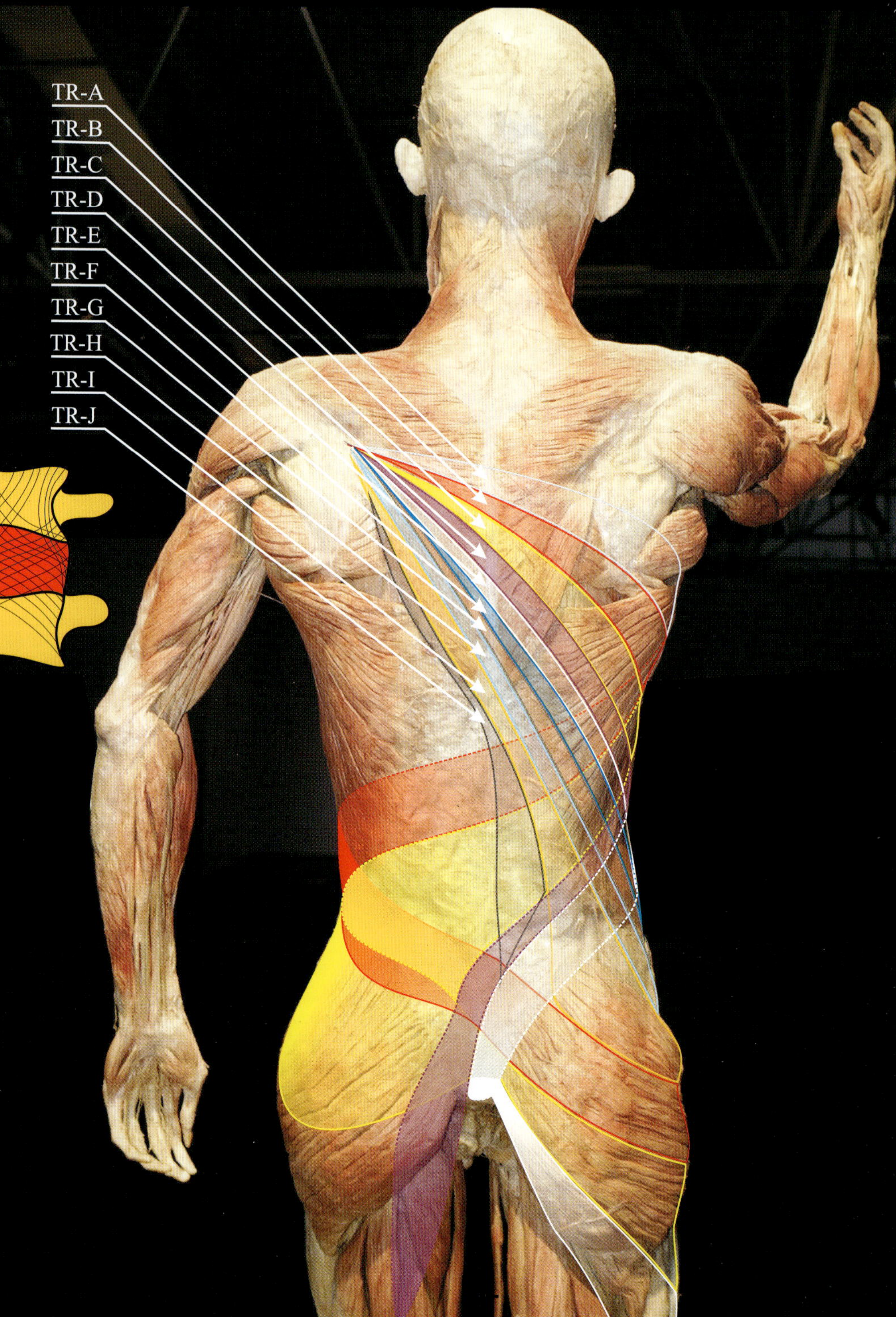

LD - LATISSIMUS DORSI

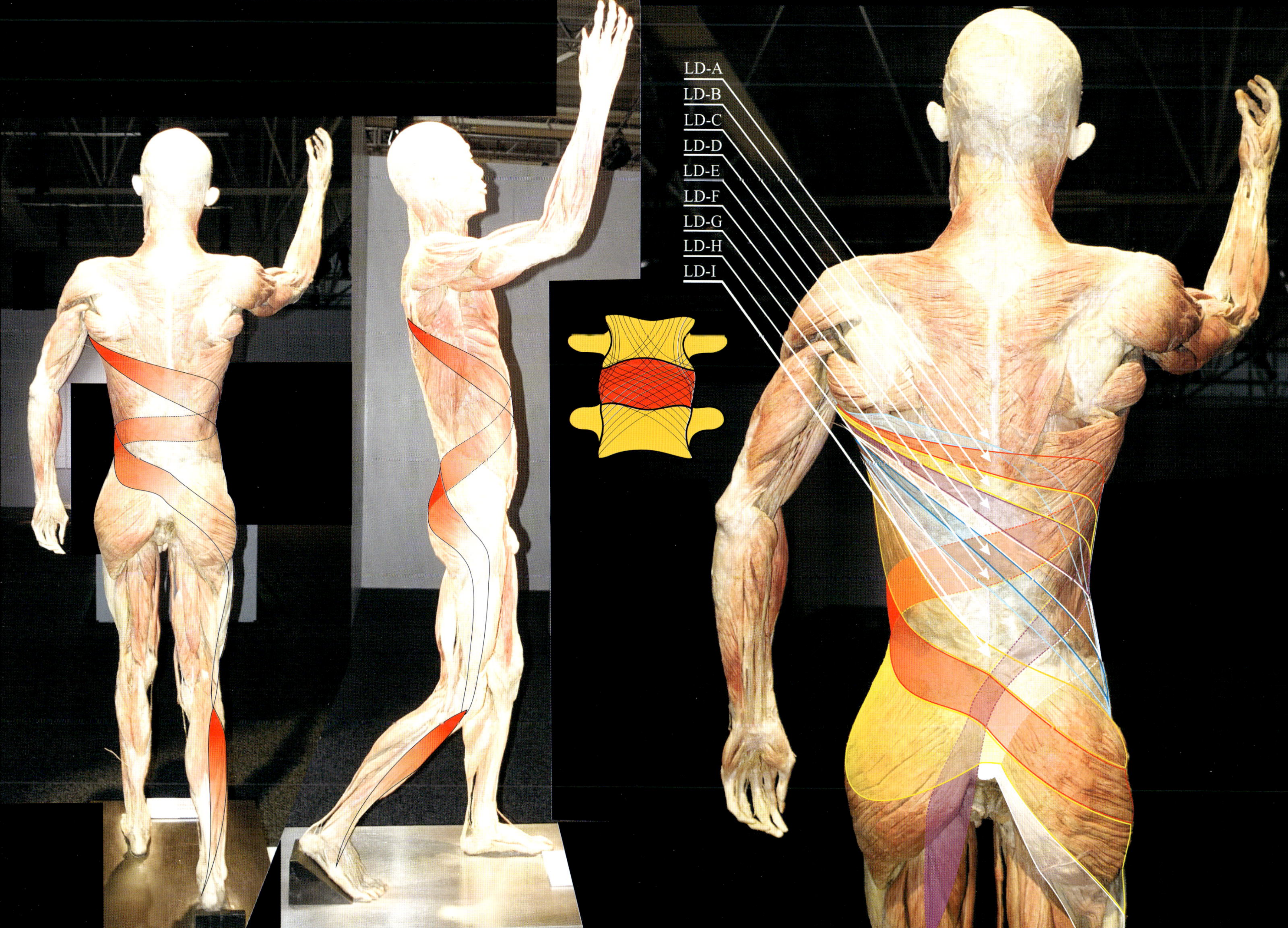

SA - SERRATUS ANTERIOR

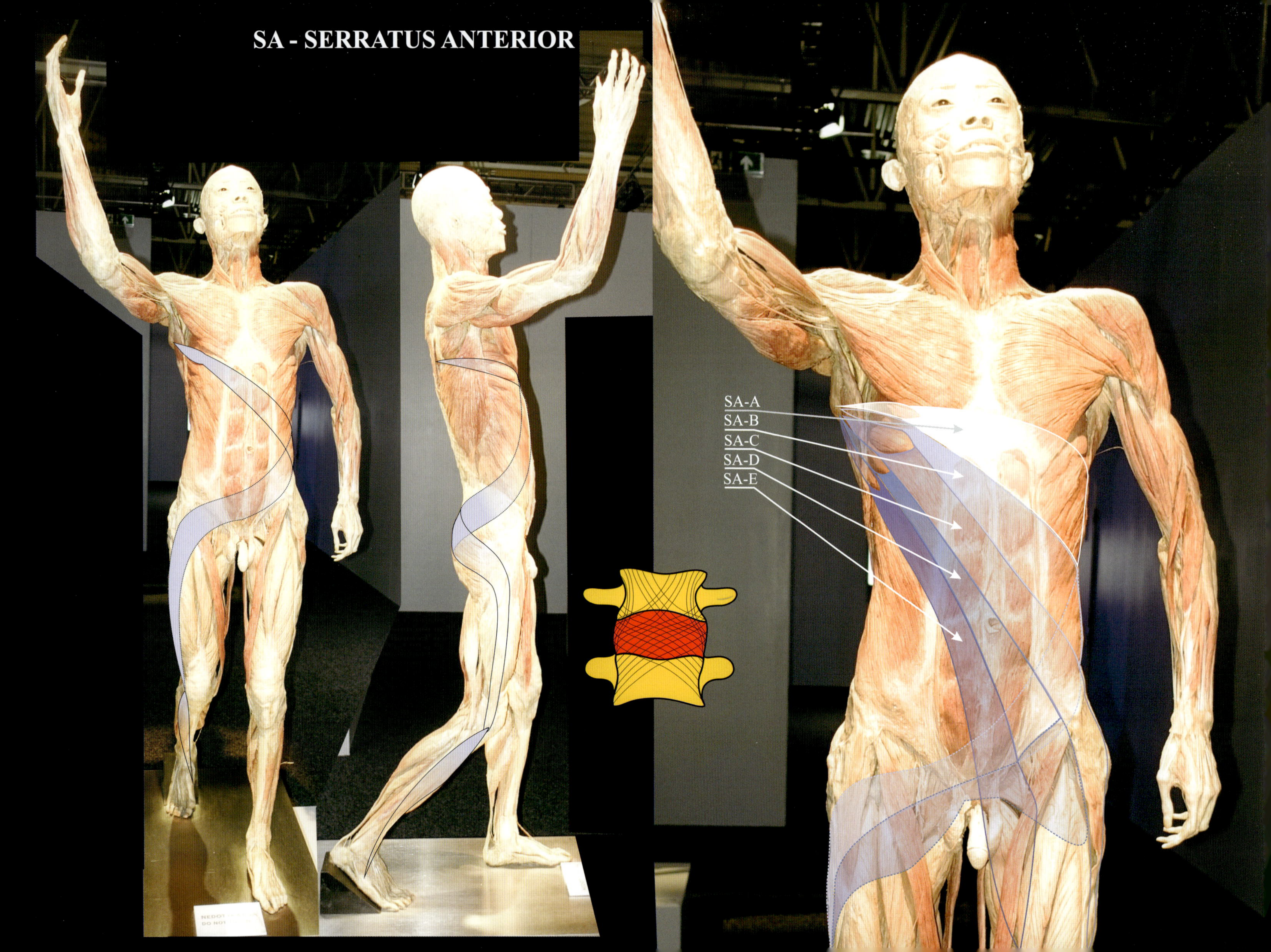

PM - PECTORALIS MAJOR

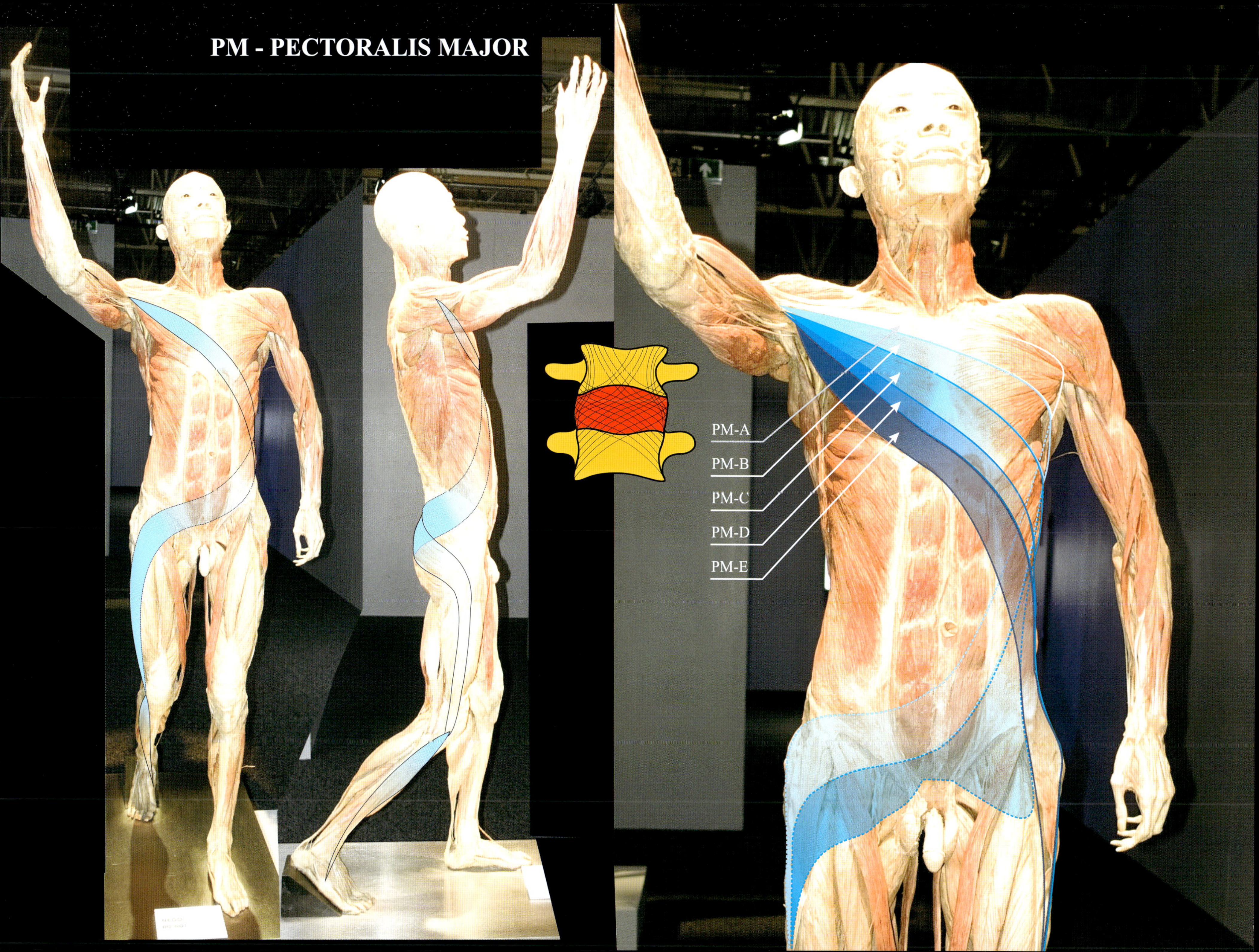

ES - ERECTOR SPINAE

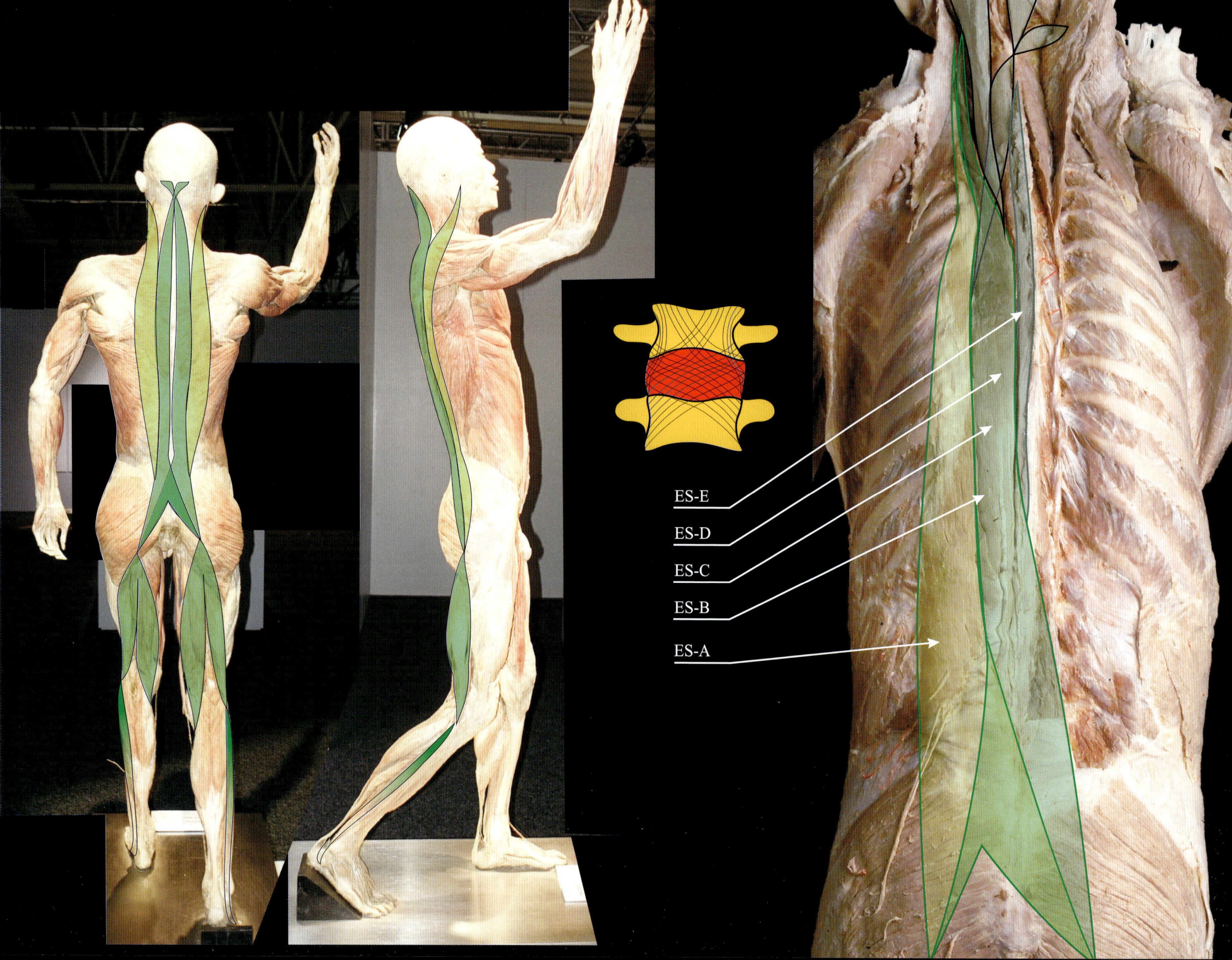

QL - QUADRATUS LUMBORUM

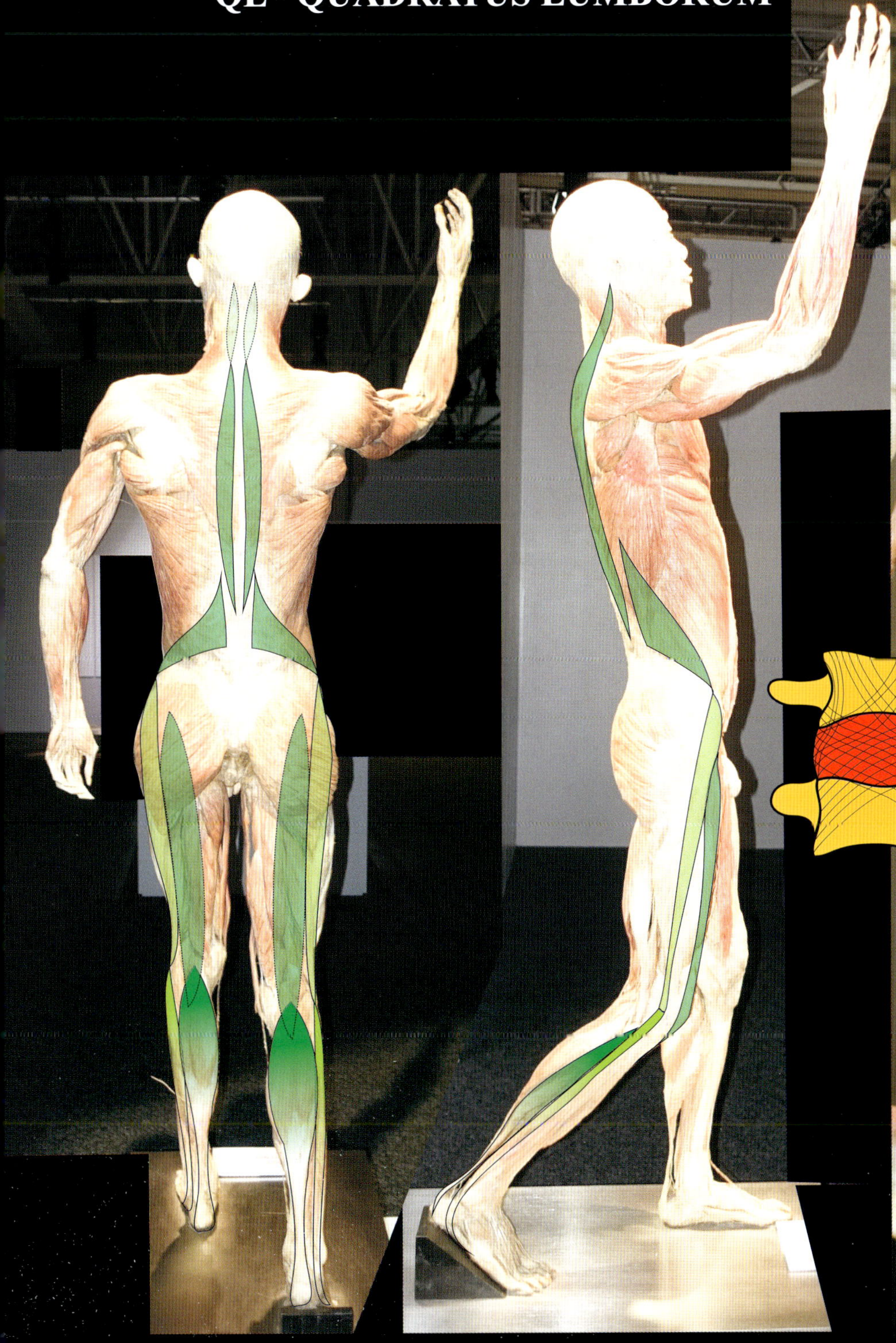

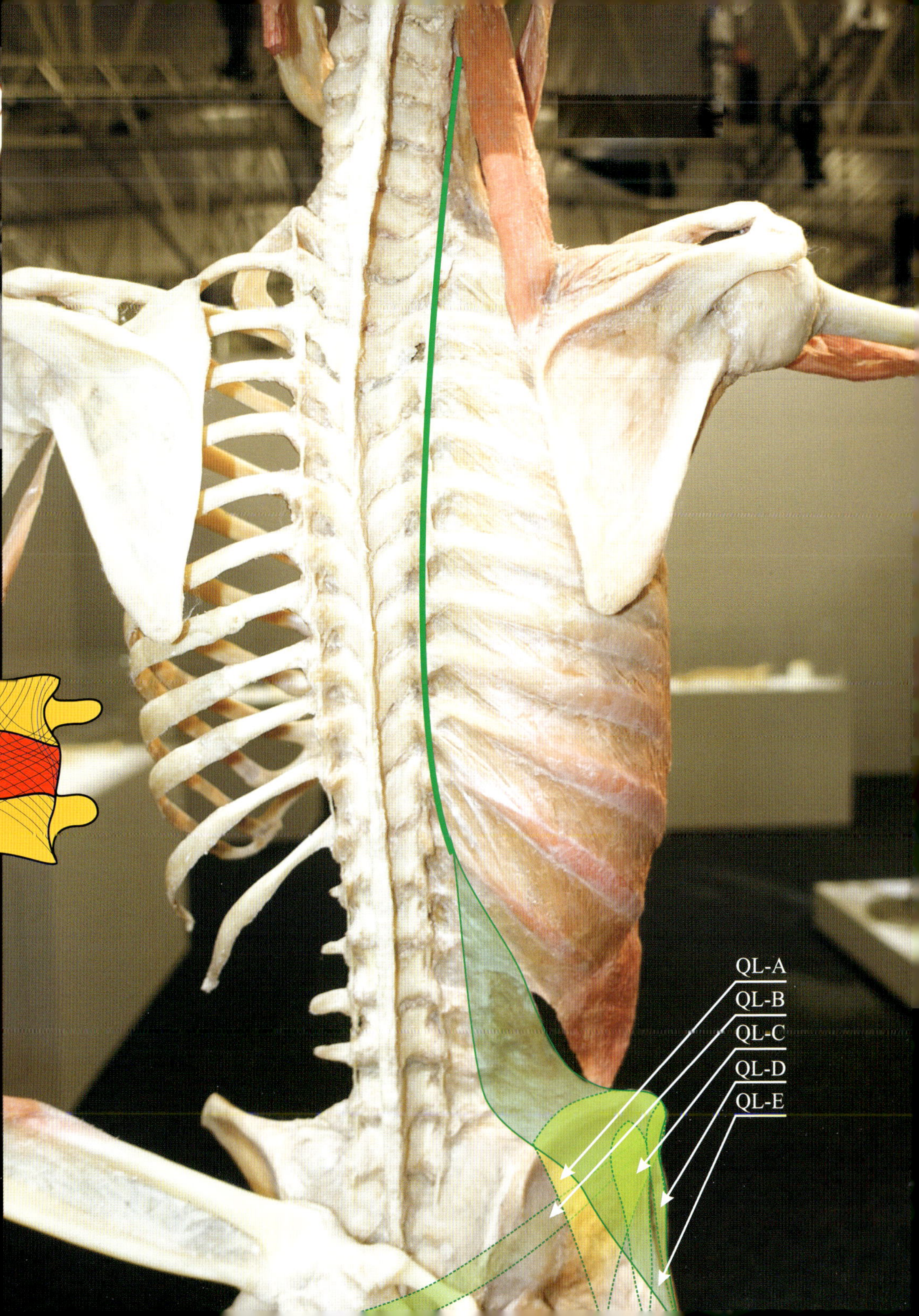

RA - RECTUS ABDOMINIS

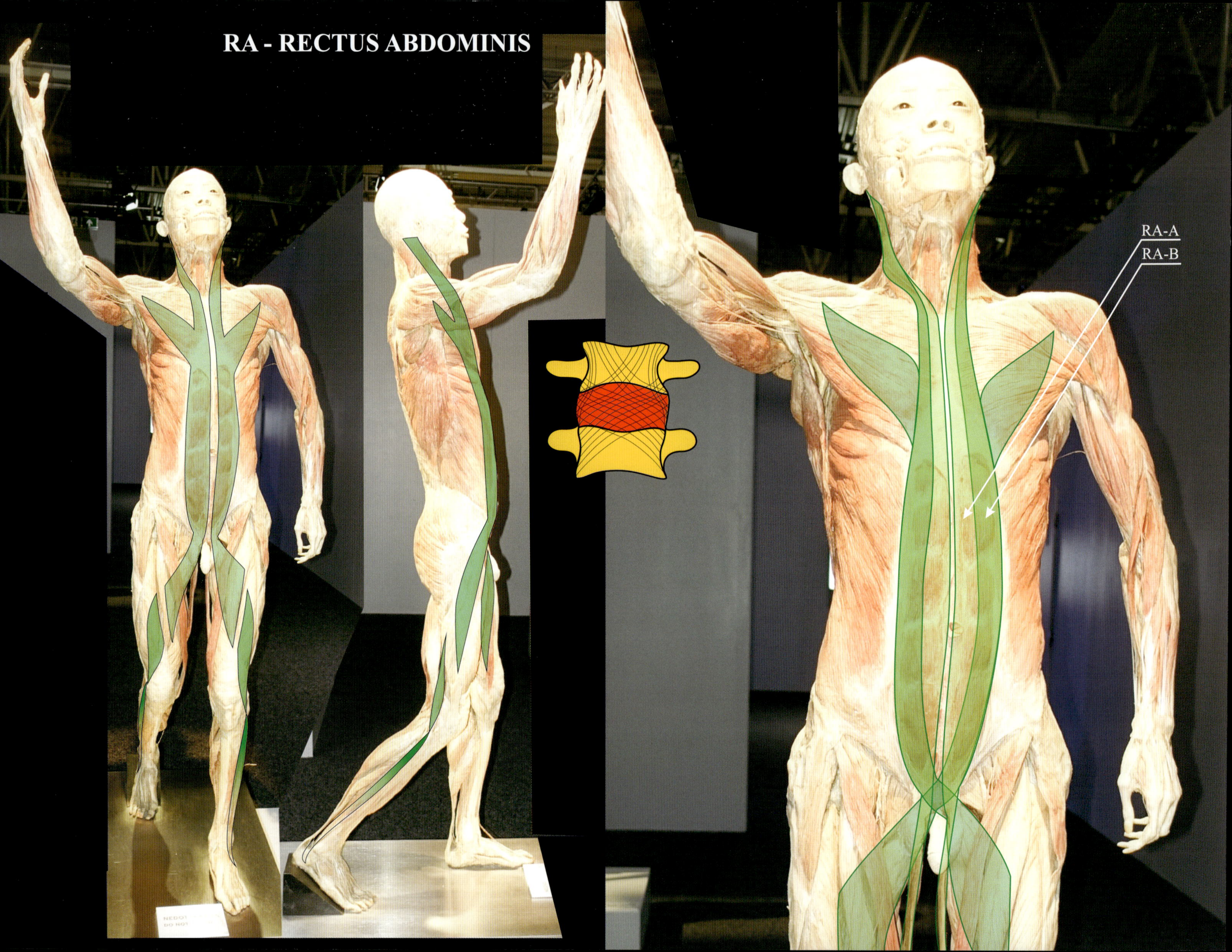

IP - ILIOPSOAS

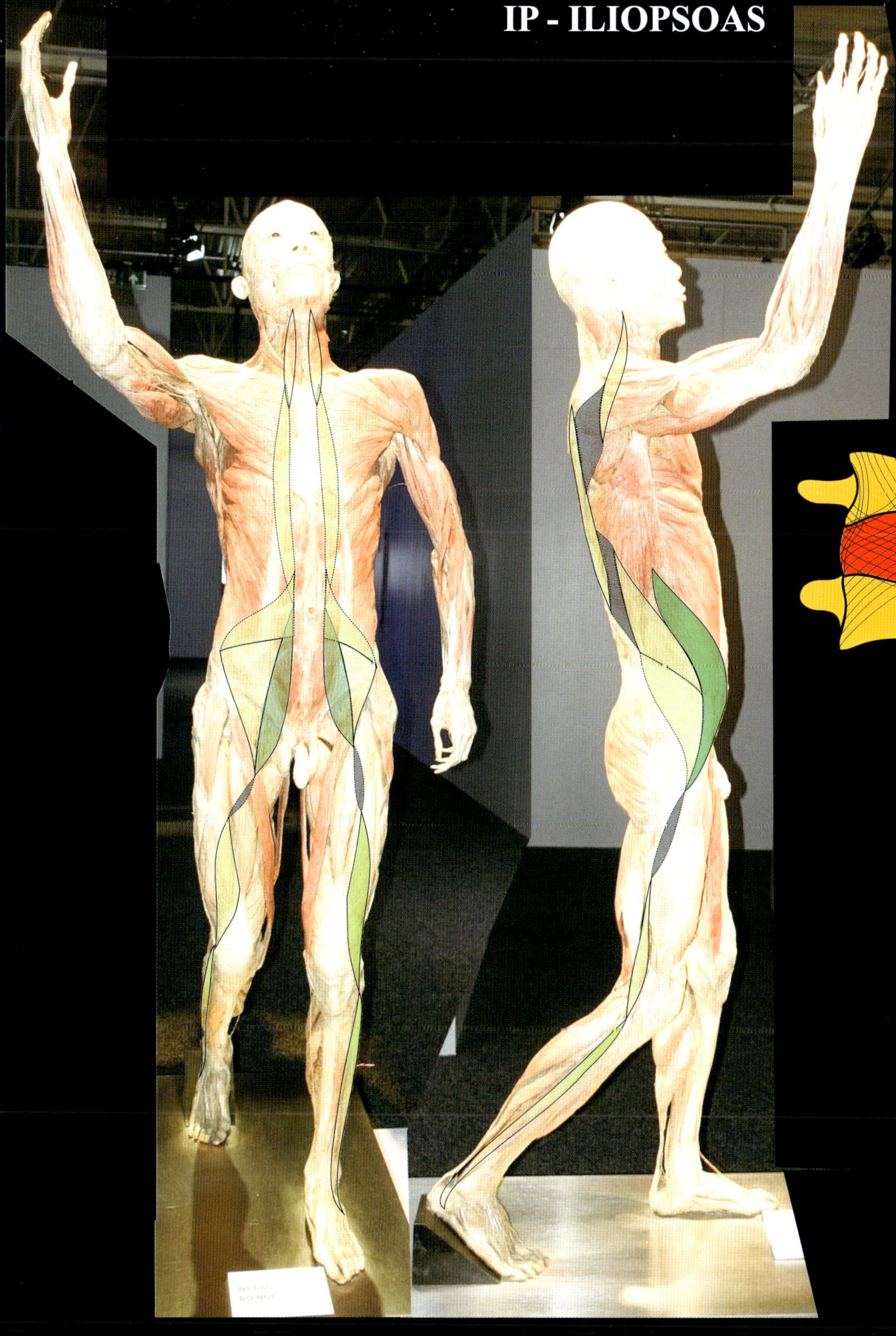

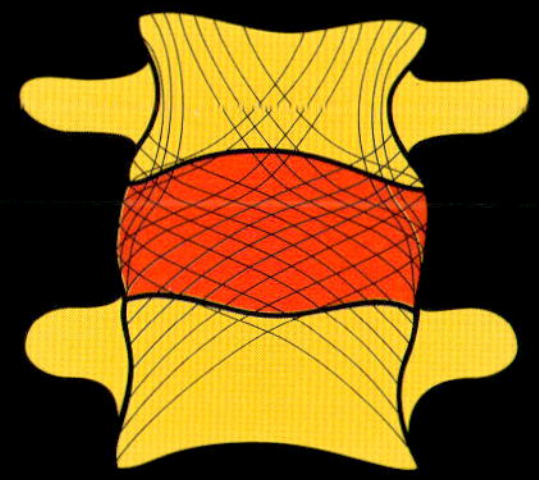

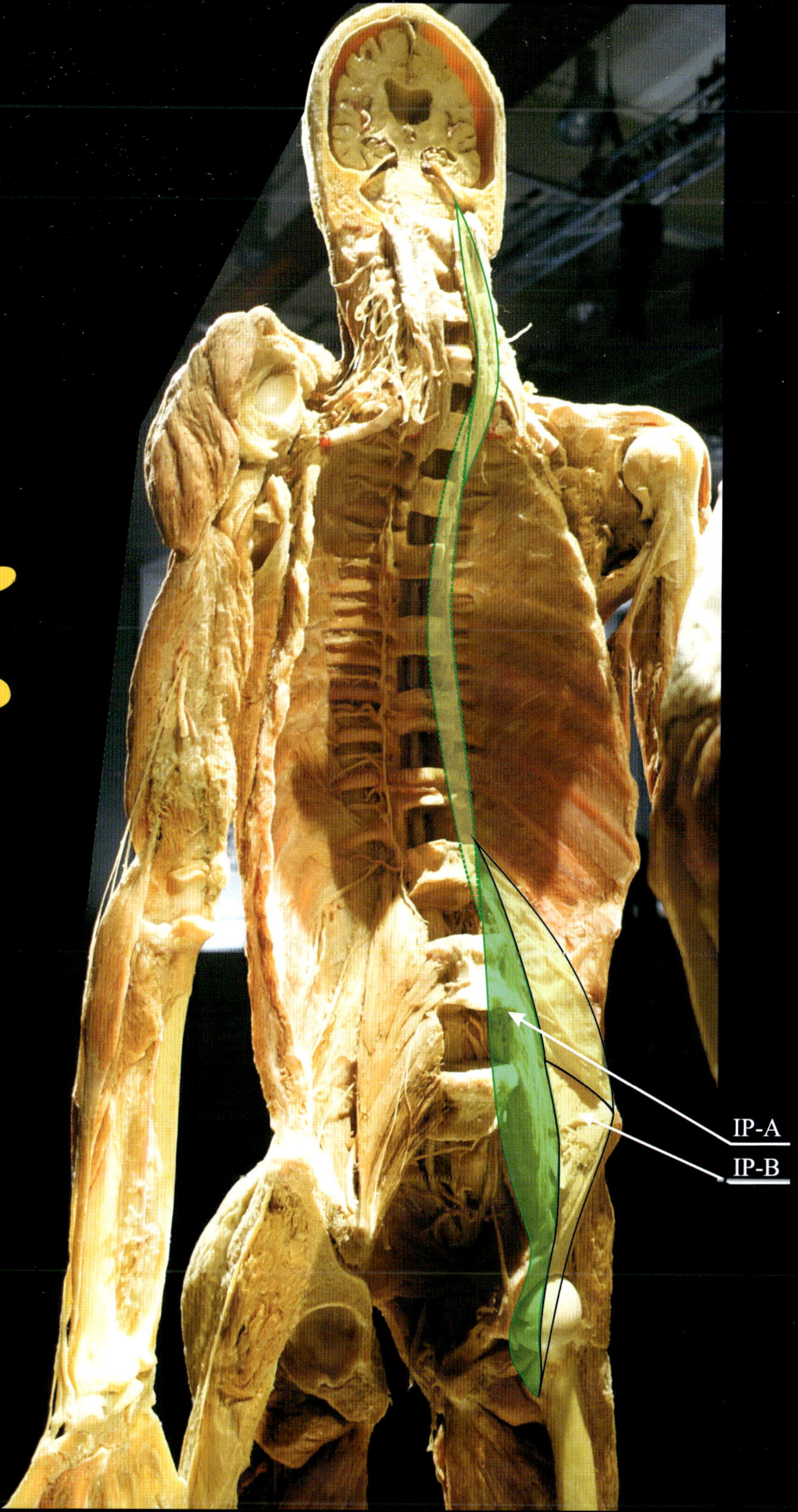

GESUNDER GANG - KOORDINATION

Optimale Koordination des Gangs bildet Voraussetzung für die Entstehung der Spiralstabilisation.

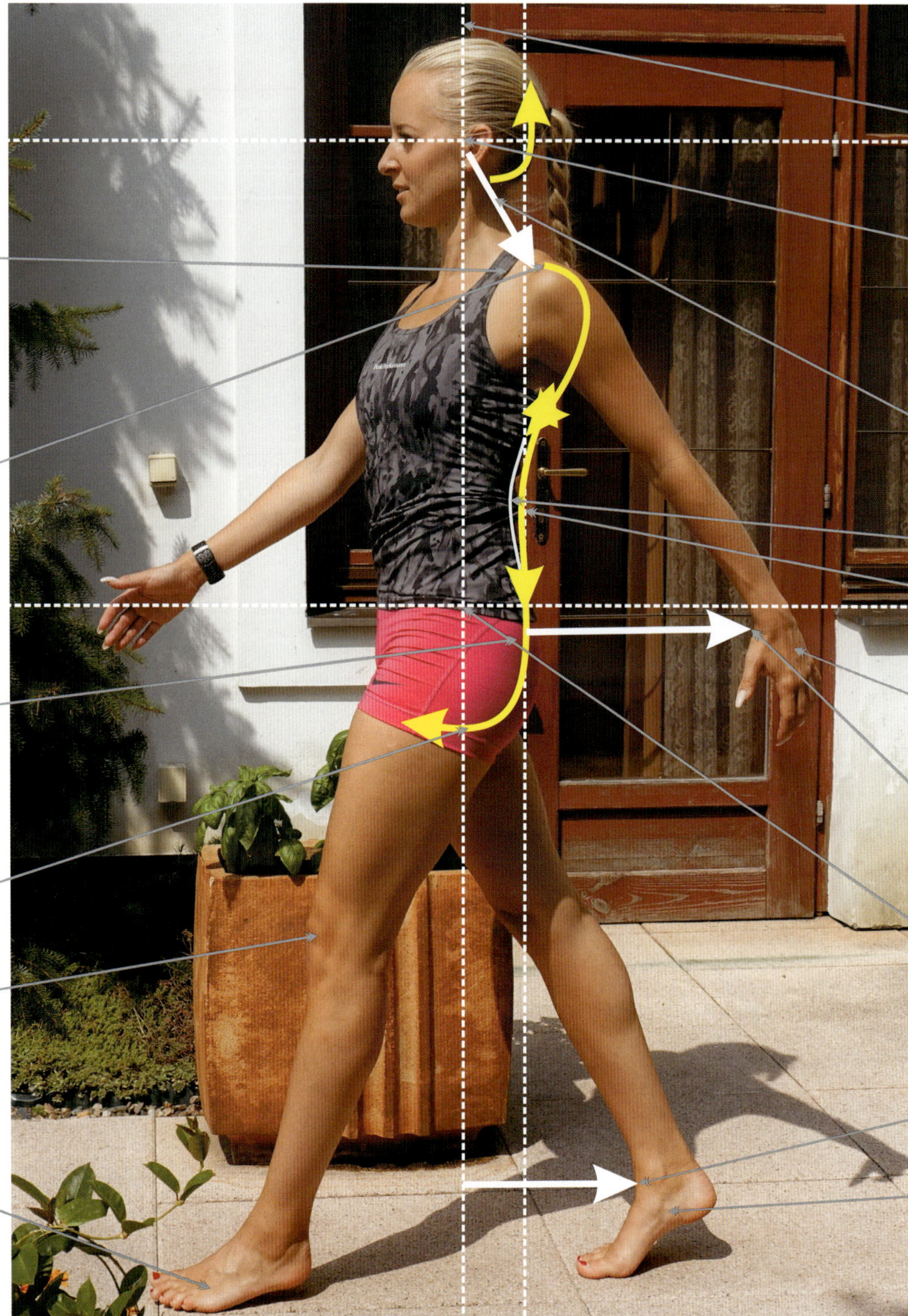

Der Brustkorb rotiert gegen das Becken in vertikaler Achse, der Brustkorb rotiert an der Seite des extendierten (ausgestreckten) Arms gleichzeitig mit dem Arm nach hinten.

Akromion bewegt sich vom äußeren Gehörgang nach hinten unten, Entfernung zwischen Akromion (Schulterdach) und Gehörgang wird größer.

Das Becken rotiert gegen den Brustkorb in vertikaler Achse, das Becken rotiert an der Seite des extendierten (ausgestreckten) Beins (rechts) gleichzeitig mit dem Bein nach hinten.

Rotation des unteren Teils des Beckens mit dem Sitzbeinhöcker nach vorn, Rotationsbewegung erfolgt in horizontaler Achse die durch beiden Hüftgelenke verläuft, das Becken an der flektierten (gebeugten) Seite des Beins (links) rotiert gleichzeitig mit dem Bein im unteren Teil nach vorn.

Das Kniegelenk des vorderen Beins ist gestreckt.

Erster Bodenkontakt erfolgt mit der Außenfläche der Fußsohle im Bereich der kleinen Zeh, folgt die Großzehe und als letzte die Ferse.

Vertikale mittlere Körperachse, Verbindung zwischen meatus acusticus externus (äußerer Gehörgang) und trochanter major (großer Rollhügel).

Ausgeglichene Kopfhaltung, horizontale Verbindung zwischen Auge und äußerer Gehörgang, Hinterkopf berührt die hintere Körperachse.

Halswirbelsäule wird gestreckt. Entfernung zwischen den äußeren Gehörgang und Akromion, muss bei der Bewegung des Arms nach hinten größer werden. Wir messen bis zum vorderen Teil des Akromions (Schulterdach).

Die Stärke der Lendenlordose darf bei der Extension des Beins maximal 2,5 cm erreichen.

Lendenwrbelsäule wird gestreckt.

Die Hand rotiert nach außen, äußere Rotation der Hand, des Arms und des Daumens.

Extension im Schultergürtel, von minimal 30 cm Gleichzeitige gegenseitig koordinierte Bewegung des Brustkorbs, des Schulterblatts und des Arms nach hinten.

Ausgeglichene Beckenposition, horizontale Position des vorderen und hinteren oberen Darmbeinstachels.

Extension im Beckengürtel, von minimal 30 cm Gleichzeitige gegenseitig koordinierte Bewegung des Rumpfs, des Beckens und des Beins nach hinten.

Die Fußsohle ist in anteroposterior Position, äußere Rotation der Fußsohle ist grundsätzlich falsch.

GESUNDER GANG - STABILISATION

Gesunder Gang ist durch die spiralen Muskelketten stabilisiert. Bewegung des Schulterblatts und des Arm leitet die Aktivierung der spiralen Muskelketten ein.

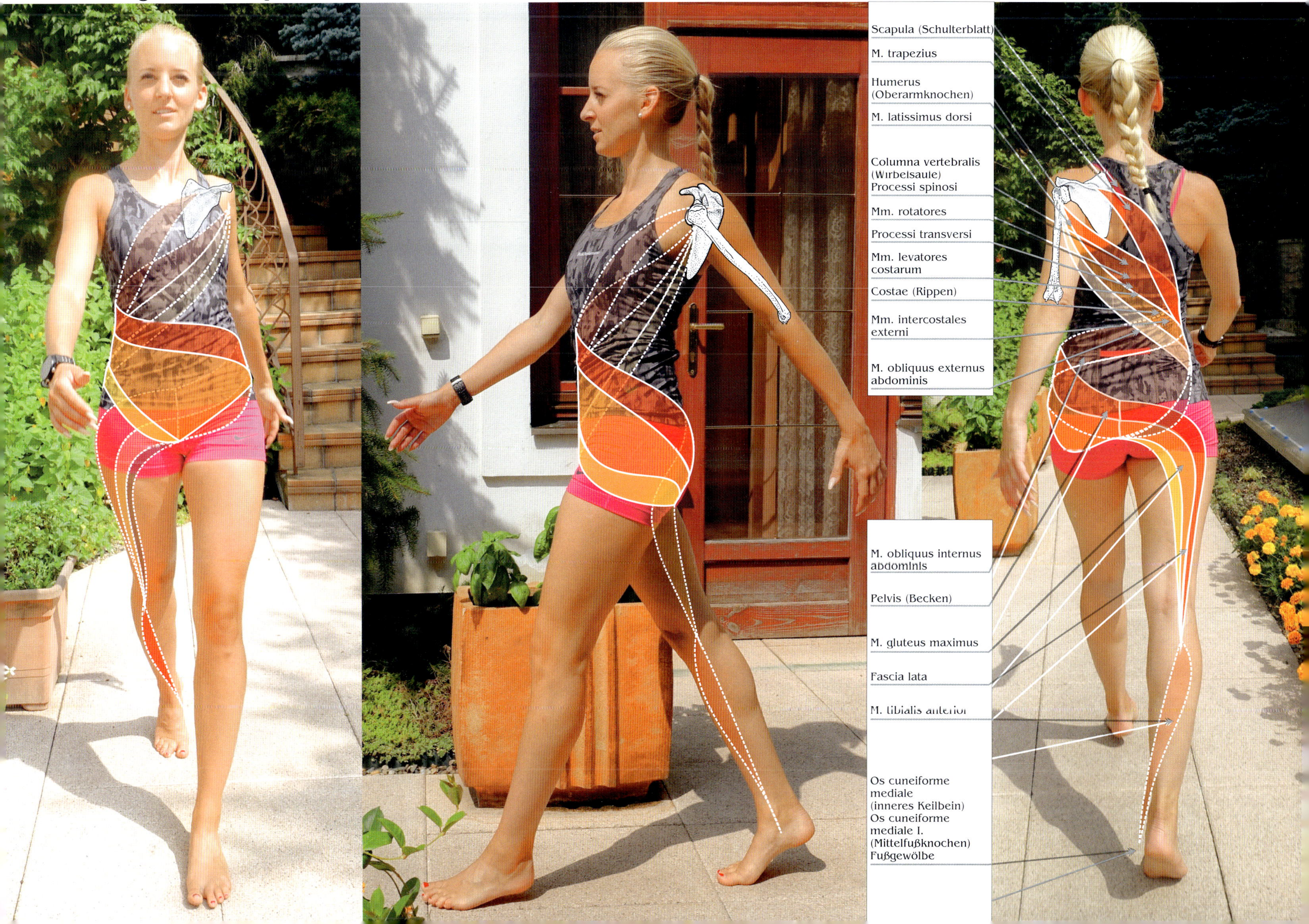

GESUNDER GANG - BEIM GEHEN REAGIERT DIE WIRBELSÄULE AUF DIE BEWEGUNG UND BILDET ZWEI FUNKTIONELLE S-KURVEN.

Die Brustwirbelsäule folgt der Bewegung der Schulterblätter und der Arme und die Lendenwirbelsäule wiederum folgt der Bewegung des Beckens und der Beine.

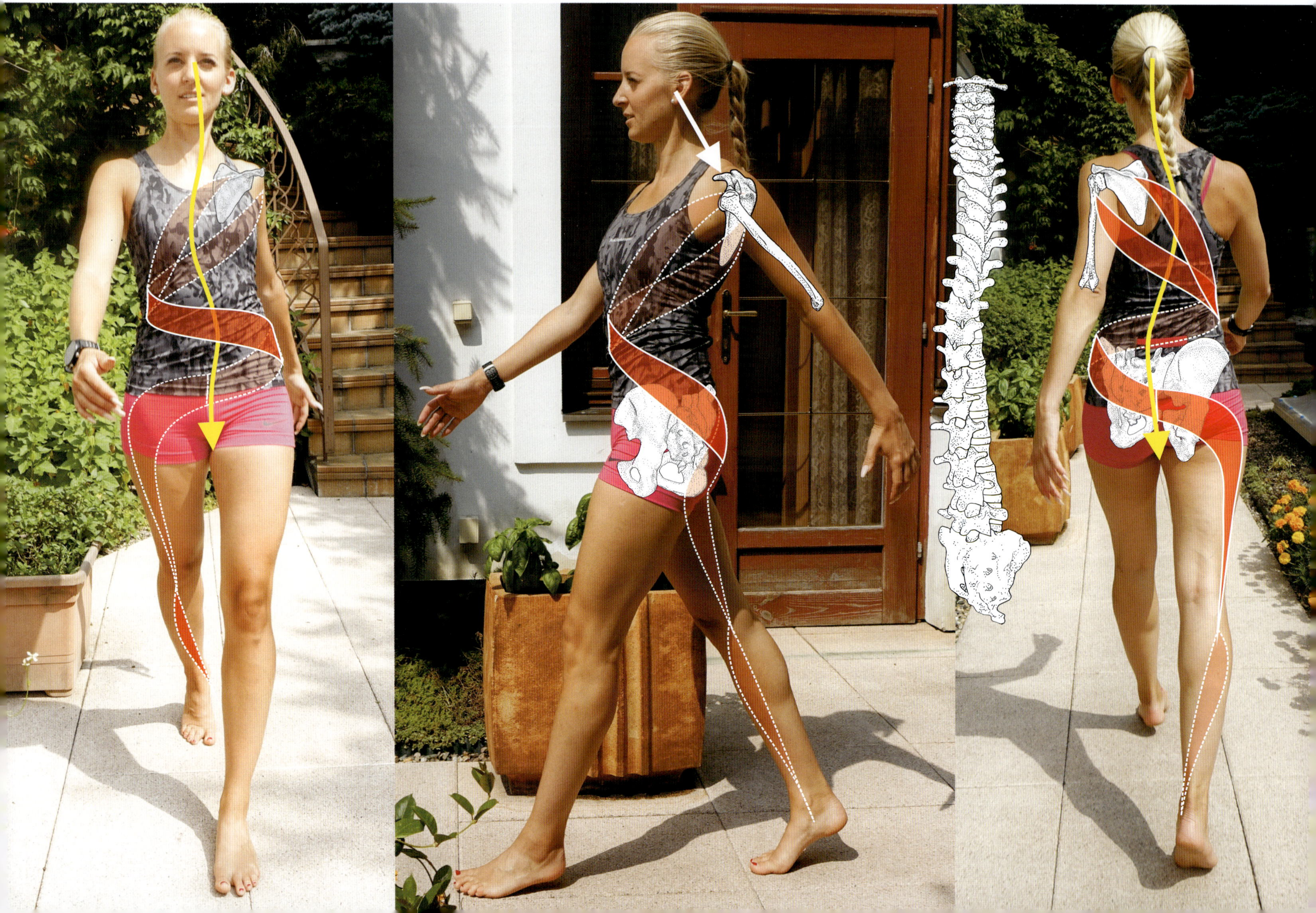

MUSKELGLEICHGEWICHT - IM BEREICH DER BEIDEN GÜRTEL UND IM RUMPF

Muskelgleichgewicht bildet Voraussetzung für die Entstehung der Spiralstabilisation, Muskelungleichgewicht verhindert die Aktivierung der spiralen Muskelketten. Zwischen den Muskeln gelten die Gesetze der reziproken Inhibition.

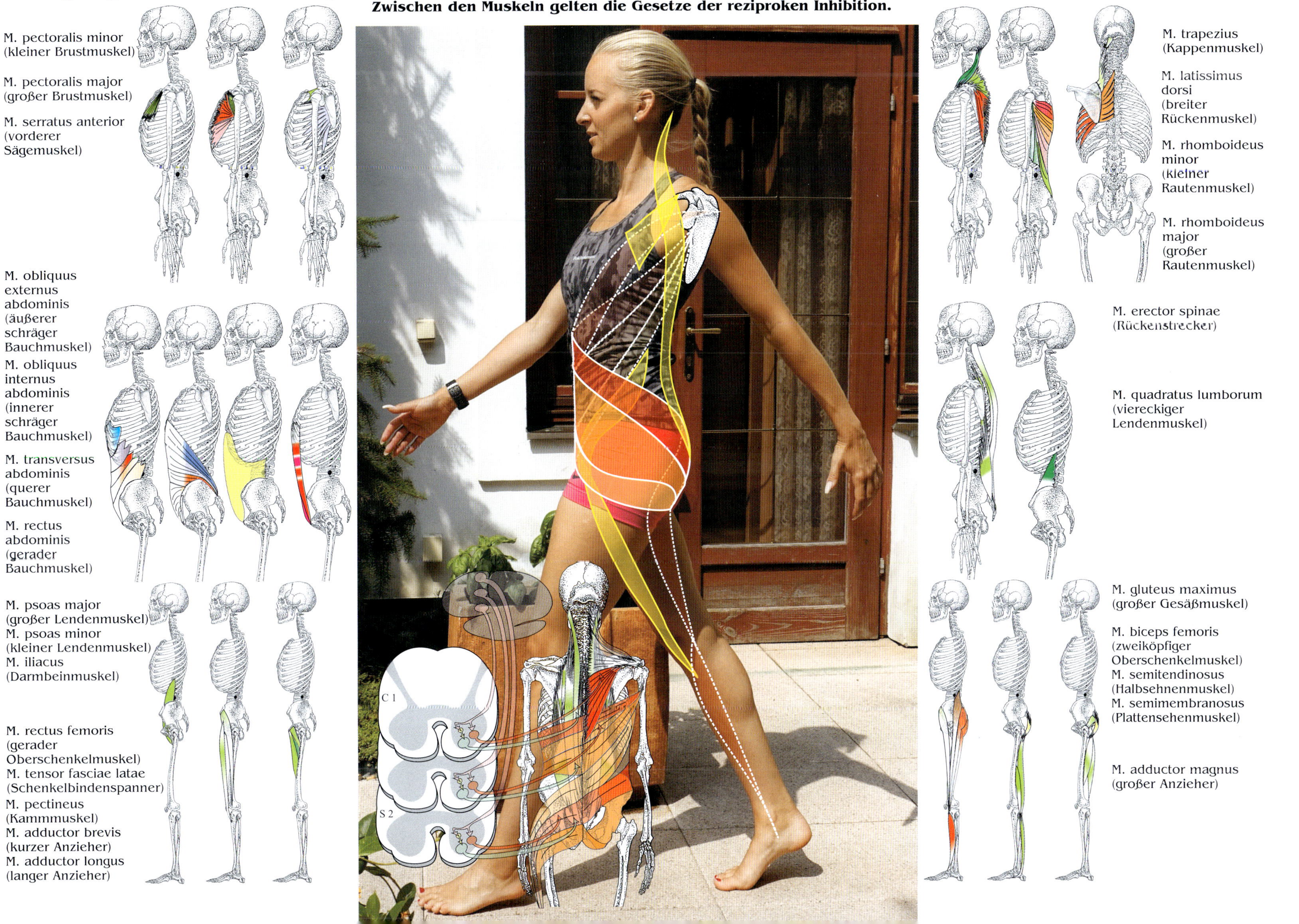

EMG - POLYELEKTROMYOGRAFISCHE ERMITTLUNG DER AKTIVITÄT DER TRAPEZIUS - TR - C MUSKELKETTE, REZIPROKE INHIBITION DER ERECTOR SPINAE - ES MUSKELKETTE.

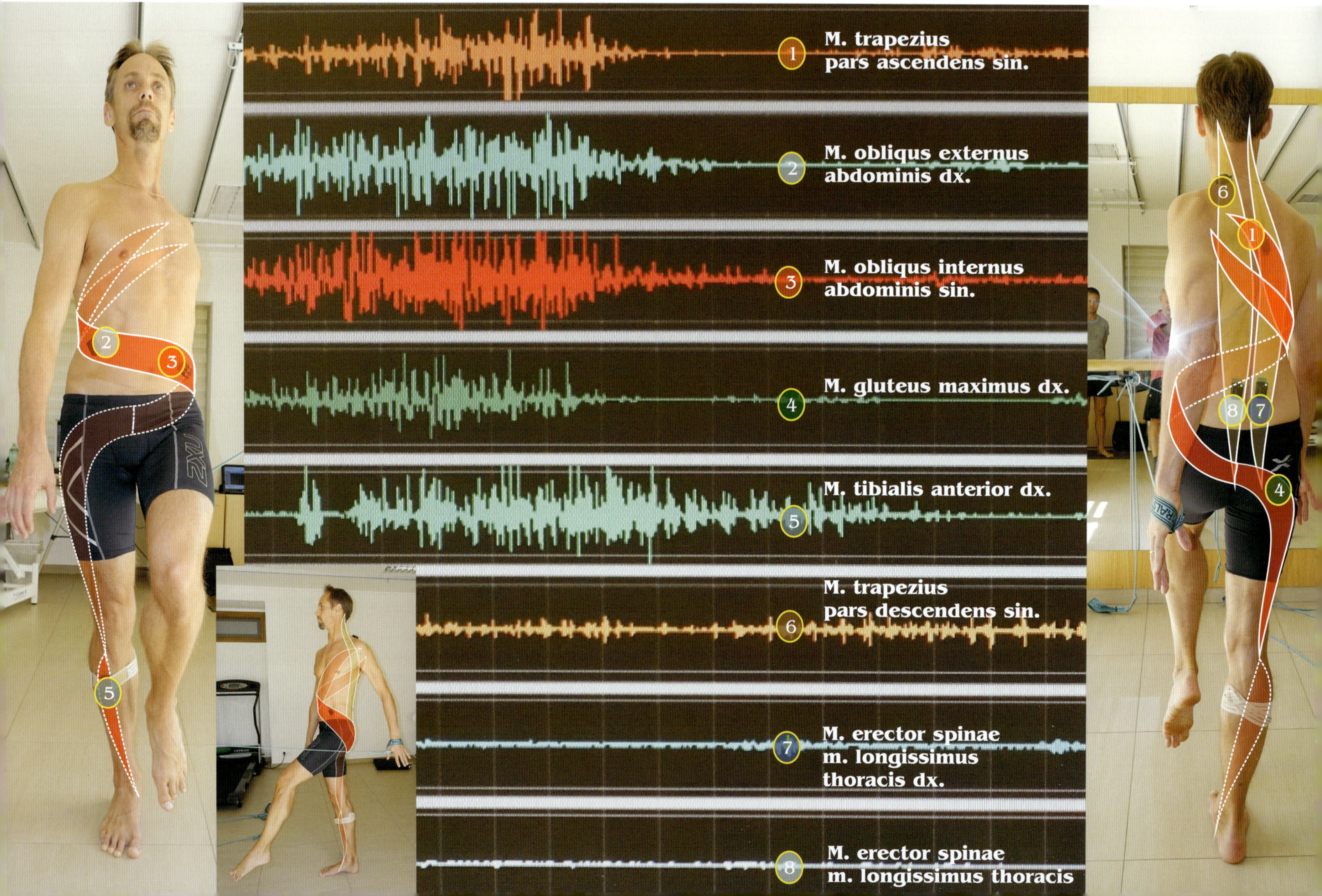

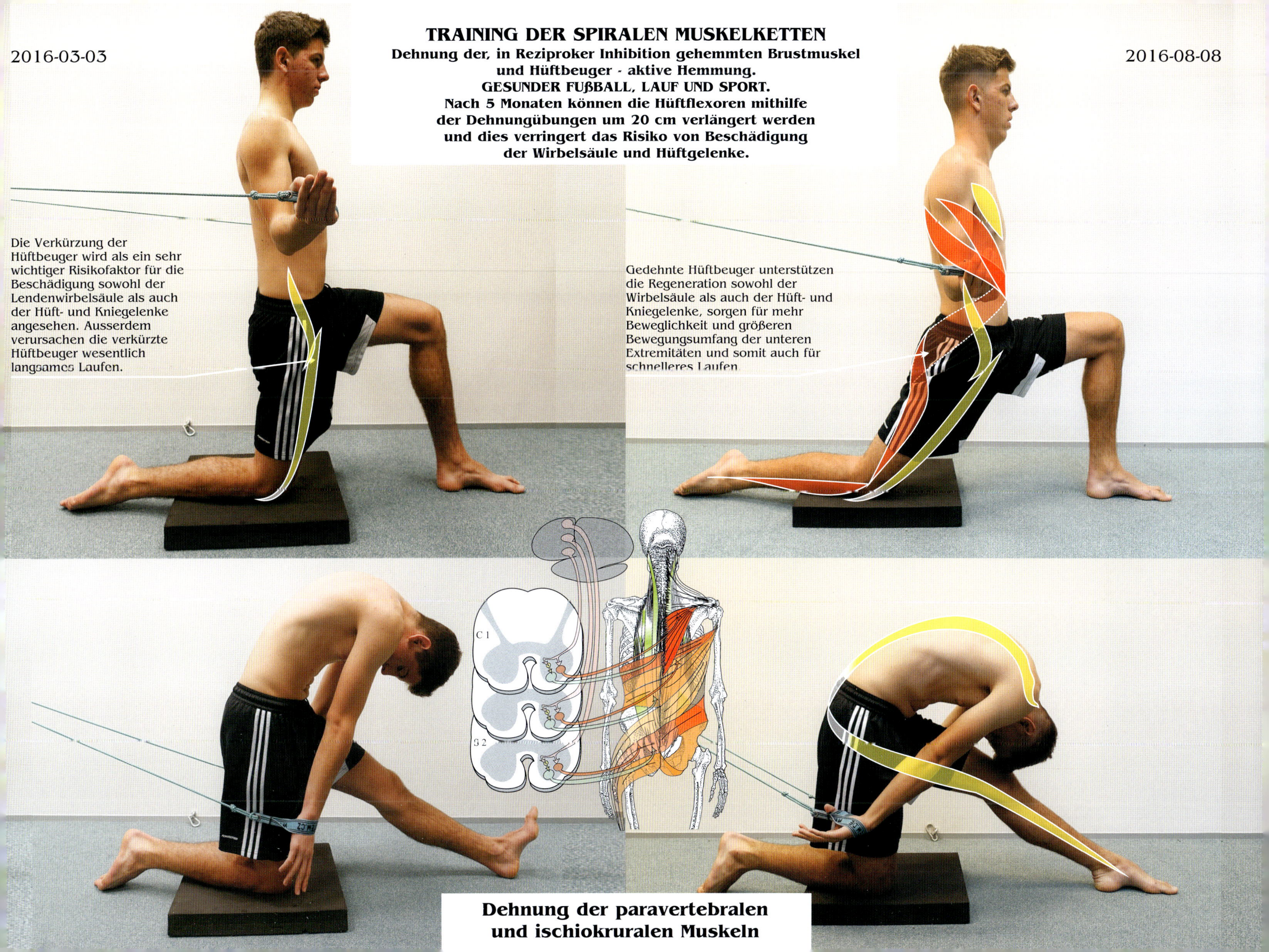
TRAINING DER SPIRALEN MUSKELKETTEN
Dehnung der, in Reziproker Inhibition gehemmten Brustmuskel
und Hüftbeuger - aktive Hemmung.
GESUNDER FUßBALL, LAUF UND SPORT.
Nach 5 Monaten können die Hüftflexoren mithilfe
der Dehnungübungen um 20 cm verlängert werden
und dies verringert das Risiko von Beschädigung
der Wirbelsäule und Hüftgelenke.
2016-03-03
2016-08-08
Die Verkürzung der Hüftbeuger wird als ein sehr wichtiger Risikofaktor für die Beschädigung sowohl der Lendenwirbelsäule als auch der Hüft- und Kniegelenke angesehen. Ausserdem verursachen die verkürzte Hüftbeuger wesentlich langsames Laufen.
Gedehnte Hüftbeuger unterstützen die Regeneration sowohl der Wirbelsäule als auch der Hüft- und Kniegelenke, sorgen für mehr Beweglichkeit und größeren Bewegungsumfang der unteren Extremitäten und somit auch für schnelleres Laufen.
C 1
S 2
Dehnung der paravertebralen
und ischiokruralen Muskeln

BEIM TRAINING DER SPIRALSTABILISATION ENSTEHT EINE KRAFT, DIE DEN KÖRPER UND DIE WIRBELSÄULE NACH OBEN STRECKT

Die schrägen Bauchmuskeln und der quere Bauchmuskel, die durch eine Bewegung des Arms und des Schulterblatts nach hinten und nach unten, aktiviert werden, bilden die Traktionskraft (Muskelkette TR, LD).

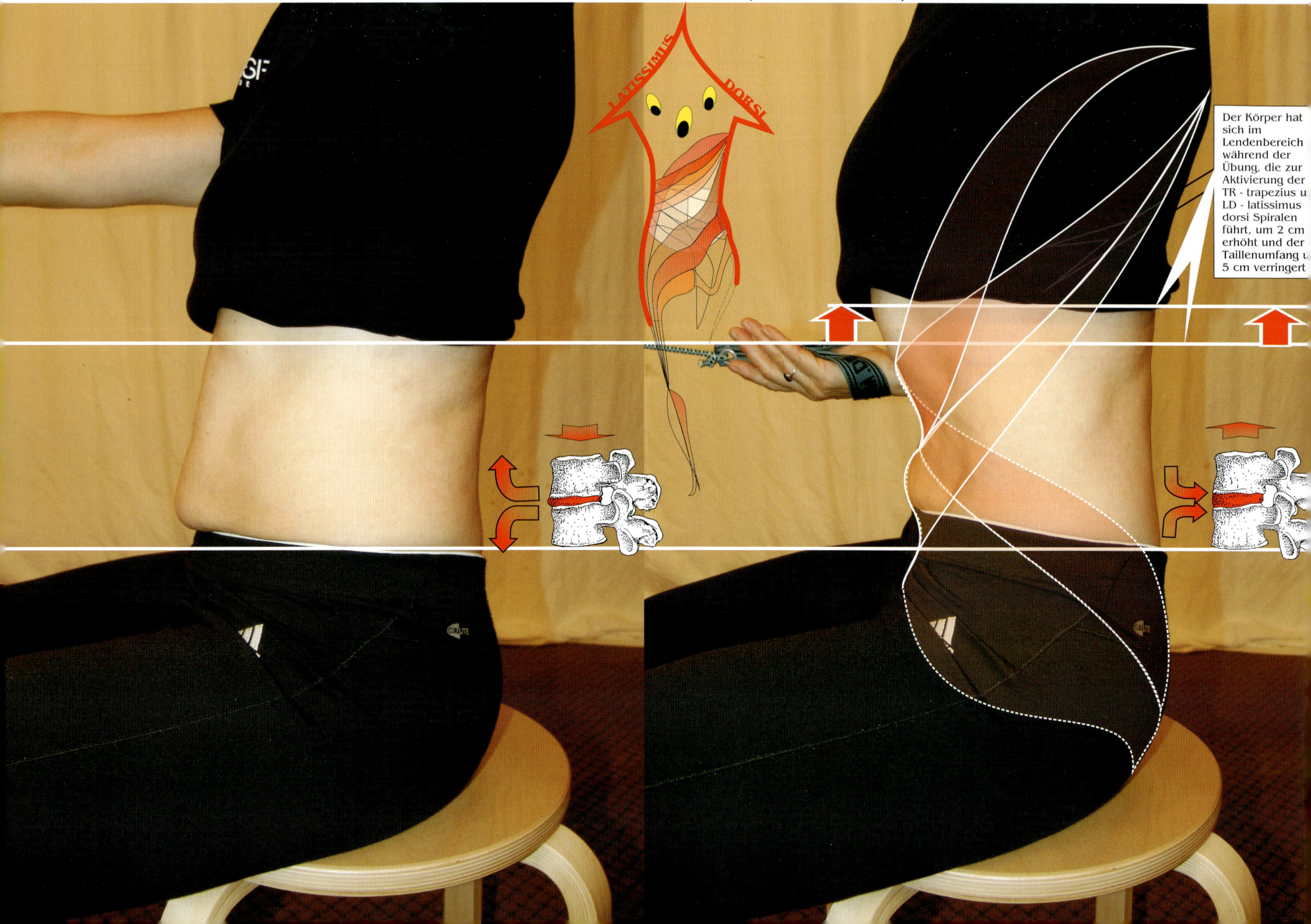

BEIM TRAINING DER SPIRALSTABILISATION ENSTEHT EINE KRAFT, DIE DEN KÖRPER UND DIE WIRBELSÄULE NACH OBEN STRECKT

Die schrägen Bauchmuskeln und der quere Bauchmuskel, die durch eine Bewegung des Schulterblatts nach vorn und nach unten, aktiviert werden, bilden die Traktionskraft (Muskelkette SA).

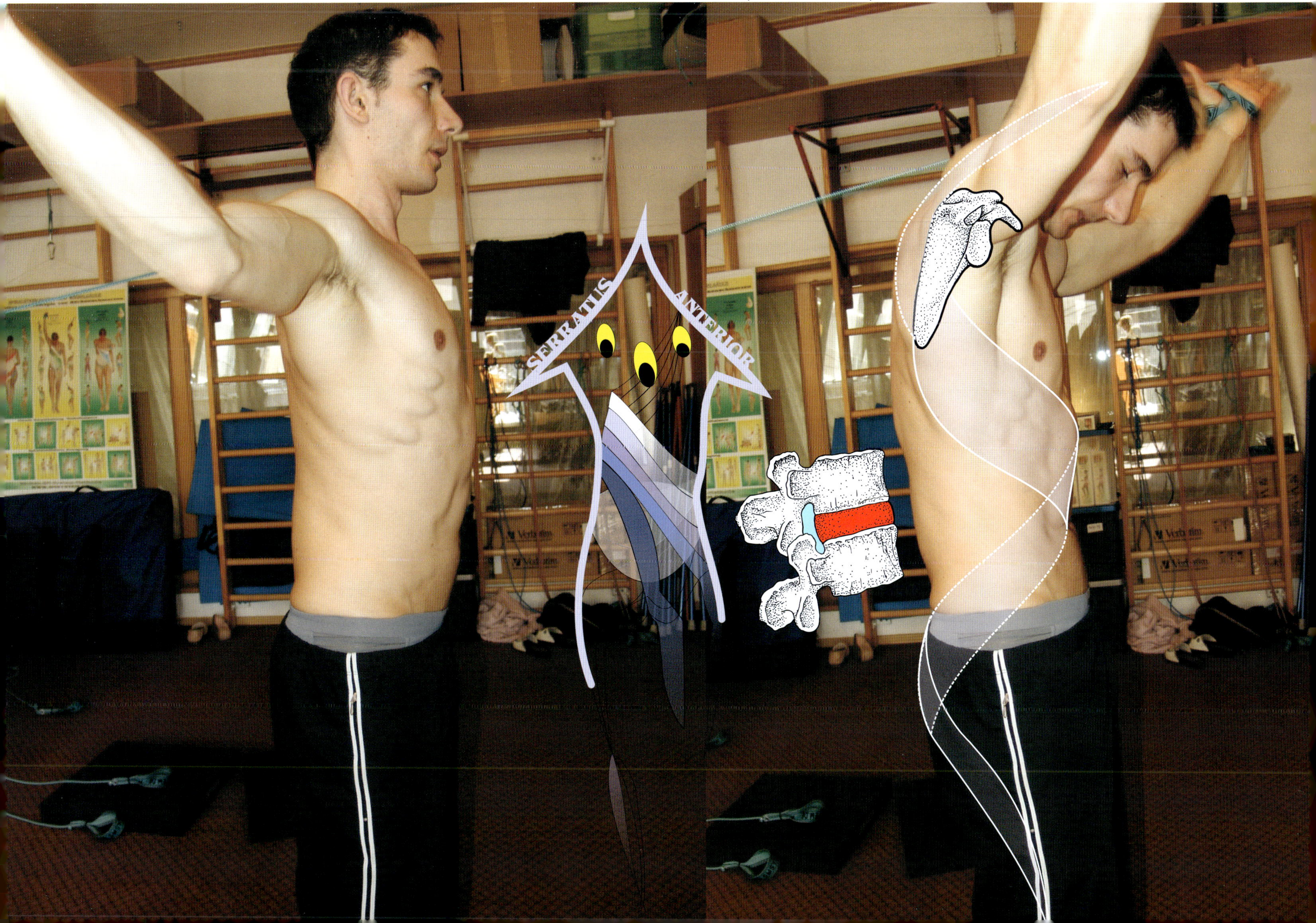

DAS SPS - TRAINING IST AUCH EIN HOCHEFFEKTIVES AKTIVES STRETCHING.

Die Mitte des Körpers wird durch die aktive Spirale stabilisiert und gleichzeitig verleiht die Spirale eine viel höhere Beweglichkeit der Extremitäten. Der Effekt des SPS Übens besteht darin, dass wir die Muskeln erstmal durch die Reziproke Inhibition hemmen und erst dann dehnen. Der sechsmaligen deutschen Meisterin in Sportaerobic Janka Daubner öffnet sich so der Weg zum nächsten Sieg und zur Stärkung ihrer Gesundheit

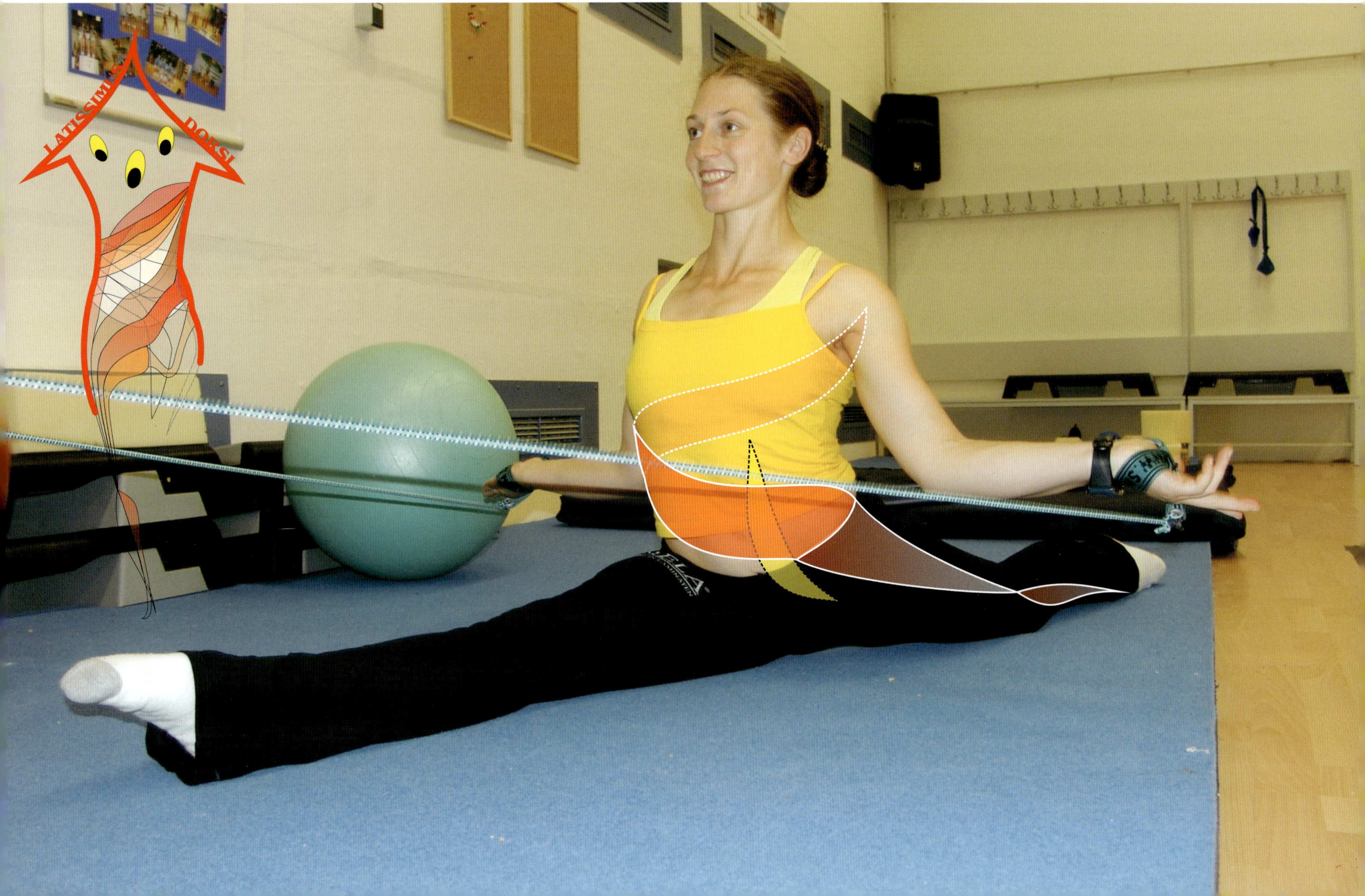

DURCH DAS SPS TRAINING KOMMT ES ZUM SCHNELLEN EINTRETEN DER KONTRAKTION DER STABILISIERENDEN MUSKELSPIRALEN, DIE DIE WACKELIGEN ITIONEN STABILISIEREN. Eine schnelle Stabilisation beim Sport ist wichtig um Gleichgewicht einzuüben und als eine wirksame Prävention gegen Überlastung de elsäule. SPS Übungen sind für die deutsche Nationalmannschaft in der Sportaerobic nicht nur als Konditionstraining, sondern auch als Prävention enorm wichtig

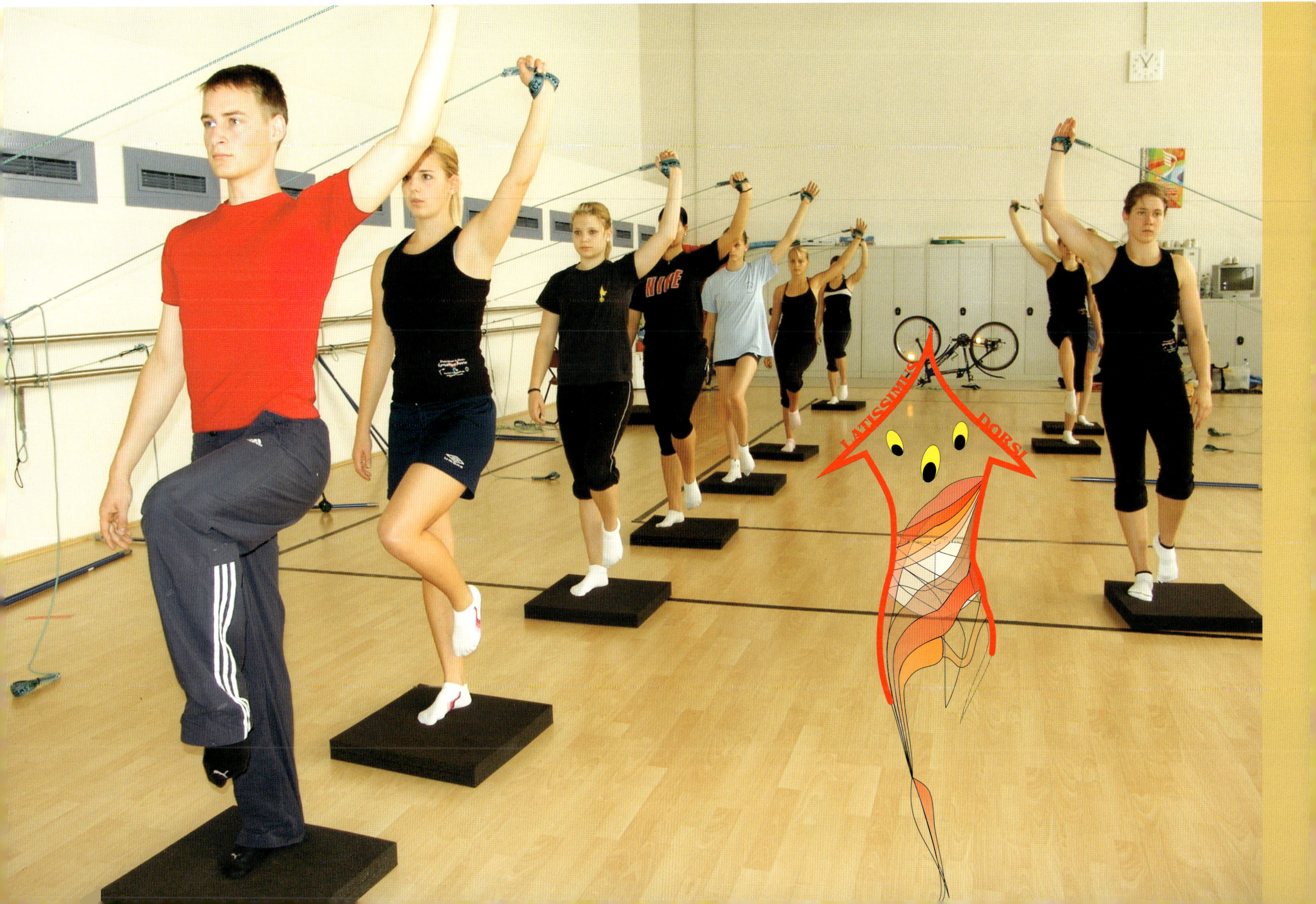

SPS - DIENT ALS KONDITIOSTRAINING , REGENERATION, PRÄVENTION UND KOMPENSATION DER BELASTUNG DURCH SPORT BEI SPITZENSPORTLERN

Fabien Lefevre, Tony Estanguet, sind Weltmeister und Olympiasieger in Wassersportarten.

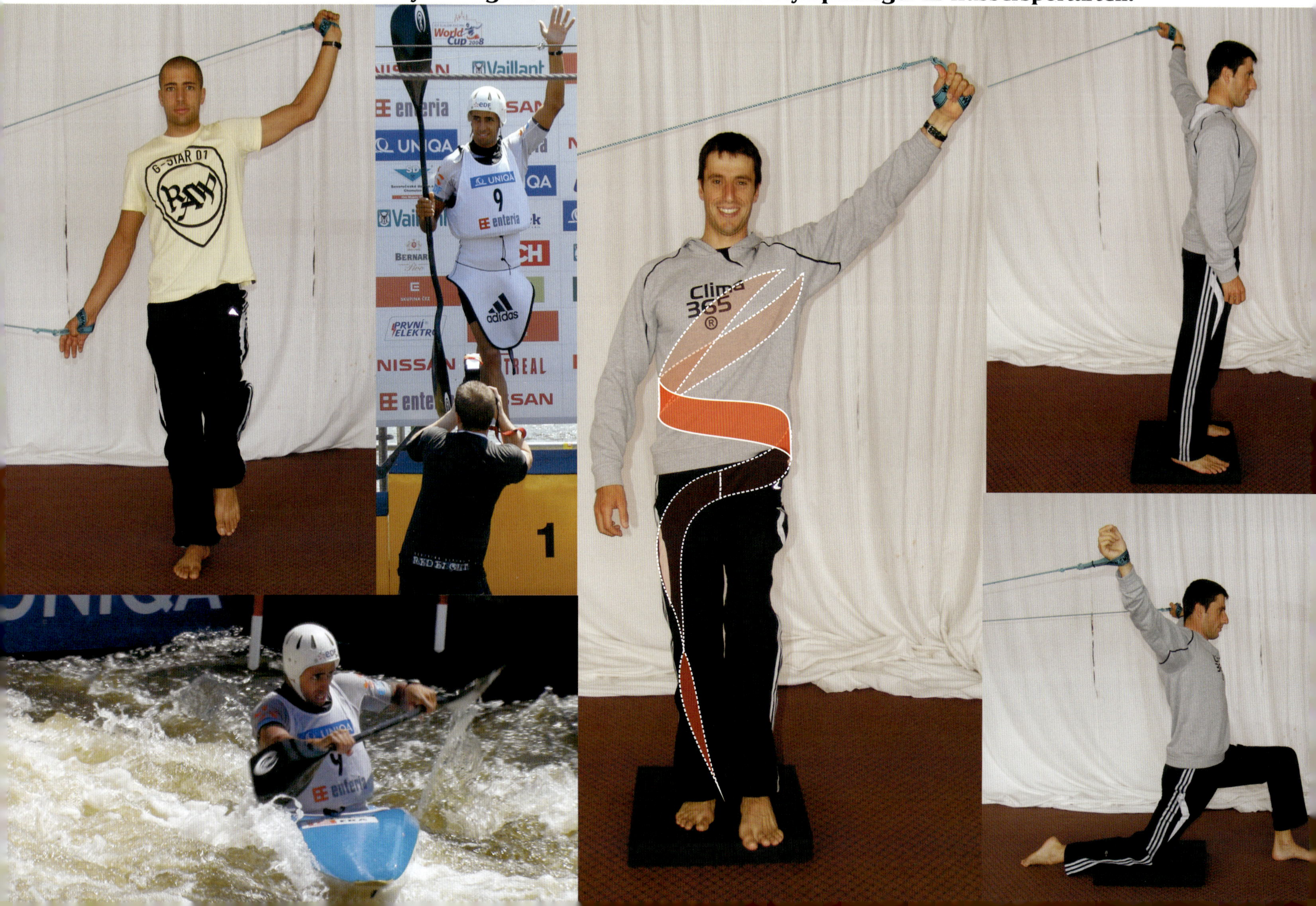

BEIM ÜBEN IM LIEGEN WERDEN DIE VERTIKALE MUSKELKETTEN AKTIVIERT UND DIES FÜHRT ZUR ENTSTEHUNGT EINER DIASTASE DER BAUCHMUSKULATUR. ÜBUNGEN, DIE DURCH SPIRALEN MUSKELKETTEN STABILISIERT SIND, AKTIVIEREN SCHRÄGEN BAUCHMUSKELN, DIE DEN KÖRPERUMFANG ZUSAMMENZIEHEN.

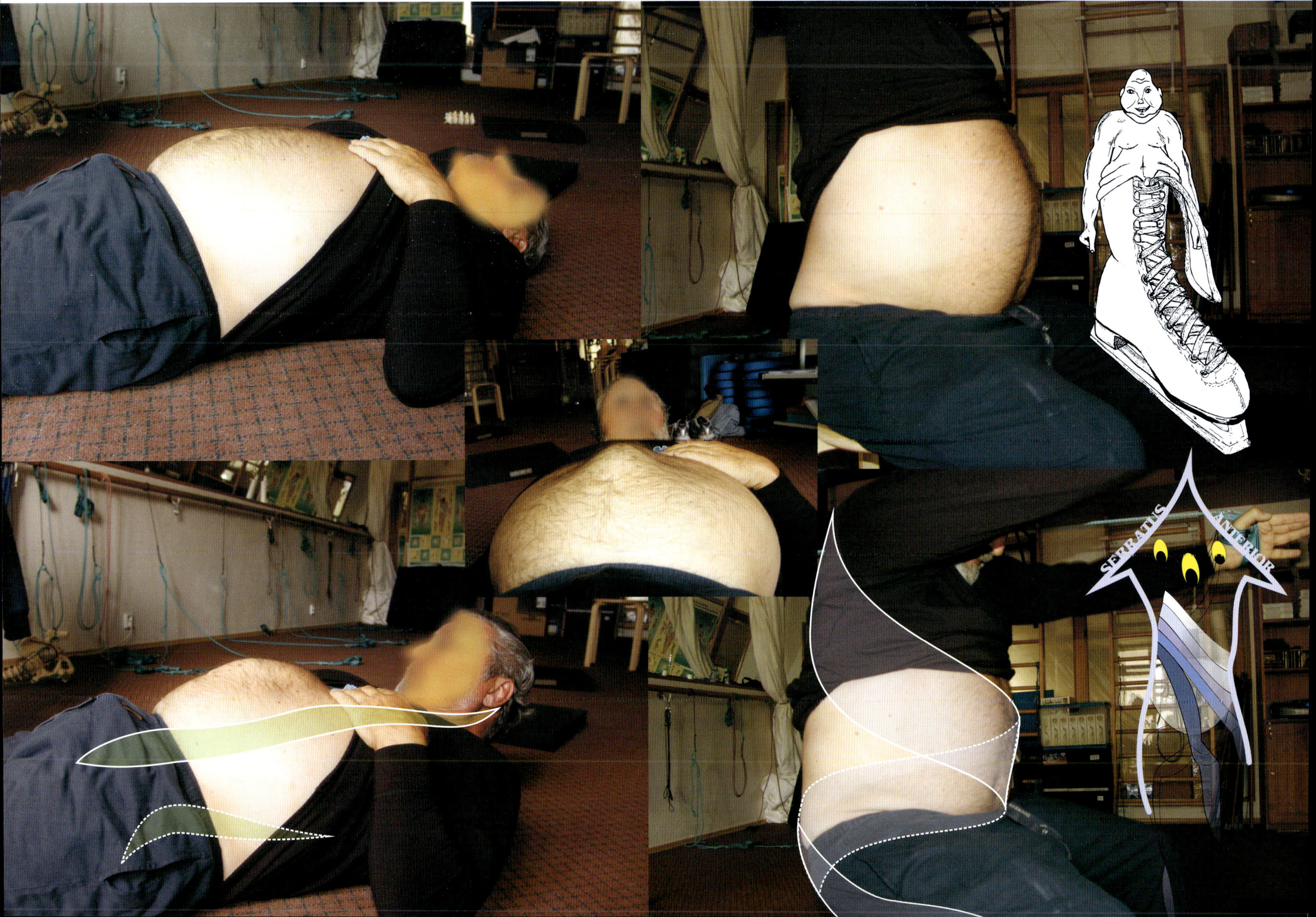

MITHILFE DER HOCHWERTIGEN ÜBUNGEN, DIE ZUM AUFBAU EINES - DURCH DIE SPIRALEN STABILISIERTEN MUSKELKORSETTS FÜHREN, KANN DIE SKOLIOSE IN JEDEM ALTER BEHANDELT WERDEN.

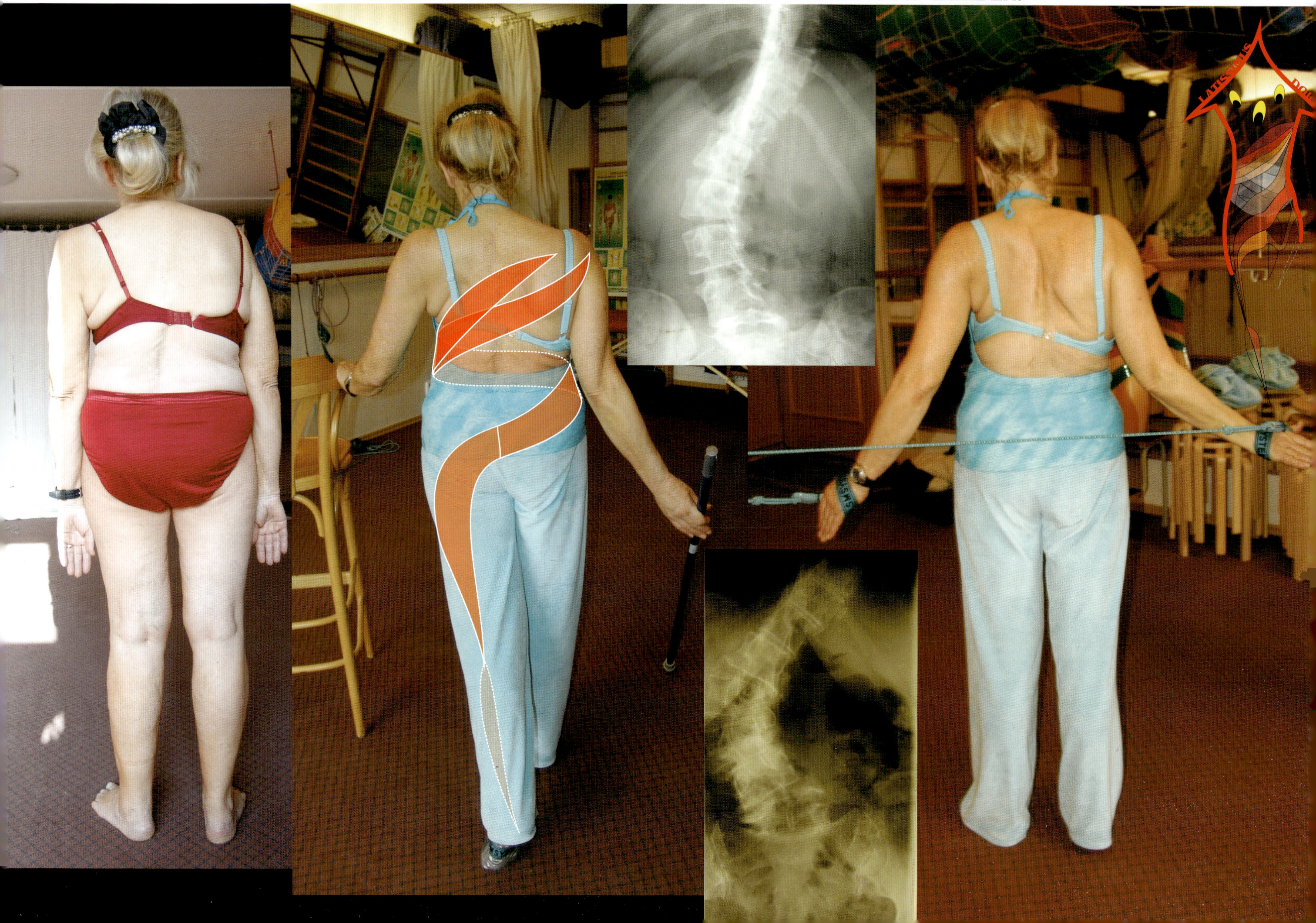

TRAINING DER SPIRALSTABILISATION - EINÜBUNG DES STABILEN GANGS.

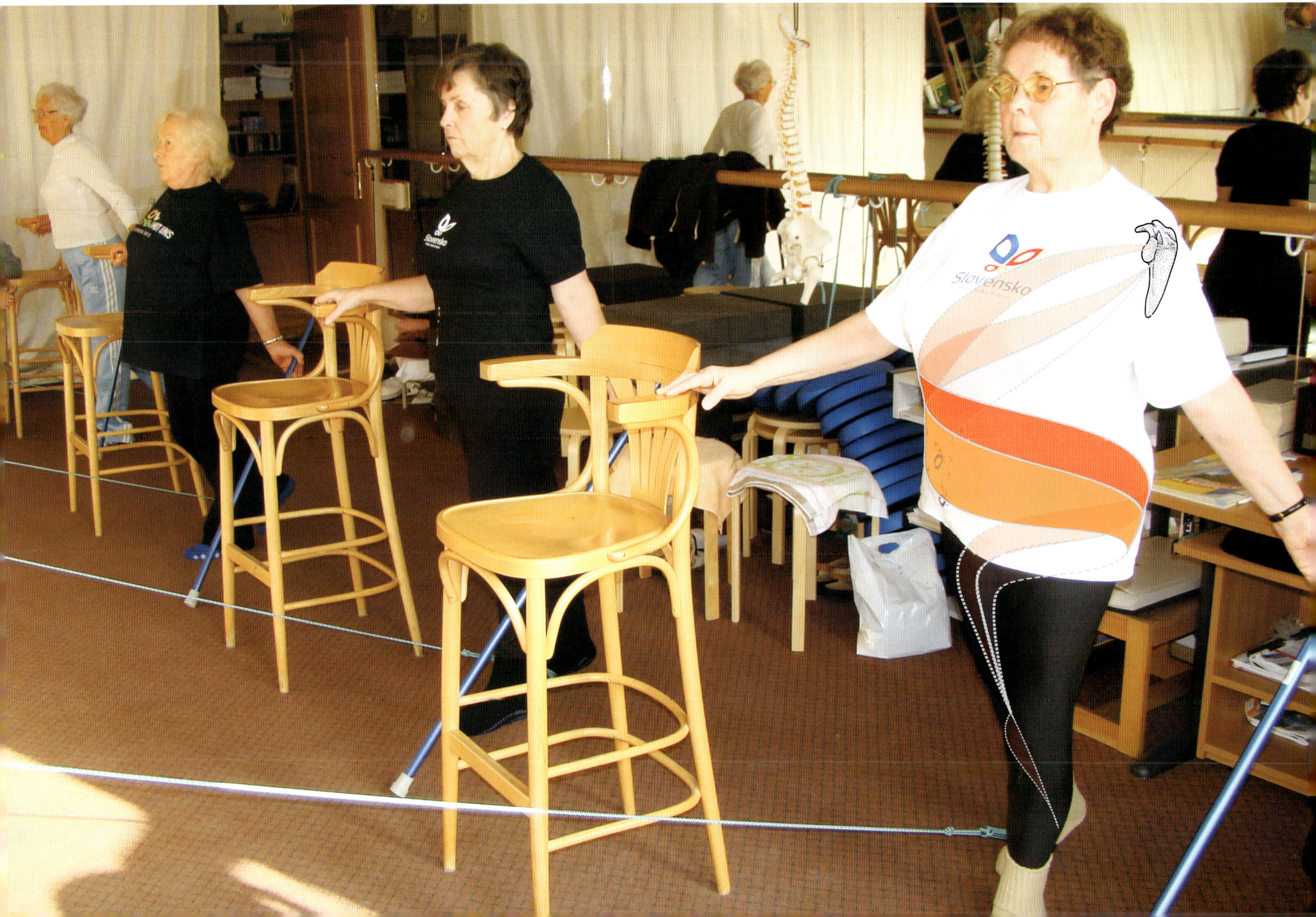

DIE SITZENDE LEBENSWEISE BEI KINDERN UND JUGENDLICHEN FÜHRT ZUR ENTSTEHUNG VON SCHWEREN MUSKELDYSBALANCEN, DIE ALS URSACHE DES BANDSCHEIBENVORFALLS UND DER SKOLIOSE ANGESEHEN WERDEN.

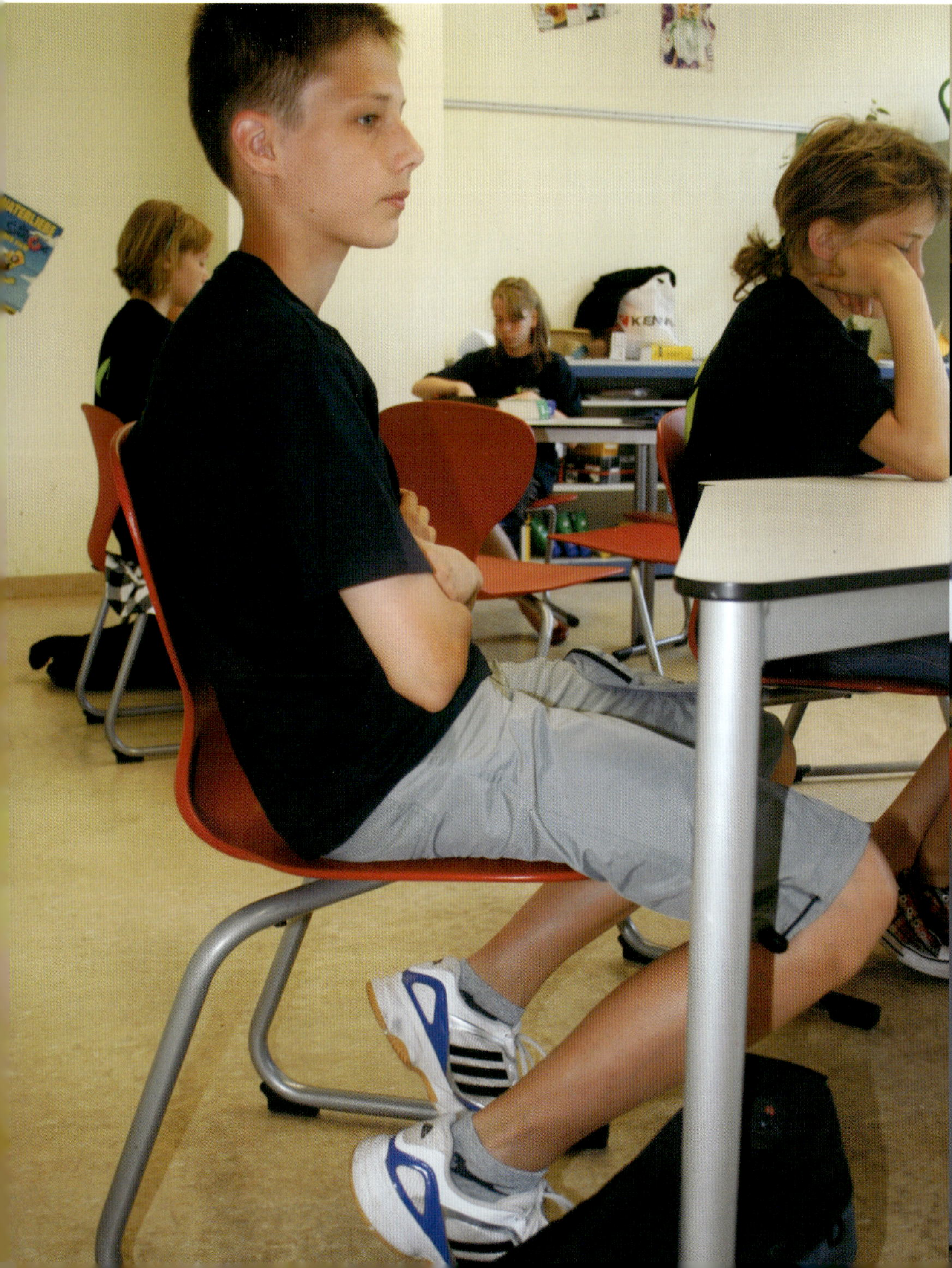

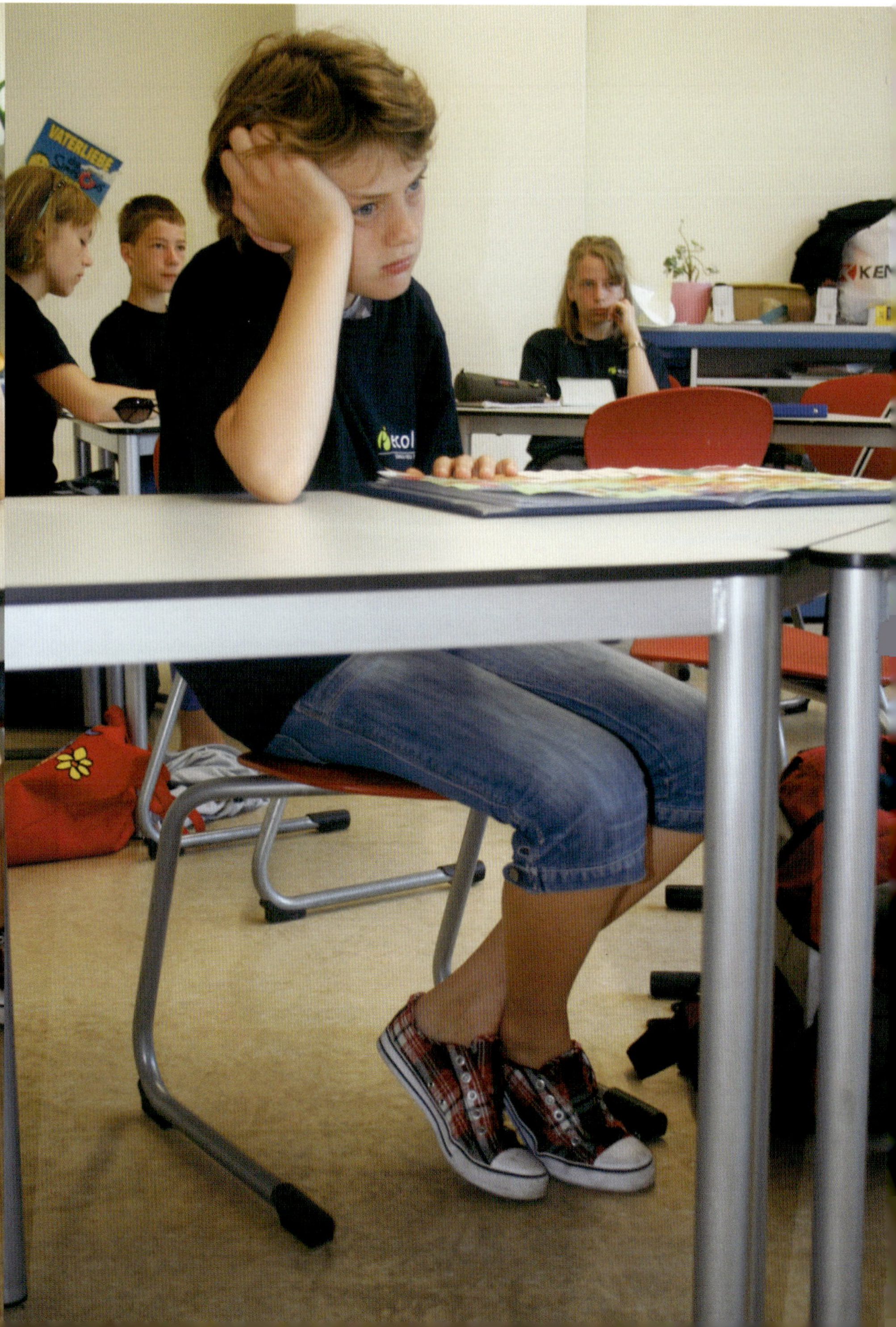

SPS ÜBUNGEN, DIE ZUR SPIRALSTABILISATION DER WIRBELSÄULE FÜHREN SIND GLEICHZEITIG AUCH PRÄVENTION GEGEN ENTSTEHUNG VON: schlaffen und skoliotischen Körperhaltung, schweren Störungen der Muskelbalance, falschen Koordination des Gangs und Laufs, Degeneration der Wirbelsäule und der grossen Gelenke verursacht durch langes Sitzen.

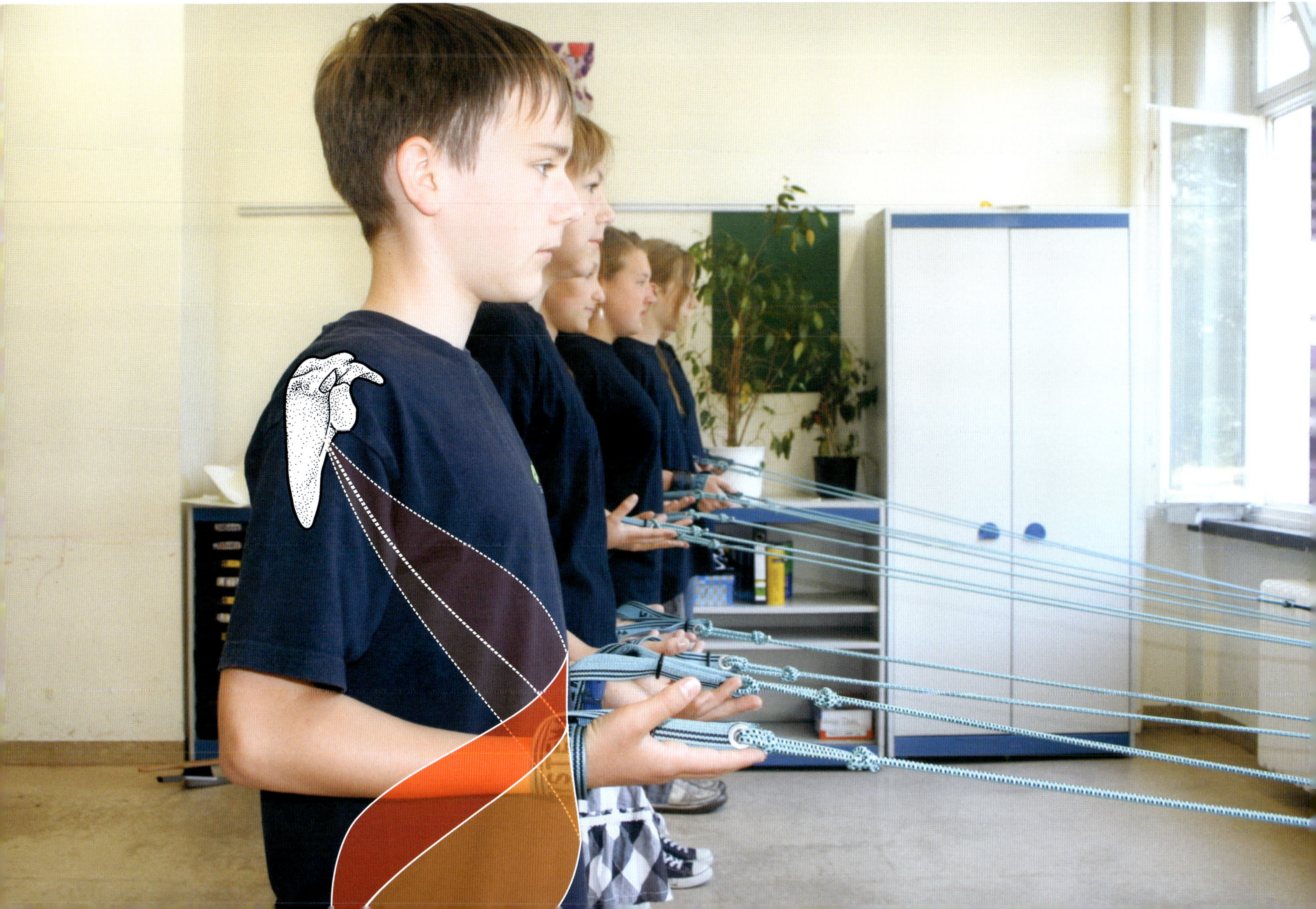

I.
Theoretische Grundlagen der SPS Methode

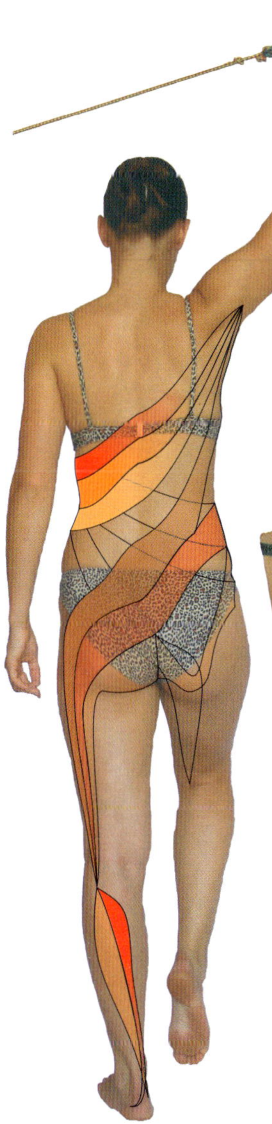

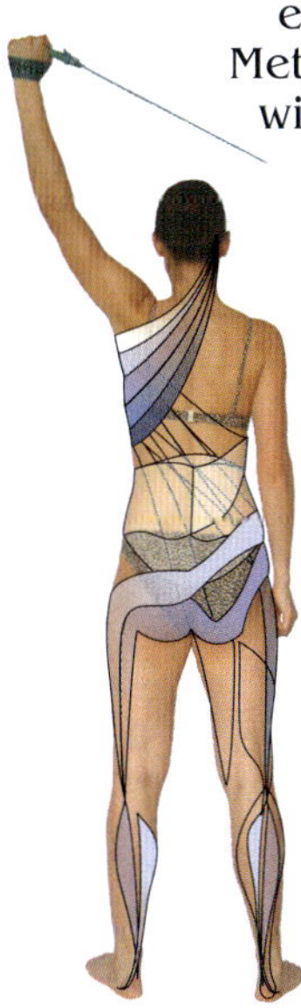

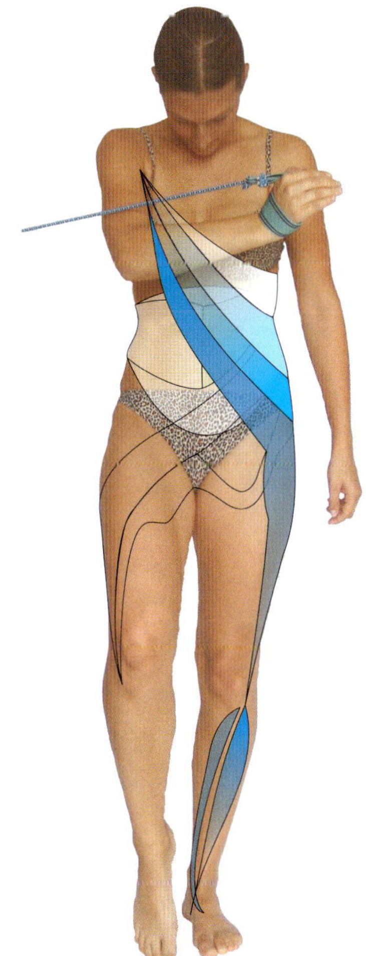

In der technischen Welt machen die Forscher Erfindungen. Im Erkennen des menschlichen Bewegungsapparats hat die Natur schon alles erfunden und uns bleibt nichts anderes übrig, als sie zu bewundern und zu versuchen, sie zu verstehen. Den Bewegungsapparat zu heilen, vermag nur die Natur selbst und wir müssen sie respektieren und nach ihren Regeln und Gesetzmäßigkeiten handeln. Beim Respektieren der Naturgesetze können jedoch die positiven Einflüsse unterstützt werden und Bedingungen für deren reibungslosen Ablauf geschaffen werden. Den Misserfolg der Behandlung sehe ich oft im Mangel von positiven Umständen, die wir nicht beeinflusst haben. Wir haben uns auf den rasanten einseitigen Eingriff konzentriert. Die Erkenntnisse der menschlichen Biologie sind gewiss grenzenlos und deshalb möchte ich Ihnen nur meine Beobachtungen und meine momentane Meinung vorlegen, die bestimmt nicht ohne Fehler sind und die sich weiterentwickeln werden. Lange habe ich über die Art und Weise der Darstellung nachgedacht. Ich habe mich für eine kurze und bündige Ausdrucksweise meiner Ansichten entschlossen, ohne das Aufführen von Zweifeln, Zögern und das Zulassen von weiteren Möglichkeiten. Der Text dieses Buchs sieht also ein bisschen wie ein Dogma oder Diktat aus. Für diese Ausdrucksweise möchte ich mich im Voraus entschuldigen. Aber nur diese Art und Weise ist einfach, kurz und vermittelt eine klare Meinung. In Wirklichkeit zweifle, überprüfe und suche ich täglich einen Weg. Jeder Mensch ist einmalig und es ist nötig, für ihn seine Lösung zu finden und nicht alles lässt sich verallgemeinern. Je mehr Methoden wir kennen, umso größer ist die Möglichkeit, richtig auf die gegebene Situation zu reagieren. In diesem Buch bieten wir Ihnen einen Weg zur Lösung an, was Sie nicht daran hindert, alles anzuwenden, was Sie von anderen Methoden können und wissen. Dieses Buch entspricht meinem momentanen Wahrheitsgefühl, aber wir wissen sehr wohl, wie schnell sich die Erkenntnisse entwickeln und so ist die Wahrheit in der Medizin relativ und abhängig vom momentanen Grad der Erkenntnis.

Das Hauptthema dieses Buchs ist die Muskelarbeit zum Zeitpunkt der Bewegung. Die Muskeln arbeiten gemeinsam miteinander und bilden Muskelketten. Dieses Phänomen kann erforscht werden und es ist möglich, in ihm Gesetzmäßigkeiten zu suchen, die sich regelmäßig unter bestimmten Umständen wiederholen. Ich werde versuchen, Ihnen Grundinformationen über folgende Themen zu geben:

- **Anatomie der Muskelketten**
- **Grundbedingungen für die Entstehung von Muskelketten**
- **Funktion der Muskelketten**
- **Untersuchung der Muskelkettenfunktion**
- **Störung der Musklekettenfunktion**
- **Untersuchung der Funktionsstörung der Muskelketten**
- **Kräftigung der Muskelketten durch das Üben**
- **Relaxation und Dehnung der Muskelketten durch das Üben**
- **Einfluss der Muskelketten auf die Wirbelsäule, Zwischenwirbelscheiben und Gelenke**
- **Einfluss der Muskelketten auf die großen Gelenke (Schulter-, Hüft-, Knie-, Sprung-, Fußgelenk)**
- **Behandlung, Regeneration und Prävention von Wirbelsäulenstörungen mit Hilfe der Aktivierung und Relaxation der Muskelketten**
- **Einfluss der Funktion des Bewegungsapparats auf die Funktion der inneren Organe**

Spiral stabilisierte Bewegung

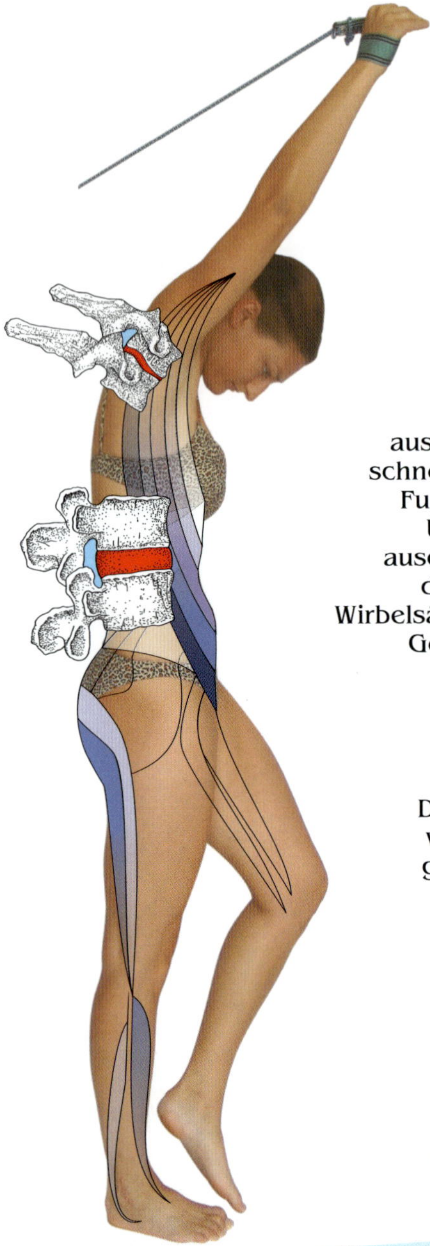

Unsere Beobachtungen

Der Mensch hat sich während seiner Entwicklung ein Muskelkorsett zugelegt, das ihn bei der Ausführung von gewöhnlichen alltäglichen Tätigkeiten stabilisiert. Die Hauptbewegungsaktivitäten, die einen Einfluss auf das Formen des menschlichen Bewegungsapparats hatten, waren der Gang, das Laufen und die Arbeit mit ausholenden Armbewegungen in aufrechter Position. Leider überwiegt in den letzten Jahren die Lebensweise im Sitzen, was die aufrechte Haltung des Menschen beeinträchtigt. So ändern sich grundlegend die Ansprüche an den menschlichen Bewegungsapparat. Die ruhende, statische Belastung nimmt zu und es fehlt an ausreichender natürlicher Bewegung. In diesem Buch bieten wir Ihnen die Möglichkeit, wie Sie schnell Ihre fehlende natürliche Bewegung ausgleichen, die Muskeln ihre verlorene Harmonie und Funktion wiedererhalten und die Figur in die aufrechte Haltung zurückkehrt. Bei den meisten Übungen streben wir an, die Wirbelsäule zur Mittellinie auszugleichen und sie nach oben auseinander zu ziehen. So kommt es zur Öffnung der Wirbelsäule für die Bewegung (Lockerung der Wirbelsäulenblockaden) und zur gleichmäßigen Aufteilung der Bewegung auf einzelne Wirbelsäulensegmente und die großen Gelenke. Wir beugen damit der erhöhten Abnutzung von einigen Gelenken oder deren Teilen vor. Was die Wirbelsäule ausgleicht und nach oben dehnt, sind die spiralen Muskelketten, die die optimal ausgeführte Bewegung stabilisieren.

Wir führen die Übungen mit einem elastischen Seil durch. Der Grund dafür ist, dass das elastische Seil eine ausholende Bewegung mit den Gliedmaßen zulässt, entgegen einer langsam steigenden Kraft, die die stabilisierenden Muskelspiralen aktiviert. Das elastische Seil können wir als Verlängerung der Muskelfasern, die die Spiralen aktivieren, verstehen. Das Trainieren mit dem elastischen Seil ermöglicht, die Muskeln zu kräftigen und gleichzeitig zu dehnen und zwar zu dem Zeitpunkt, wenn sie auf natürliche Weise relaxieren. Dieser Effekt gibt uns die Möglichkeit, alle wichtigen Muskeln unseres Körpers während 10 Minuten zu kräftigen und zu dehnen. So wollen wir ein praktisch und zeitlich gut zu bewältigendes Programm schaffen, für alle, die unter Wirbelsäulenschmerzen leiden oder noch besser, die den Wirbelsäulenbeschwerden vorbeugen wollen.

Das Wichtigste an den SPS Übungen ist, dass mit Hilfe der spiralen Muskelverkettung im Körper eine nach oben zielende Kraft entsteht, die den Druck auf die Zwischenwirbelscheiben und die Gelenke mindert und deren Versorgung, Regeneration und Heilung ermöglicht. Gleichzeitig geben die Muskelspiralen der Wirbelsäule eine optimale Beweglichkeit.

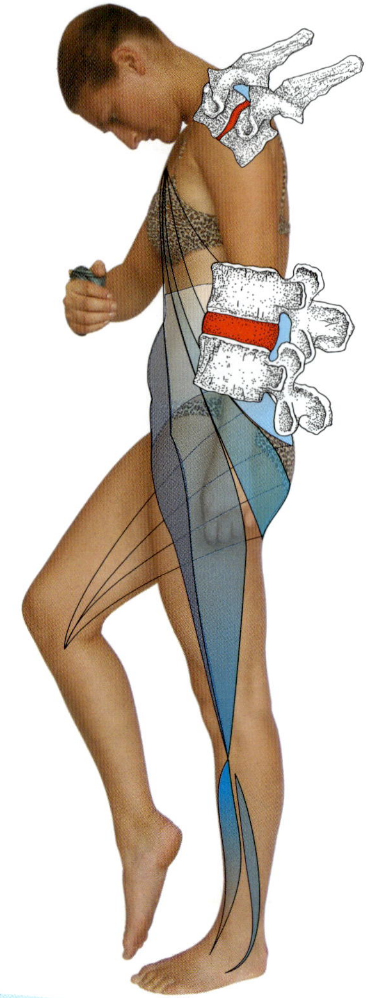

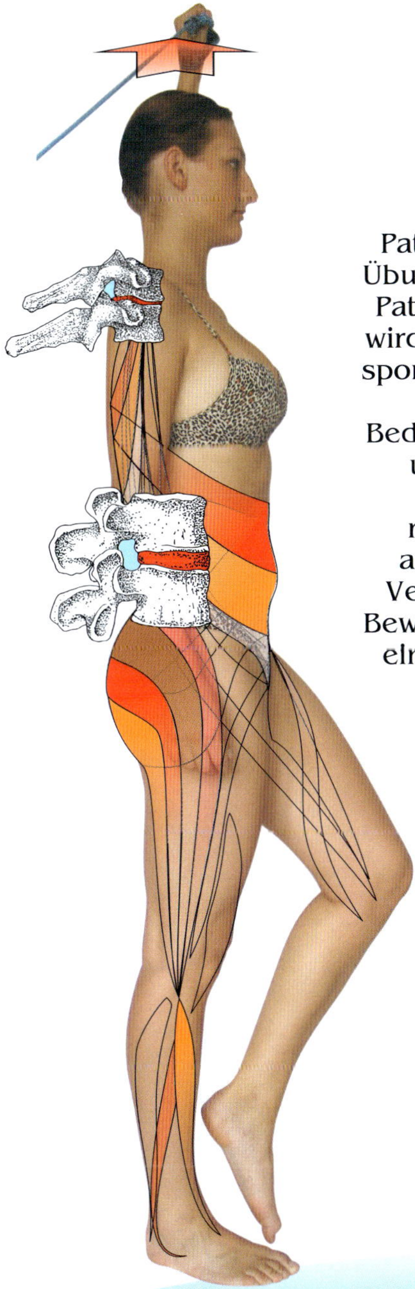

Spiral stabilisierte Bewegung

Die Entwicklung der Methode begann vor 40 Jahren im sportlichen Bereich, um die Leistungen im Sport zu verbessern. Nach Beendigung meines Medizinstudiums benutzte ich diese Übungen mit dem Ziel, Muskelgleichgewicht bei Patienten zu erreichen. Inzwischen können wir auf 35 Jahre klinische Erfahrung mit diesen Übungen bei Patienten mit Wirbelsäulenbeschwerden im Lenden-, Brust- und Halsbereich, bei Patienten mit akutem Bandscheibenvorfall und bei Skoliosen zurückblicken. Diese Methode wird von einer Reihe von Spitzensportlern als Konditionstraining angewandt mit dem Ziel, die sportliche Leistung zu verbessern und der Überlastung und Degeneration der Wirbelsäule und der großen Gelenke beim Sport vorzubeugen. Diese Übungen haben auch eine große Bedeutung bei der Prävention und Behandlung von Schäden der großen Gelenke (Hüft-, Knie- und Schultergelenk, Fußgelenke und Fußgewölbe). Am meisten freut uns, dass die SPS Übungen in den letzten Jahren ins Bewusstsein der Menschen gelangen und zum regelmäßigen Programm in vielen Turnhallen werden. Dies verdanken wir vor allem der aufopfernden uneigennützigen Arbeit der Übungsleiter der Turnvereine. So entsteht eine Verknüpfung zwischen der Rehabilitationsbehandlung der Wirbelsäule, den nachfolgenden Bewegungsprogrammen in der Heilgymnastik und dem anschließenden Konditionstraining mit einer einheitlichen und in sich abgeschlossenen Methodik. Dies ist der Weg hinaus aus der Arztpraxis zu einem qualitativen Lebensstil und auch zurück zum Sport.

<u>Die SPS Übungen sollten täglich regelmäßig 10 Minuten ausgeführt werden, damit ein dauerhafter Erfolg gewährleistet ist!</u>

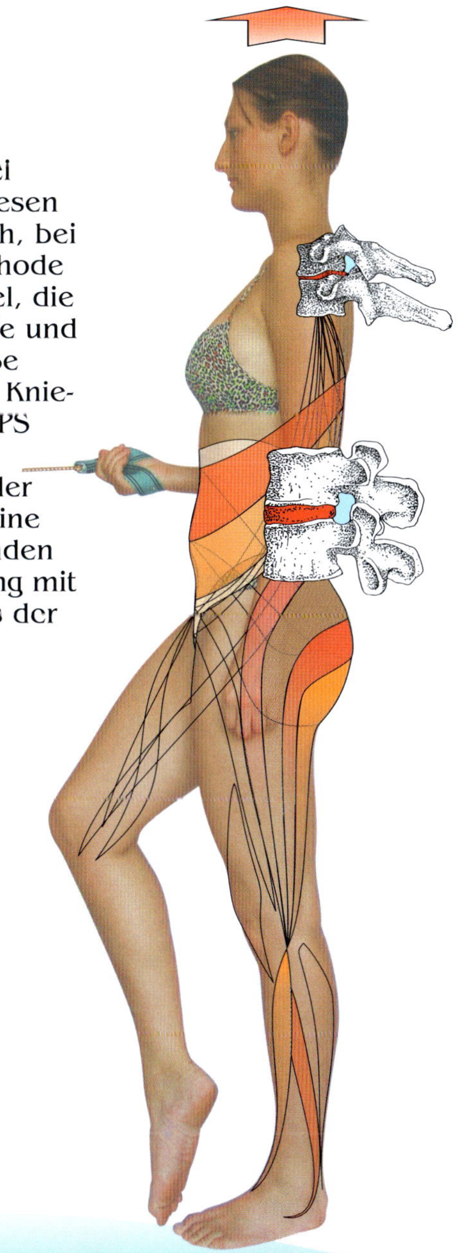

Vertikale Stabilisierung (Stabilisierung durch die vertikalen Muskelketten) ist eine optimale Stabilisierung in der Ruhestellung

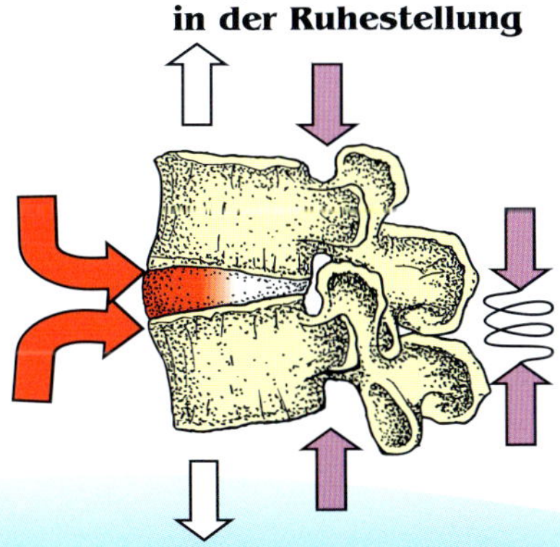

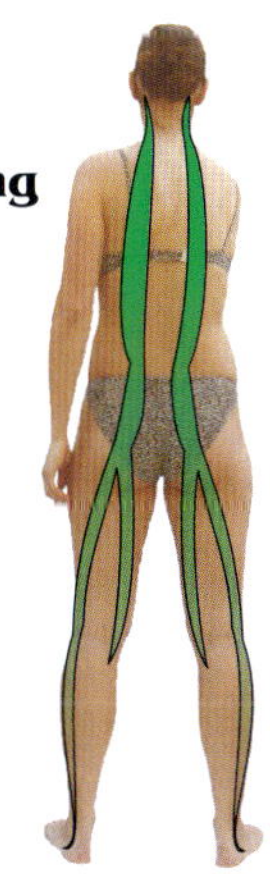

Spirale Stabilisierung (Stabilisierung durch die spiralen Muskelketten) ist eine optimale Stabilisierung während der Bewegung

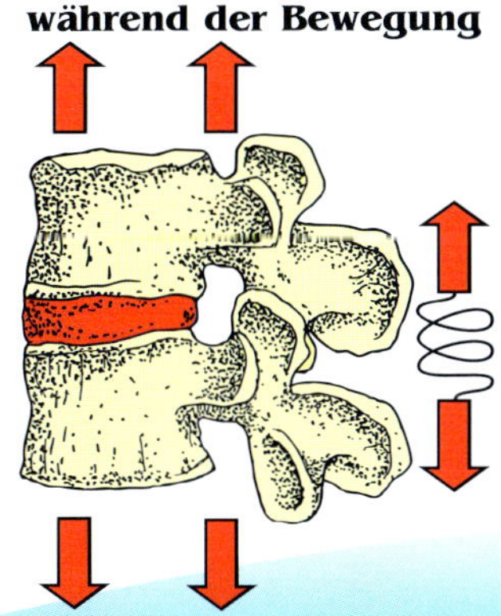

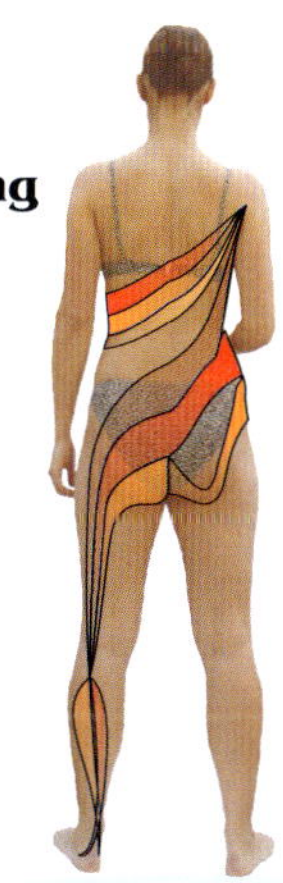

Die Ursache für Rückenschmerzen ist die vertikale Stabilisierung der Bewegung

Spirale Muskelketten bilden eine nach oben zielende Kraft,
vertikale Muskelketten bilden eine nach unten zielende Kraft.

Spirale Muskelketten:
- stabilisieren die Bewegung

- ziehen den Taillenbereich zusammen
- bilden im Körper eine Kraft nach oben - Traktion

Den Traktionseffekt nutzen wir für:
- die Behandlung von funktionellen und strukturellen Wirbelsäulenstörungen
- die Prävention von Wirbelsäulenüberlastung und -degeneration
- die Regeneration der überlasteten Wirbelsäule
- die optimale Bewegung beim Sport

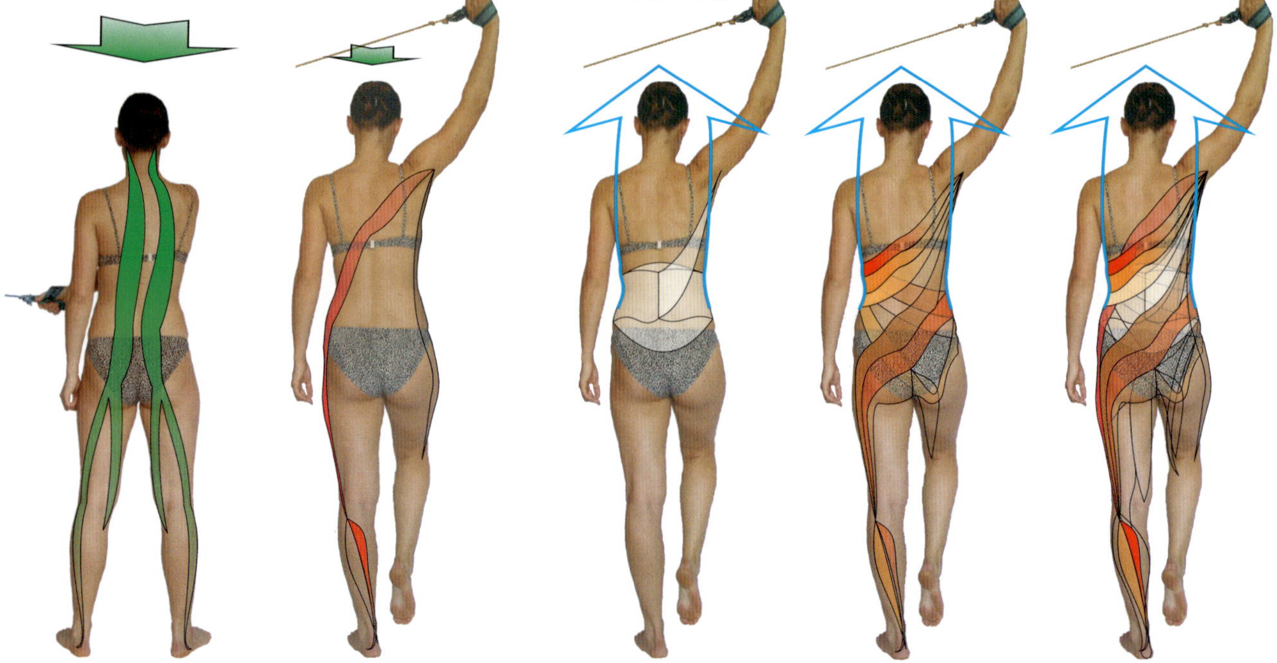

Vertikale Muskelketten	Seitliche stabilisierende Ketten	Ketten, die den M. transversus abdominis (querer Bauchmuskel) aktivieren	Eigene Muskelspiralen	Spirale Muskelketten
stabilisieren die Ruheposition indem sie die Wirbel zusammendrücken	stabilisieren die Bewegung von beiden Seiten	ziehen den Taillenbereich zusammen und strecken den Körper nach oben	ziehen den Taillenbereich zusammen und strecken den Körper nach oben	stabilisieren komplex die Bewegung

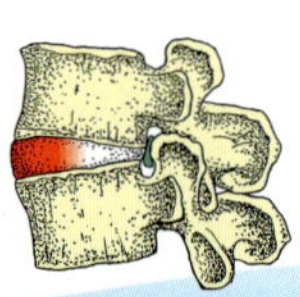

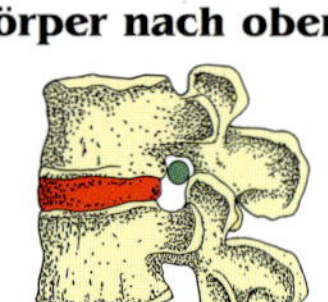

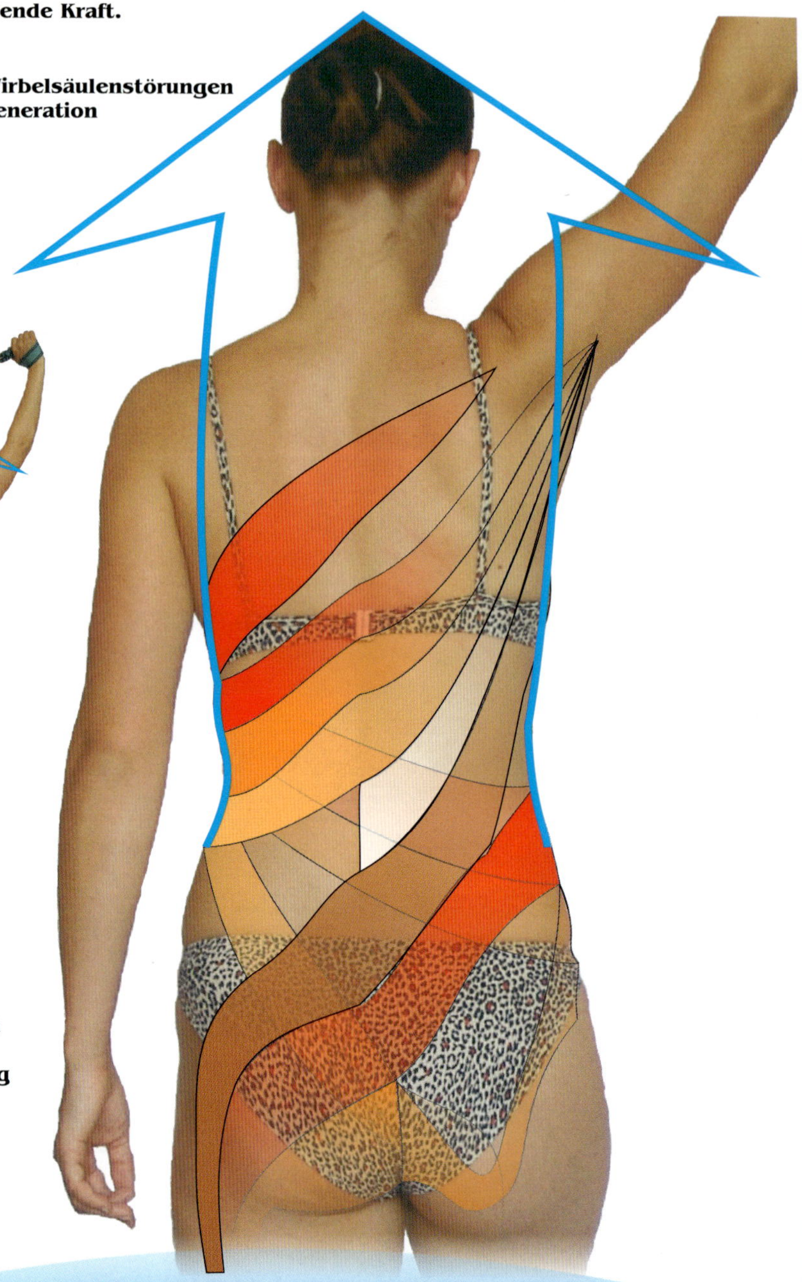

Spirale Muskelketten bilden eine Kraft nach oben, die die Wirbelsäule streckt - Traktion

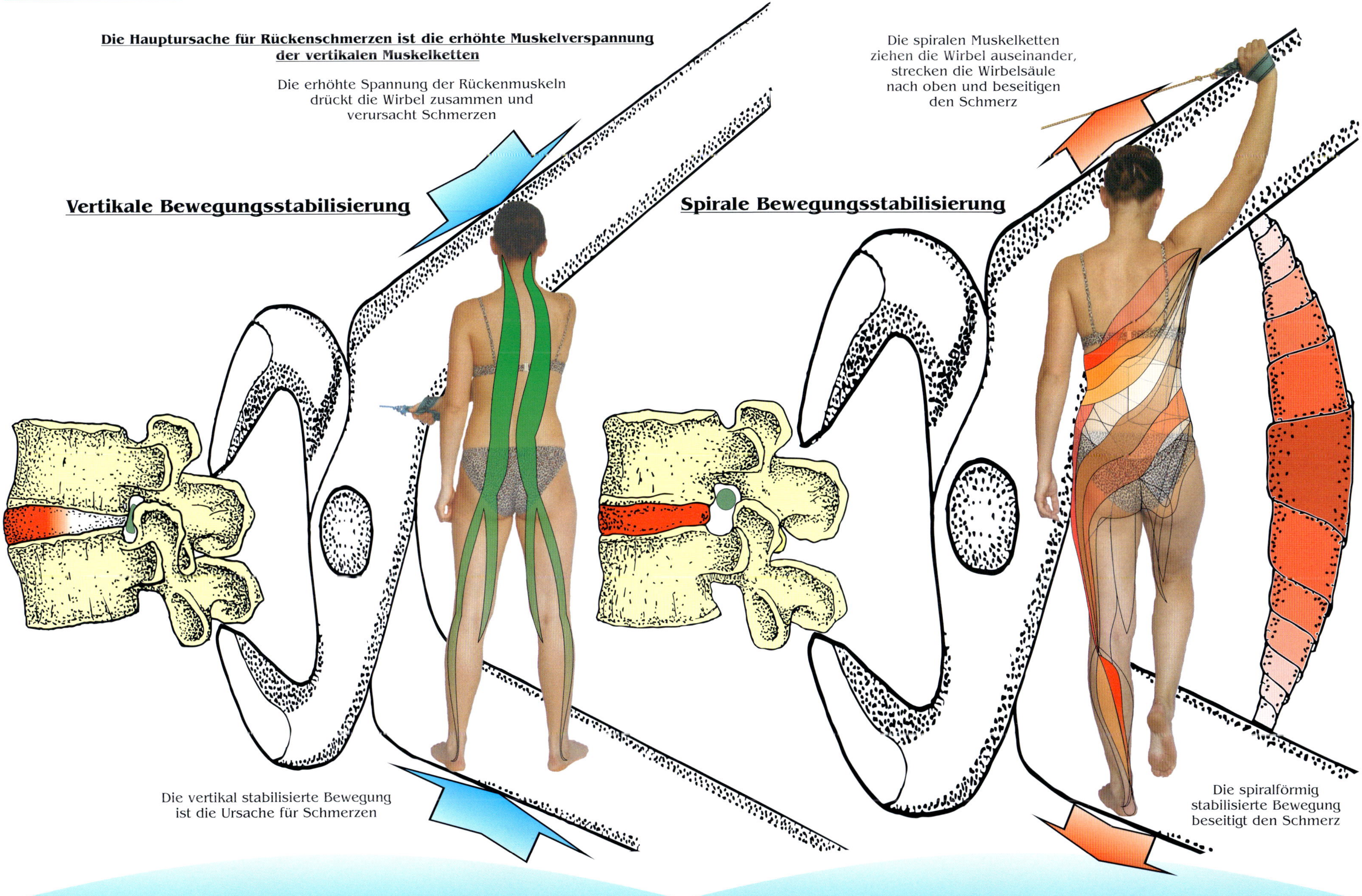

Die Hauptursache für Rückenschmerzen ist die Muskelanspannung der vertikalen Muskelketten

Lokale mechanische Ursachen für Rückenschmerzen

Allgemeine Ursachen für Rückenschmerzen sind das Versagen der Funktion des Muskelapparats (Bildungsunfähigkeit von spiralen Verkettungen zum Zeitpunkt der Bewegung) und die Steuerung des Muskelapparats. Degenerative Veränderungen an den Gelenken und Bandscheiben betrachten wir als sekundär.

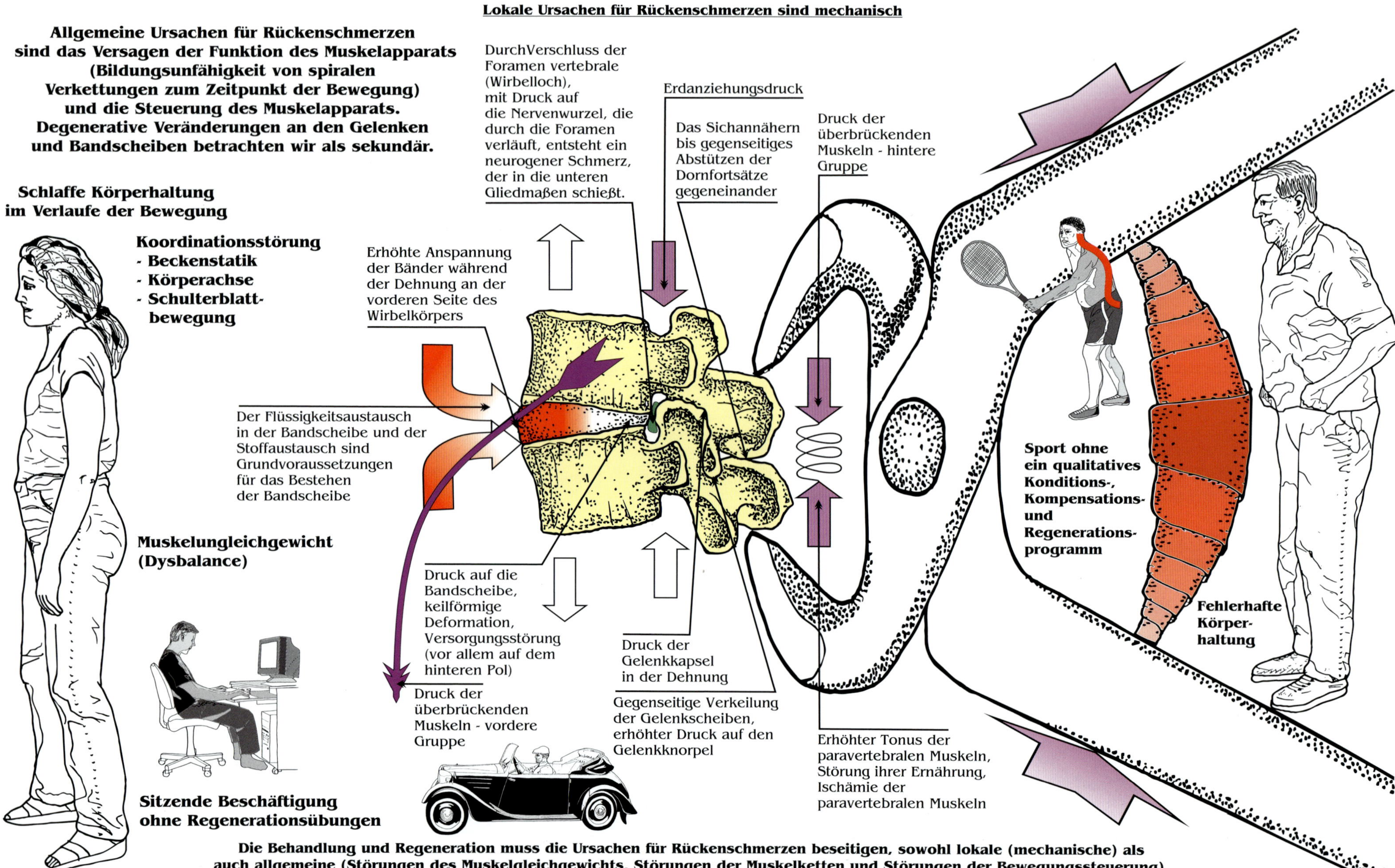

Die Behandlung und Regeneration muss die Ursachen für Rückenschmerzen beseitigen, sowohl lokale (mechanische) als auch allgemeine (Störungen des Muskelgleichgewichts, Störungen der Muskelketten und Störungen der Bewegungssteuerung).

Die Therapie muss komplex sein - Muskelapparat, Gelenke, Bewegungssteuerung

Die SPS Übungen beseitigen die lokalen und allgemeinen Ursachen für Wirbelsäulenschmerzen gleichzeitig

Für eine gute Spiralfunktion sind notwendig:
- eine ausgeglichene Körperhaltung im Lot
- Muskelgleichgewicht in den Gürteln und im Rumpf
- eine optimale Schulterblatt- und Armbewegung

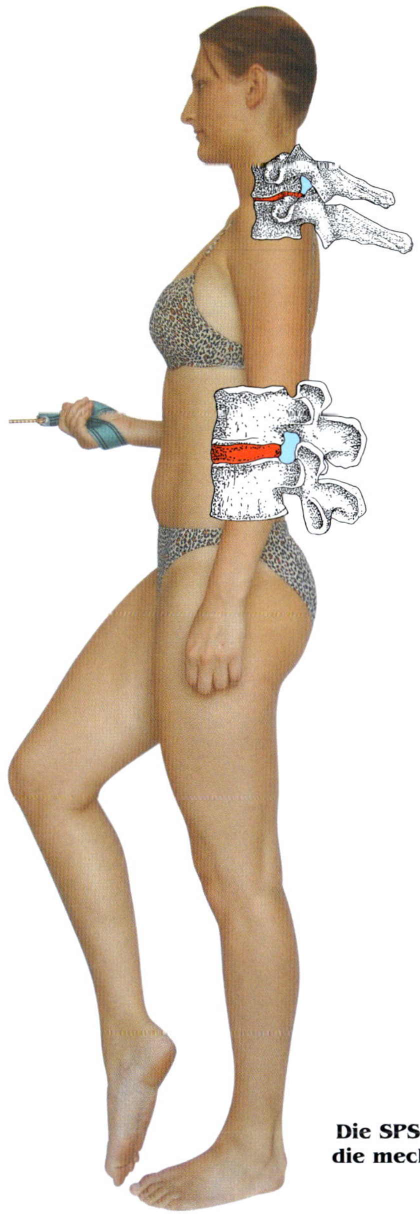

Ohne eine richtige Funktion der spiralen Stabilisierung kommt es zu den lokalen mechanischen Ursachen für Überlastung und wir werden Schmerzen spüren

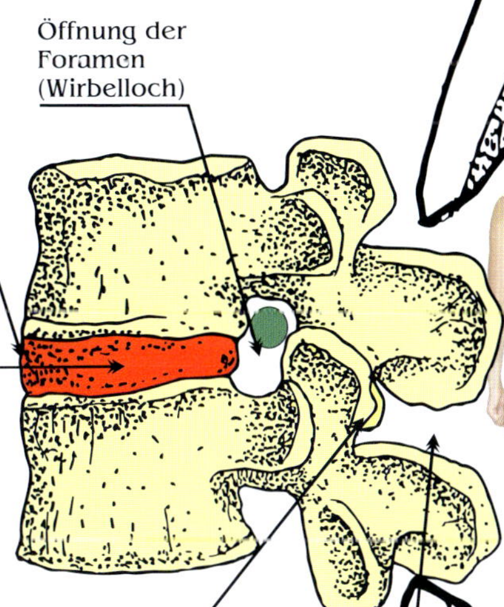

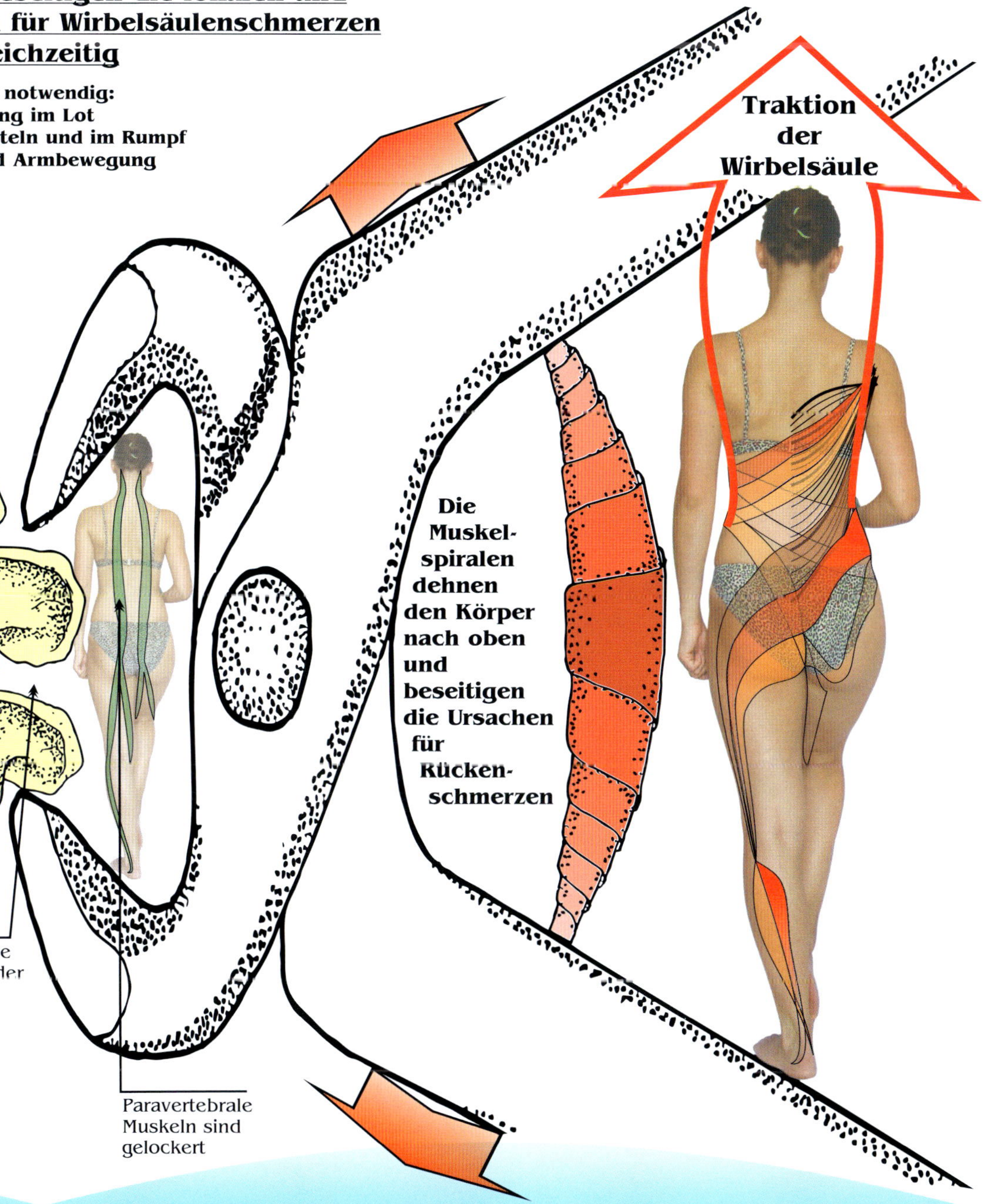

Die SPS Übungen beeinflussen (bio-) mechanisch die mechanischen Ursachen für Rückenschmerzen

Die SPS Übungen unterstützen die Tätigkeit der Muskelspiralen

Hauptprinzipien der SPS Übungen

Die SPS Übungen verbinden 3 wichtige Bestandteile:

1. **Bewegung** - optimale Bewegungskoordination
2. **Muskelapparat** - Bildung von Muskelketten in Form von absteigenden Spiralen - **spirale Stabilisierung**
3. **Reaktion auf der Wirbelsäule - Zentrierung** - Ausgleichung zur Mittellinie
   - **Traktion** - Dehnung der ganzen Wirbelsäule nach oben
   - im Segment - Erhöhung der Bandscheibe
     - Auseinandertreten der Zwischenwirbelgelenke

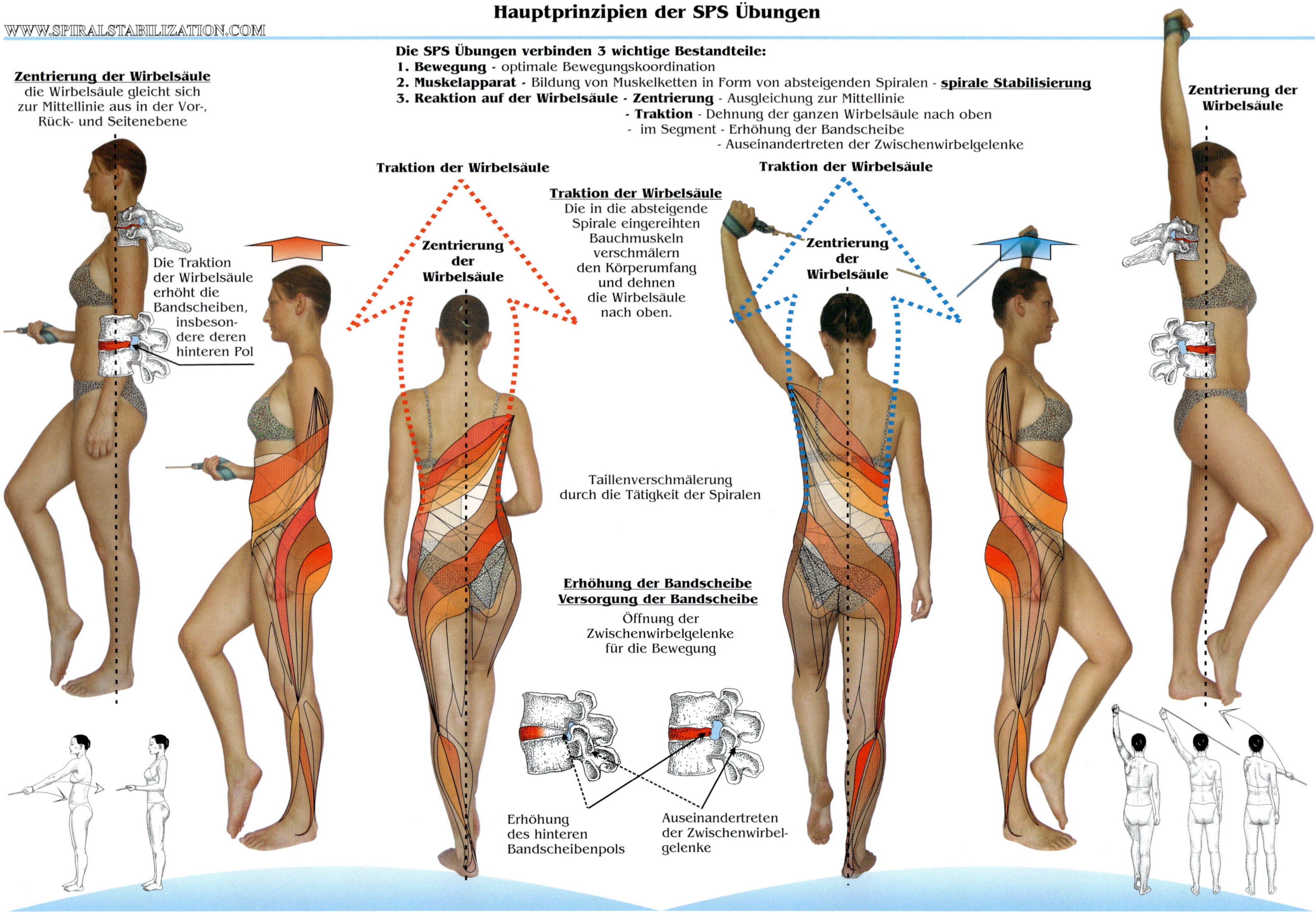

Die SPS Übungen sind optimale Bewegungen, die mittels der Muskelspiralen die Wirbelsäule ausgleichen und dehnen

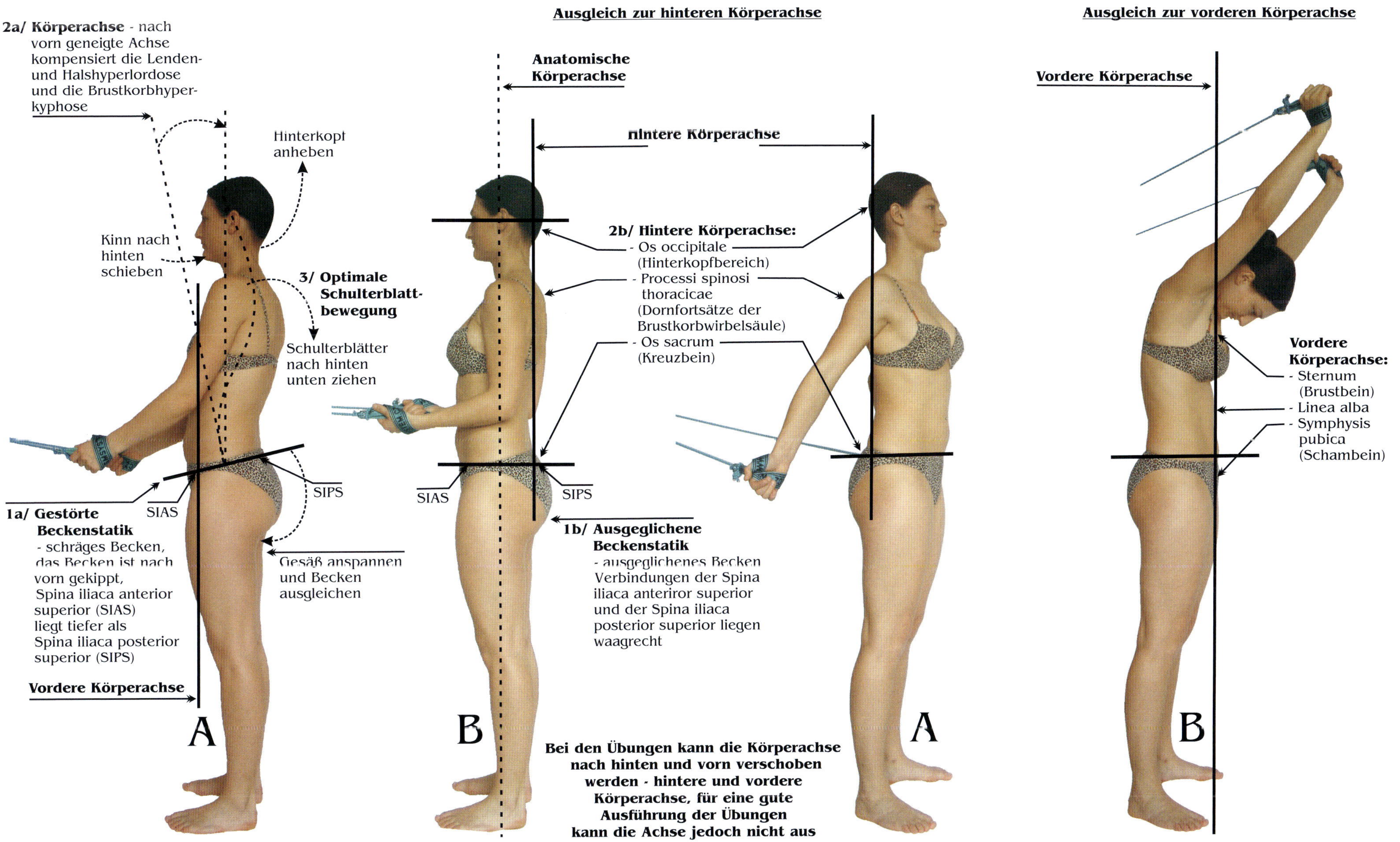

Bei den Übungen kann die Körperachse nach hinten und vorn verschoben werden - hintere und vordere Körperachse, für eine gute Ausführung der Übungen kann die Achse jedoch nicht aus der Beckengrundstellung treten.

Beim Trainieren gleichen wir den Oberkörper zur hinteren und vorderen Körperachse aus

Die Atmung beim Üben: Einatmen in der gelockerten Ausgangsstellung, Ausatmen in der aktiven Endstellung

Beim Ausatmen wird durch die aktive spirale Stabilisierung die Körpermitte stabilisiert.
Eine Reihe von Schultergürtel- und Beckengürtelmuskeln wird gleichzeitig in der Relaxation gedehnt.

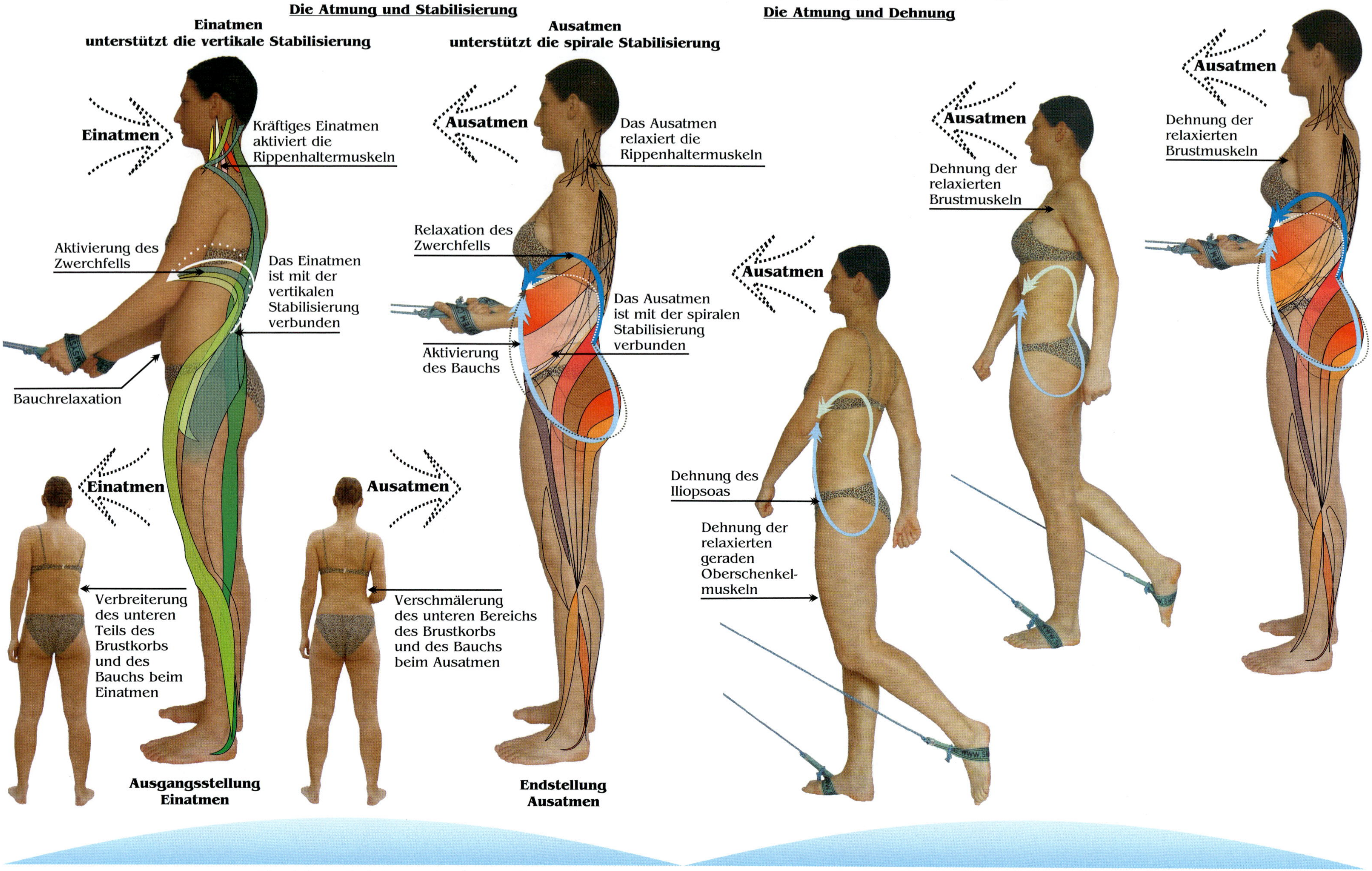

Die aktiven Endphasen der Übung führen wir stets mit dem Ausatmen durch. Somit wird die Spiralfunktion verstärkt

Halterung des elastischen Seils und Befestigung der Schlaufe an Hand und Fuß

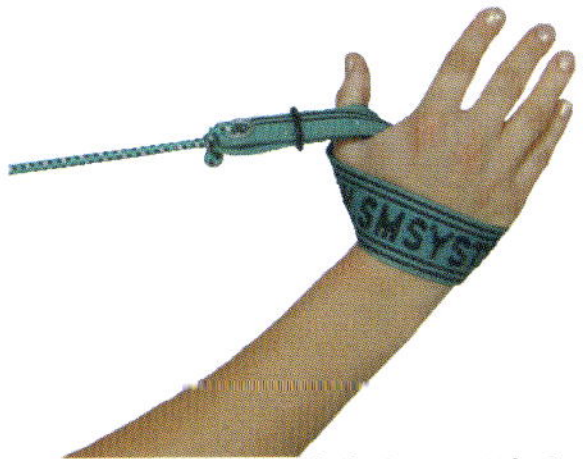

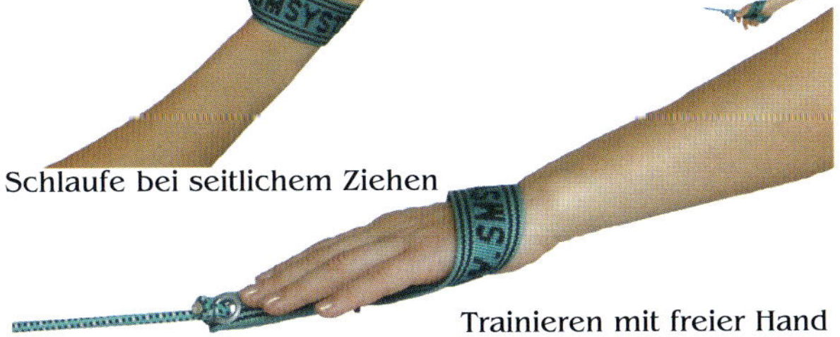

Schlaufe bei seitlichem Ziehen

Trainieren mit freier Hand

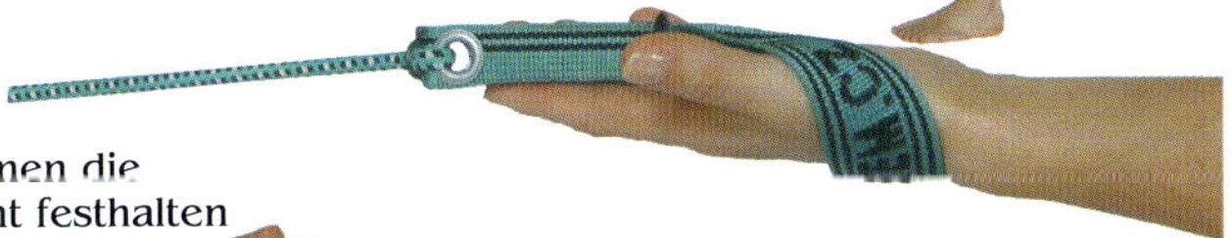

Anfänger können die Schlaufe leicht festhalten

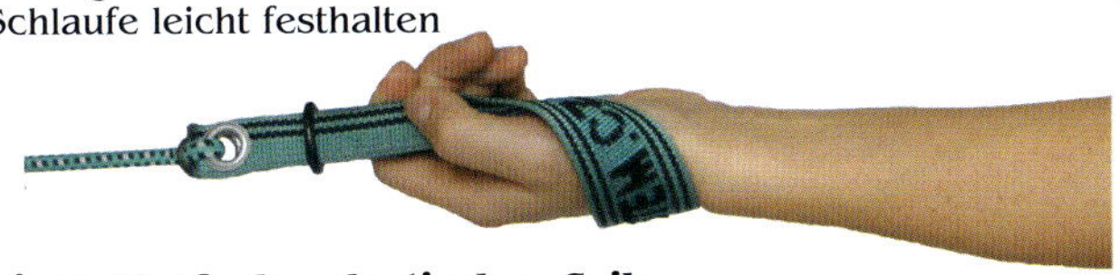

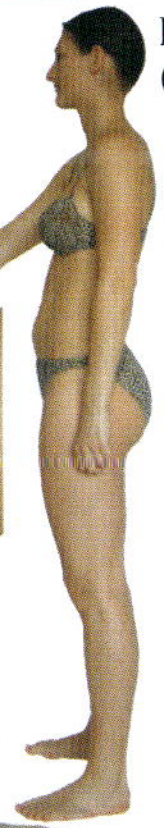

Das Respektieren der Anatomie und der Funktion des ZNS (Zentrales Nervensystem)

Die Armbewegung wird vom Schulterblatt geführt, Hand und Unterarm sind passiv

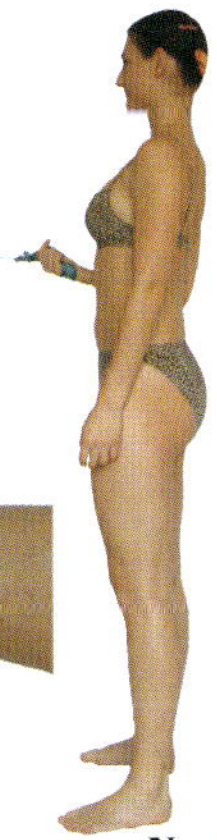

Gyrus praecentralis und postcentralis - primärer motorischer und sensorischer Kortex

Die Rücken- und die Bauchmuskeln haben nur eine sehr kleine Zone

Die Hand hat eine große Zone

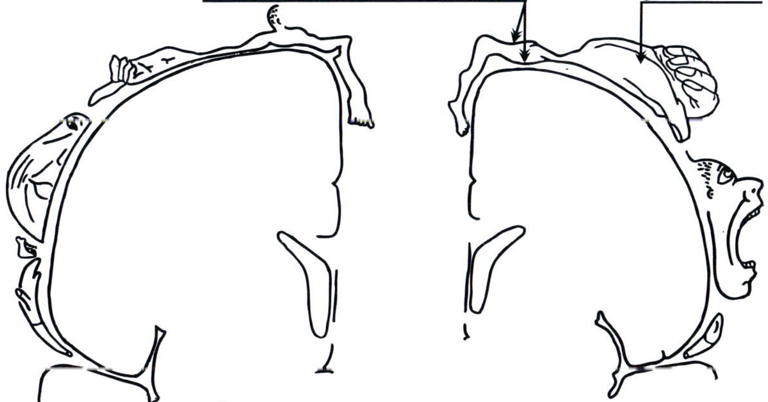

Fazit: Wenn wir nach der ganztägigen Überlastung des Arms ausschließlich die Rücken- und Bauchmuskulatur aktivieren wollen, dann dürfen wir die Schlaufe nicht festhalten, sondern **müssen mit lockerer Hand trainieren.**

Die Schlaufe des elastischen Seils

- Die Schlaufe wird ähnlich über die Hand gezogen, wie beim Stock für Skilanglauf
- die Schlaufe ermöglicht es, mit lockerer Hand zu trainieren, d.h. dass die Hand und oft auch der Unterarm beim Üben völlig locker sein können
- **die Schlaufe halten wir grundsätzlich nicht in der Hand** das aktive Festhalten der Schlaufe überlastet das Handgelenk (Karpaltunnel) und den Ellbogen (Tennisarm - Epicondylitis radialis, Golferarm - Epicondylitis ulnaris). Wir beobachten, dass bei aktivem Festhalten die Tendenz zur unkorrekten Ausführung der Übungen mit den oberen Fixatoren des Schulterblatts größer ist, die Schulter steigt nach oben und der Nacken wird überlastet
- das Üben mit freier Hand lockert den Nacken leichter

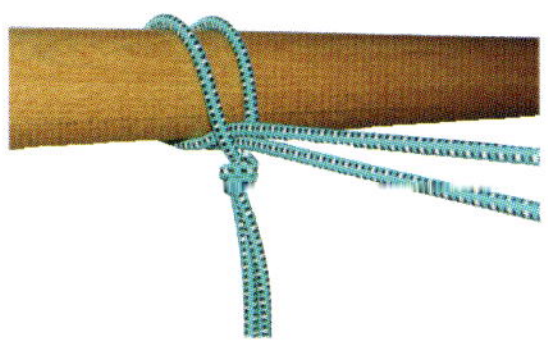

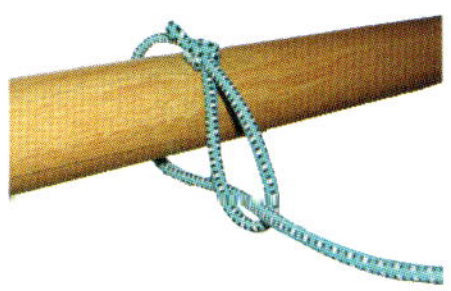

Das elastische Seil wird mit dem Durchziehen der Schlaufe am Ende des Seils um ein Heizungsrohr oder um ein Tischbein befestigt.
Die geeignete Höhe ist auf der Ellbogengelenkhöhe.

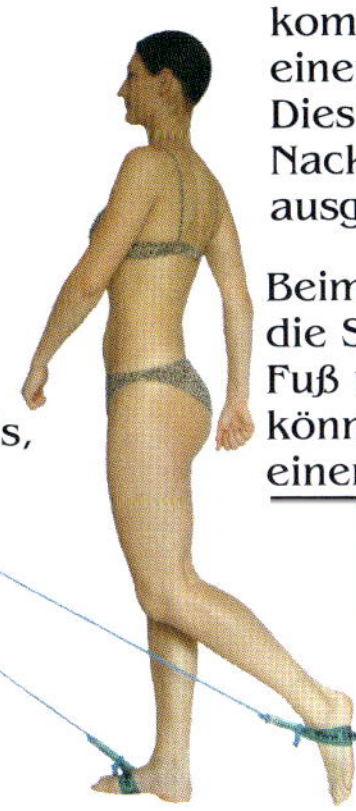

Beim Fuß ziehen wir die Schlaufe über den Fuß und bei Anfängern können wir sie mit einem Ring festziehen.

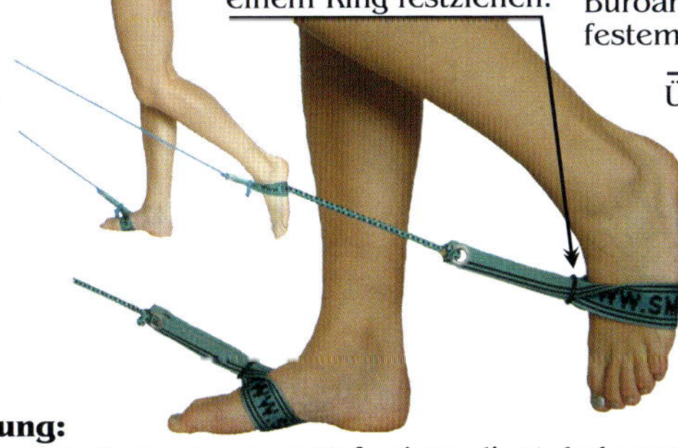

Verlängerung:
Am Ende des el. Seils, das zum Befestigen dient, haben wir ein Verlängerungsstück, das die Kraft um 50% reduziert und zwar zu dem Zeitpunkt, wenn wir mit dem Üben beginnen, wenn wir die Betonung auf die Relaxation und Dehnung legen oder wenn wir länger üben möchten.

Nach der ganztägigen Büroarbeit, wenn die Hand überlastet ist, kommt es zu einer falschen Information des ZNS und dadurch zu einem falschen Bewegungsmuster.
Dies führt zu einer darauffolgenden weiteren Überlastung des Nackens und der Lenden bei unkorrekt ausgeführten Übungen und beim Sport.

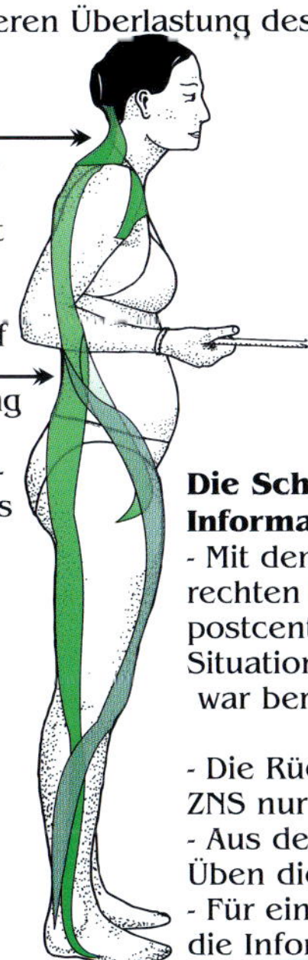

Überlastung des Nackens durch weitere Tätigkeit nach der Büroarbeit bei festem Handgriff

Überlastung des Lendenbereichs

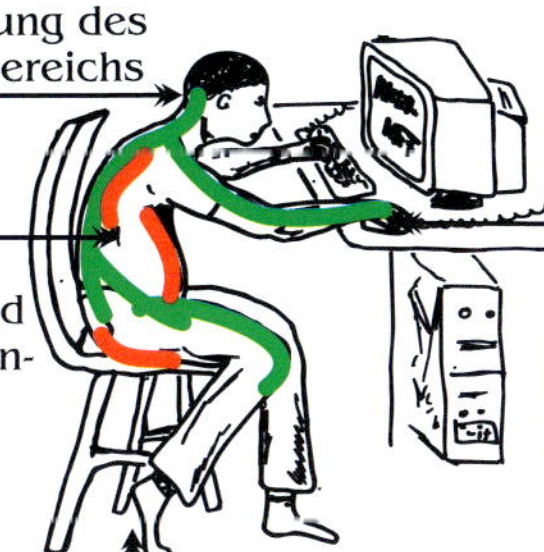

Überlastung des Nackenbereichs

Übermäßig viele propriorezeptive Informationen von der Hand

Ausschließen der Bauchmuskeln und der breiten Rückenmuskeln aus der Aktivität

Informationsmangel von der Fußsohle

Die Schlaufe des elastischen Seils aus der Sicht der Informationen für das zentrale Nervensystem

- Mit dem Ergreifen entsteht eine Informationsdominanz auf der rechten Hand, die im ZNS im Gyrus praecentralis und postcentralis mit einer großen Zone präsentiert ist. Diese ungünstige Situation mit zusätzlicher oberer Fixation des Schulterblatts war bereits den ganzen Tag bei der Büroarbeit vorhanden.

- Die Rücken- und Bauchmuskeln haben im Steuerungsbereich des ZNS nur eine kleine Zone.
- Aus der Sicht der Informationen ist es also vorteilhaft, beim Üben die Hand nicht zu stimulieren, sondern diese locker zu lassen.
- Für eine gute Eingliederung der Bauchmuskeln ist es jedoch nötig, die Informationsquelle von der Fußsohle zu verstärken, was bei der Arbeit im Sitzen fehlt. Deshalb werden wir beim Üben stehen.

Wir trainieren mit lockerer Hand und lockerem Unterarm, wir trainieren im Stand

RTG Untersuchung, strukturelle Diagnose, das Bild ist gedreht PA (Rückansicht)

Großformatige Röntgenaufnahme der gesamten Wirbelsäule mit Erfassung der Dens axis, der Schultern, des gesamten Beckens einschließlich der Hüftgelenke und der Röntgenaufnahme der HWS in lateraler Projektion

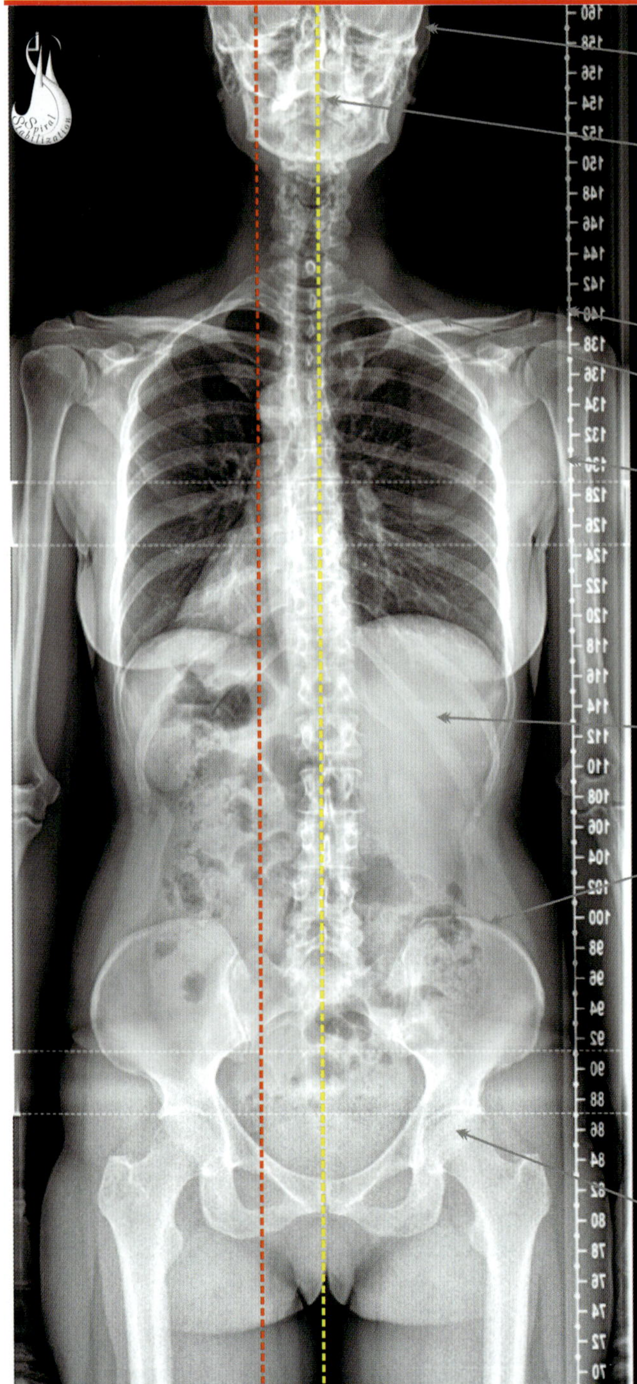

Kopf
Kopfposition

Dens axis
Körperachse

HWS Halswirbelsäule
Wirbelsäulenform, Lordose
Degeneration
Anomalie

Scapula, das Schulterblatt, acromion

Clavicula, das Schlüsselbein

Humerus in der AP vorder Aufnahmen halten Sie die oberen Gliedmaßen entlang des Körpers

BWS, Brustwirbelsäule, Kyphose

Humerus, in der LAT seitlichen Aufnahmen die oberen Gliedmaßen zeigen um ca. 45 ˚ schräg nach unten und werden auf einer Stange abgestützt!!!

Rippen, Position der Rippen, Symmetrie

Crista iliaca, Beckenposition, Symmetrie
Risser Zeichen (Wachstumsphase)

LWS, Lendenwirbelsäule
Wirbelsäulenform, Lordose
Scheibenhöhe und Forem
Größe und Form des Foramins
Degeneration
Anomalie

Os sacrum, Kreuzbein
Position

Hüftgelenke,
Unterschiedliche Länge der unteren Gliedmaßen
Position der Hüftgelenke
Degeneration, Operationen
Entwicklungsanomalien

Os coccygis, Steißbein
Position

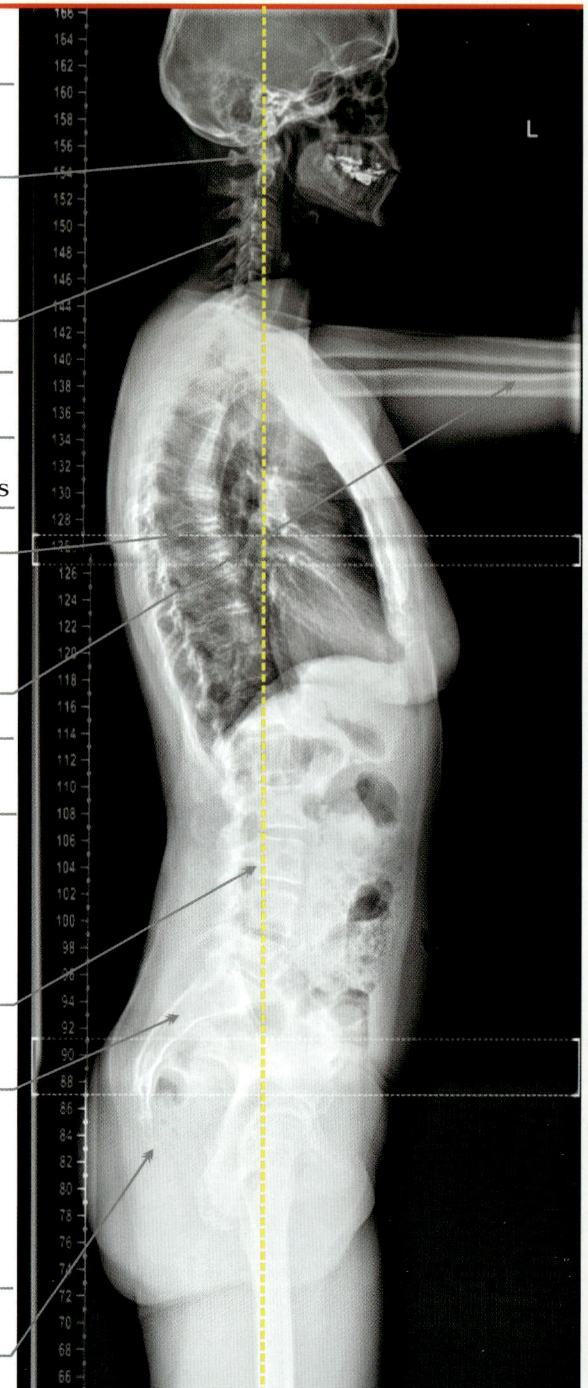

II.
Praktischer Teil
- harmonische Übungszusammenstellung von 11 Übungen

Stabilisierung, Traktion Entspannung und Dehnung Mobilisierung mit Rotation

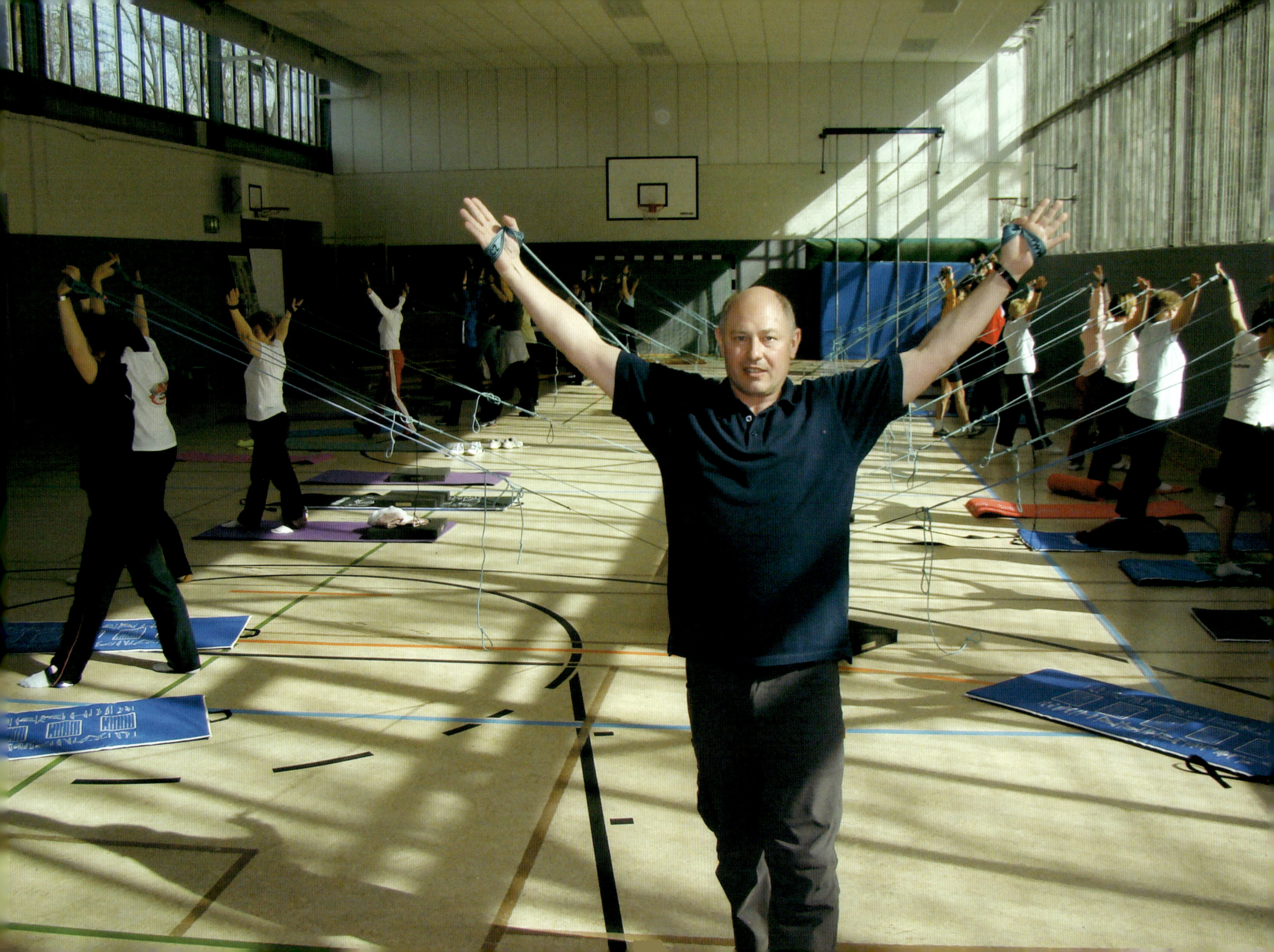

Das SPS Training sind Übungen:
- **kräftigende** - kräftigen die geschwächten Muskeln
- **dehnende** - dehnen die verspannten und verkürzten Muskeln
- **mobilisierende** - erneuern die Gelenkigkeit
- **stabilisierende** - geben dem Körper die nötige Festigkeit, gewährleisten die Stabilität zum Zeitpunkt des Ruhens und vor allem zum Zeitpunkt der Bewegung **dynamische Stabilisierung**
- **koordinierende** - koordinieren die gegenseitigen Stellungen der Bewegungssegmente
- **die Bewegungssteuerung trainierende** - trainieren die optimalen Bewegungsstereotypen
  - Gehen, Laufen, Arbeit, Sport
  - beschleunigen die willkürliche Bewegungssteuerung

Die SPS Übungen verbinden das komplexe Training des Bewegungsapparats und die Bewegungssteuerung des zentralen Nervensystems.

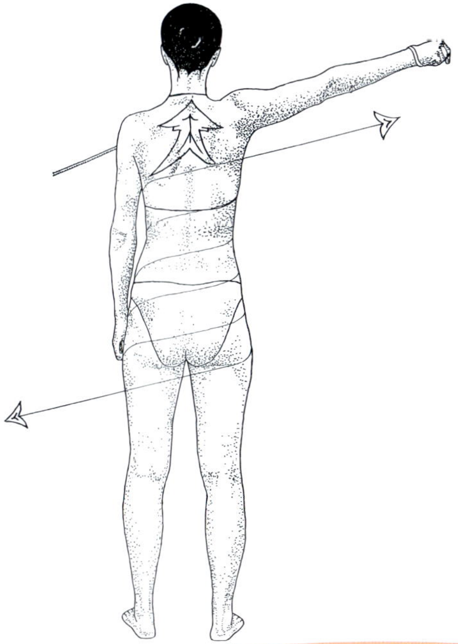

Wilkommen im praktischen Teil! Wir wünschen viel Erfolg beim Üben!

Beim Üben ist es notwendig, folgende Prinzipien einzuhalten:

Übungsposition
- Wir üben **im Stehen**.
- Im Stand muss der Körper zur Achse ausgerichtet werden, die durch die Erdanziehung gegeben ist und demnach senkrecht zur Erdoberfläche verläuft.
  Die Achse kann jedoch leicht abweichen als Kompensation zur Kraft des elastischen Seils.

Wechsel von Aktivierung und Relaxation
- Der Stand muss ausgeglichen sein und **der Körper gefestigt zu dem Zeitpunkt, wenn die Kraft auf ihn einwirkt - aktiver ausgeglichener Stand.**
- **Zum Zeitpunkt, wenn die Kraft nicht auf den Körper einwirkt, sind wir völlig entspannt** und nehmen eine schlaffe Körperhaltung an.

Bewegungskoordination
- Festigung des Körpers (**Koordination der Statik und Bewegung**) führen wir von unten nach oben aus, d.h. vom Becken (Anspannen des M. gluteus maximus) zum Schultergürtel und wir fahren bis zur ausgeglichenen Kopfstellung fort. Wir koordinieren die Beckenstellung, die Körperachse, Kopfstellung und die Schulterblattposition.
- Wir entspannen vom Hinterkopf abwärts (Wirbel für Wirbel).

Die Kraft, mit der wir üben und das Bewegungsausmaß
- Wir üben **mit geringer Kraft und ausholender Bewegung** der oberen oder unteren Gliedmaßen.
  Wir üben mit einem elastischen Seil, dessen Kraft entweder von vorn, von der Seite oder von hinten einwirkt.
  Die Kraft entspricht der Eigenschaft des schwächsten Glieds des Bewegungsapparats (geschwächter Muskel, beschädigte Bandscheibe, beschädigtes Gelenk).
  Respektieren des schwächsten Glieds der Bewegungskette.

Das Tempo der Übungen
- Die Übungen führen wir **langsam aus**. Am **Ende der Bewegung verlangsamen wir noch mehr**, damit wir qualitativ das Schlussdetail der Übung zu Ende führen können.
- Die Bewegung ist langsam und **fließend.** Wir machen keine ruckartigen Bewegungen.
- Wir verbleiben so lange wie möglich in der Bewegung, d.h. langsame fließende Bewegungen ohne längeres Ausharren.

Komplexität der Übungen
- Eine gut ausgeführte Bewegung beschäftigt die Muskeln von der Fußsohle bis zu den Fingerspitzen bei notwendiger Rumpfstabilisierung. Es sind also ganzkörperliche Übungen.
- Der Fuß ist ein fester Punkt - punktum fixum, der Arm ist ein beweglicher Punkt - punktum mobile. **Die stabilisierende Muskelkette verbindet den punktum fixum mit dem punktum mobile.**

Auswahl von Übungen
- Am Anfang ziehen wir symmetrische Übungen vor, die dem Ausgleichen der Muskeldysbalancen dienen.
- Nach Erreichen des Muskelgleichgewichts ziehen wir asymmetrische Übungen vor, d.h. solche, die mit einer Seite ausgeführt werden und die symmetrischen Übungen brauchen wir nur zur Erwärmung.
- Wenn wir die einfachen Übungen beherrschen, gehen wir zu den komplizierteren über.
- Wenn wir die Übungen im Stand auf beiden Beinen gut beherrschen, beginnen wir die Übungen auf einem Standbein zu trainieren. Zunächst heben wir nur die Ferse und die Fußspitze bleibt in Kontakt mit dem Boden.
  Später, nach Beherrschen der Übung, heben wir auch die Fußspitze.
- Am effektivsten sind die Übungen beim Gehen am Ort, mit dynamischem Standbeinwechsel.

Kontrolle des Grundprinzips der Trainingsqualität
- Die Kontrolle der richtigen Bewegung ist das Aufrufen des Bewegungsmusters der Wirbelsäule = Eingliederung der Wirbelsäule in die Bewegungsaktivität der Gliedmaßen.
  2 verfolgte Hauptelemente sind die Entspannung der paravertebralen Muskeln und das Auseinandertreten der Dornfortsätze auf der einen Seite und die Aktivität der Bauchmuskeln auf der anderen Seite.

Das Respektieren der momentanen Situation
- Die Übungen führen wir mit dosierter Kraft durch und in angemessener Zeit, je nach unserer aktuellen Kondition.
  Es ist notwendig, momentane und vor allem chronische Müdigkeit zu vermeiden.
- **Wir üben stets im schmerzfreien Bereich.** Der Schmerz beim Üben ist ein Anzeichen für Überlastung und es ist notwendig, dies zu respektieren.
- Bei Schmerzen kontrollieren wir - die Kraft, das Ausmaß der Bewegung, das Tempo, die Richtigkeit der Ausführung.

Eine konsequente Einhaltung der Übungsgrundsätze wird zu einem guten Ergebnis führen

3 Prinzipien der Optimalbewegung werden oft gestört durch die Muskelverkürzung und -schwächung bei sitzender Tätigkeit. So kommt es nicht zur Bildung von spiraler Stabilisierung, um die Wirbelsäule zu regenerieren. Deshalb beginnen wir unser Programm mit Übungen zur Beseitigung des Muskelungleichgewichts.

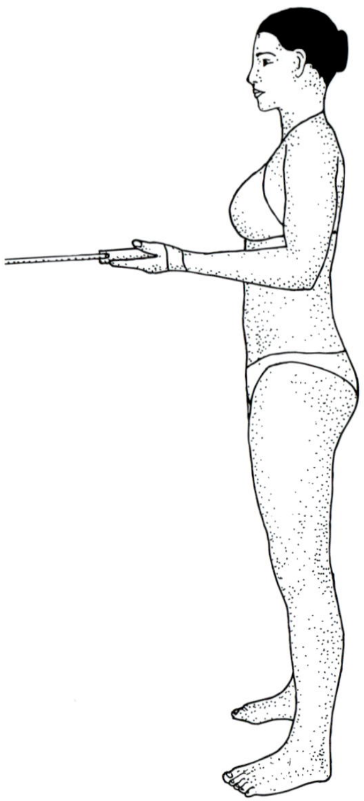

1. Wir beginnen mit dem Ausgleichen des Muskelungleichgewichts im Schultergürtel.
2. Es folgt das Ausgleichen des Muskelungleichgewichts im abdominalen Bereich.
3. Wir fahren mit der Verbesserung des Muskelungleichgewichts im Beckengürtel fort.
4. Wir dehnen die Muskeln, die die Wirbelsäule zusammendrücken - lange, der Wirbelsäule entlang angeordnete, Muskeln.
5. Wir beleben die Tätigkeit der kurzen Muskeln, die die gegenseitige Wirbelstellung koordinieren.
6. Wir trainieren die Muskelspiralen, die mit ihrem Hauptglied - den schrägen und queren Bauchmuskeln - den Taillenbereich zusammenziehen und eine nach oben resultierende Kraft bilden, die wir mit einem Wagenheber vergleichen können. Dieser Wagenheber hebt unseren Körper an mit samt unseren zusammengedrückten Zwischenwirbelscheiben, genau so, wie ein Auto mit wenig luftgefüllten Reifen hoch gehoben wird.
7. Nach Beherrschung der Übungen mit automatischer, qualitativ guter Ausführung der Details im Stand auf beiden Beinen gehen wir zu den Übungen auf einem Bein über. Das Üben auf einem Bein fördert den Gleichgewichtssinn, erhöht den Effekt der spiralen Stabilisierung (kräftigt die Bauchmuskeln intensiv) und unterstützt die Fußwölbung.

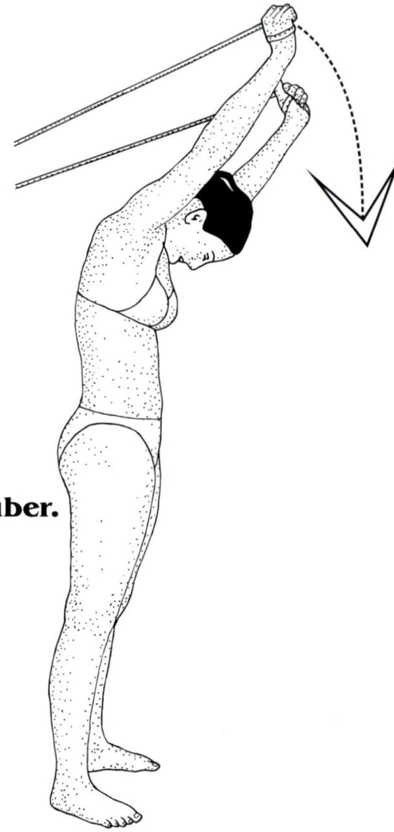

Die einfachste harmonische Übungszusammenstellung, die alle wichtigen Muskeln und Muskelspiralen durchtrainiert, besteht aus 11 Übungen. Die Zusammenstellung dauert etwa 10 Minuten nach Beherrschung der wichtigen Details und ein mittelmäßig begabter Schüler lernt sie während 2 - 7 Tagen bei fachmännischer Führung. Dann kann uns die Zusammenstellung der 11 Übungen zur Regeneration der Wirbelsäule und anderer Gelenke (Hüfte, Knie, Knöchel, Schulter) nach der alltäglichen Arbeit dienen. Wer die Zusammenstellung gut beherrscht und mehr trainieren möchte, dem bieten wir eine Fitnesszusammenstellung von 40 Übungen während 60 Minuten an.
Wir erachten es als optimal, täglich 10 - 15 Minuten nach Beendigung der Arbeit und 1x wöchentlich im Fitnesszentrum oder in der Physiotherapie unter fachlicher Anleitung zu üben. Das Verzeichnis mit den Orten, wo man SPS üben kann, finden Sie unter www.spiralstabilization.com

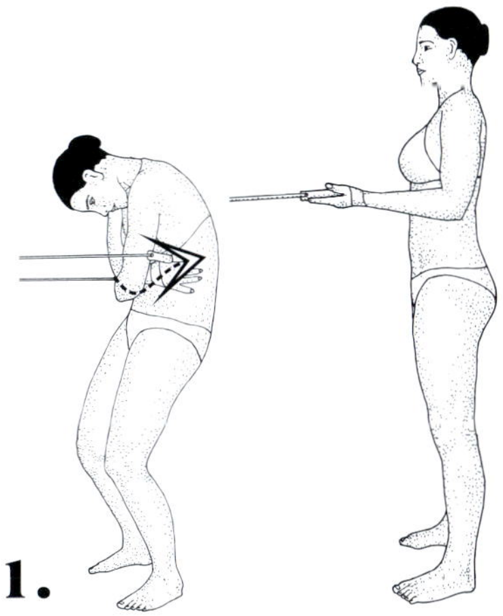

1.

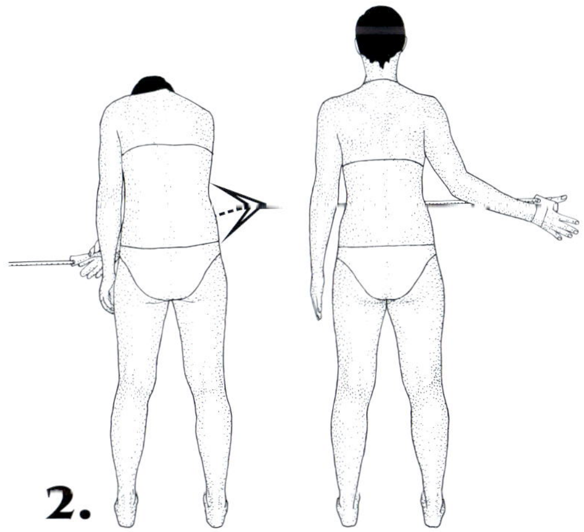

2.

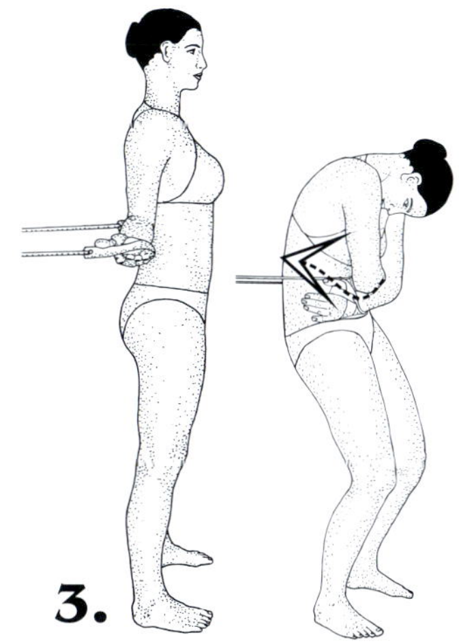

3.

1. - 6. Übungen
Muskelgleichgewicht, aufgerichtete, ausgeglichene, aktive Körperhaltung

1. Ausgleich des Muskelungleichgewichts im Schultergürtel
2. Ausgleich des Muskelungleichgewichts im abdominalen Bereich
3. Ausgleich des Muskelungleichgewichts im Beckengürtel
4. Dehnung der Muskeln, die die Wirbelsäule zusammendrücken - lange, der Wirbelsäule entlang angelegte, Muskeln

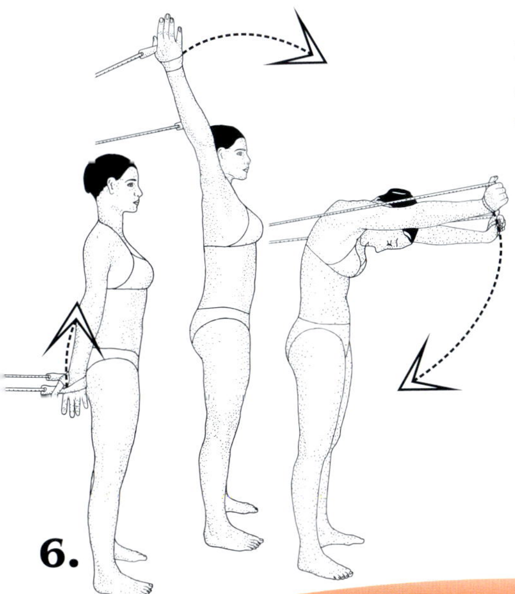

6.

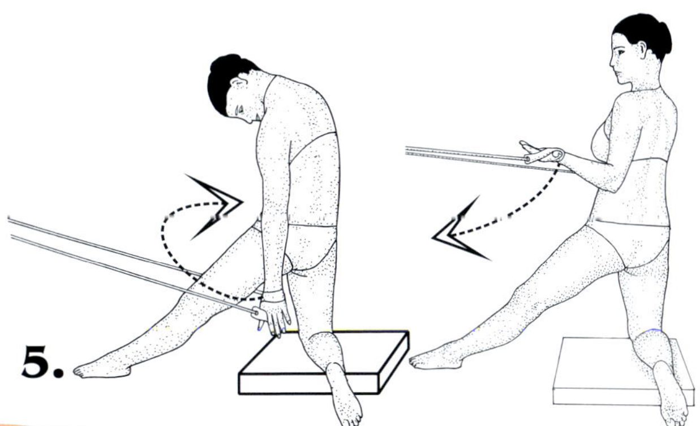

5.

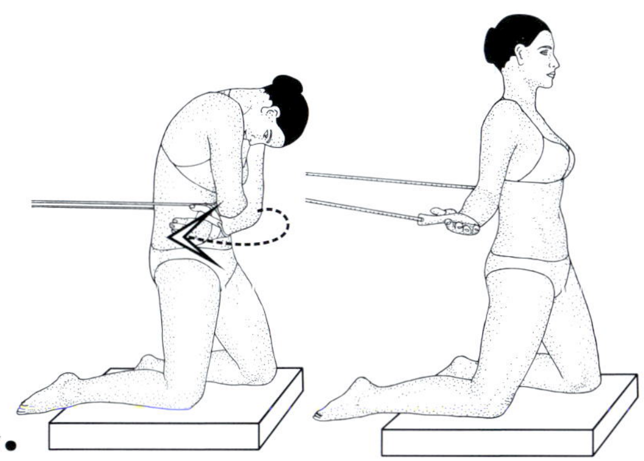

4.

Das Ziehen mit beiden Händen nach hinten mit gebeugten Ellenbogen

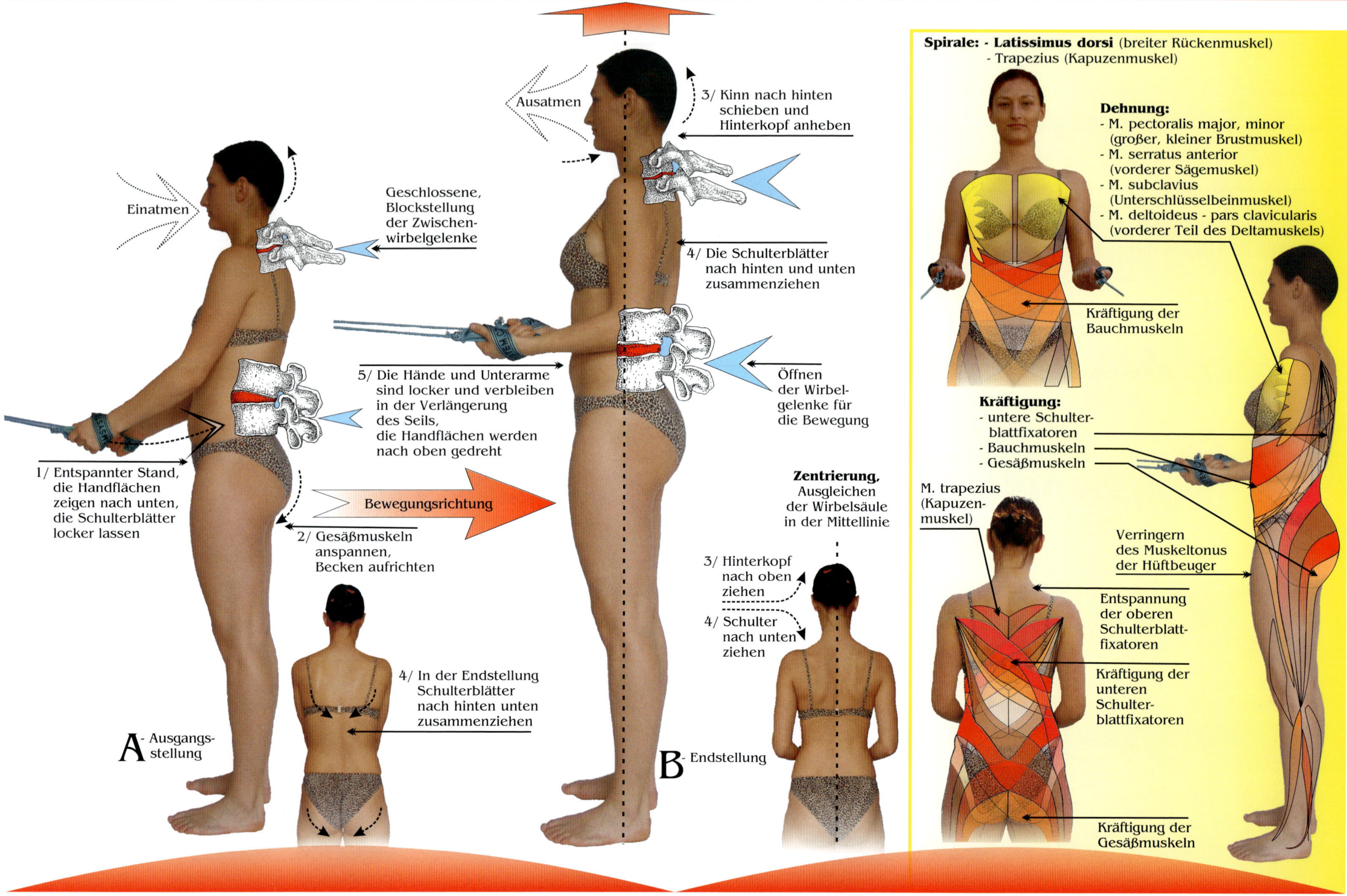

Auseinanderziehen der Wirbelsäule nach oben - **Traktion**

Öffnen beider Arme nach außen - Außenrotation der Schulter

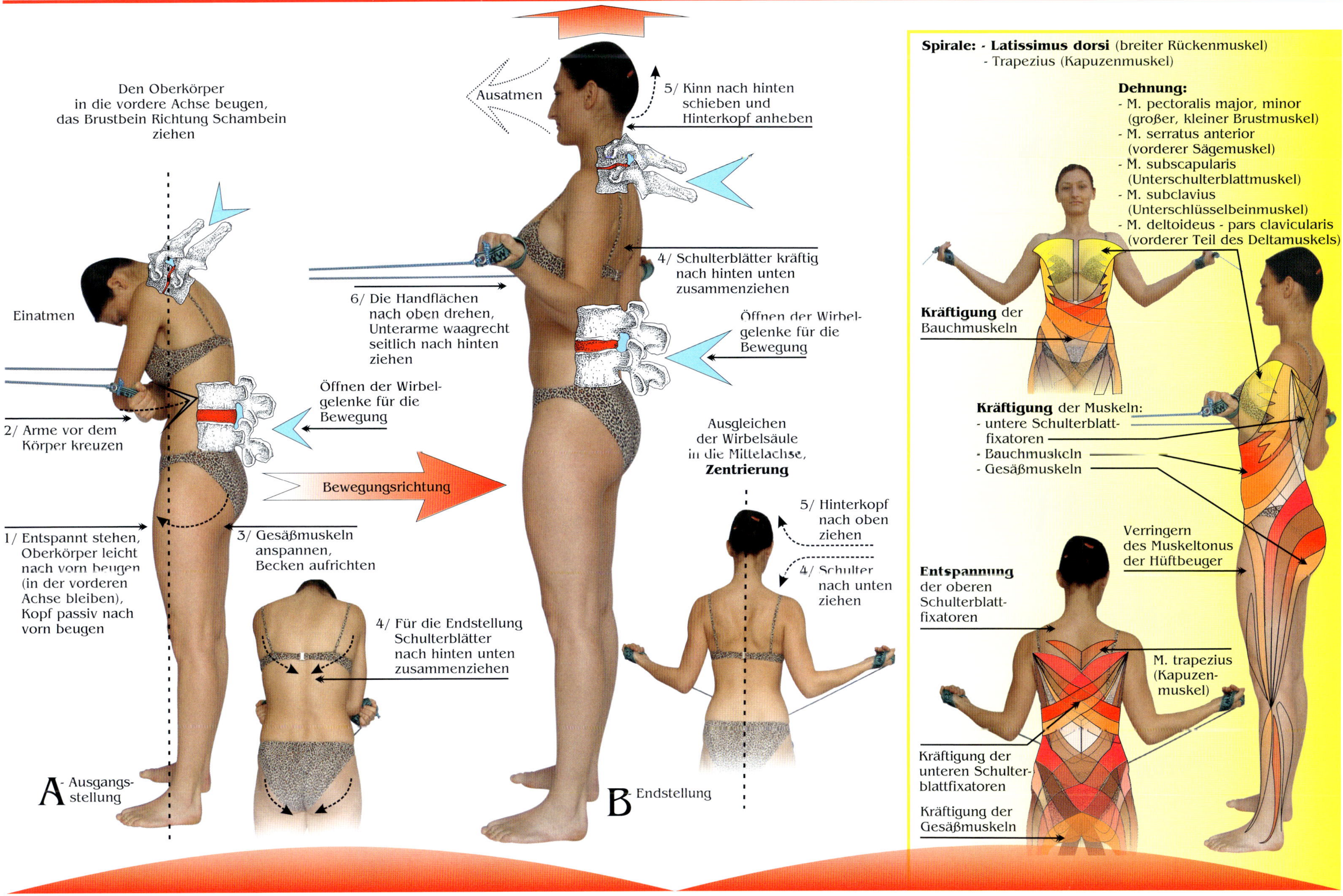

Auseinanderziehen der Wirbelsäule nach oben - **Traktion**

Beide Hände aktiv nach vorn schieben und passiv nach hinten ziehen lassen

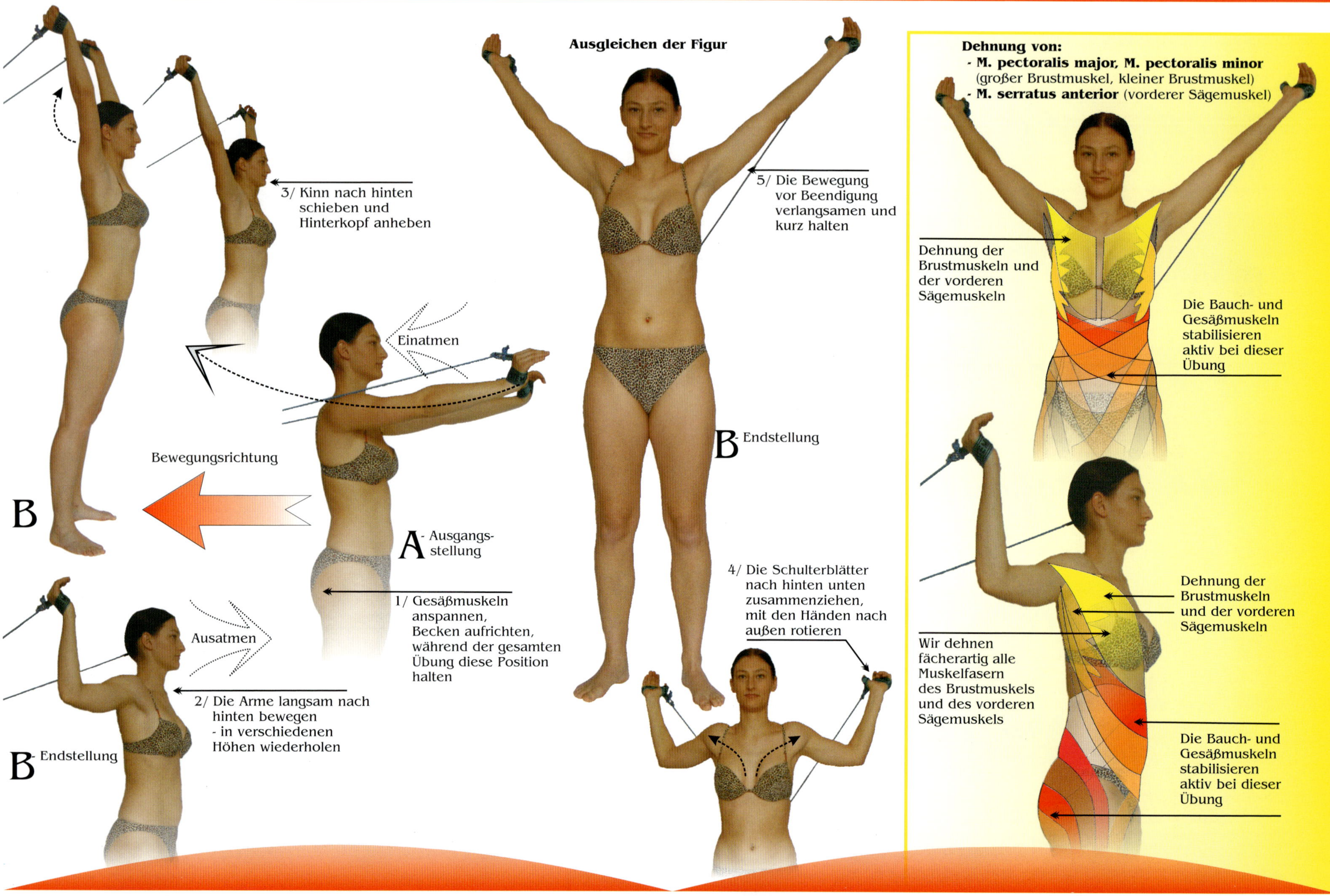

Dehnung der Brustmuskeln

6. Übung — Armkreisen vorwärts - Brustbein Richtung Schambein ziehen

WWW.SPIRALSTABILIZATION.COM

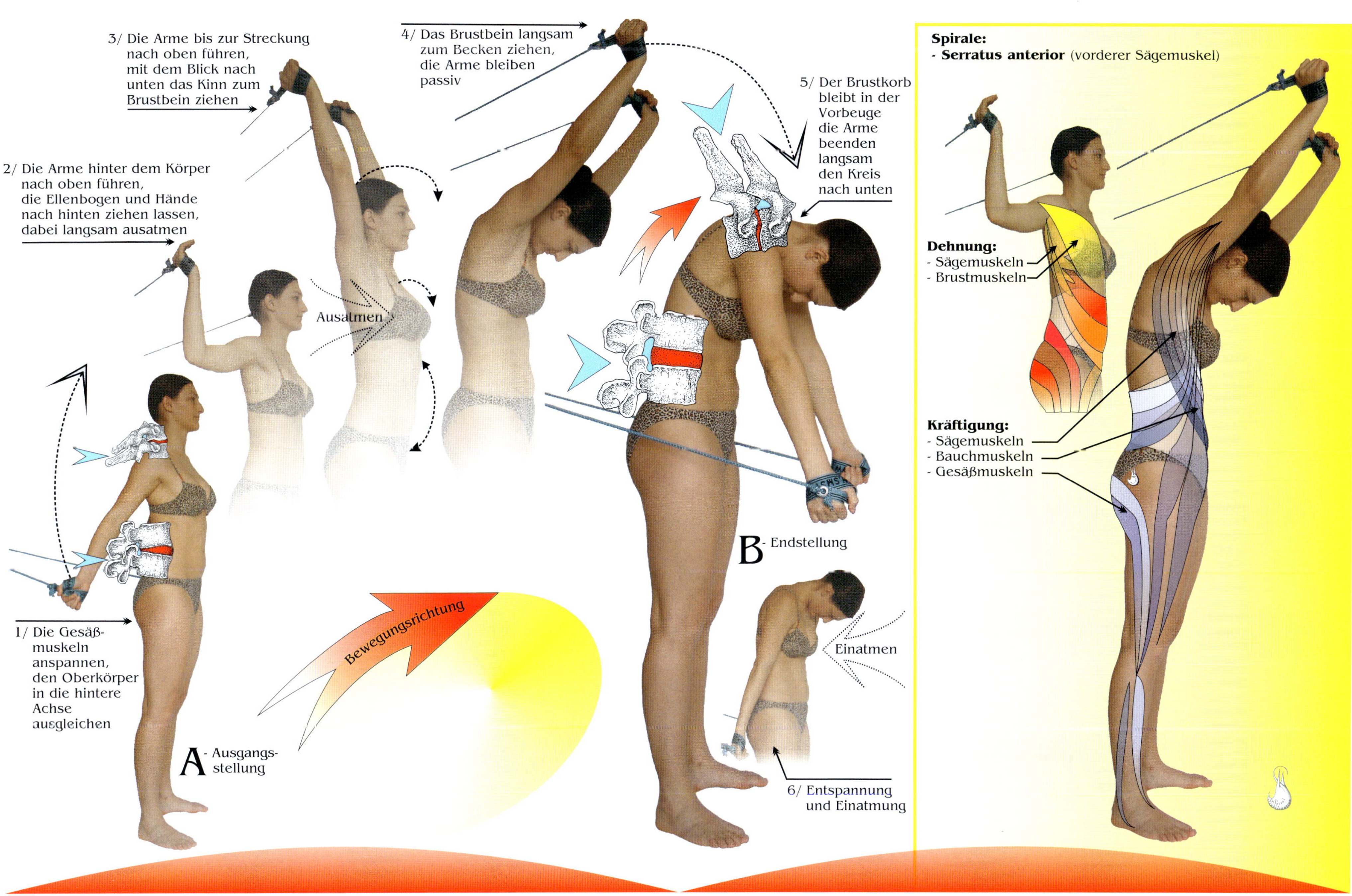

Dehnung der Wirbelsäule über die aktiven Bauchmuskeln - **Traktion**

6. Übung Armkreisen vorwärts - Brustbein Richtung Schambein ziehen - mit Dehnung des Rückens nach vorn

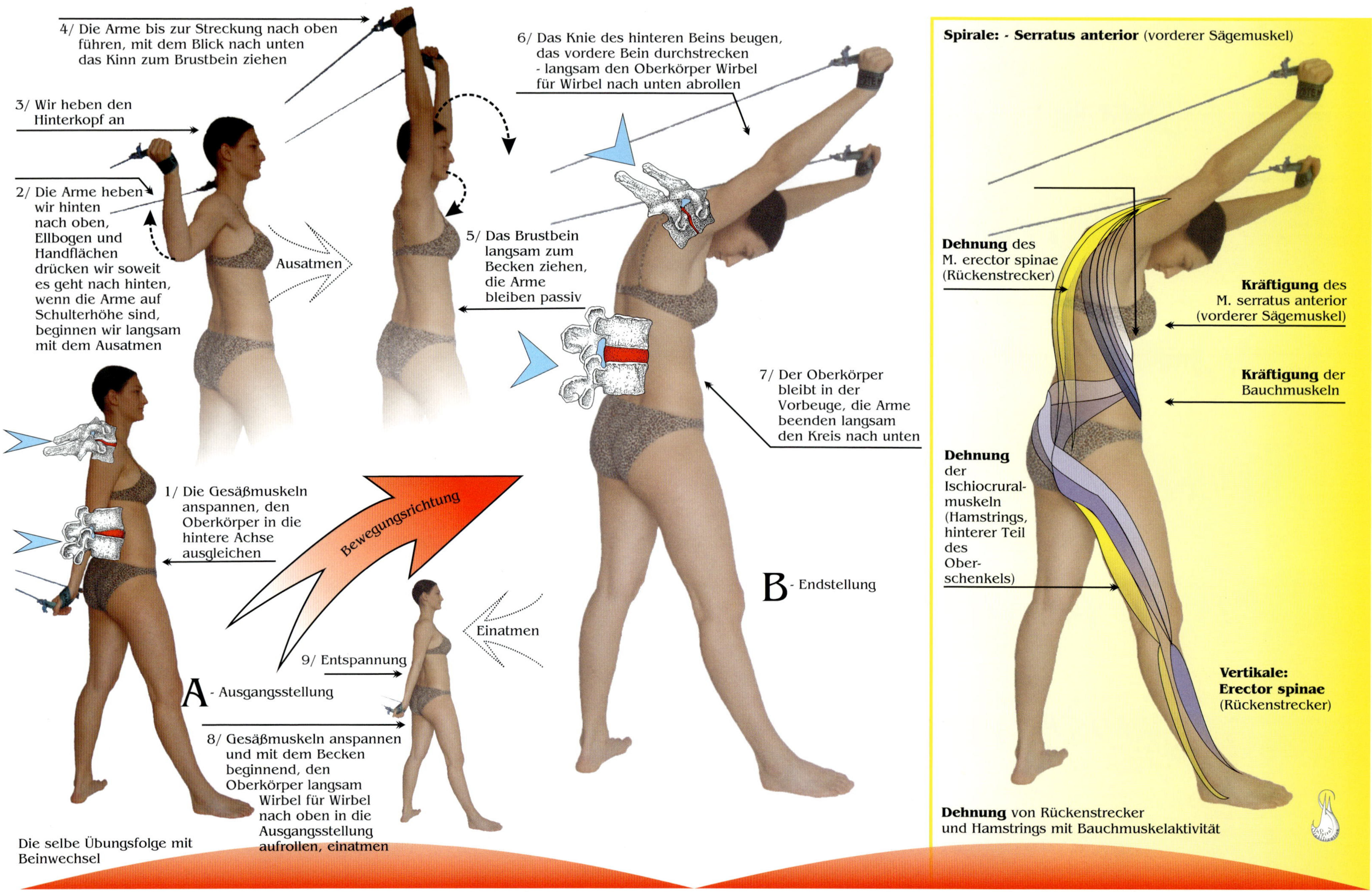

Streckung der Wirbelsäule über die aktiven Bauchmuskeln - **Traktion**

Aufrichten in den Kniestand

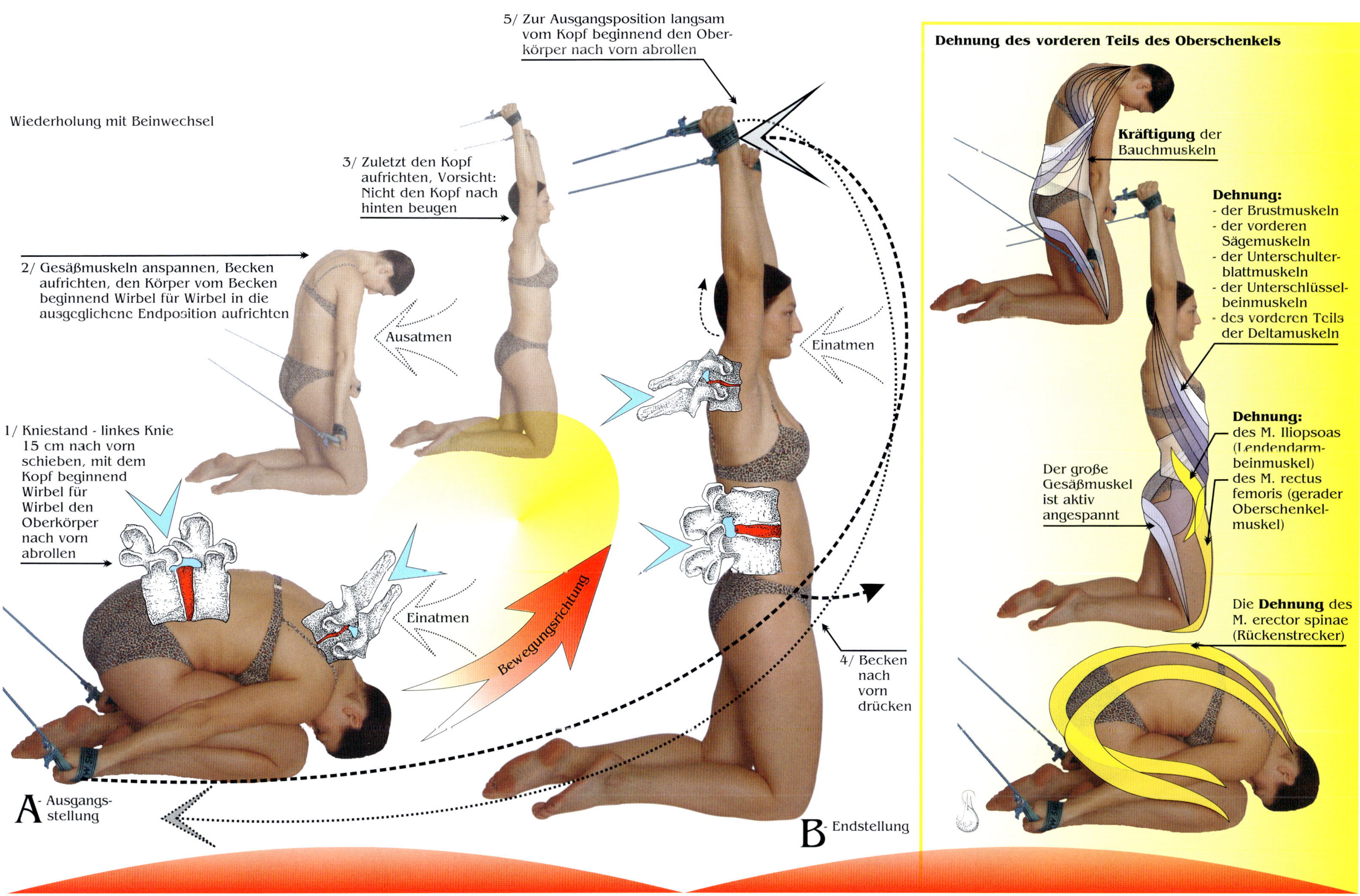

Dehnung des vorderen Teils des Oberschenkels

Dehnung des Rückens nach vorn im Kniestand

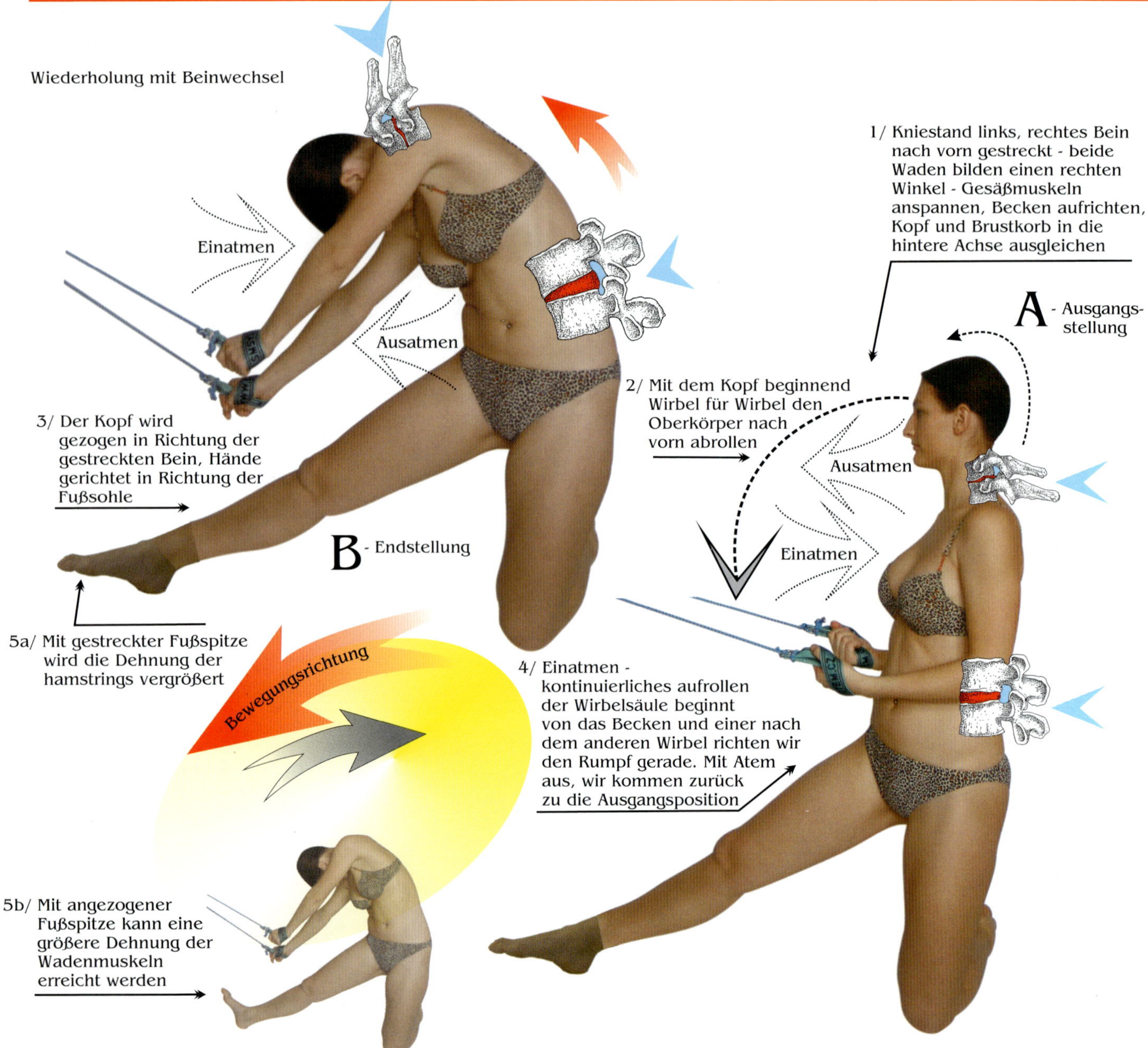

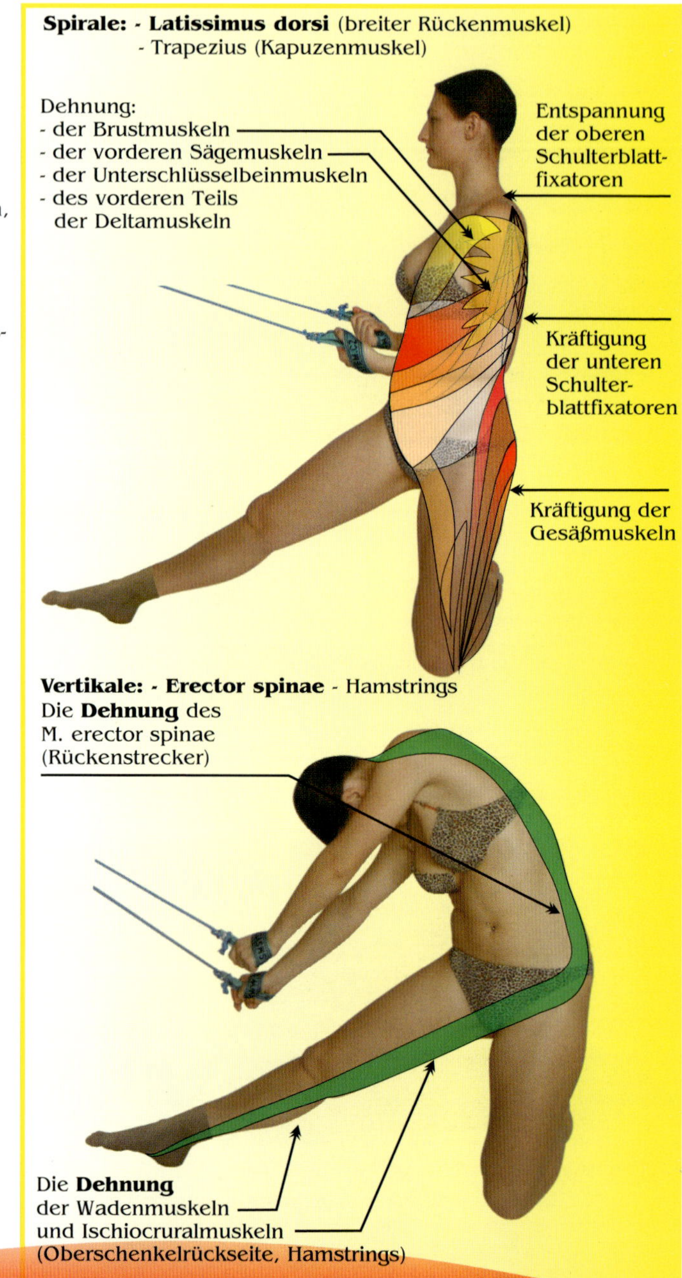

Dehnung der Wirbelsäule nach vorn - **Traktion**

7. - 10. Übungen
Übungen für das Erreichen einer guten Beweglichkeit der Wirbelsäule, des Brustkorbs und der gegenseitigen Koordination zwischen den einzelnen Wirbeln. Trainieren der autochtonen Muskeln. Mobilisierungsübungen.

5. Wir aktivieren die Tätigkeit der kurzen Muskeln, die die gegenseitige Wirbelstellung koordinieren.
6. Wir trainieren die Muskelspiralen, die mit ihrem Hauptglied - den äußeren und inneren schrägen und queren Bauchmuskeln - den Hüftbereich zusammenziehen und eine nach oben zielende Kraft bilden, die wir mit einem Wagenheber vergleichen können. Dieser Wagenheber hebt unseren Körper an mit sam unseren zusammengedrückten Zwischenwirbelscheiben, genau so, wie ein Auto mit ungenügend luftgefüllten Reifen hoch gehoben wird.

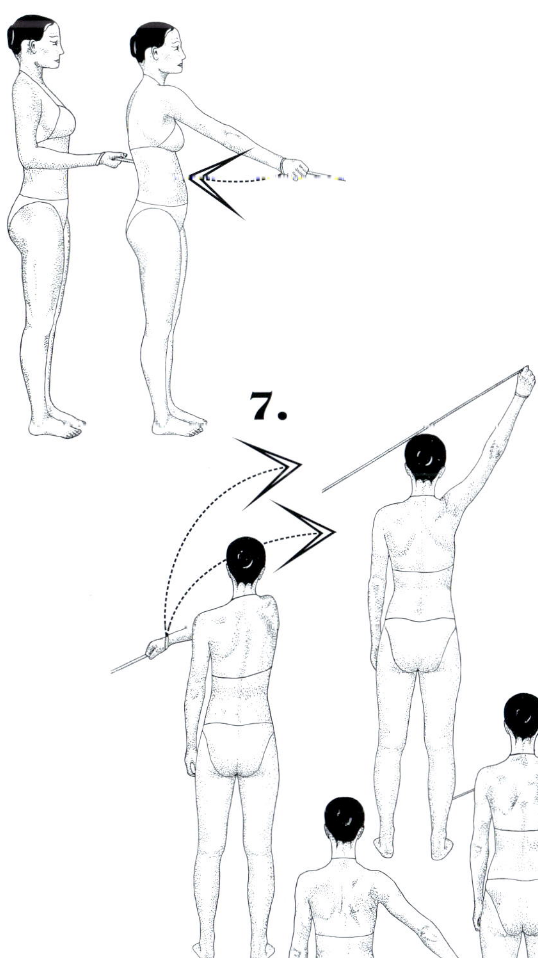

7.

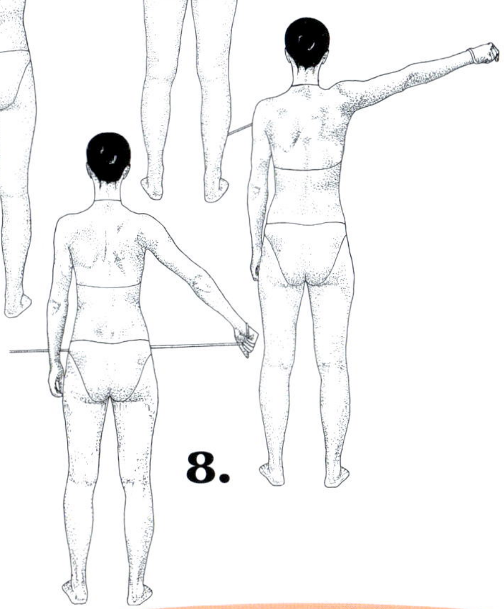

8.

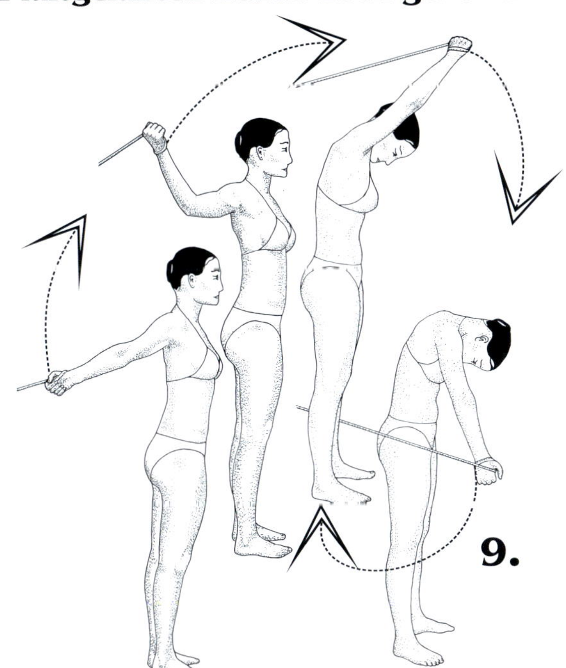

9.

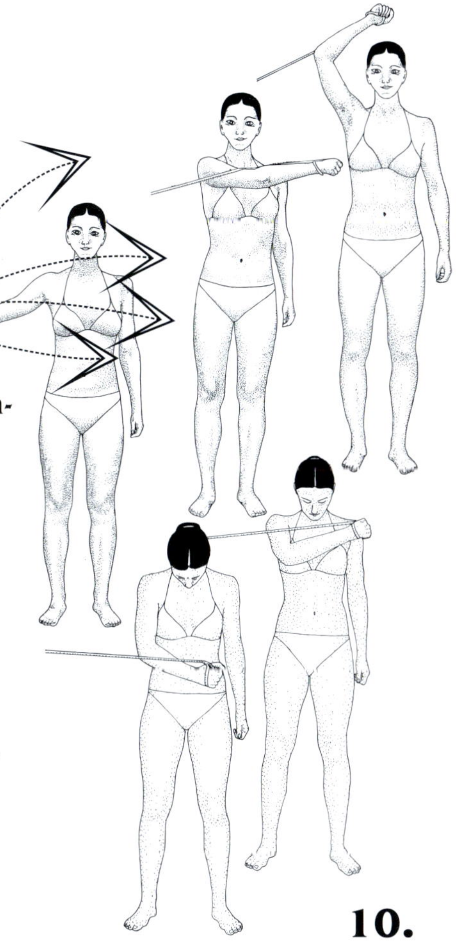

10.

Ziehen nach hinten mit einer Hand - Ellenbogen gebeugt

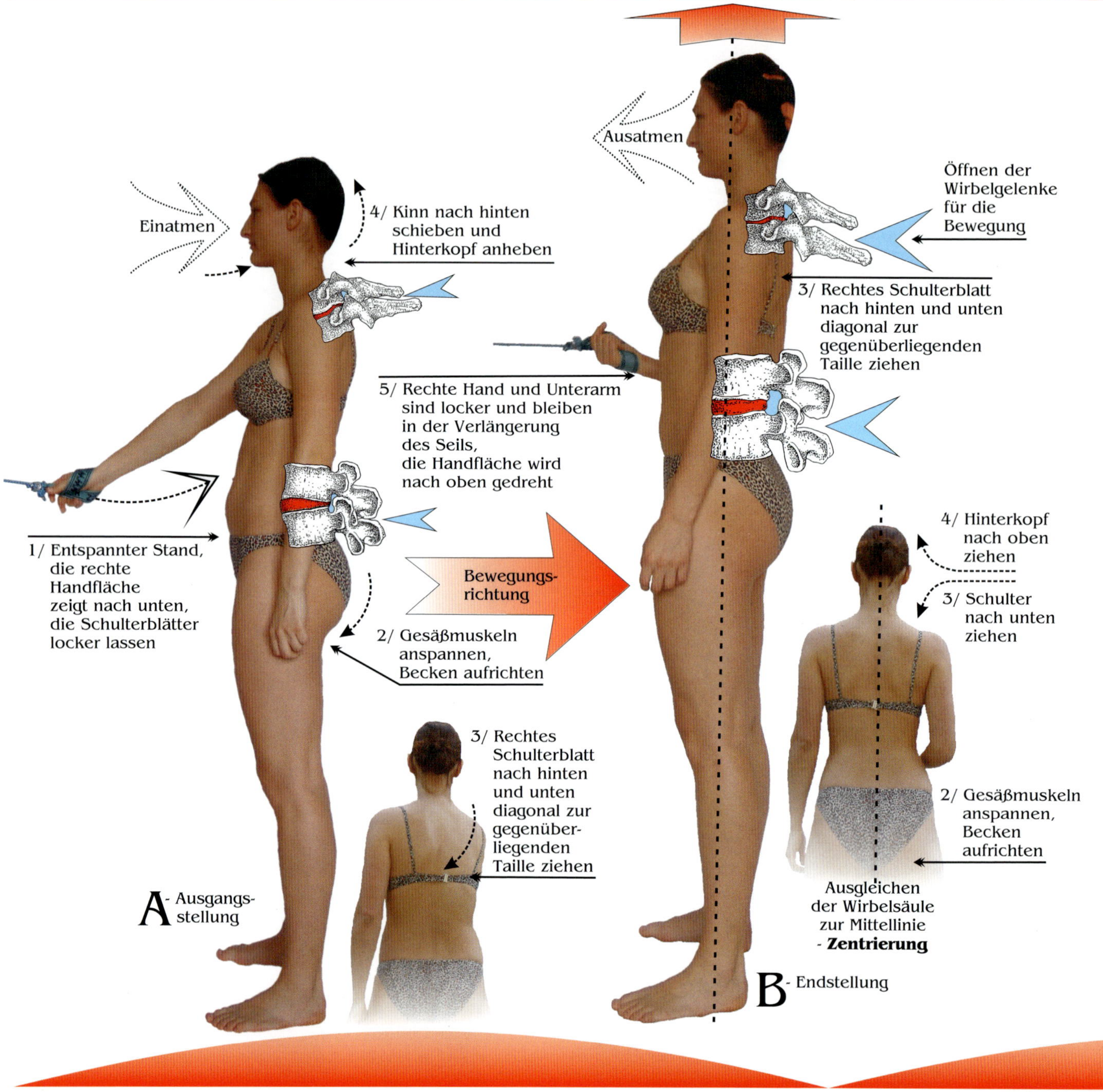

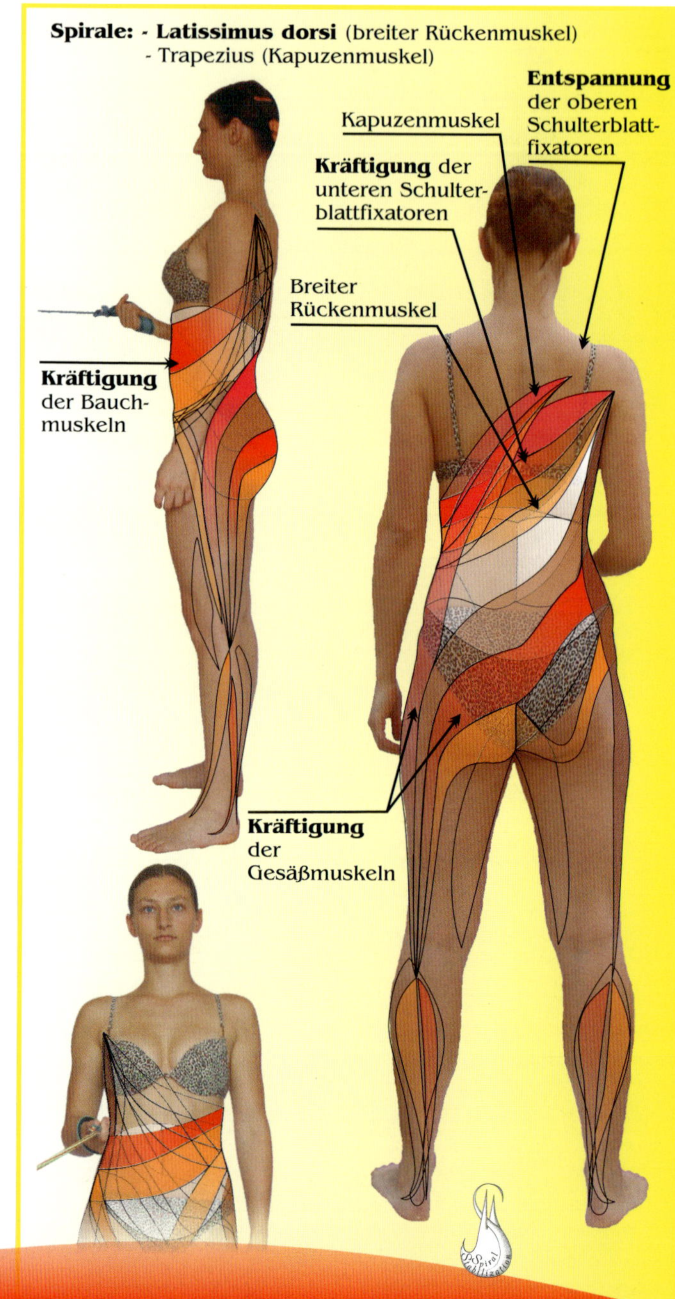

Auseinanderziehen der Wirbelsäule nach oben - **Traktion**

Ziehen mit einer Hand zur Seite

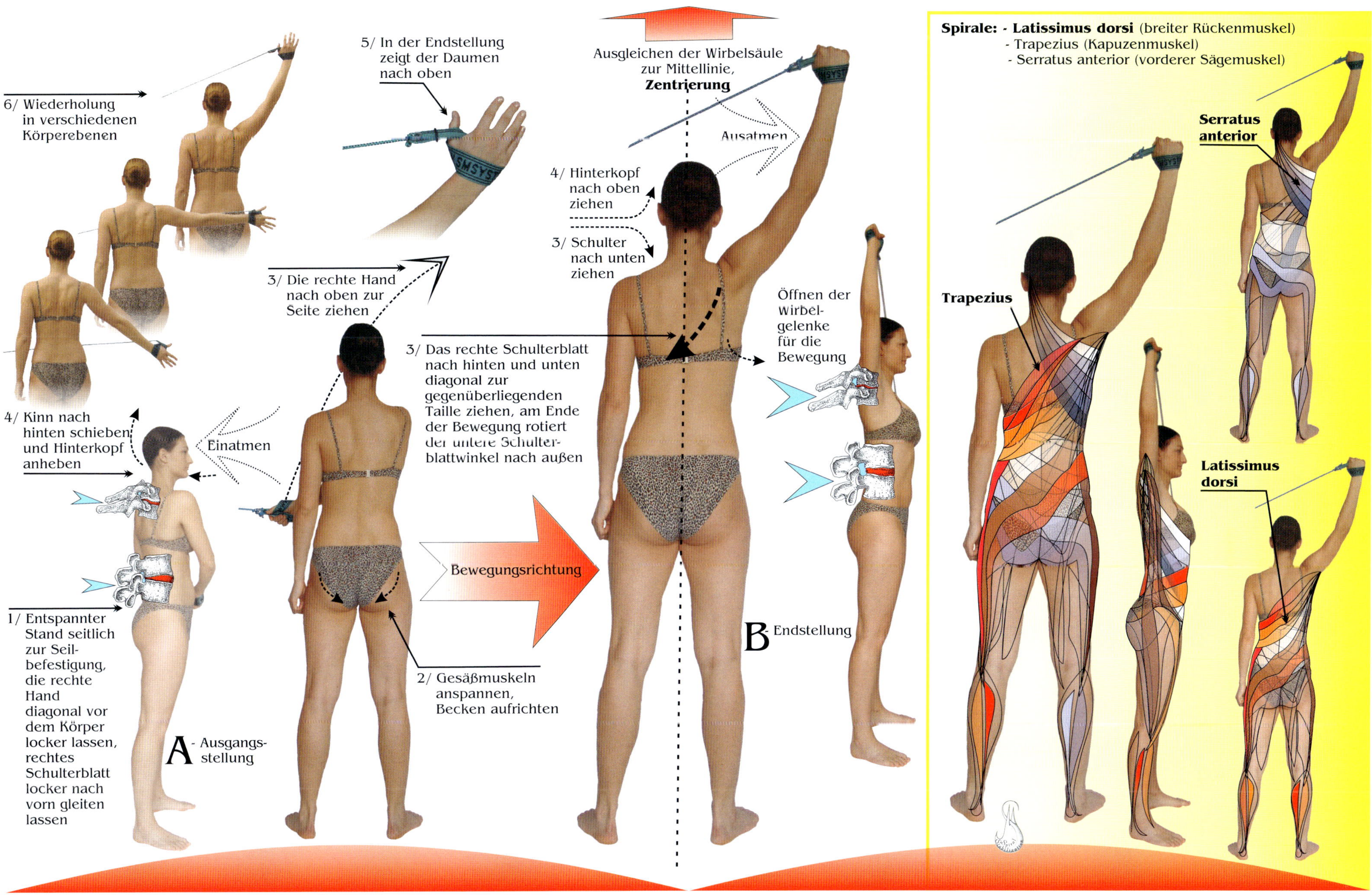

Auseinanderziehen der Wirbelsäule nach oben - **Traktion**

Armkreisen vorwärts mit einer Hand - Brustbein Richtung Schambein ziehen

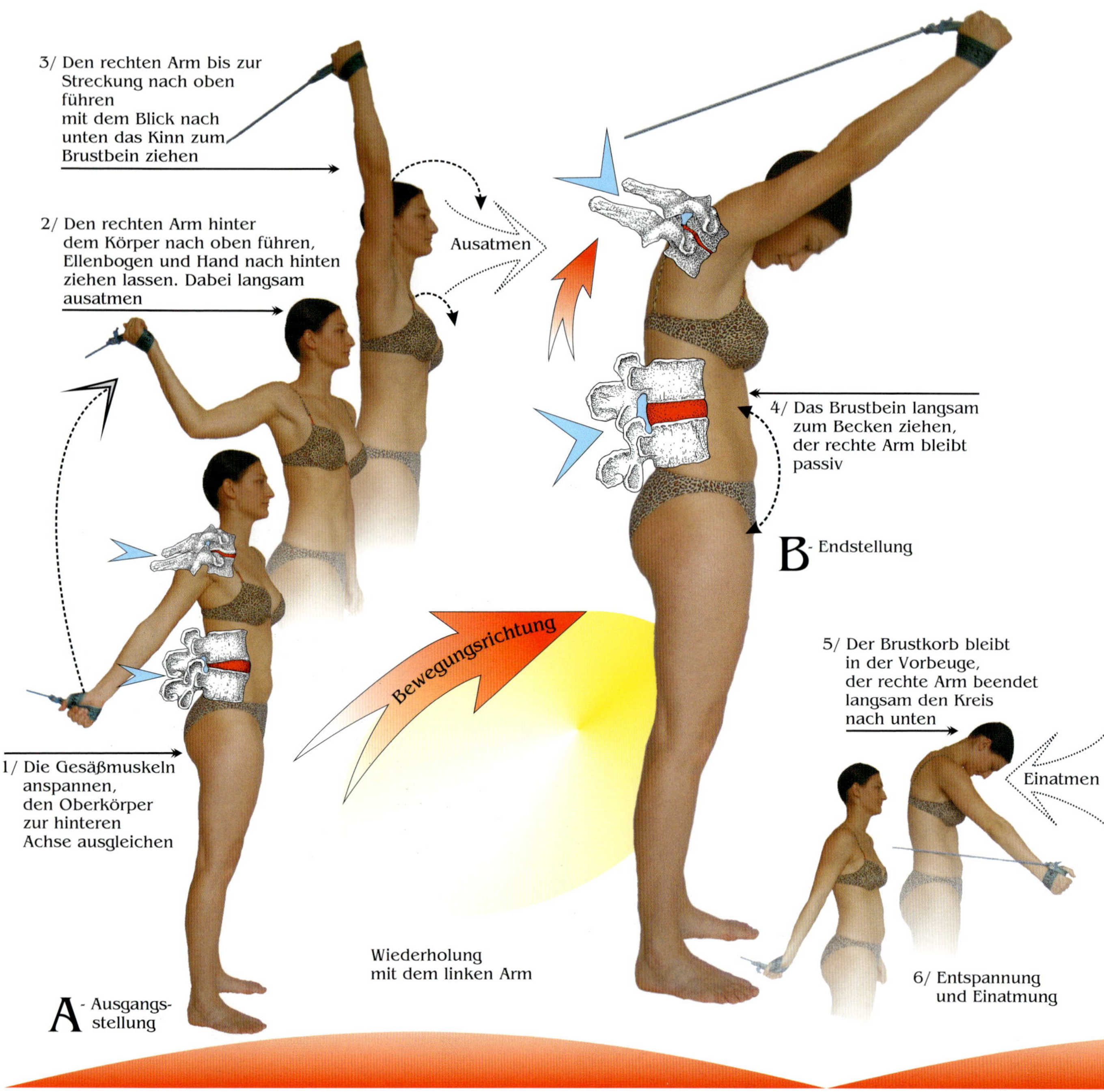

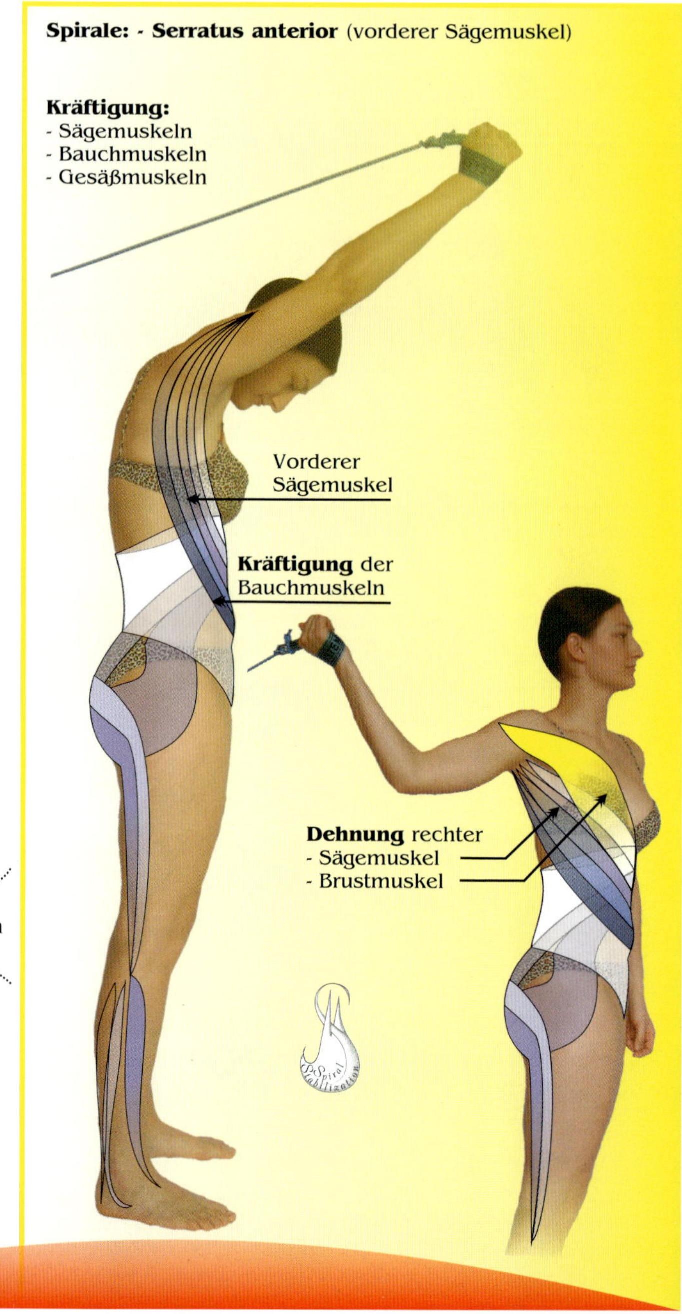

Dehnung der Wirbelsäule über die aktiven Bauchmuskeln - **Traktion**

Ziehen des Arms von der Seite zur Mittelachse

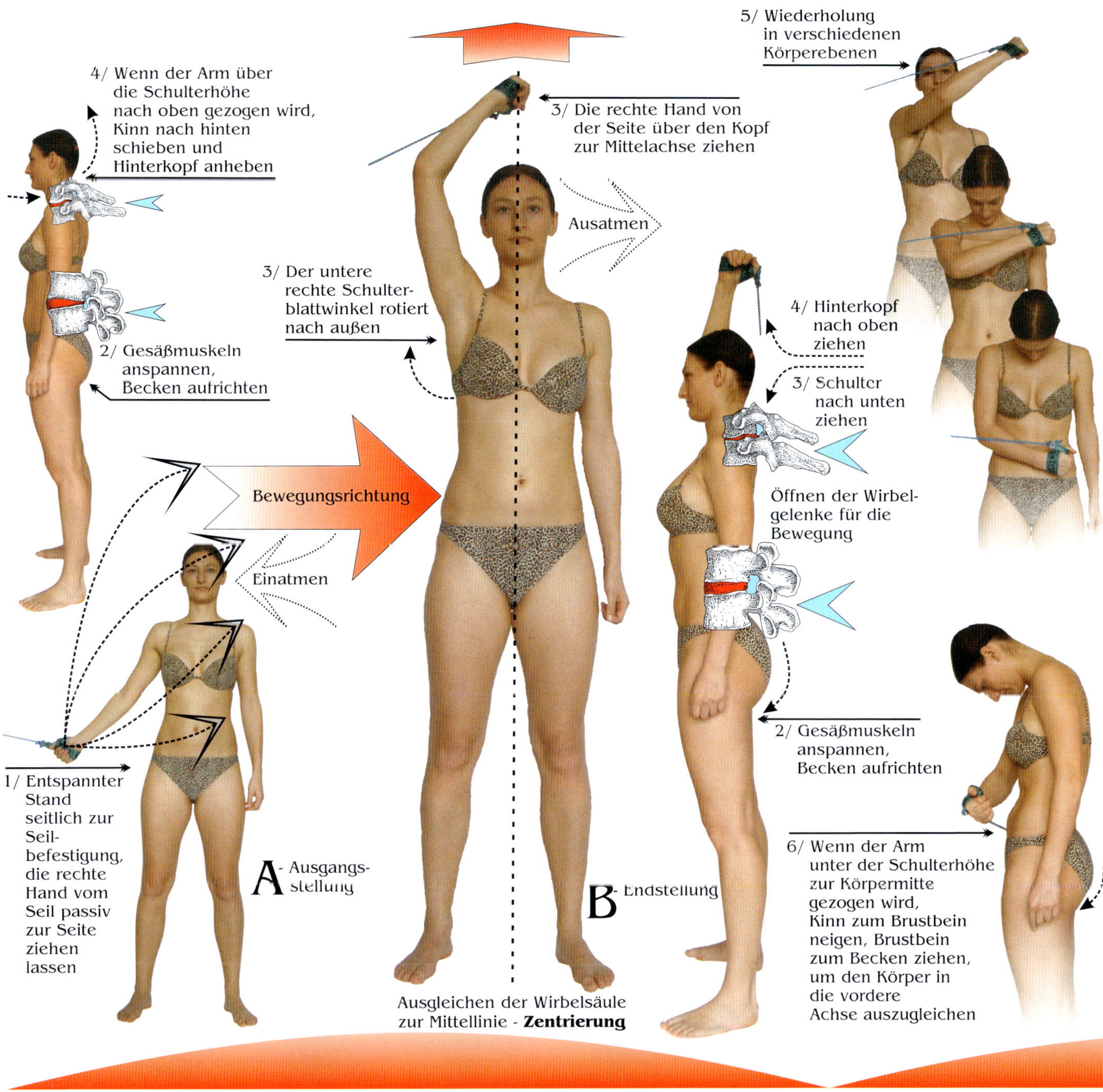

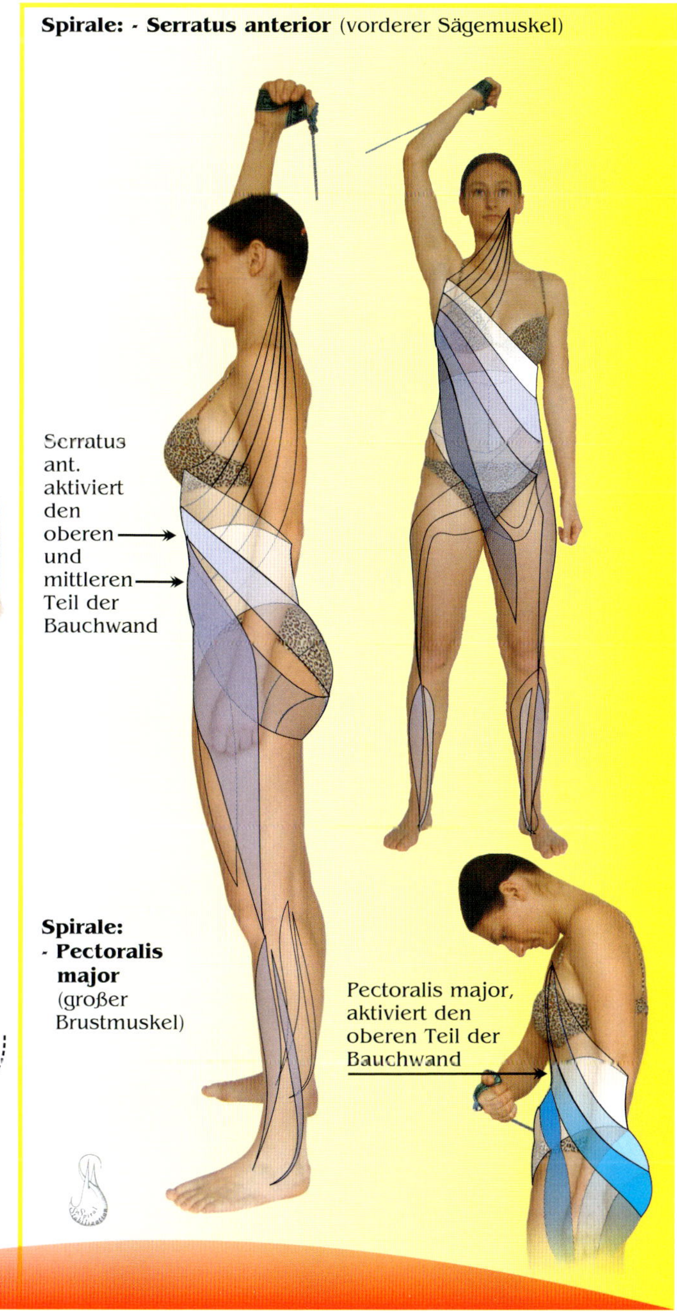

Auseinanderziehen der Wirbelsäule nach oben - **Traktion**

7. - 11. Übungen

Übungen zur Verbesserung des Gleichgewichts und der Bewegungskoordination

7. Nach Beherrschung der Übungen mit automatischer, qualitativ guter Ausführung der Details im Stand auf beiden Beinen gehen wir zu den Übungen auf einem Bein über. Das Trainieren auf einem Bein fördert den Gleichgewichtssinn, erhöht den Effekt der spiralen Stabilisierung (kräftigt die Bauchmuskeln intensiv) und unterstützt die Fußwölbung.

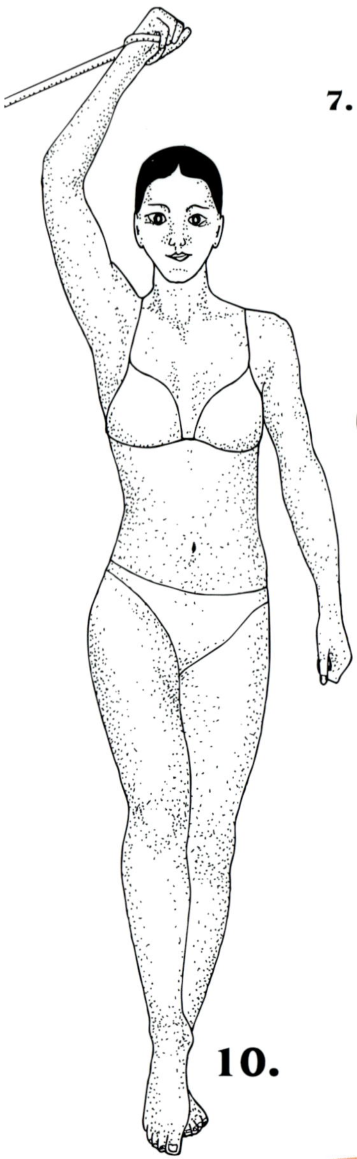

10.

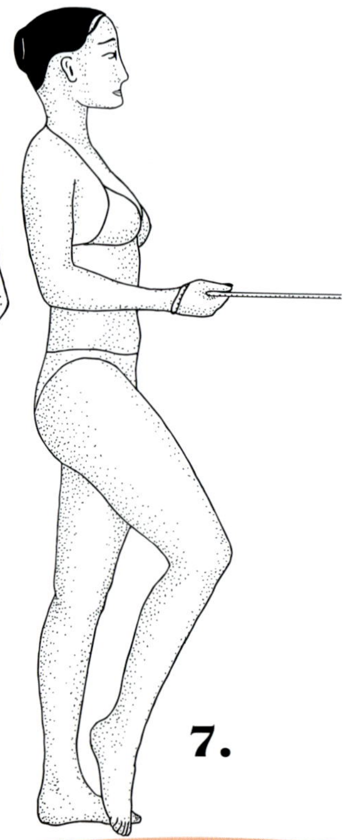

7.

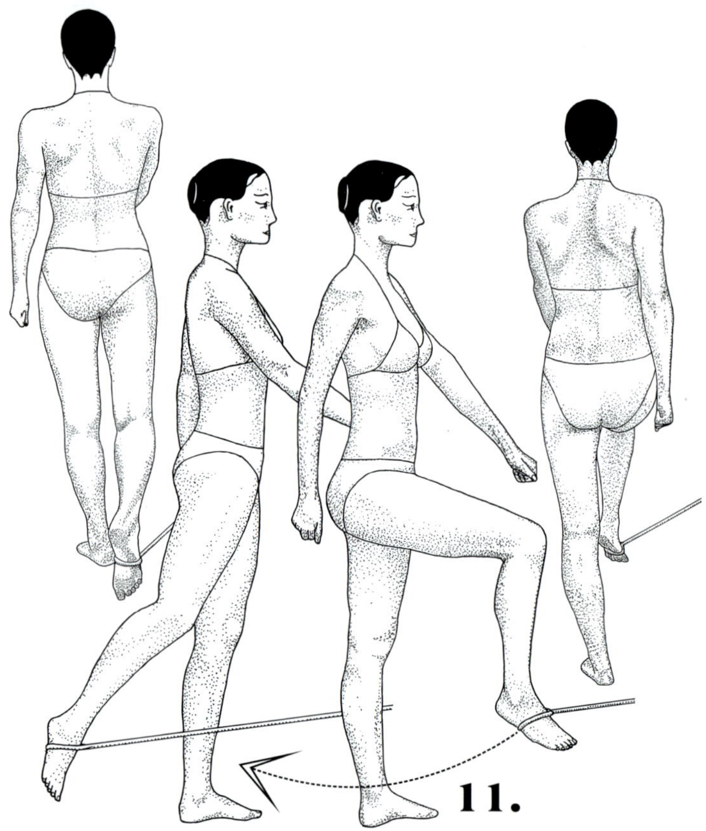

11.

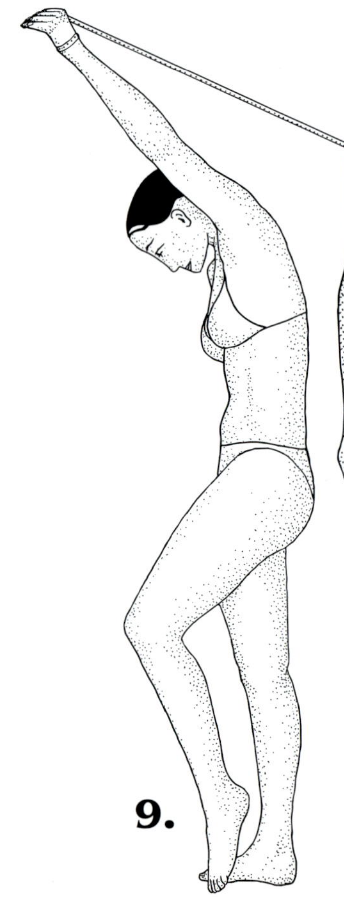

9.

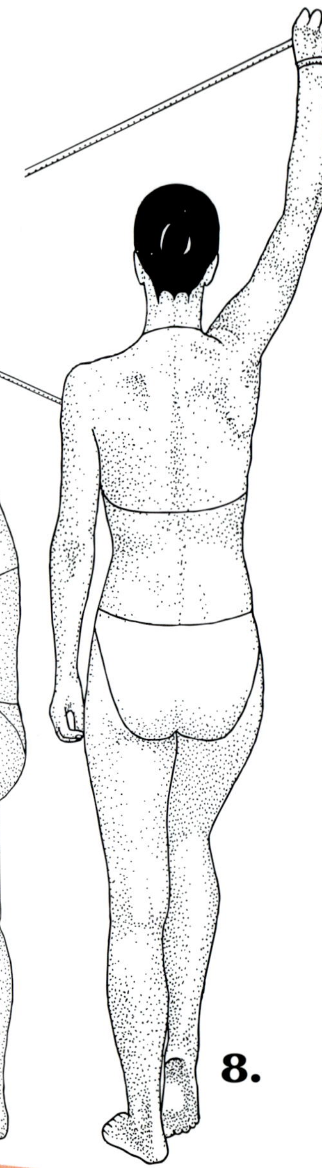

8.

7. Übung — Ziehen nach hinten mit einer Hand - Ellenbogen gebeugt - Standbeinwechsel

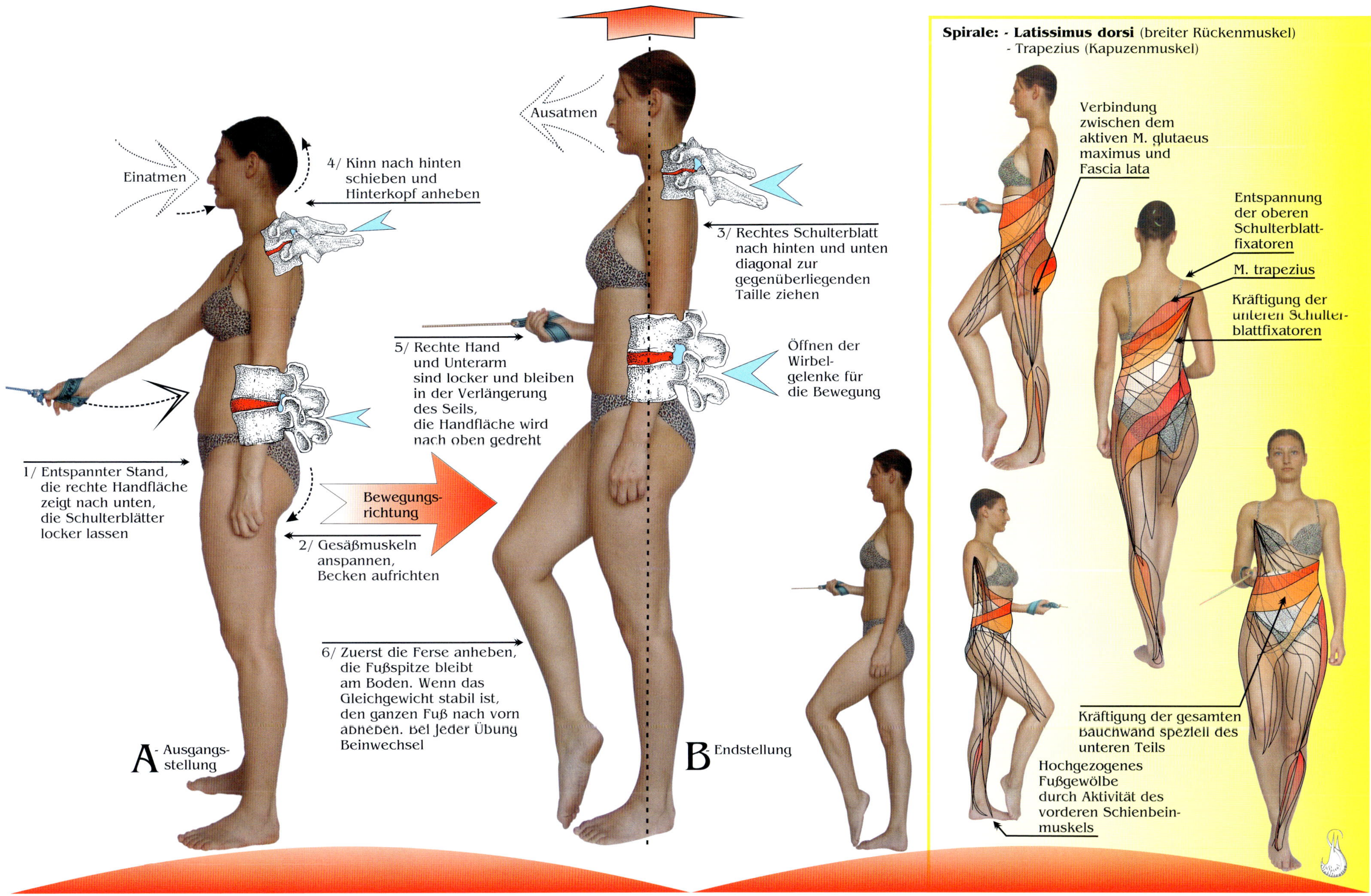

Auseinanderziehen der Wirbelsäule nach oben - **Traktion**

Ziehen mit einer Hand zur Seite - Beinwechsel

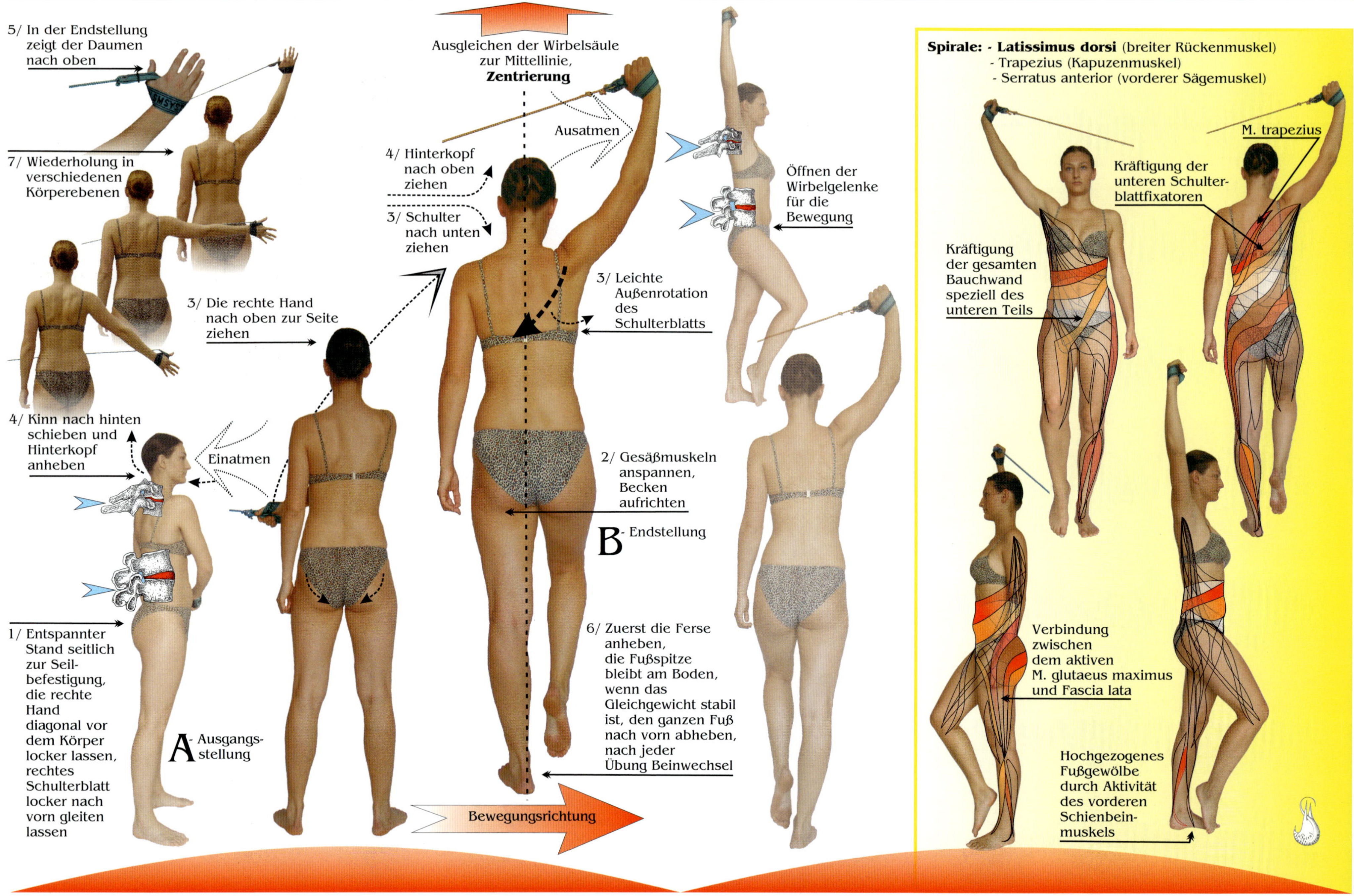

Armkreisen vorwärts mit einer Hand - Brustbein Richtung Schambein ziehen - Standbeinwechsel

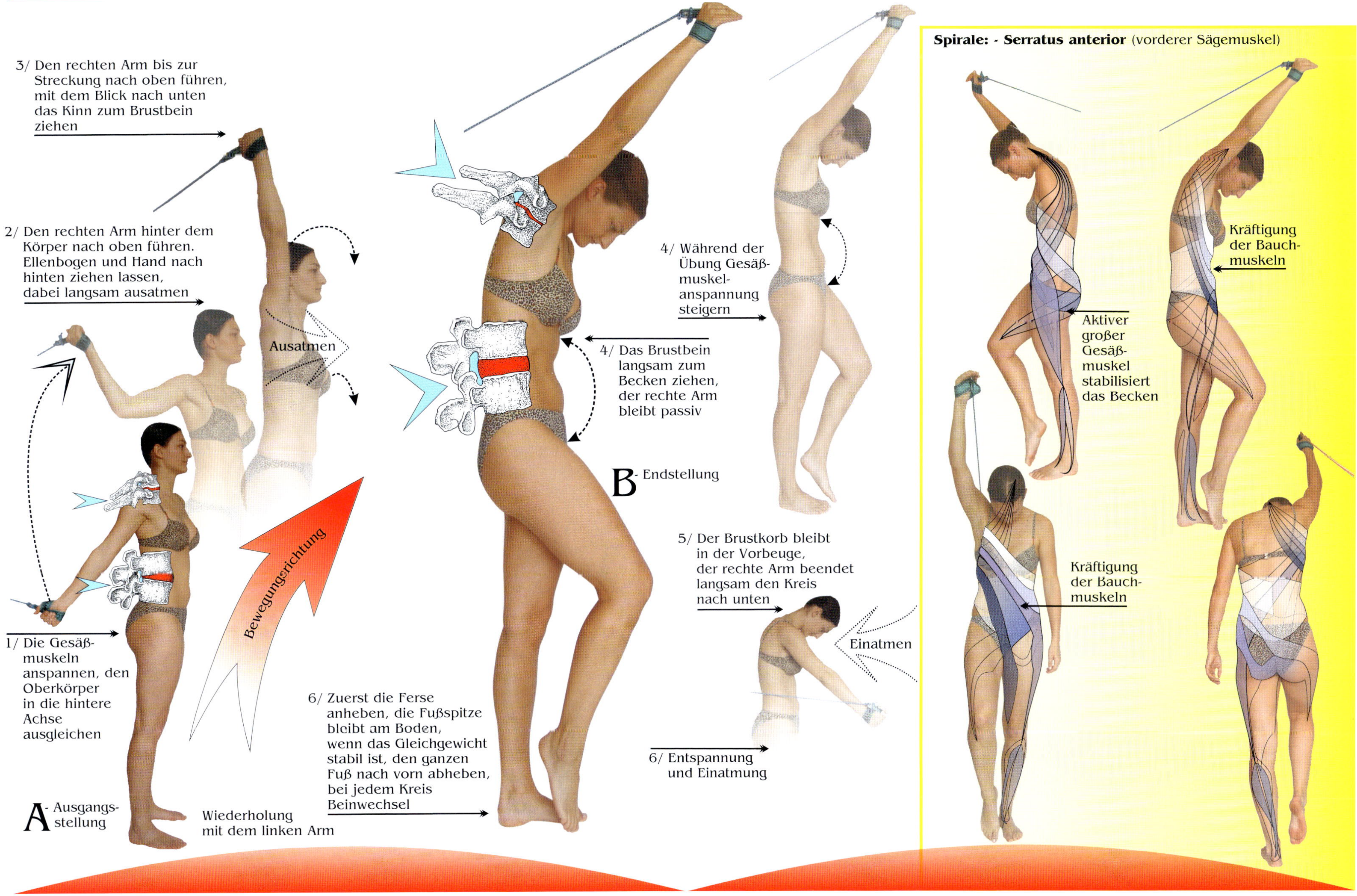

Dehnung der Wirbelsäule über die aktiven Bauchmuskeln - **Traktion**

Ziehen des Arms von der Seite zur Mittelachse - Standbeinwechsel

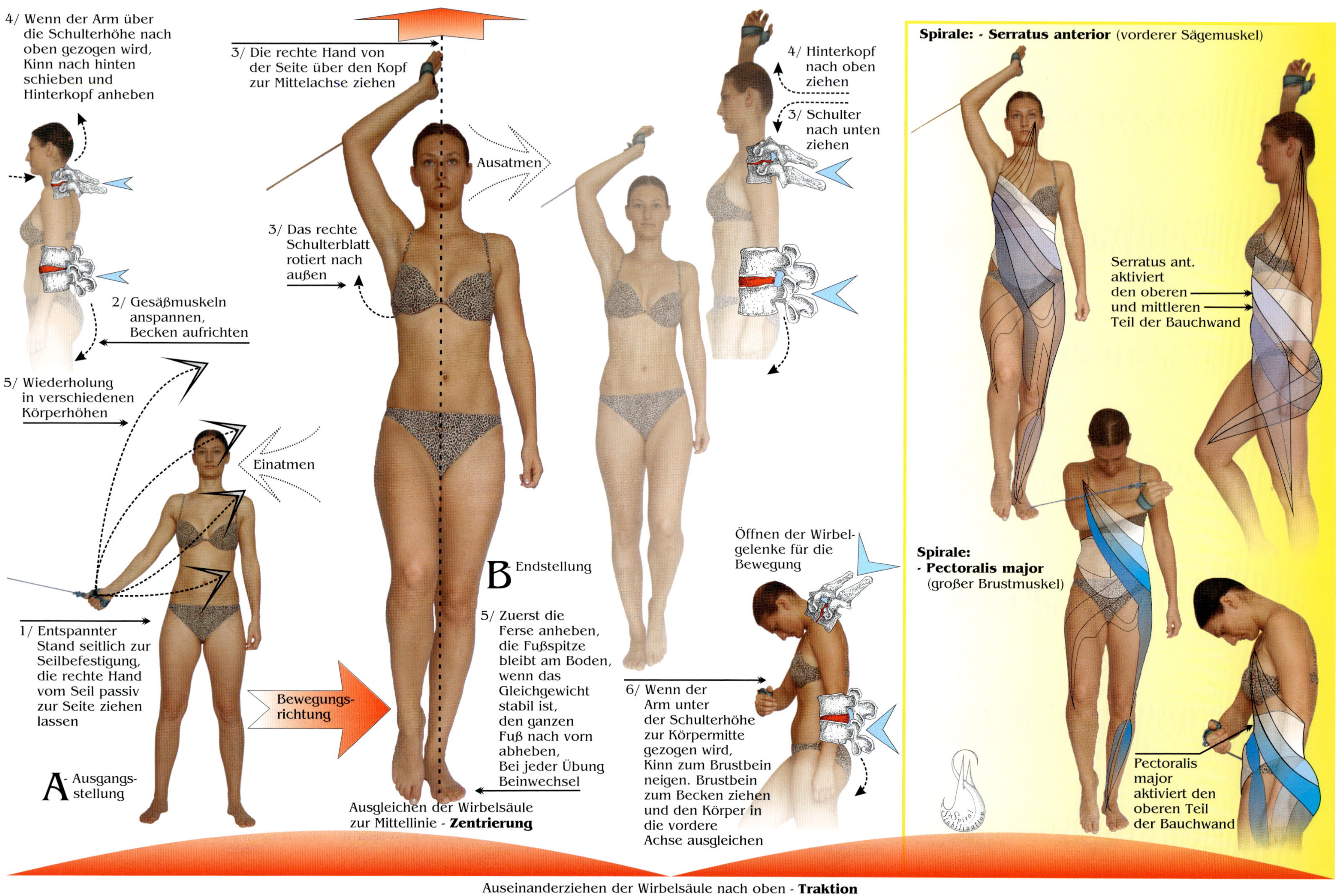

Ziehen mit dem Fuß nach hinten - Gegenbewegung mit dem Arm - Gang auf der Stelle

Diese Übung mit Abstützen einer Hand - evtl. an einem Stuhl - beginnen,
wenn alle Details exakt beherrscht werden,
kann diese Übung auch ohne Abstützen geübt werden.

Wiederholung mit dem linken Bein

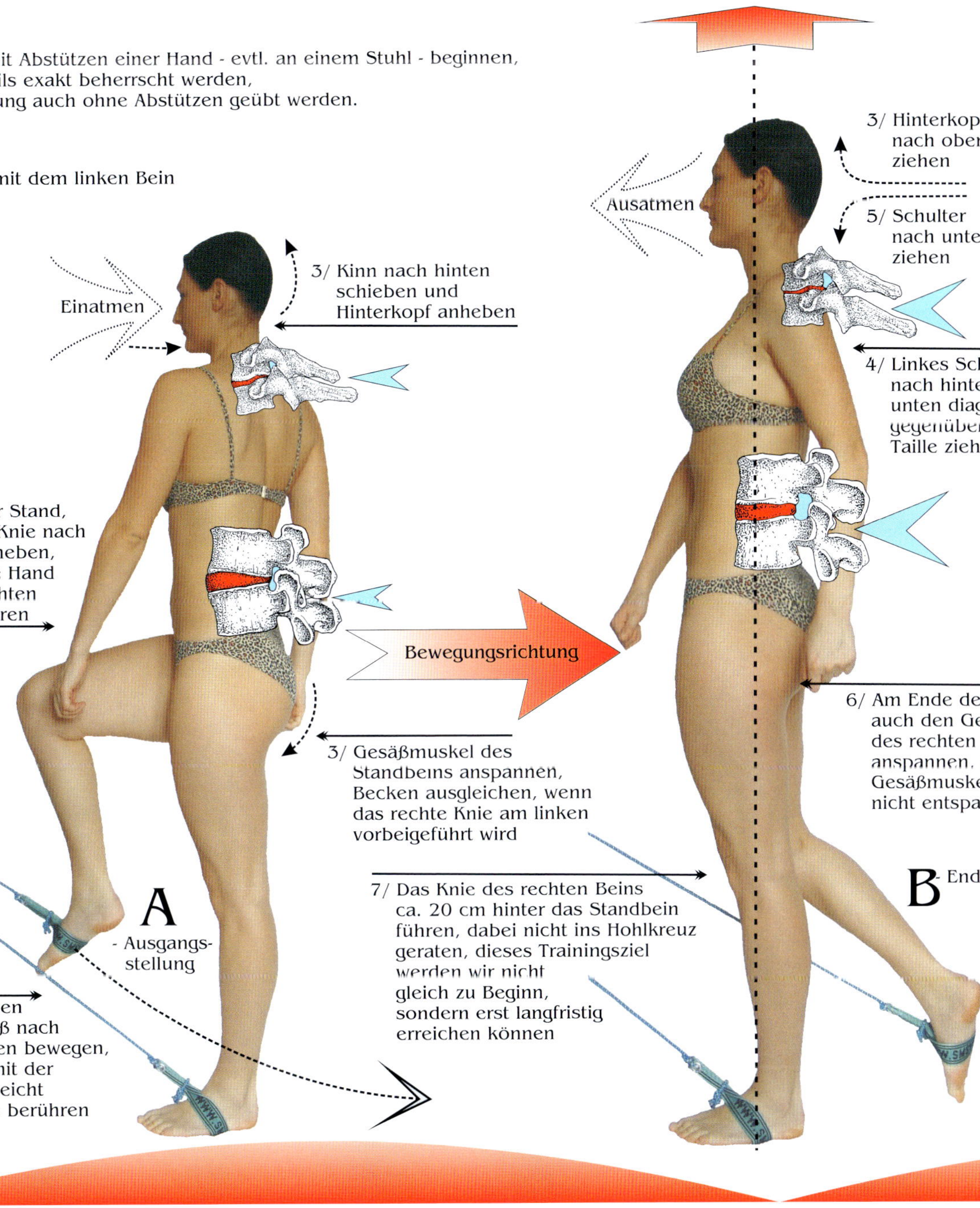

1/ Lockerer Stand, rechtes Knie nach vorn abheben, die linke Hand zum rechten Knie führen

2/ Langsam den rechten Fuß nach hinten unten bewegen, am Ende mit der Fußspitze leicht den Boden berühren

3/ Kinn nach hinten schieben und Hinterkopf anheben

3/ Gesäßmuskel des Standbeins anspannen, Becken ausgleichen, wenn das rechte Knie am linken vorbeigeführt wird

3/ Hinterkopf nach oben ziehen

4/ Linkes Schulterblatt nach hinten und unten diagonal zur gegenüberliegenden Taille ziehen

5/ Schulter nach unten ziehen

6/ Am Ende der Übung auch den Gesäßmuskel des rechten Beins anspannen, der linke Gesäßmuskel darf nicht entspannen

7/ Das Knie des rechten Beins ca. 20 cm hinter das Standbein führen, dabei nicht ins Hohlkreuz geraten, dieses Trainingsziel werden wir nicht gleich zu Beginn, sondern erst langfristig erreichen können

Spirale: - **Latissimus dorsi** (breiter Rückenmuskel)
- Trapezius (Kapuzenmuskel)
- Serratus anterior (vorderer Sägemuskel)
- Pectoralis major (großer Brustmuskel)

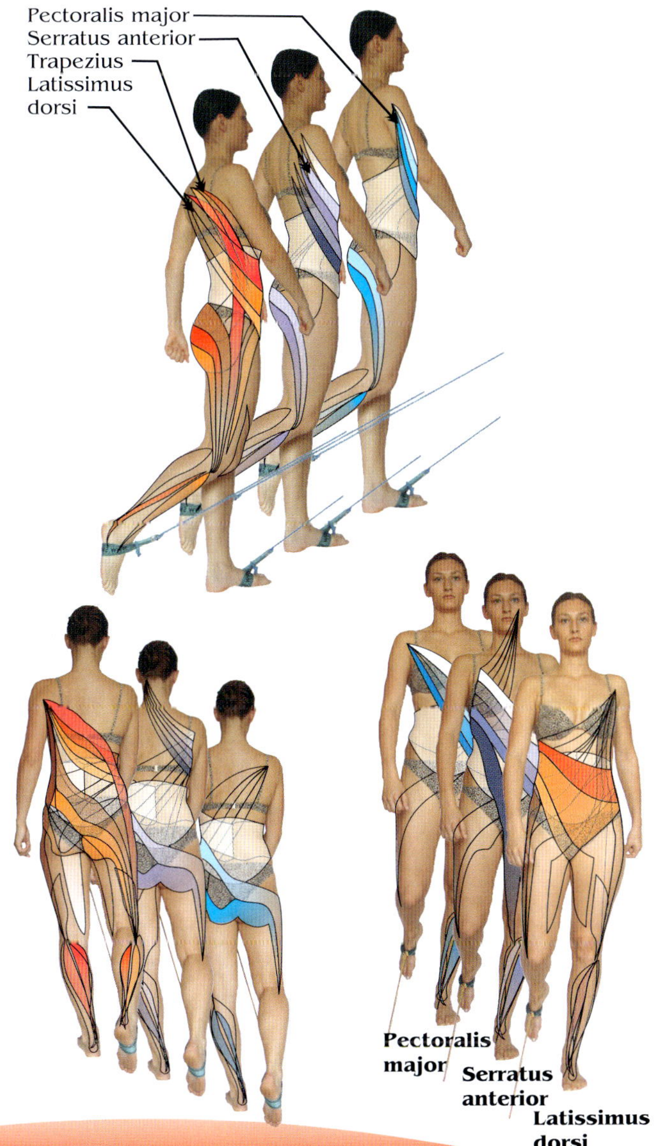

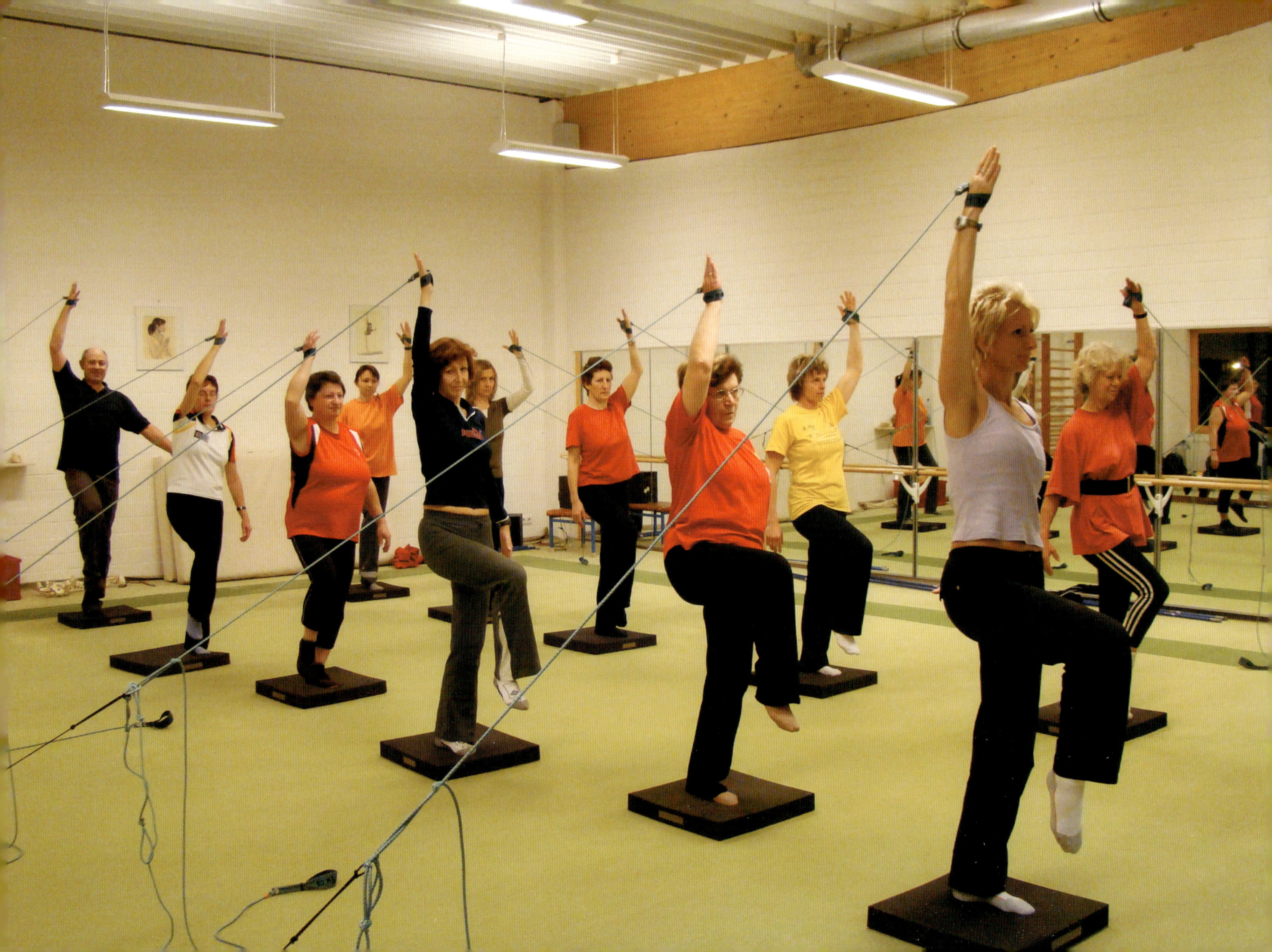

III.
Therapeutisches Üben
SPS
- in einzelne Behandlungsphasen schrittweise aufgeteilt

Stabilisierung, Traktion
Entspannung und Traktion
Mobilisierung in Rotation

Nicht operative, sondern aktive Behandlung des Vorfalls einer Zwischenwirbelscheibe

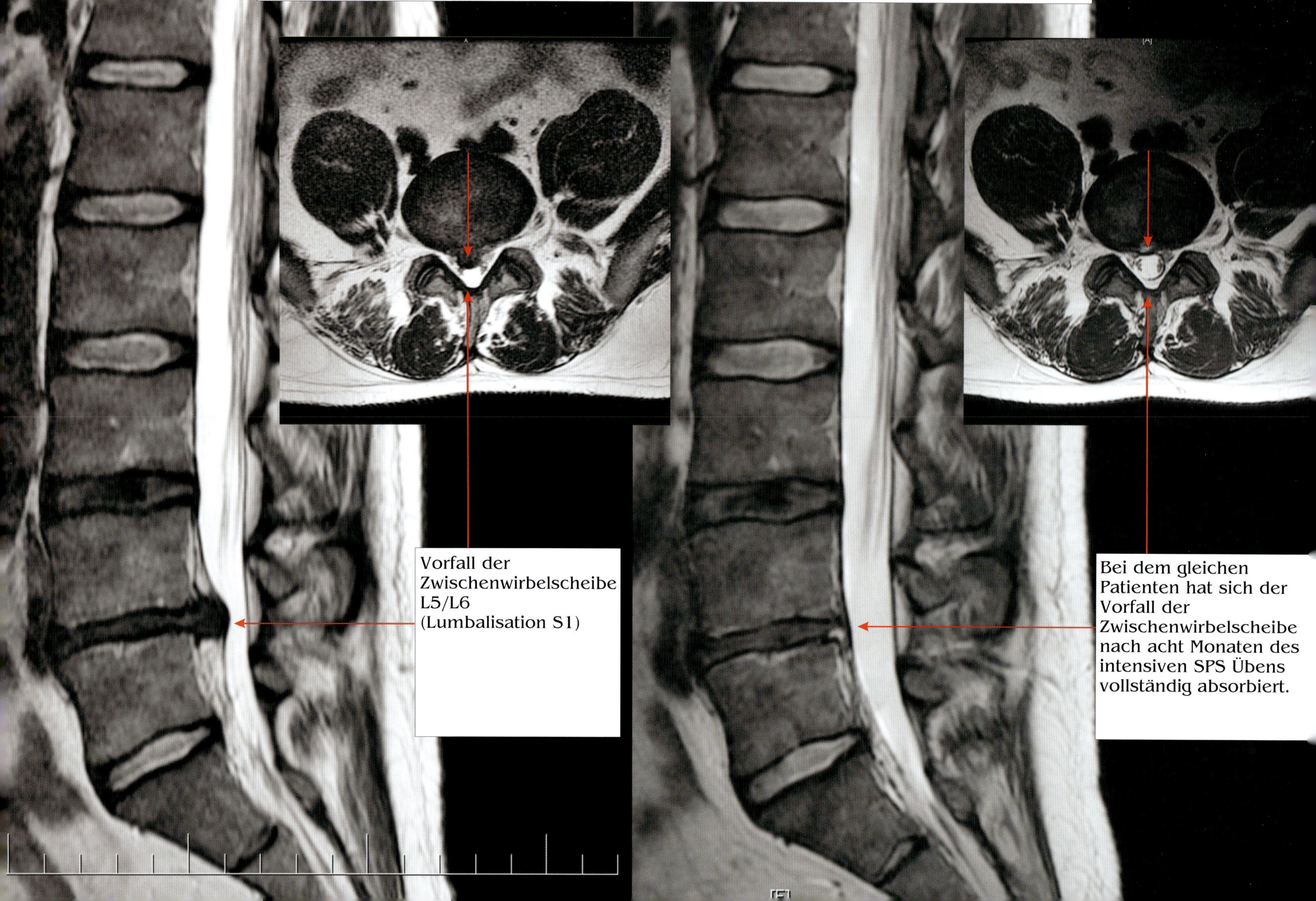

Diese Behandlung erneuet schrittweise die gestörte Funktion der Wirbelsäule und die Koordination des Gangs

Die folgenden 14 Behandlungsschritte führen zur Regeneration der Wirbelsäule und des Bewegungsapparats. Heilen die Erkrankungen der Wirbelsäule und sorgen für die Wiederherstellung der optimalen Koordination und Stabilisation des Gangs.

1. Schritt - Aufbau des Muskelkorsetts - durch die Trapezius - TR und Latissimus dorsi - LD Verkettungen
- aktive Entspannung mit Dehnung der vorderen und oberen Muskelgruppe des Schultergürtels.

2. Schritt - Stabilisation mit Hilfe des Muskelkorsetts - durch die Trapezius - TR und Latissimus dorsi - LD Verkettungen
- aktive Entspannung und Dehnung der Muskeln im Beckengürtel
- aktive Entspannung und Dehnung der Hüftflexoren flexorú (Hüftbeuger)
- Dehnung der Extensoren (Hüftstrecker)
- Dehnung der Rückenmuskulatur, errector spinae - ES, quadratus lumborum - QL

3. Schritt - Stabilisation mit Hilfe des Muskelkorsett - durch die Serrratus anterior - SA Verkettung
- aktive Entspannung und Dehnung der Rückenmuskulatur

4. Schritt - Mobilisation der ganzen Wirbelsäule und des Brustkorbs in Rotation
- Stabilisation mit Hilfe des Muskelkosetts TR, LD, SA, pectoralis major - PM

5. Schritt - Einüben der Stabilisation des stehenden Beins für den Gang
- Stabilisation durch die TR, LD, SA Verkettungen
- starke Anspannung des M. glutaeus maximus
- aktive Entspannung und Dehnung der Hüftflexoren

6. Schritt - aktiver Schritt des stabilisierten Bein nach vorn mit Rotation des Beckens und der gegenläufige Rotation des Rumpfes
- Bildung von zwei funktionellen skoliotichen Kurven
- Traktion der Wirbelsäule durch den Muskelkorsett - TR, LD, SA, PM Verkettung

7. Schritt - Koordination des Gangs aufgeteilt in 4 Phasen
- Stabilisation durch TR, LD, SA, PM Verkettung
- Kräftigung der Gesässmuskeln und der Beckenbodenmuskeln
- Verlagern des Gewicht nach vorn auf das stehende Bein
- Extension der Arme und der unteren Gliedmassen, der Körper in Achsestellung
- Bewegung des Arms gegen der Bewegung des Beins
- Rotation des Beckens gegen den Brustkorb
- Einüben der Schwungphase des Gangs

8. Schritt - 6 Übungen für die unteren Gliedmassen stabilisiert durch die TR, LD, SA, PM
- Im Bereich der unteren Extremitäten wird durch das Üben eine gute Muskelharmonie erreicht
- aktive Abduktion und Adduktione der unteren Extremitäten mit der Gegenbewegung der Arme
- aktive Flexion und Extension der unteren Extremitäten im Hüftgelenk mit der Gegenbewegung der Arme
- aktive Flexion und Extension der unteren Extremitäten im Kniegelenk

9. Schritt - Der Gang mit Stützstäbe stabilisiert durch die TR, LD, SA, PM Verkettung
- Achsestellung des Körpers
- Bewegungsmuster für die Extension der Gürteln
- Gegenbewegung der Arme und Rotation des Beckens gegen den Rumpf mit dem Stützstab

10. Schritt - Der Gang ist durch die Verkettung TR, LD, SA, PM stabilisiert
- Achsestellung des Körpers
- Bewegungsmuster für Extension der Gürtel
- Gegenbewegung der Arme und Rotation des Beckens gegen den Rumpf
- Mobilisation des SI (Kreuzdarmbeingelenk) und des Hüftgelenks

11. Schritt - Die Übung ist durch die TR un LD Spiralen stabilisiert. Dehnung der Rückenmuskulatur mit Betonung auf die Mobilisation der einzelnen Wirbelsäulesegmente bis in die Flexion

12. Schritt - Dehnung der Nackenmuskulatur und des Schultergelenks im stabilisierten Stand
- Dehnung der Muskeln des Schultergelenks, die das Oberarmbein mit dem Schulterblatt und dem Brustkorb verbinden.
- Der Stand wird durch den seitlichen Zug bis in die Extention und Adduktion stabilisiert
- Dehnung des Nackens von hinten, von vorn und seitlich

13. Schritt - Mobilisation der ganzen Wirbelsäule in Rotation mit Betonung auf den Schultergürtel
- C/Th Übergang und Schultergelenk
- drei liegende Acht

14. Schritt - Mobilisation der ganzen Wirbelsäule in Flexion mit Betonung auf den Beckengürtel
- Dehnung der Flexoren und Extensoren des Hüfgelenks
- Mobilisation SI und des Hüftgelenks

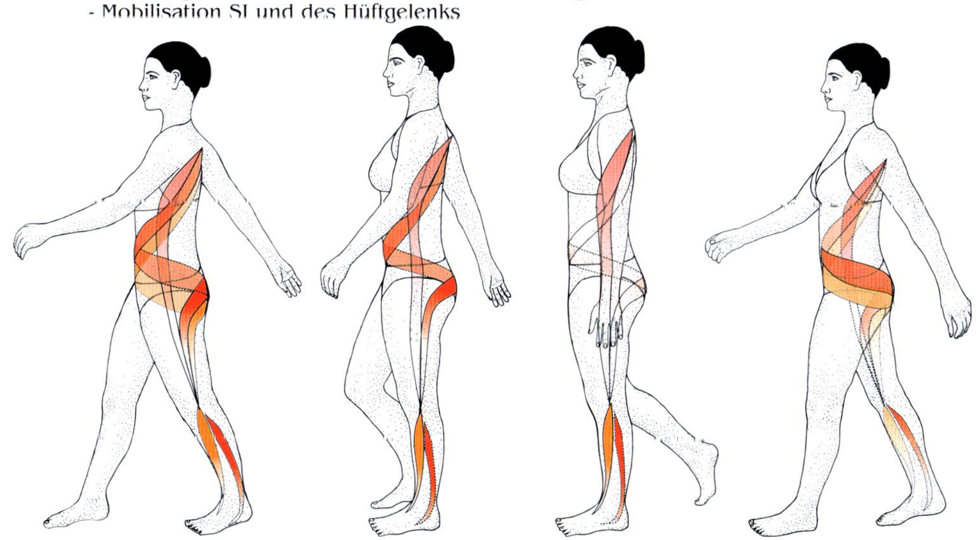

Die gestörte Koordination und Stabilisation des Ganges wird wiederhergestellt

WWW.SPIRALSTABILIZATION.COM

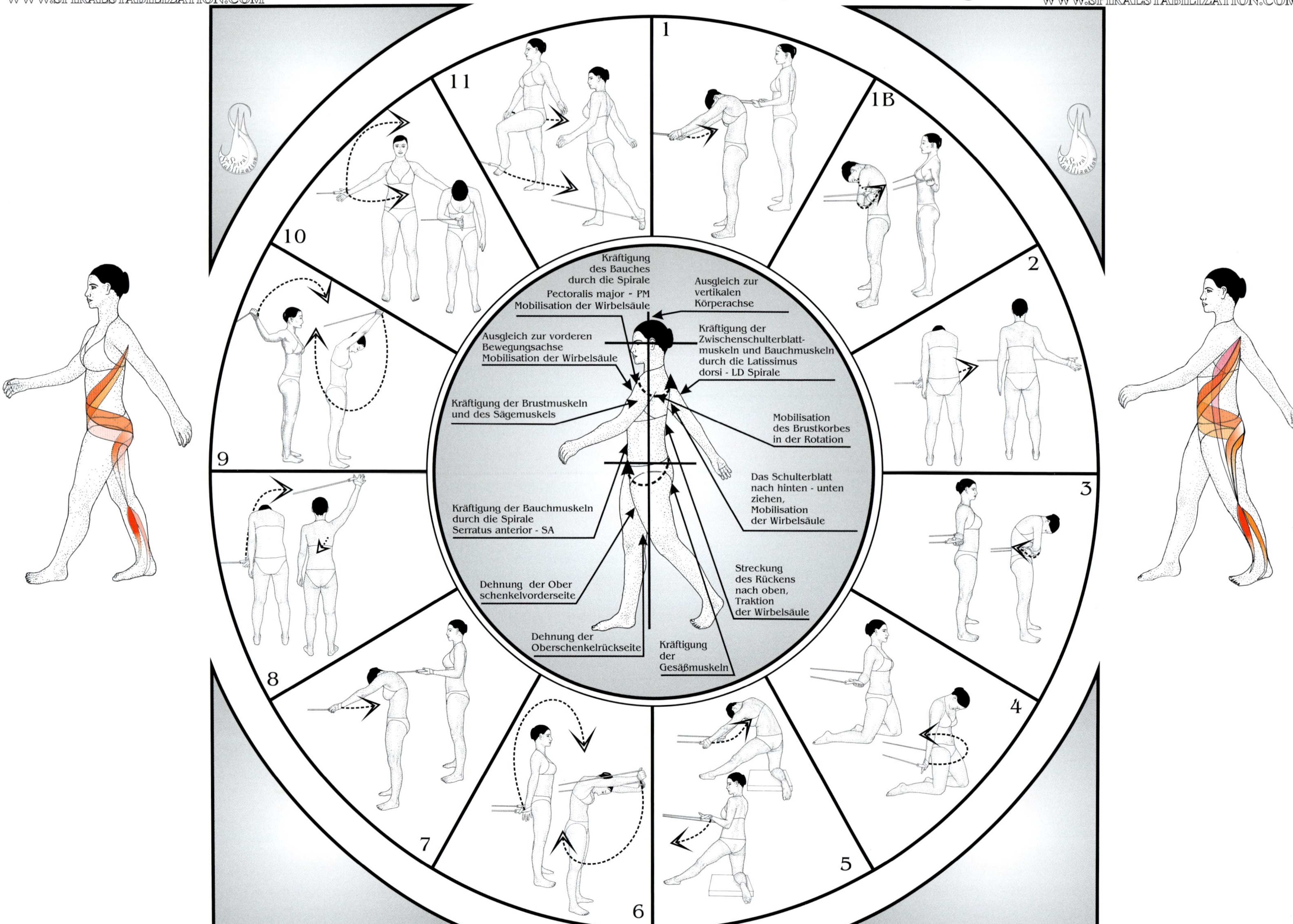

1. Schritt - 3 Übungen zur Bildung des Muskelkorsetts durch die TR und LD. Aktive Entspannung und Dehnung der vorderen und oberen Muskelgruppe des Schultergürtels. Mit beiden Arme nach hinten ziehen.

Üben in der Grundposition im Stehen

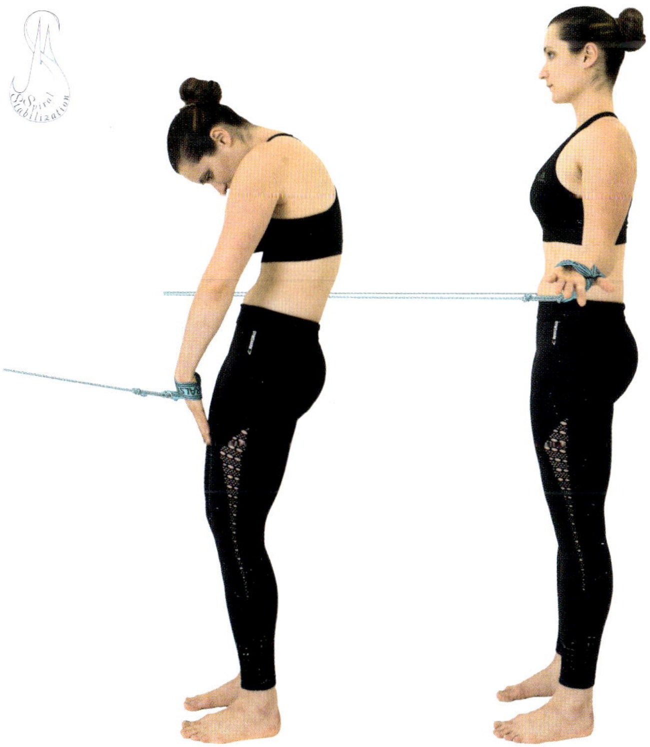

Üben in der Grundposition im Sitzen

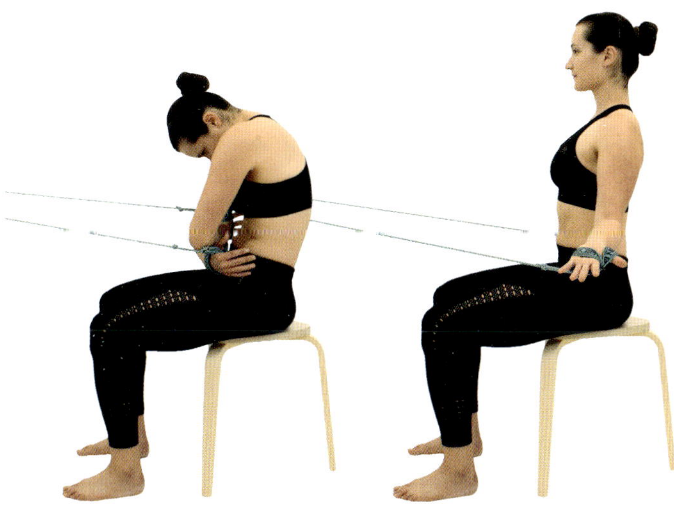

Ausführung für Fortgeschrittene mit der Dehnung des Rückens - ES und QL

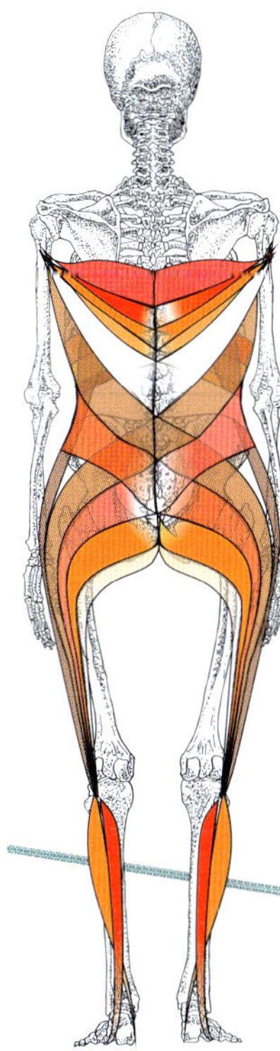

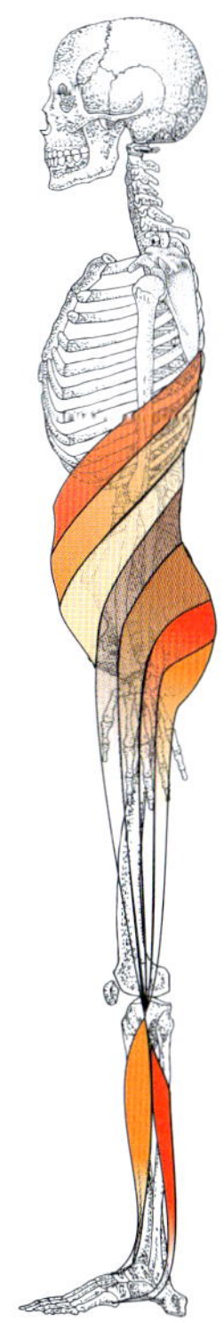

1. Übung

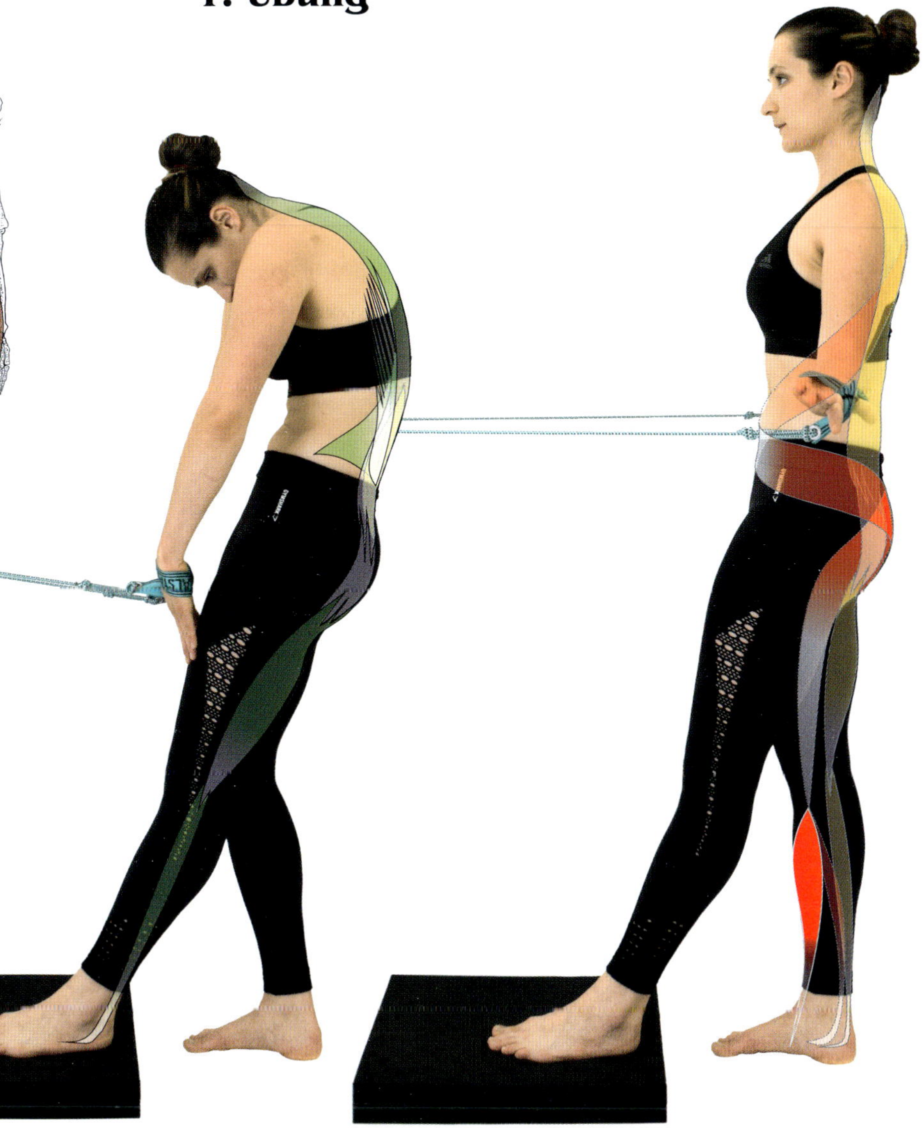

1. Schritt - 3 Übungen zur Bildung des Muskelkorsetts durch die TR und LD Spirale. Aktive Entspannung und Dehnung der vorderen und oberen Muskelgruppe des Schultergürtels. Mit einem Arm zur Seite ziehen.

Üben in der Grundposition im Stehen

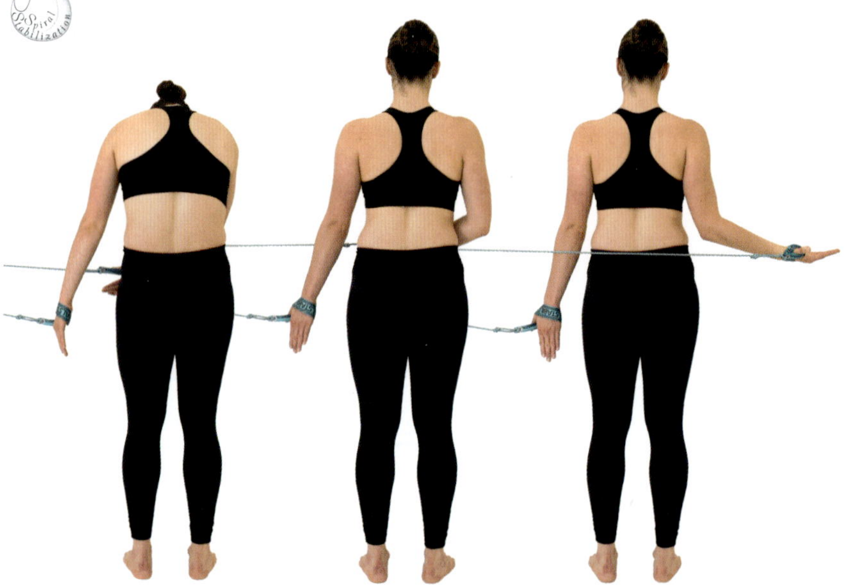

Üben in der Grundposition im Sitzen

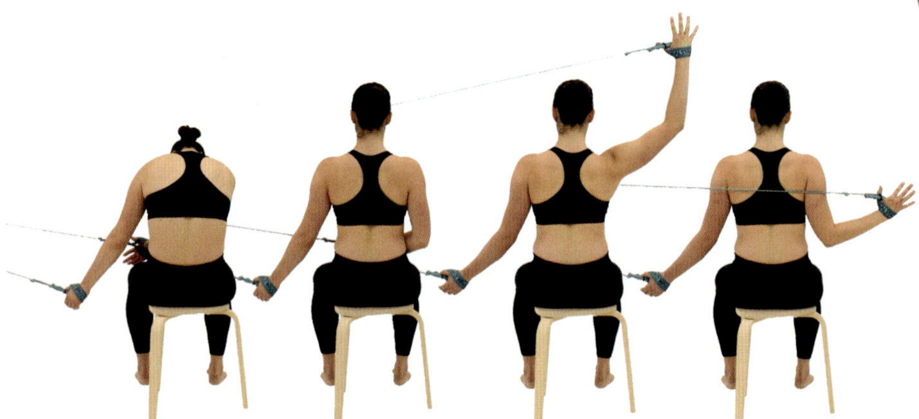

Ausführung für Fortgeschrittene mit der Dehnung des Rückens - ES und QL

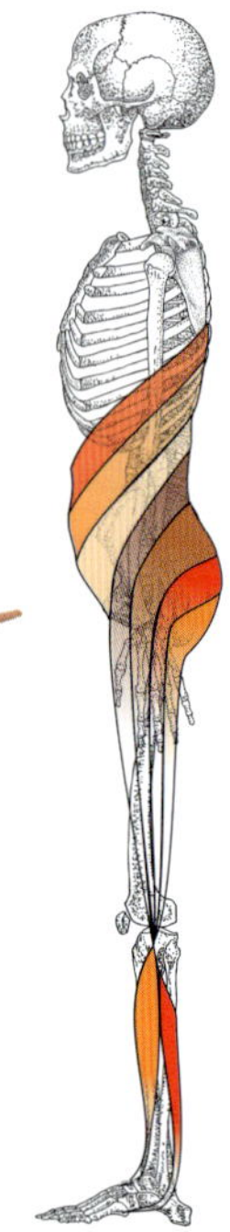

2. Übung

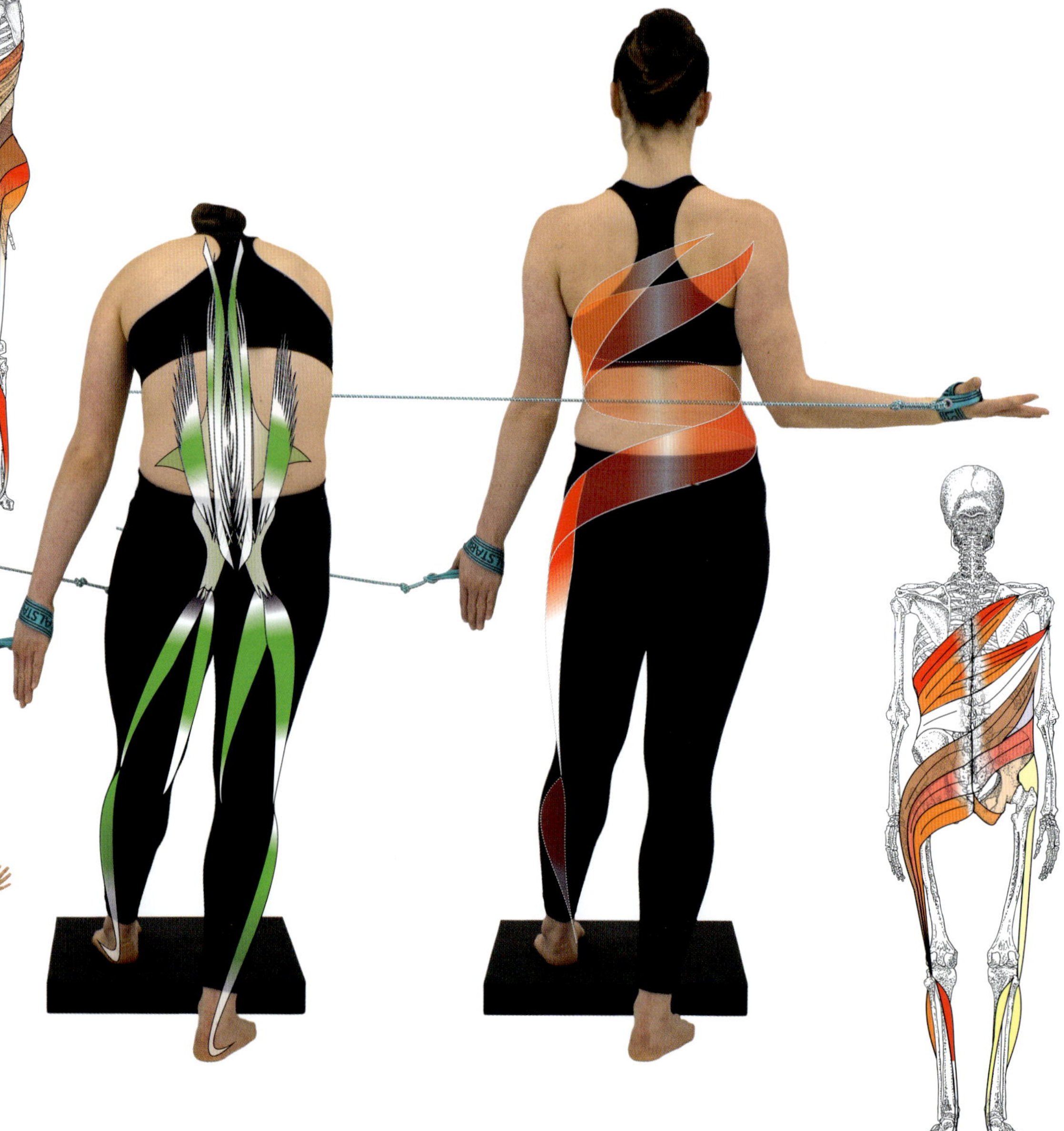

1. Schritt - 3 Übungen zur Bildung des Muskelkorsetts durch die TR und LD Spirale. Aktive Entspannung und Dehnung der vorderen und oberen Muskelgruppe des Schultergürtels. Mit beiden Armen nach hinten öffnen, die Schulterblätter zusammenziehen und die Ellenbogen zur Gürtellinie führen.

Üben in der Grundposition im Stehen

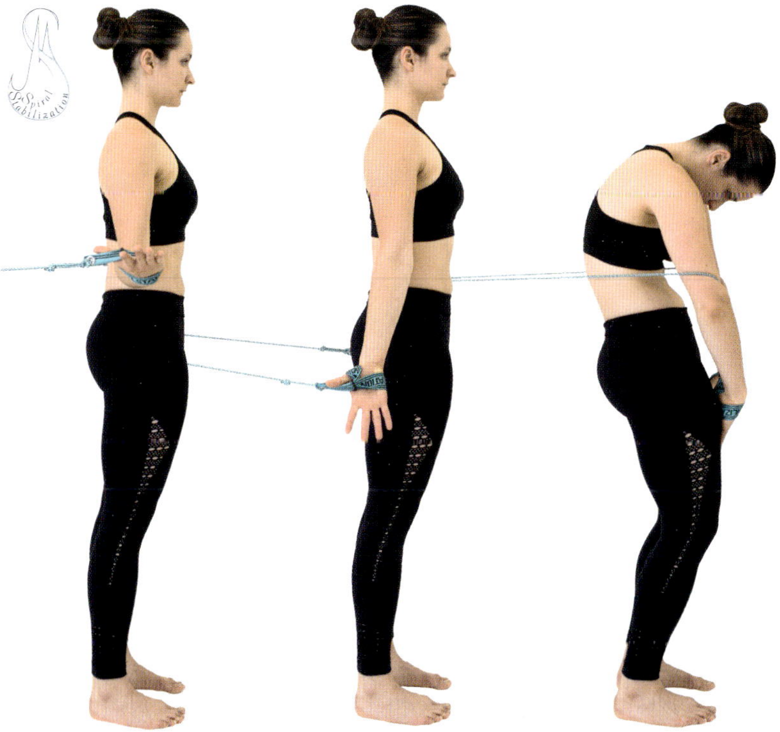

Ausführung für Fortgeschrittene mit der Dehnung des Rückens - ES a QL

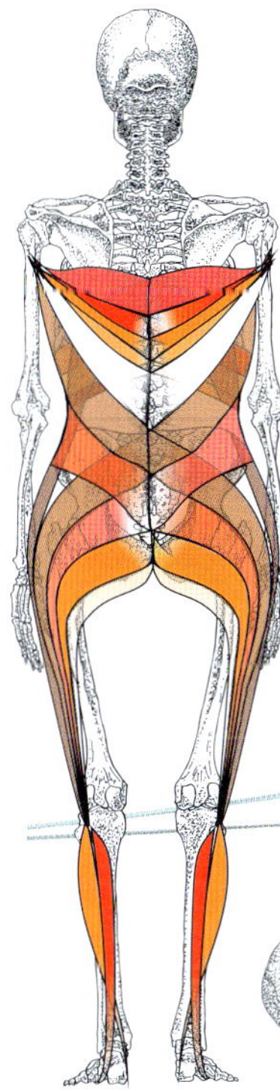

3. Übung

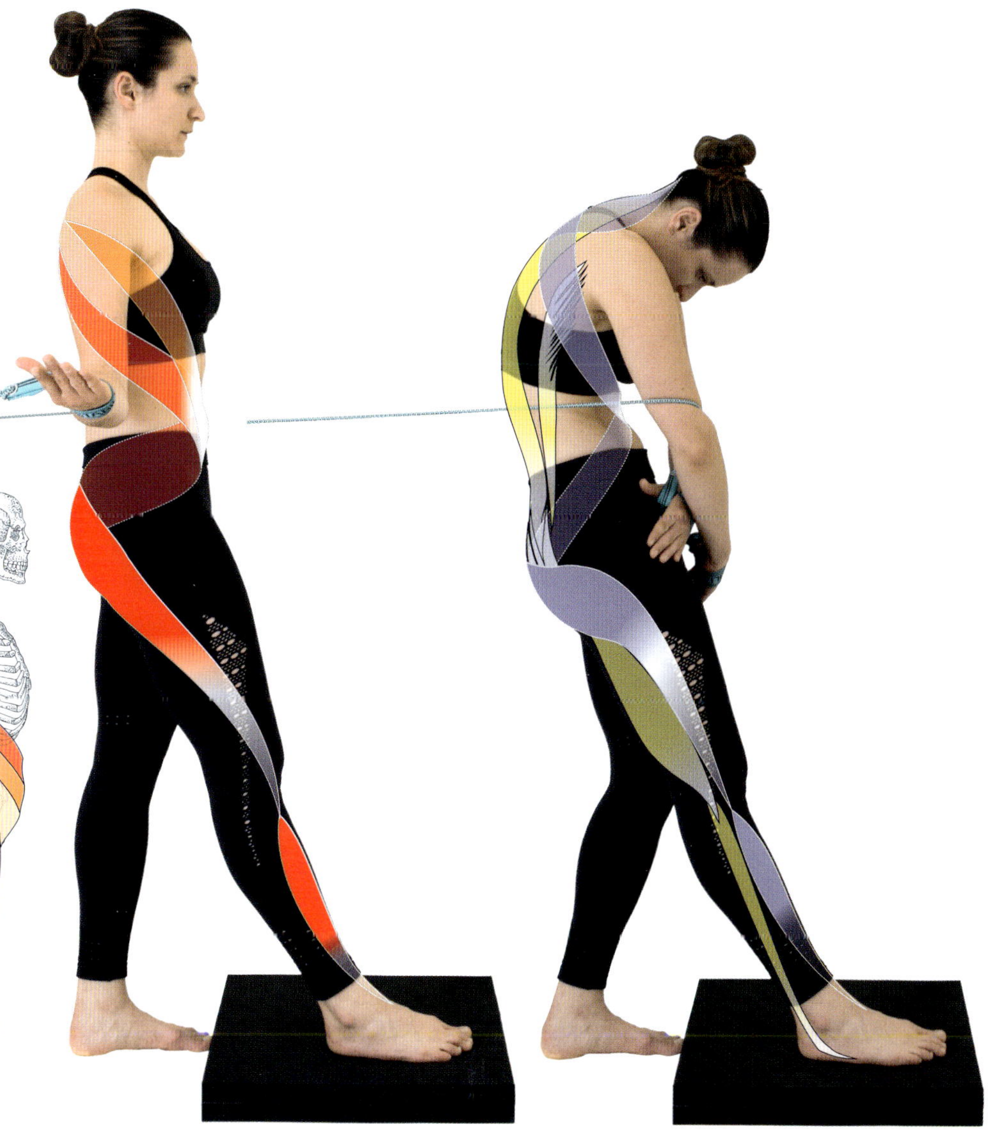

Üben in der Grundposition im Sitzen

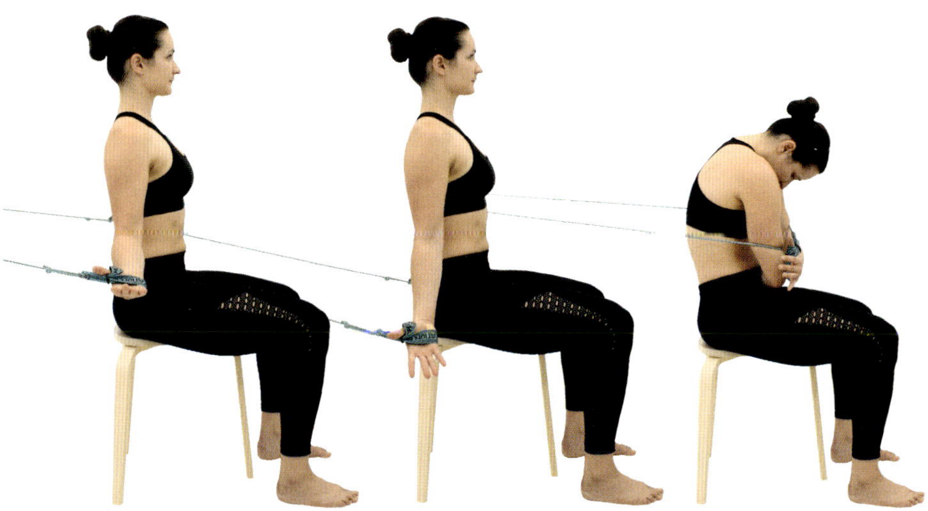

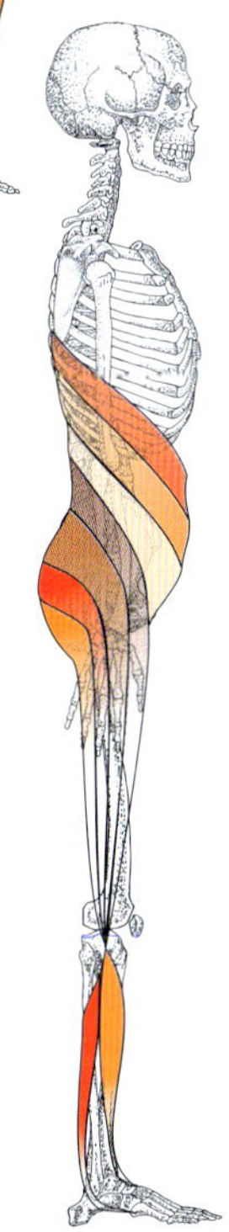

2. Schritt - 2 Übungen, die durch TR und LD Spirale stabilisiert sind - Dehnung im Beckengürtel. Aktive Entspannung und Dehnung der Flexoren (Hüftbeuger). Mit beiden Armen nach hinten öffnen Schulterblätter und Ellenbogen zusammenziehen, den Oberkörper in der Achse halten und das Becken nach vorn drücken.

Ausführung für Fortgeschrittene mit der Dehnung des Hüftbeugers - IP iliopsoas **und RF** rectus femoris

Üben in der Grundposition im Kniestand

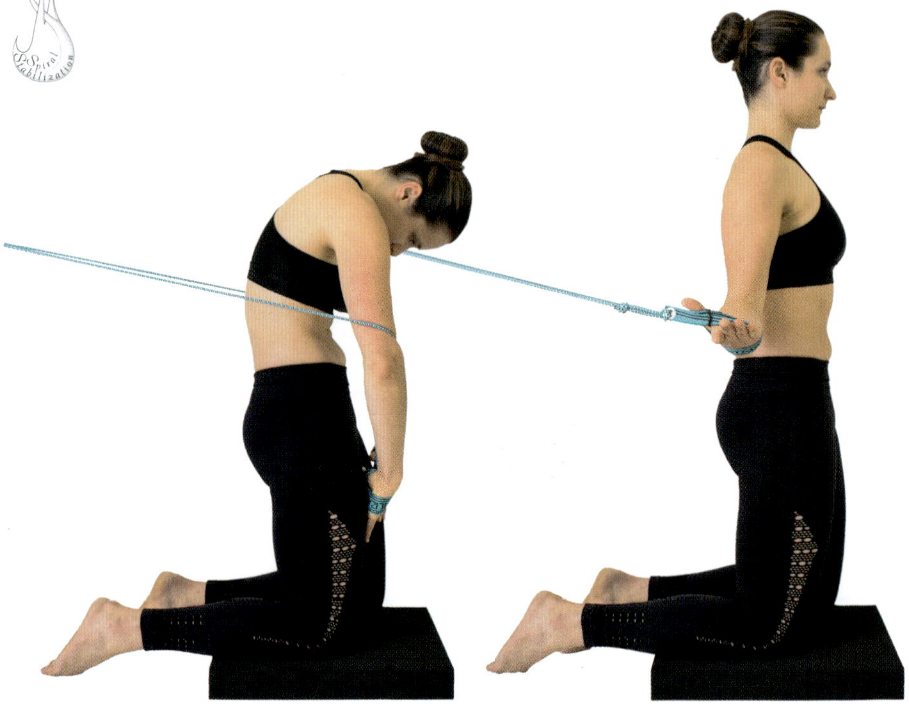

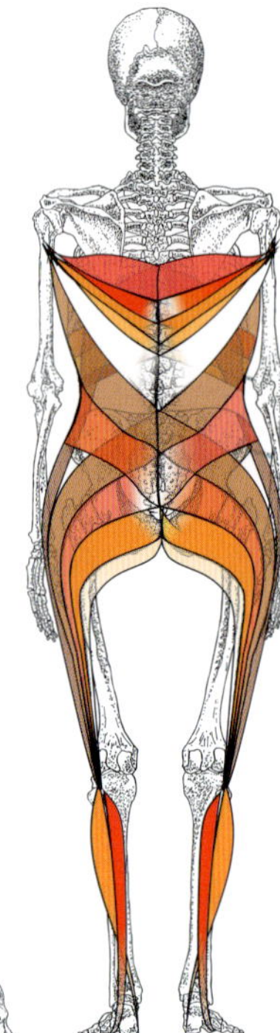

4. Übung

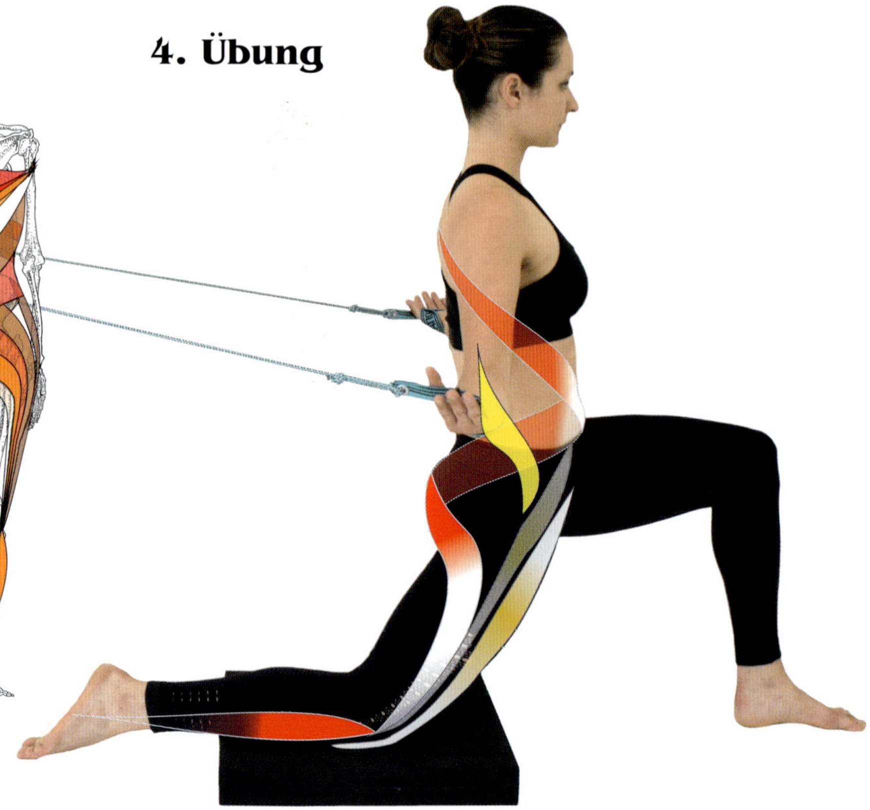

Üben in der Grundposition im Sitzen

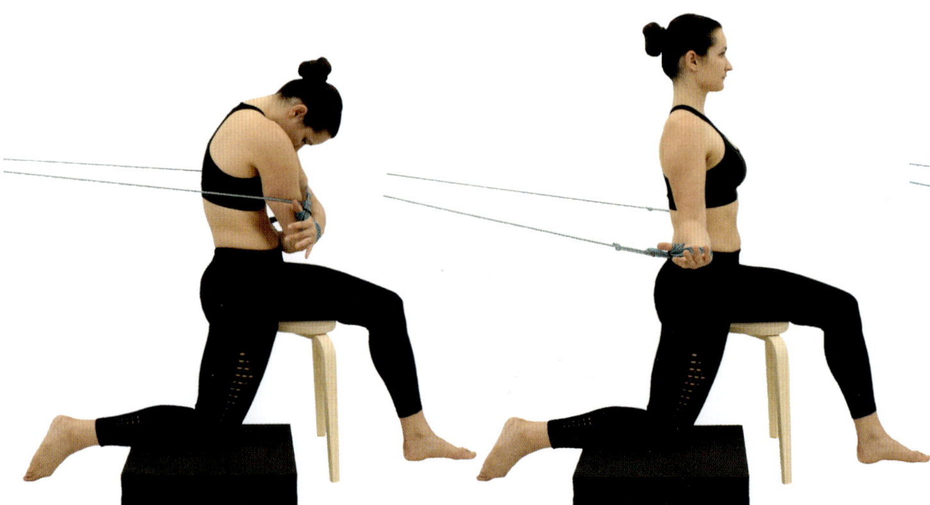

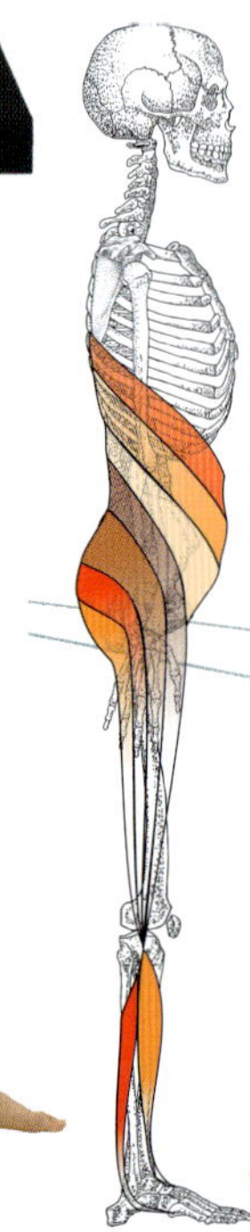

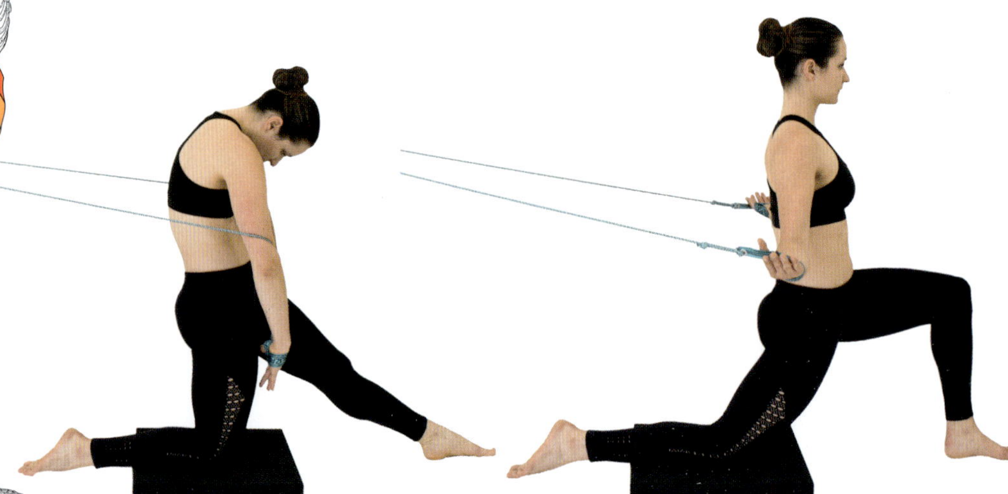

2. Schritt - 2 Übungen, die durch TR und LD Spirale stabilisiert sind. Dehnung im Beckengürtel, Dehnung der Extensoren (Strecker) der Hüfte und ES, QL. Von der aktiven Position nach vorn in eine langgezogene Kyphose nach und nach abrollen. Die Stirn zeigt zum Knie.

Üben in der Grundposition im Kniestand

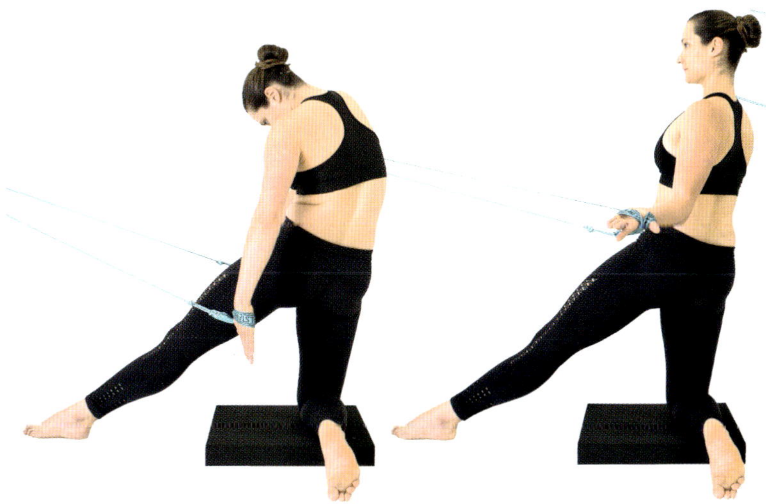

Ausführung für Fortgeschrittene mit der Dehnung des Rückens - ES, QL, des Brustmuskels und des Nackens

5. Übung

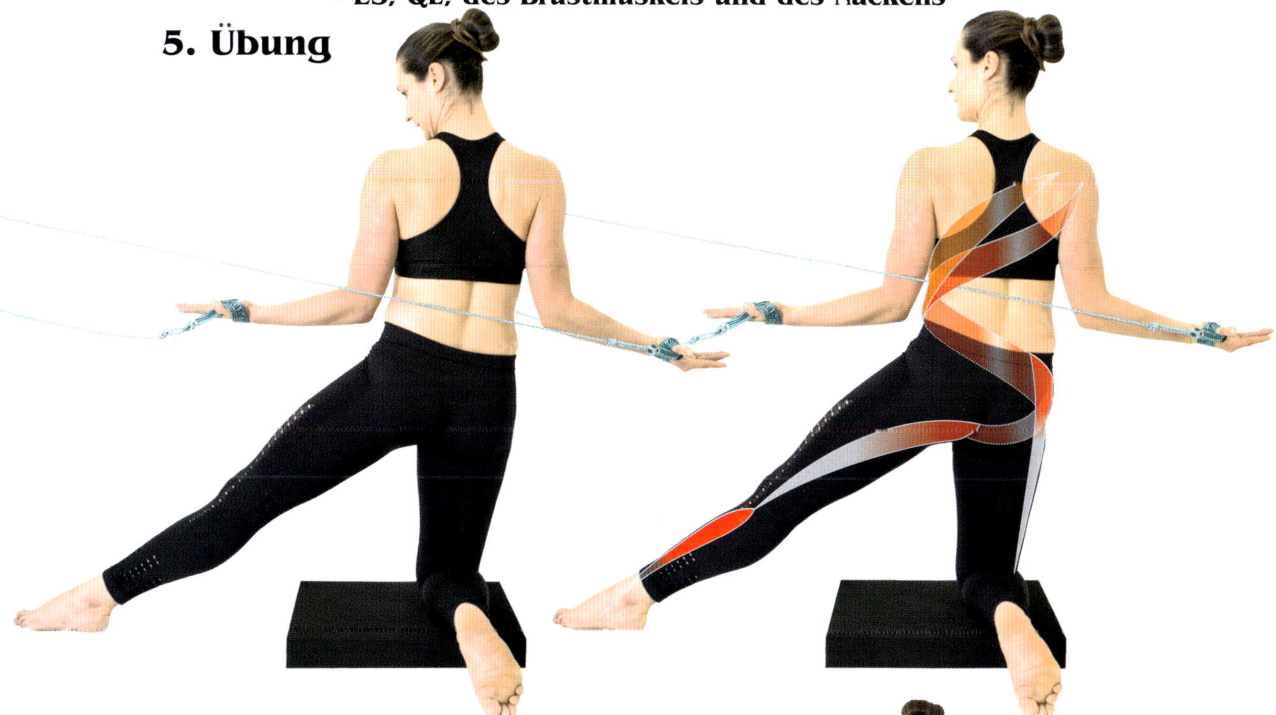

Üben in der Grundposition im Sitzen

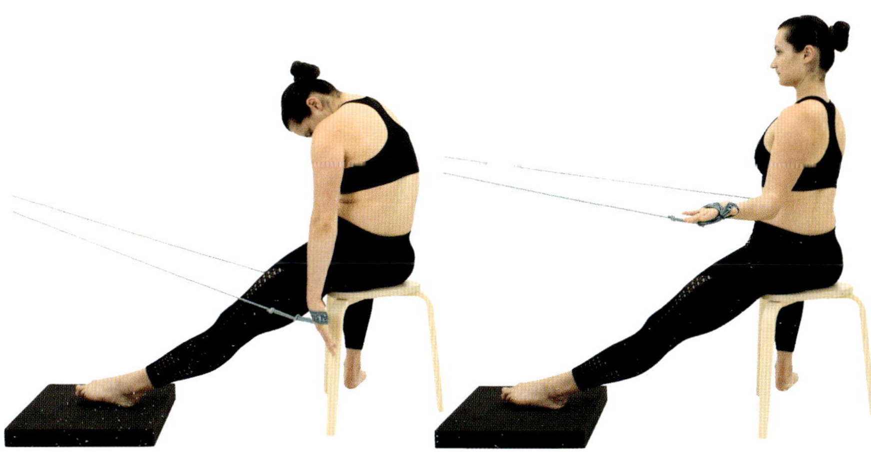

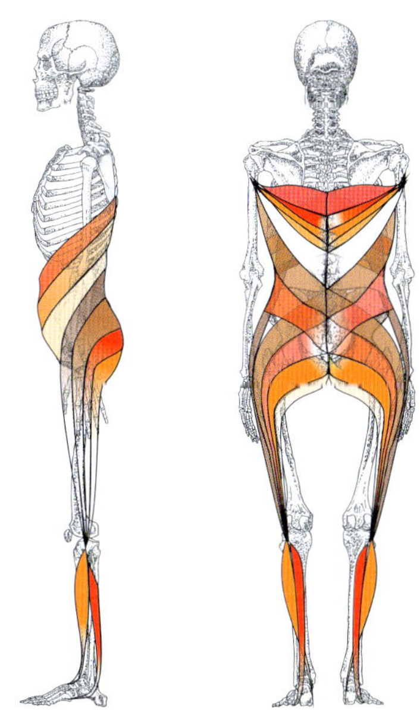

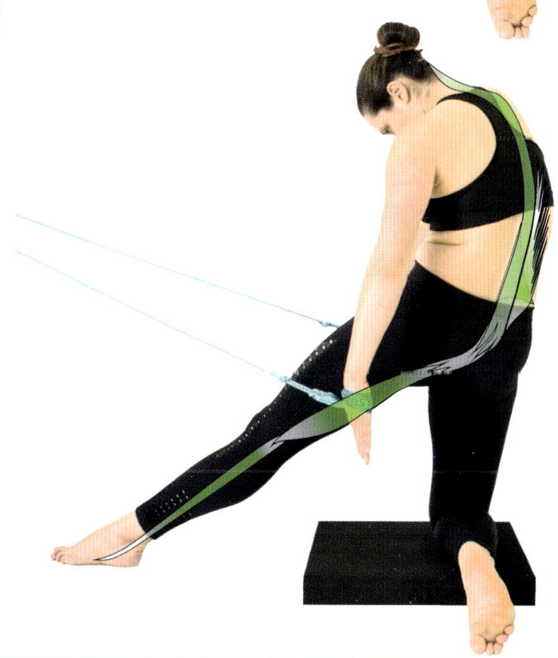

3. Schritt - 1 Übung wird durch die SA stabilisiert. Aktive Entspannung und Dehnung der Rückenmuskeln.
Aktives segmental geteiltes Abrollen nach vorn in eine langgezogene Kyphose.

Üben in der Grundposition im Stehen

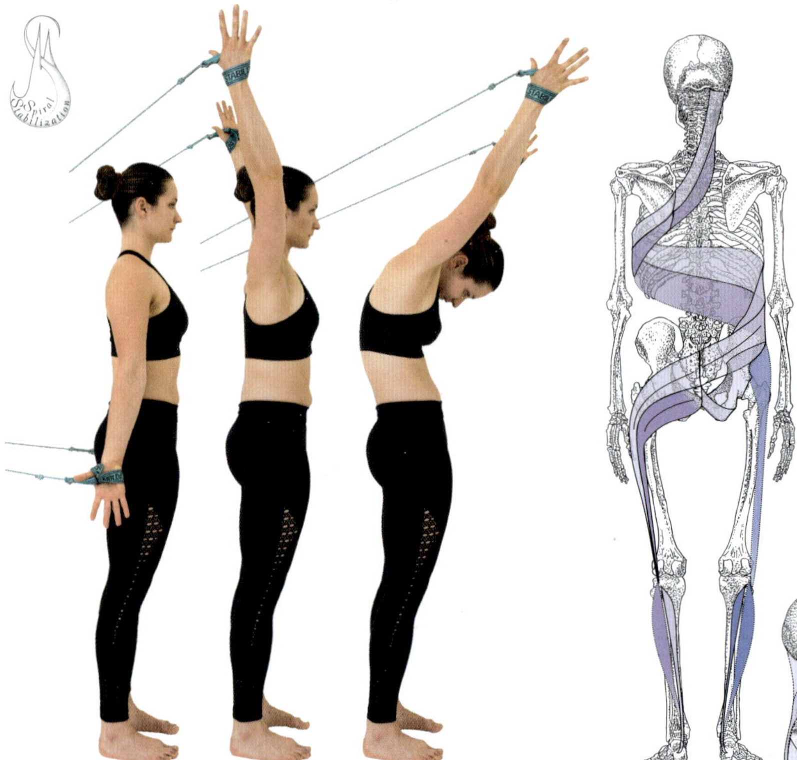

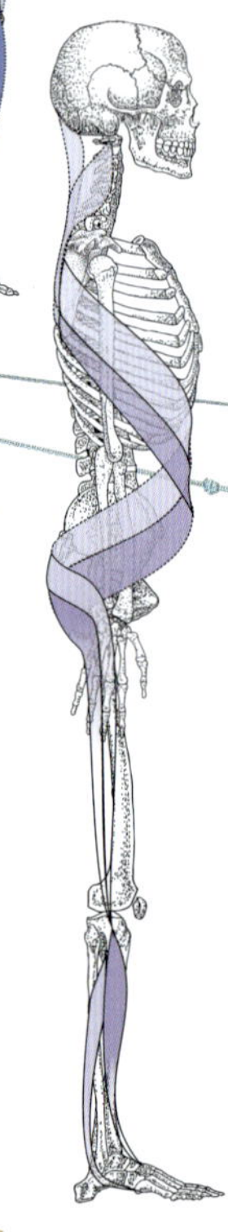

Üben in der Grundposition im Sitzen

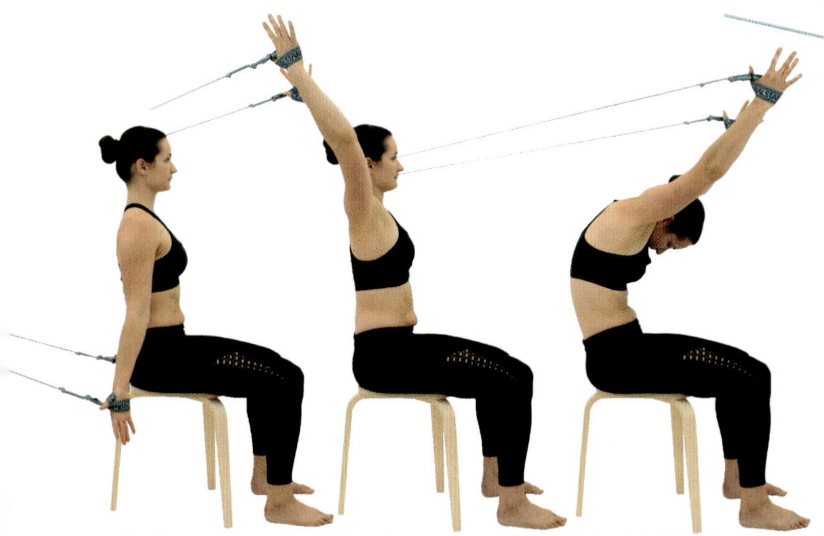

Ausführung für Fortgeschrittene mit der Dehnung des Rückens - ES, QL, der Brustmuskeln und des Nackens

6. Übung

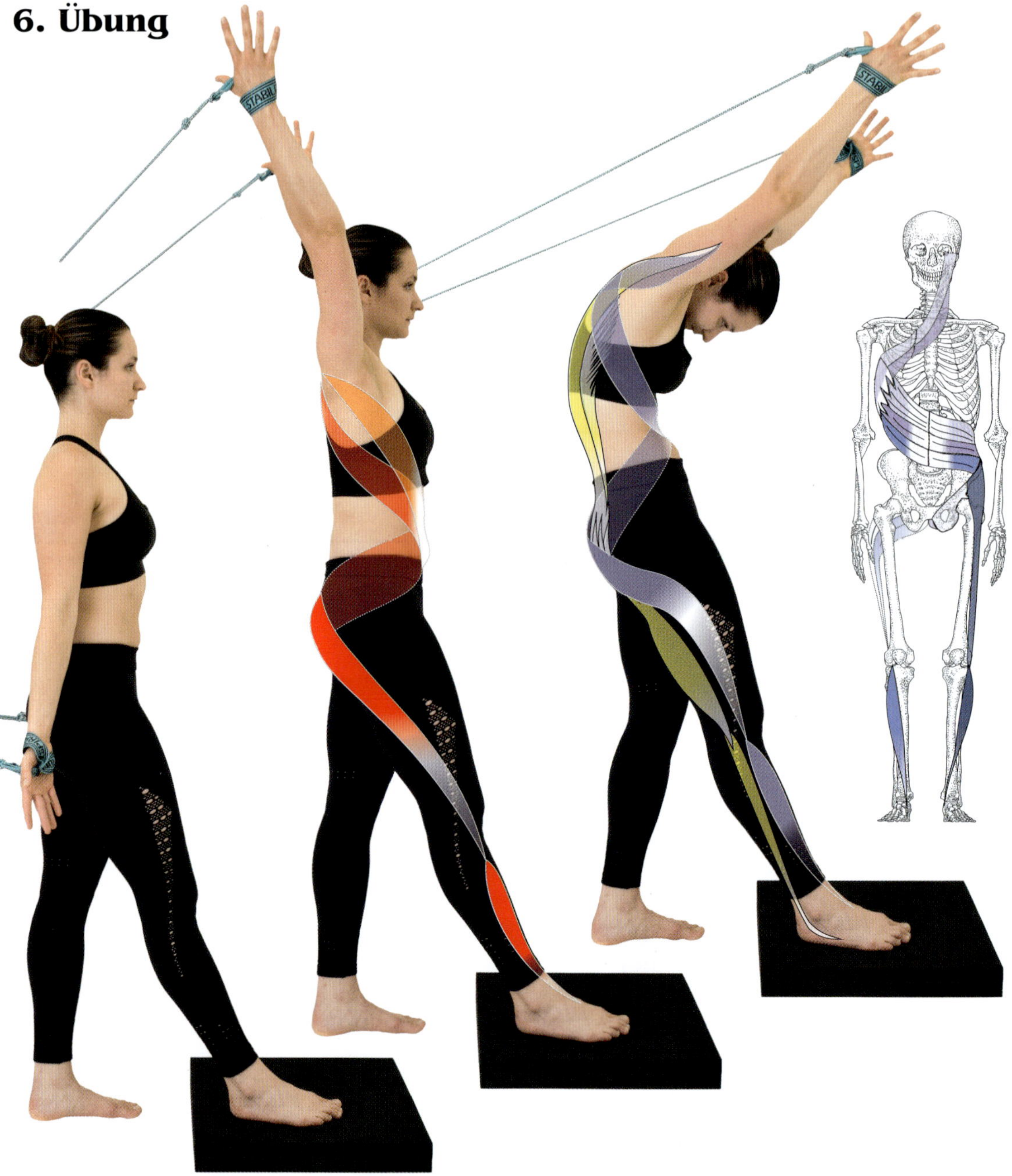

Stabilisation TR, LD

7. Übung

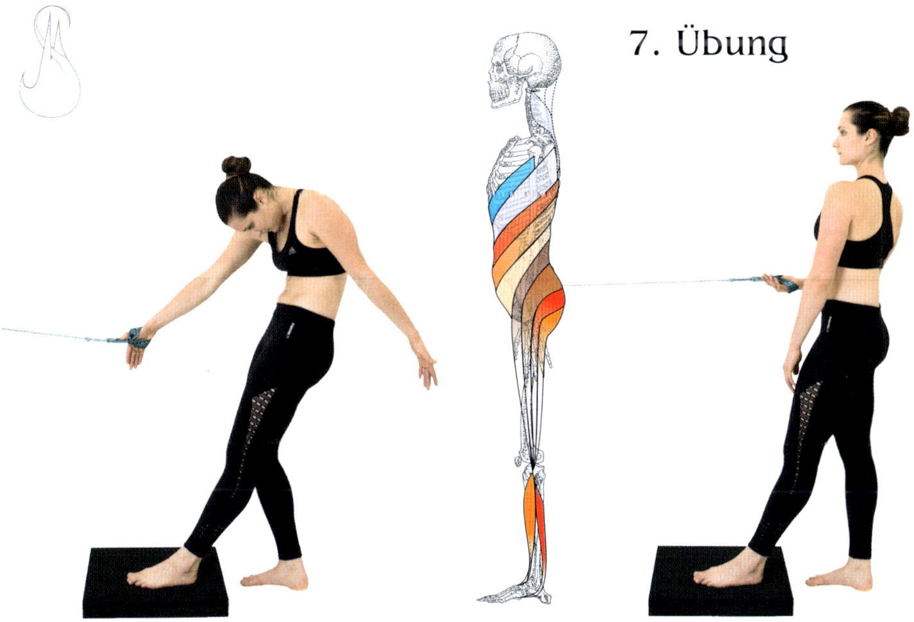

Stabilisation TR, LD

8. Übung

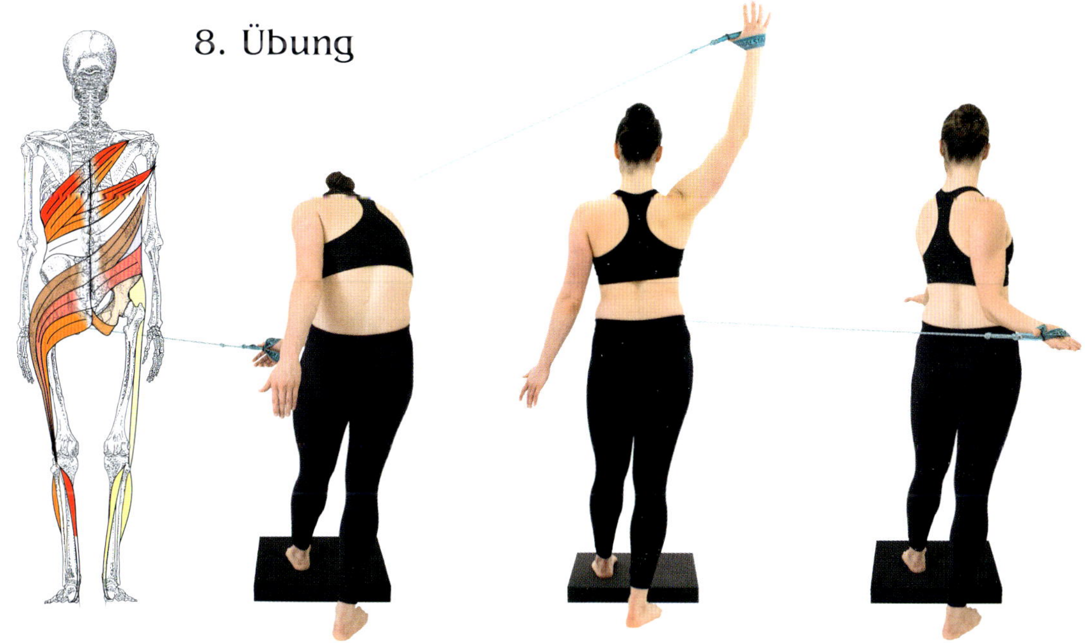

Stabilisation SA

9. Übung

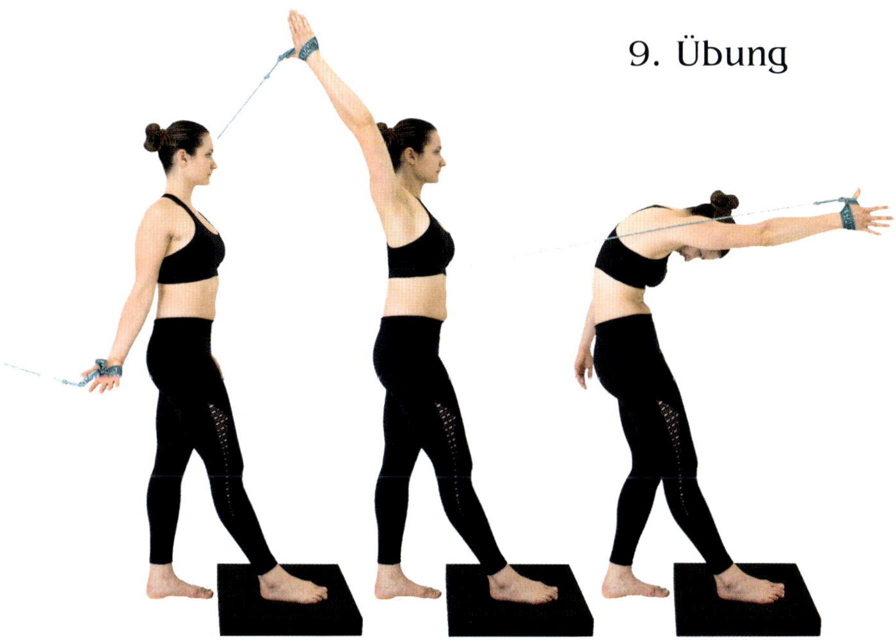

Stabilisation PM

10. Übung

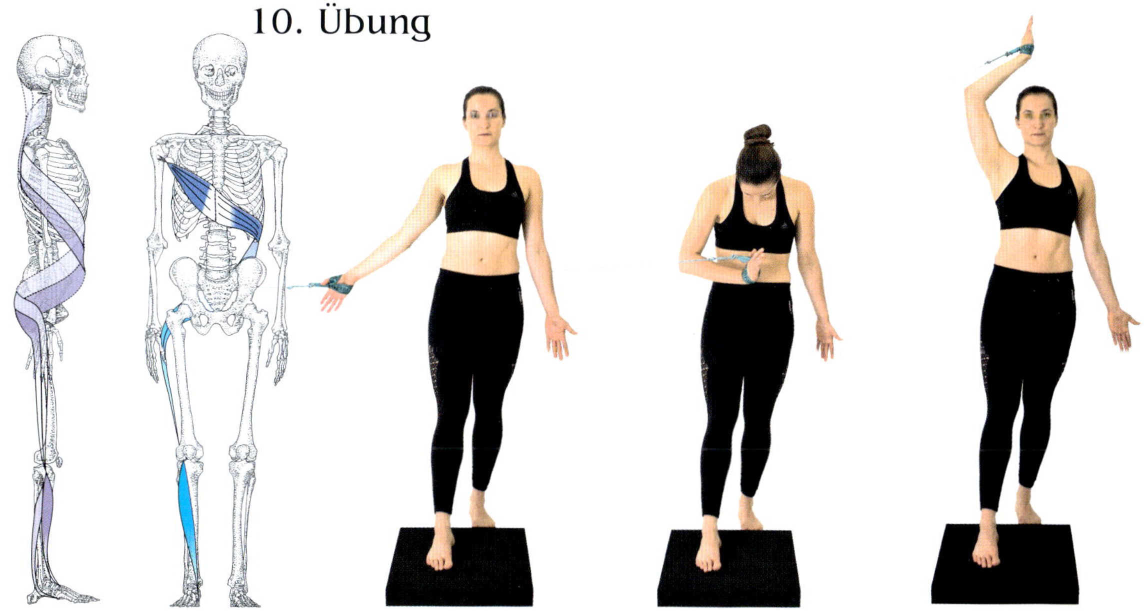

5. Schritt - 4 Übungen werden durch die TR, LD, SA, stabilisiert. Einüben der Stabilisation des Standbeins für den Gang, Extension der Hüfte, Dehnung der Hüftflexoren. Übertragen des Gewichtes nach vorn auf das Standbein - Üben mit beiden Armen.

Stabilisation TR, LD

1. Übung

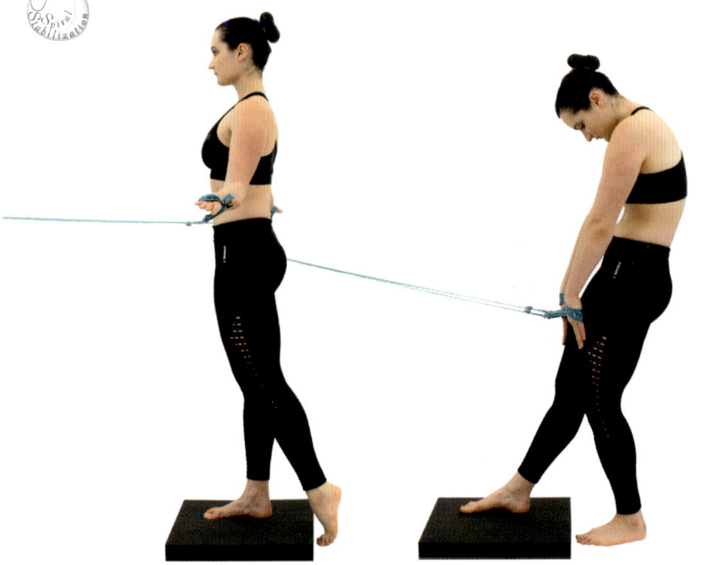

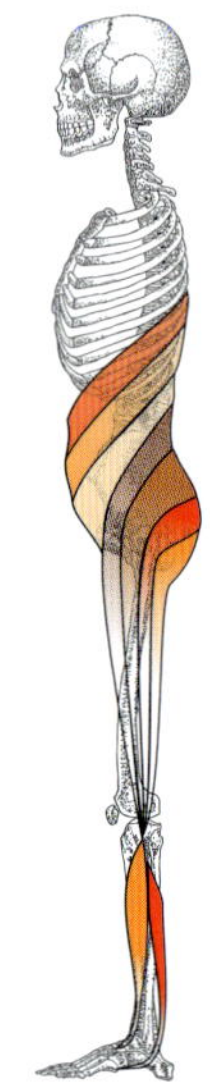

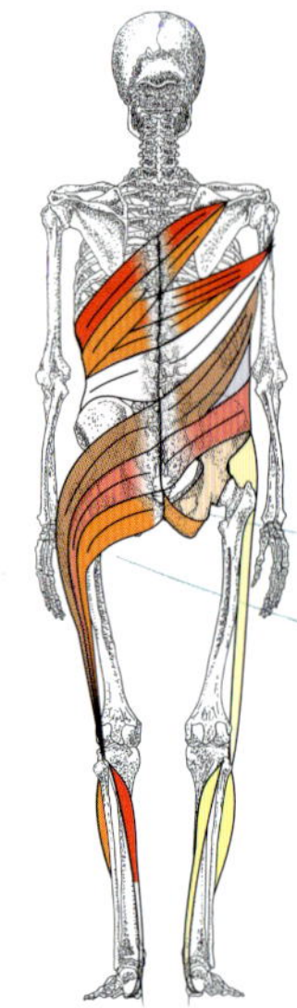

Stabilisation TR, LD

2. Übung

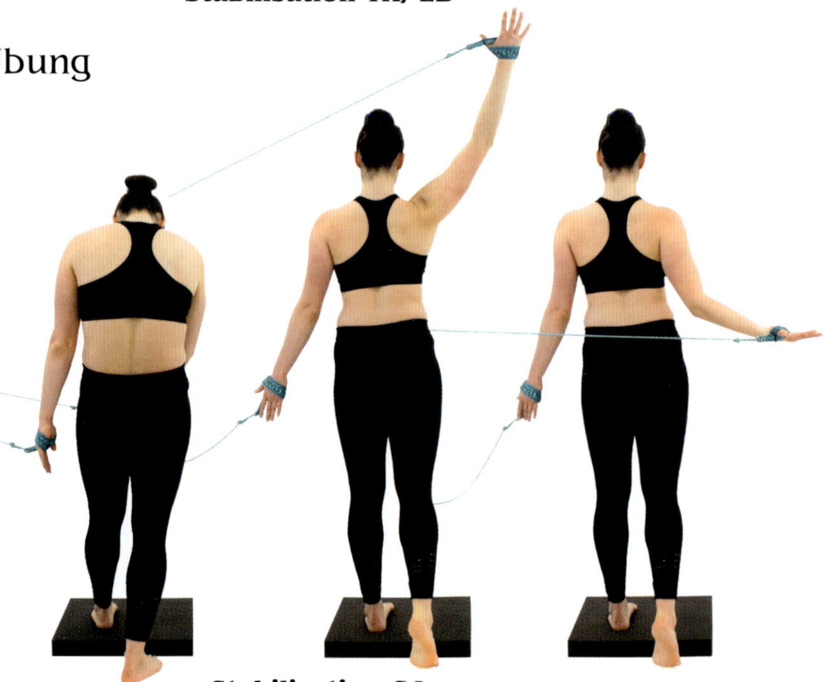

Stabilisation TR, LD

3. Übung

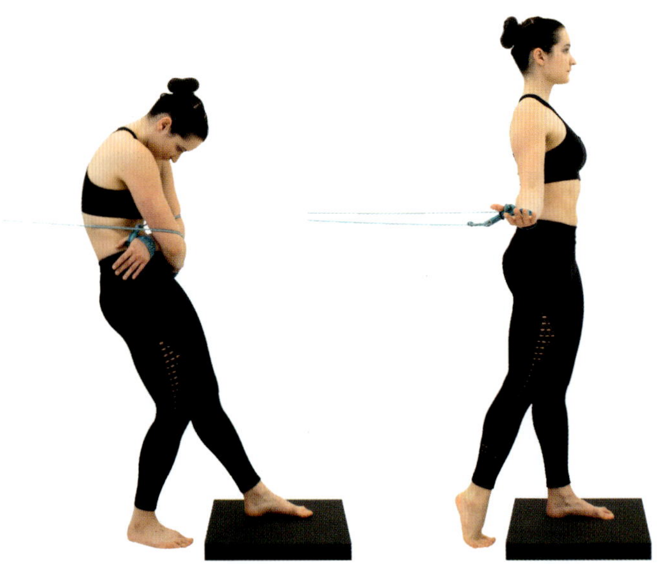

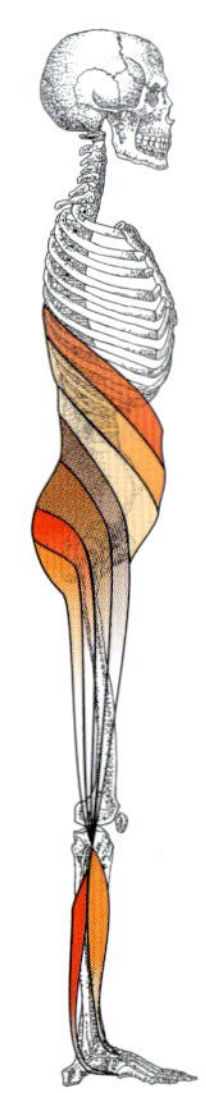

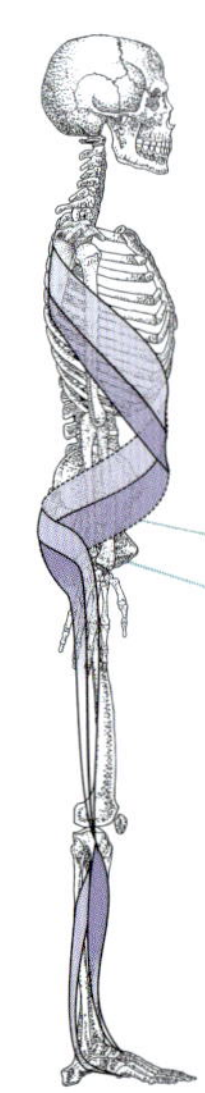

Stabilisation SA

6. Übung

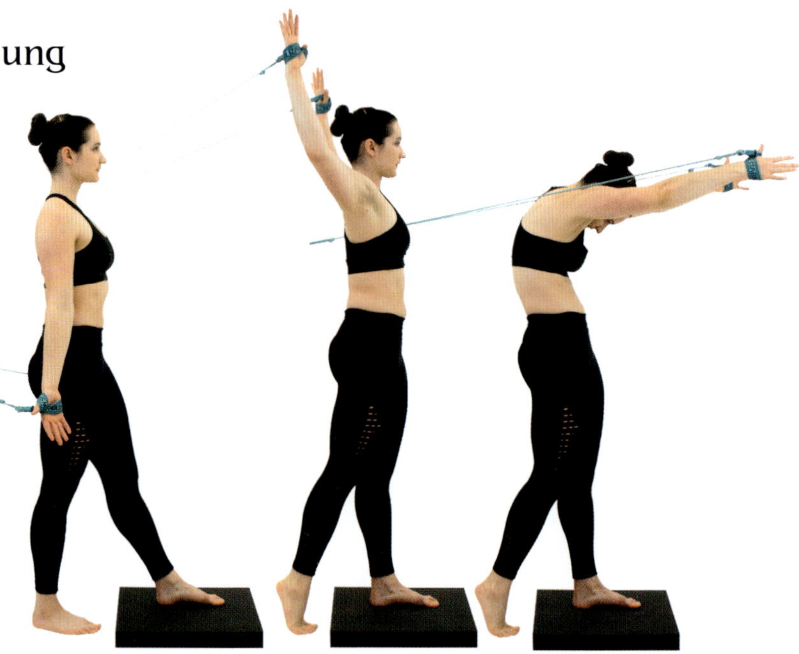

6. Schritt - 4 Übungen werden durch die TR, LD, SA, PM, stabilisiert. Einüben der Stabilisation des Standbeines für den Gang. Der Schritt nach vorn ist mit der Beckenrotation verbunden. Übertragen des Gewichtes nach vorn auf das Standbein, aktiver Schritt nach vorn. Üben mit einem Arm.

Stabilisation TR, LD

7. Übung

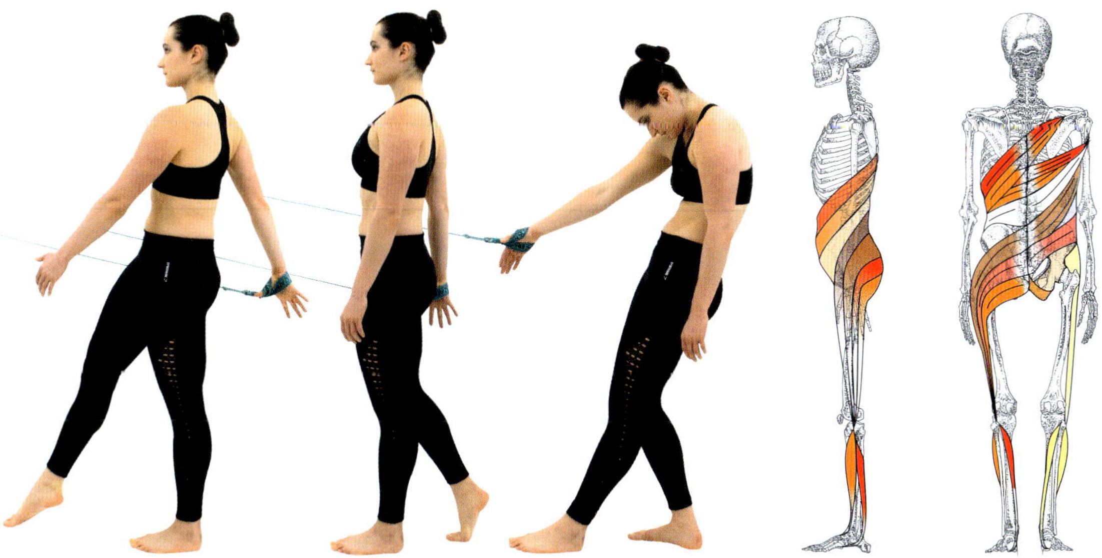

Stabilisation TR, LD

8. Übung

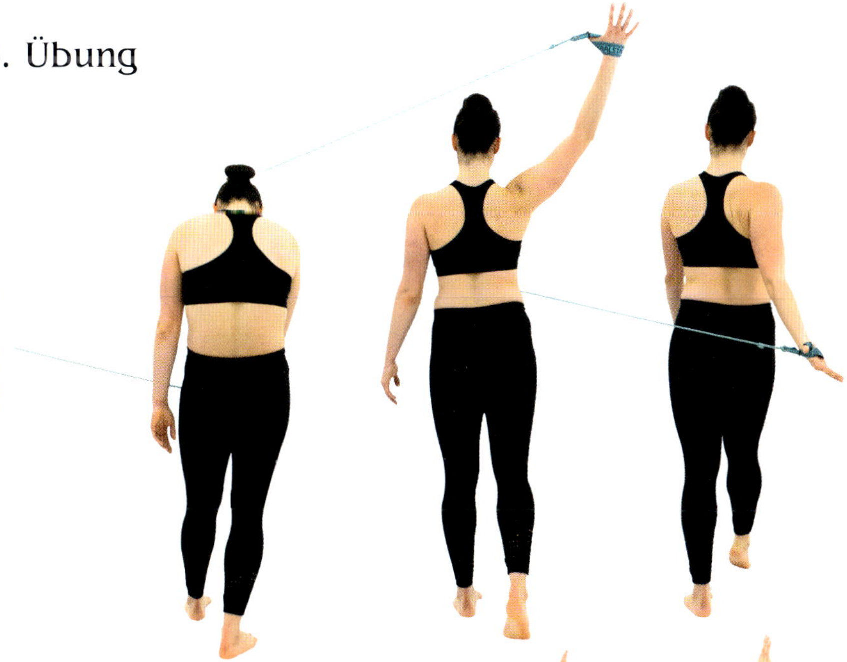

Stabilisation SA

9. Übung

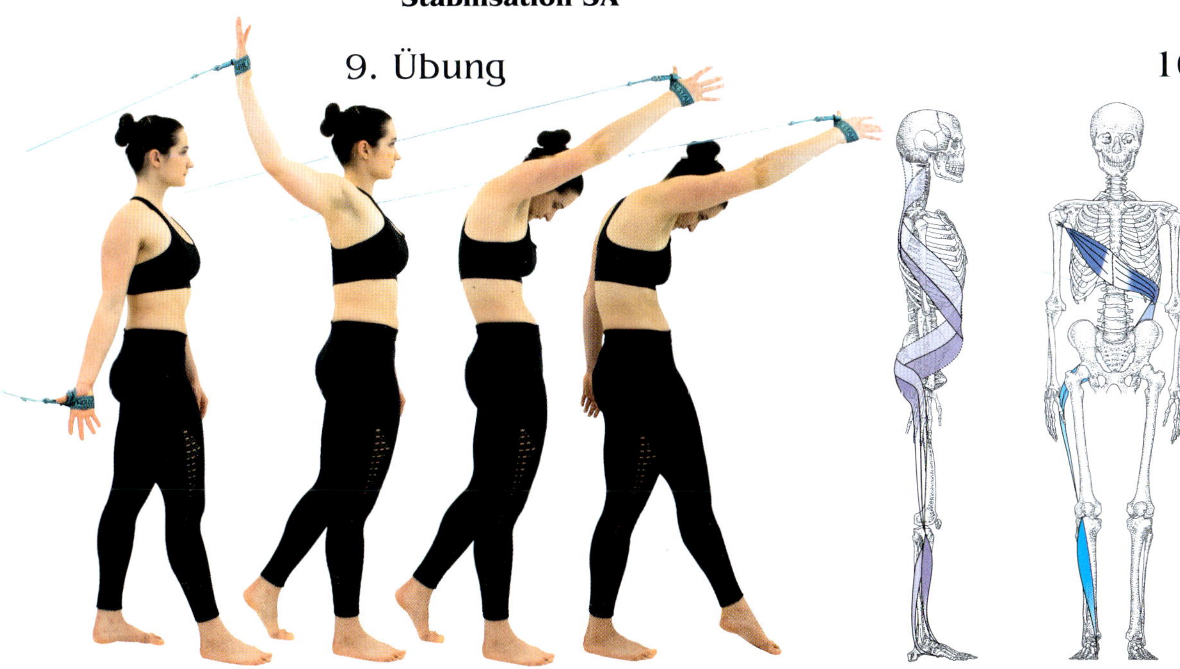

Stabilisation PM

10. Übung

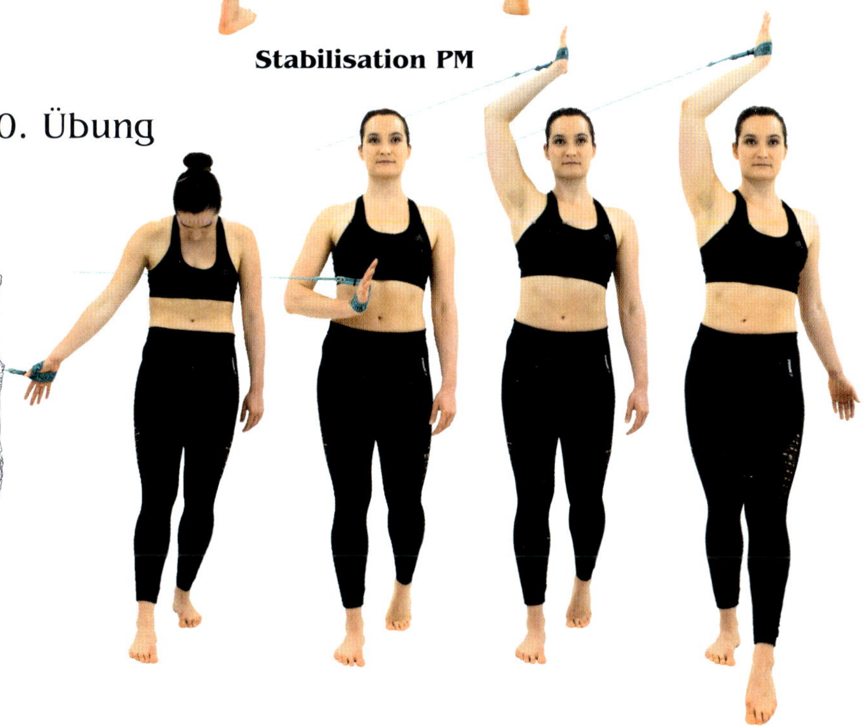

7. Schritt - Die Übung wird durch die TR, LD, SA, PM stabilisiert. Die Koordination des Ganges ist in 4 Phasen aufgeteilt, Kräftigung der Gesäßmuskeln und der Muskeln des Beckenbodens. Übertragen des Gewichtes nach vorn auf das Standbein, Extension der Arme und des Beines.

Stabilisation TR, LD

11. Übung A

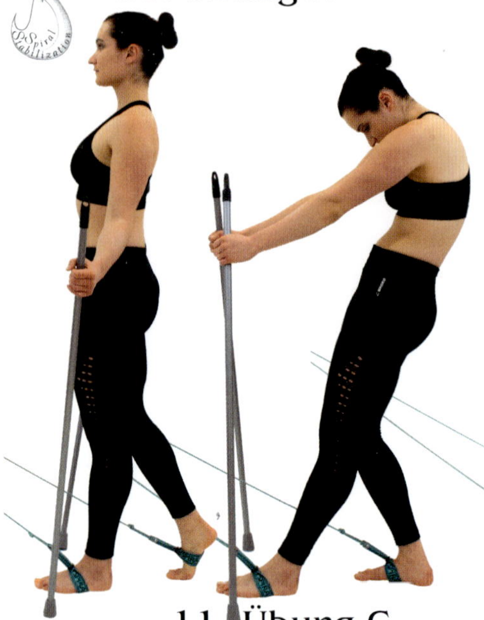

11. Übung B

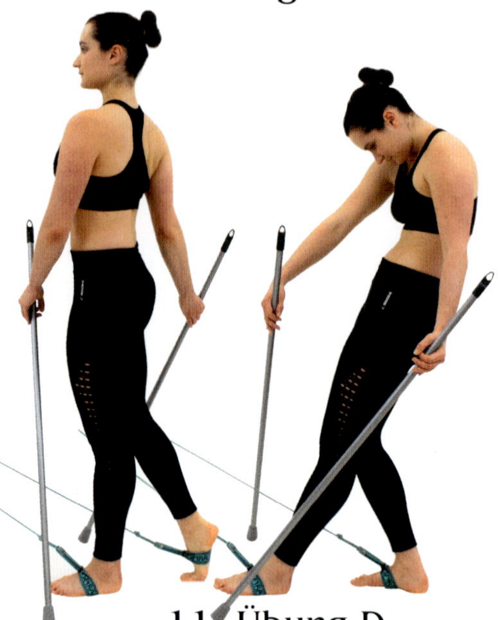

11. Übung C

Stabilisation TR, LD

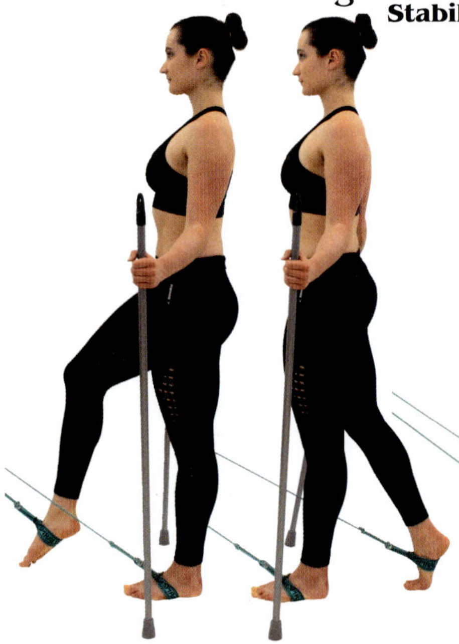

11. Übung D

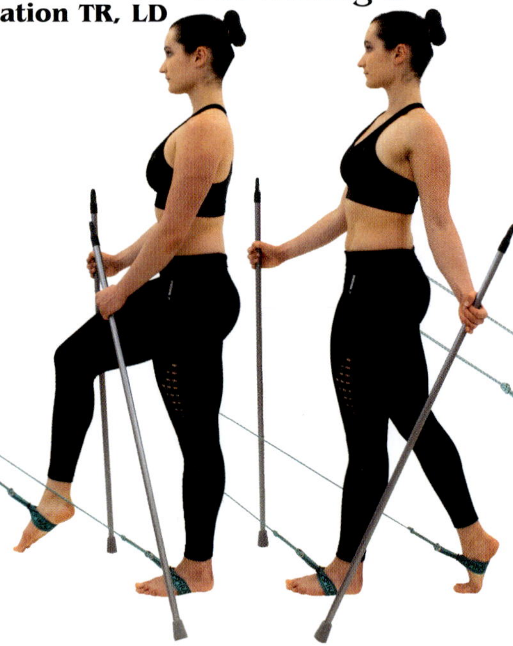

Stabilisation TR, LD, SA, PM

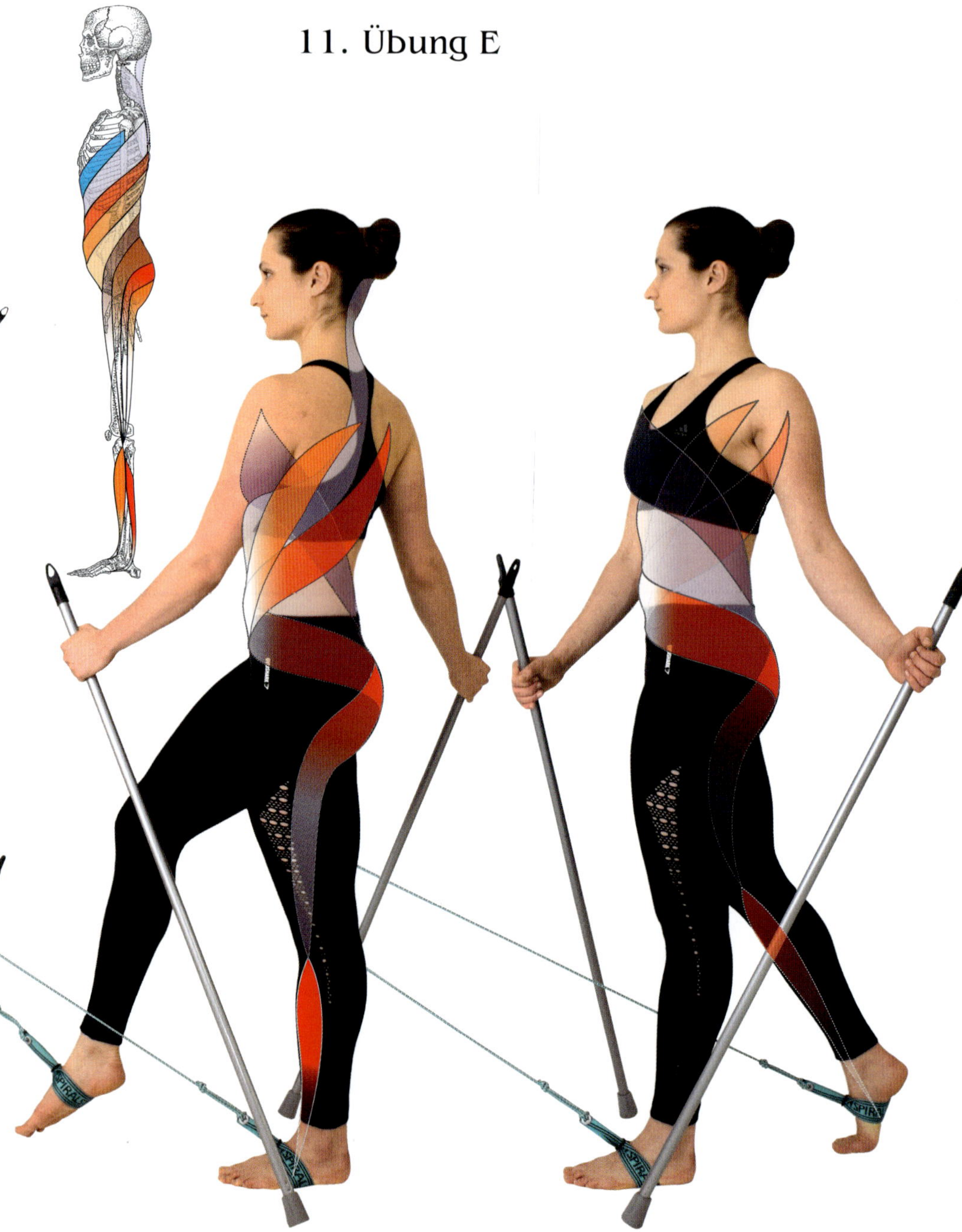

11. Übung E

8. Schritt - 6 Übungen für die unteren Gliedmaßen, die durch TR, LD, SA, PM stabilisiert werden. Erreichung der Muskelharmonie im Bereich der unteren Gliedmaßen. Aktive Adduktion und Abduktion der unteren Gliedmaßen mit Gegenbewegung der Arme.

Stabilisation TR, LD, SA, PM

12. Übung

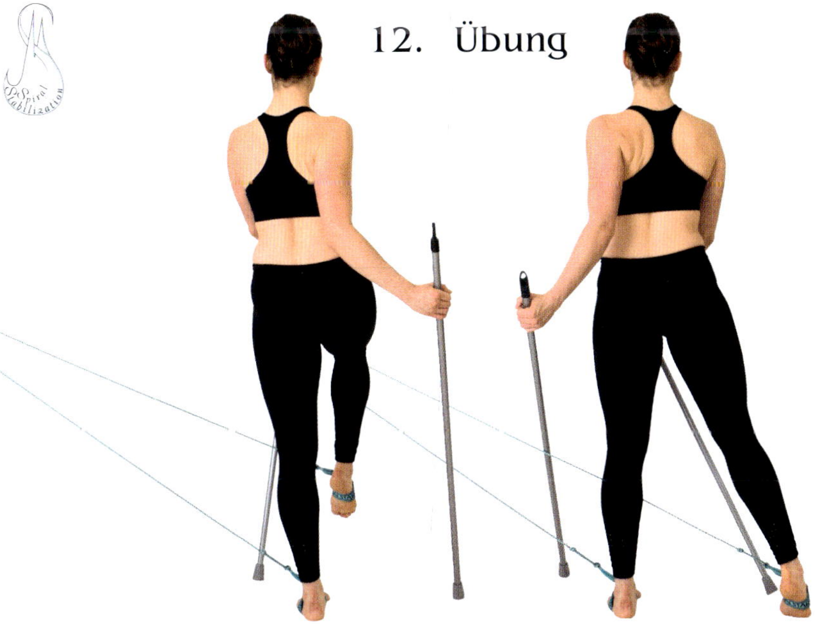

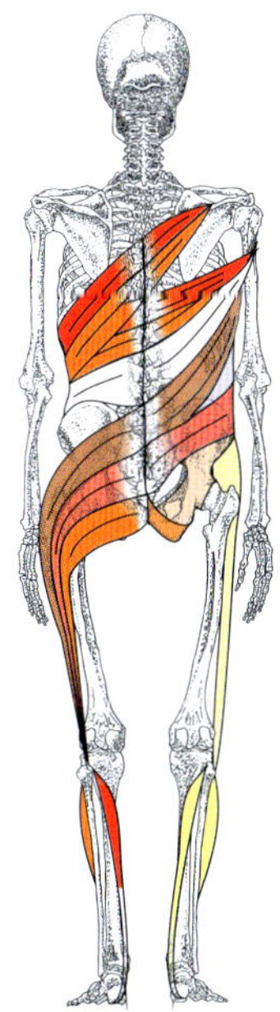

Stabilisation TR, LD, SA, PM

13. Übung

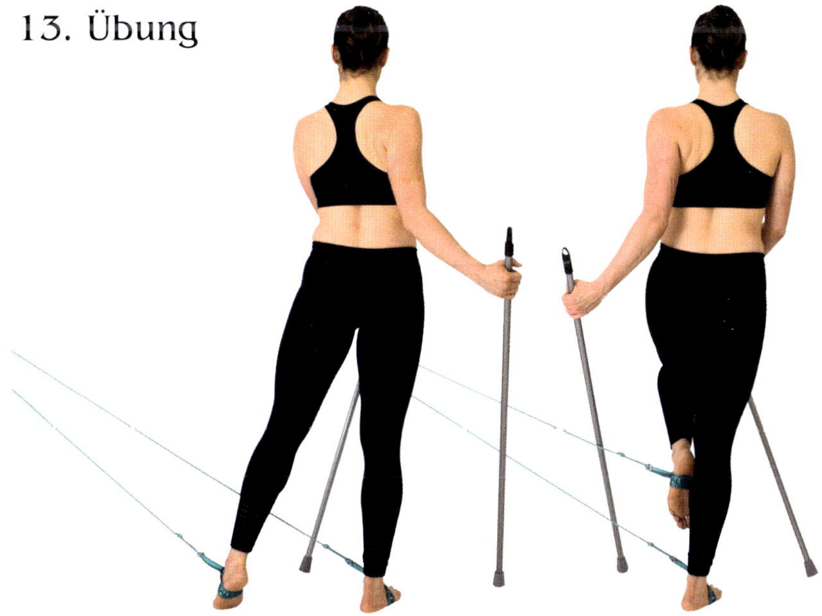

Stabilisation TR, LD, SA, PM

12. Übung

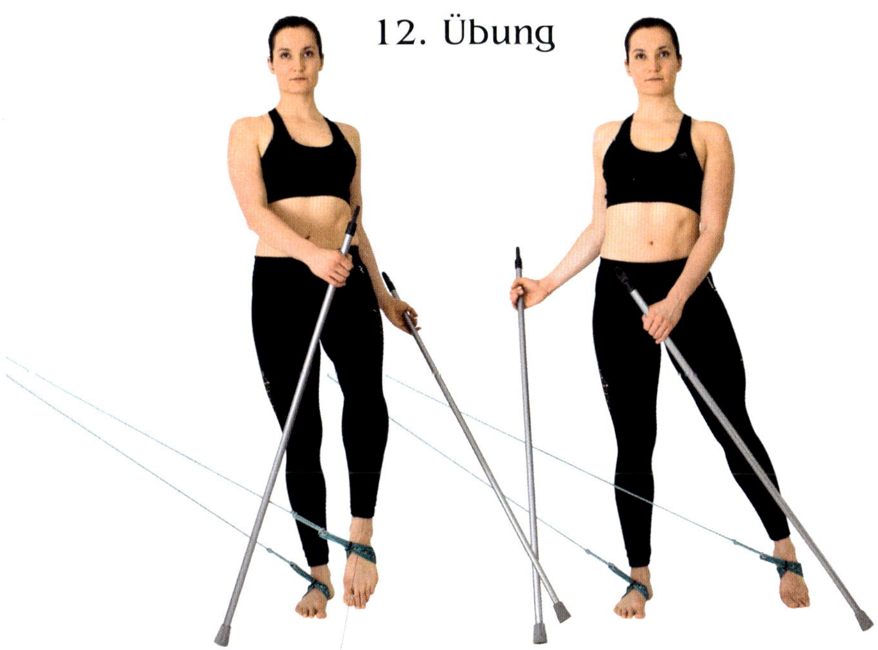

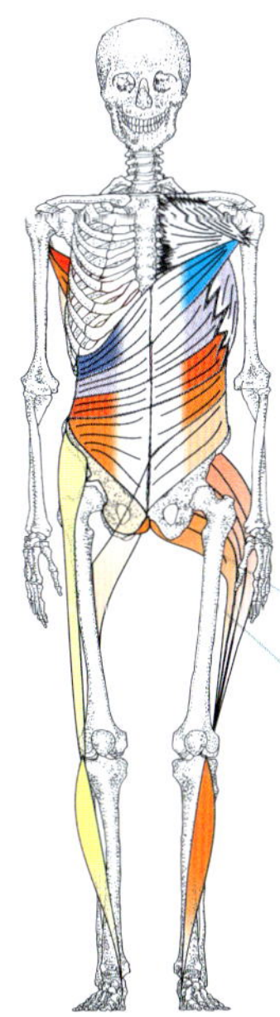

Stabilisation TR, LD, SA, PM

13. Übung

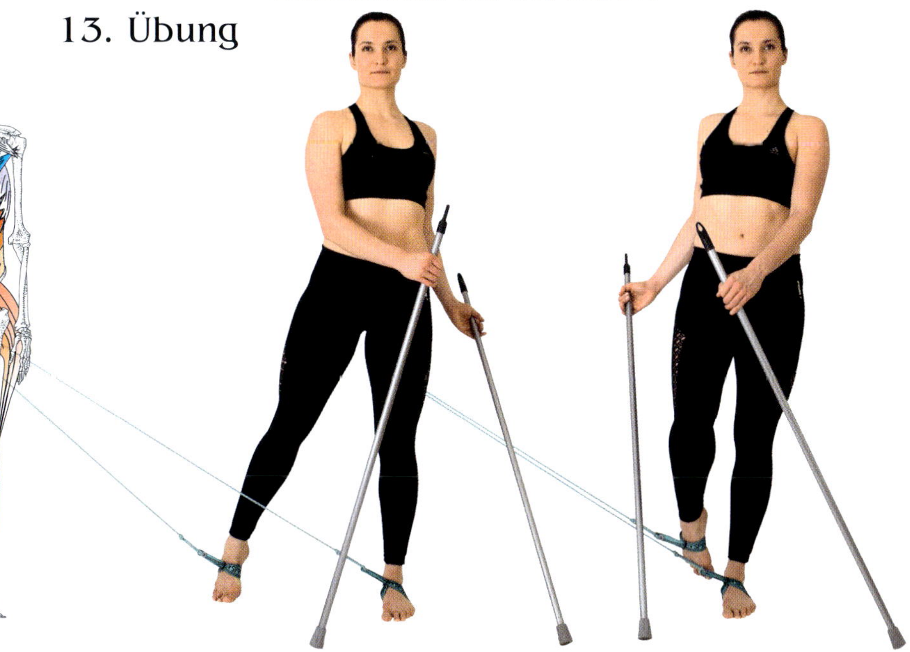

8. Schritt - 6 Übungen für die unteren Gliedmaßen, die durch TR, LD, SA, PM stabilisiert werden. Erreichung der Muskelharmonie im Bereich der unteren Gliedmaßen. Aktive Flexion und Extension des Beines in Hüft- und Kniegelenk mit der Gegenbewegung des Armes.

Stabilisation TR, LD, SA, PM

14. Übung

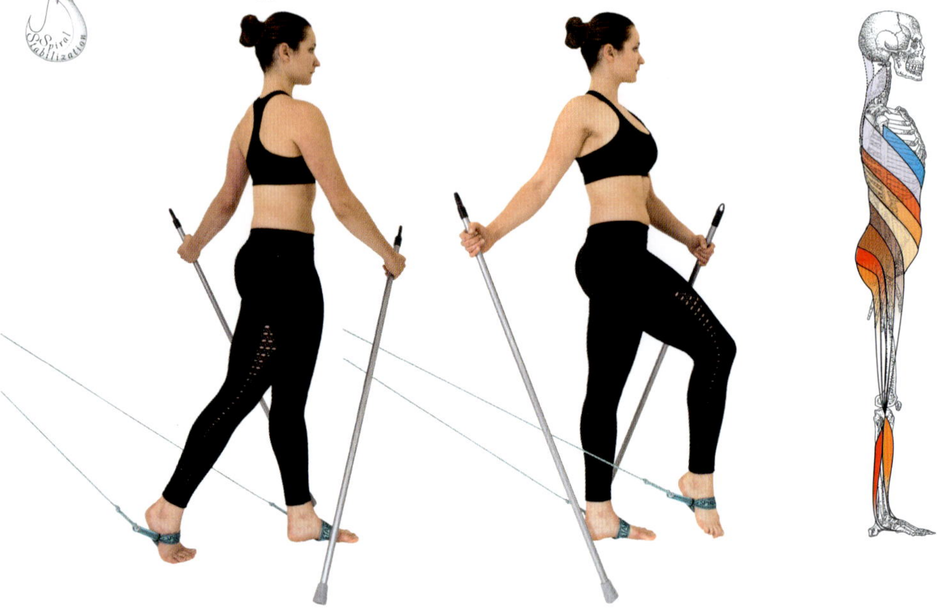

Stabilisation TR, LD

15. Übung

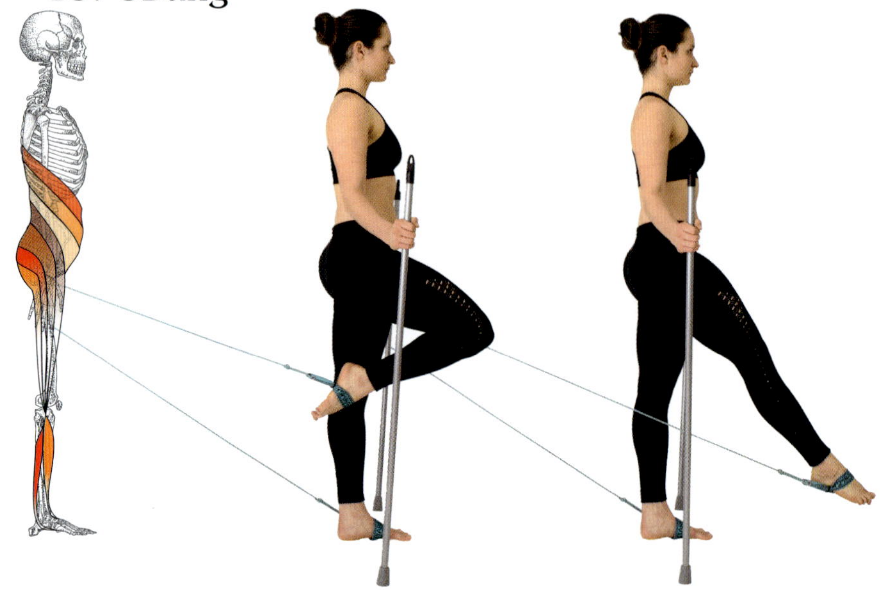

Stabilisation TR, LD, SA, PM

11. Übung

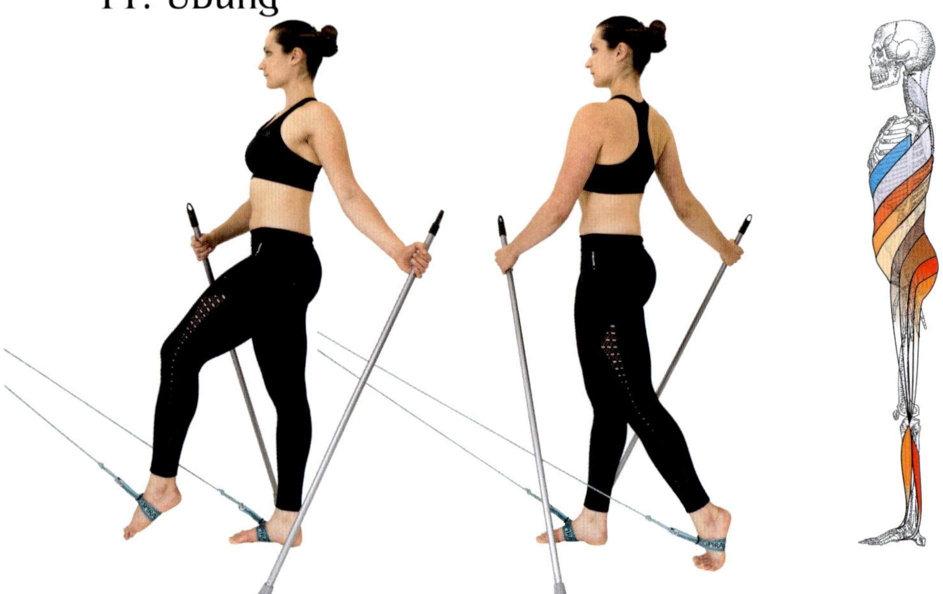

Stabilisation TR, LD

16. Übung

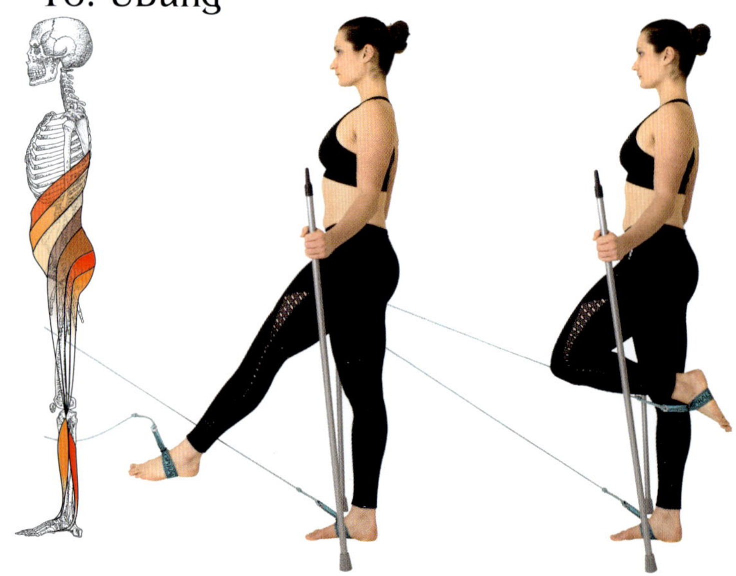

9. Schritt - Der Gang mit Stützstäben wird durch die TR, LD, SA, PM stabilisiert. Einhalten der Körperachsen, Bewegungsmuster für die Extension der Gürtel. Gang mit Gegenbewegung der Arme und Rotation des Beckens gegen den Oberkörper mit dem Stützstab.

Die Unterstützung an einer unteren Extremität muss durch die Streckbewegung der oberen Extremität stabilisiert werden

Stand auf beiden Beinen

Die Unterstützung an einer unteren Extremität muss durch die Streckbewegung der oberen Extremität stabilisiert werden

Stand auf beiden Beinen

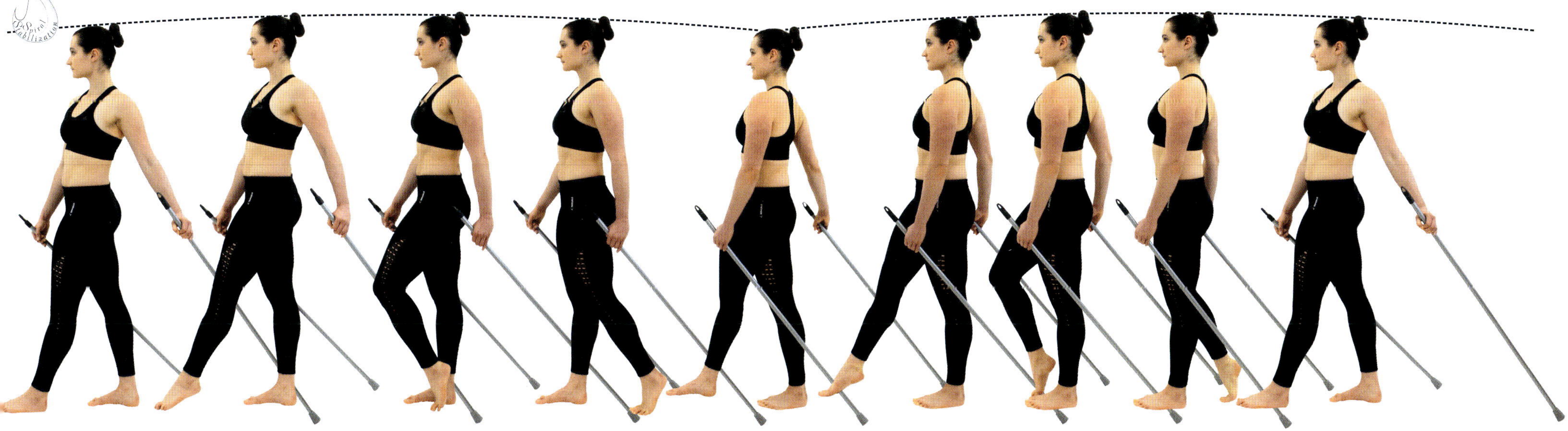

Spirale Stabilisation TR, LD, SA, PM

Vertikale Stabilisation

Rotation TR-C, LD-C

Traktion TR-B, LD-B

Stabilisation TR-A, LD-A

Spirale Stabilisation TR, LD, SA, PM

Vertikale Stabilisation

Rotation TR-C, LD-C

Traktion TR-B, LD-B

Stabilisation TR-A, LD-A

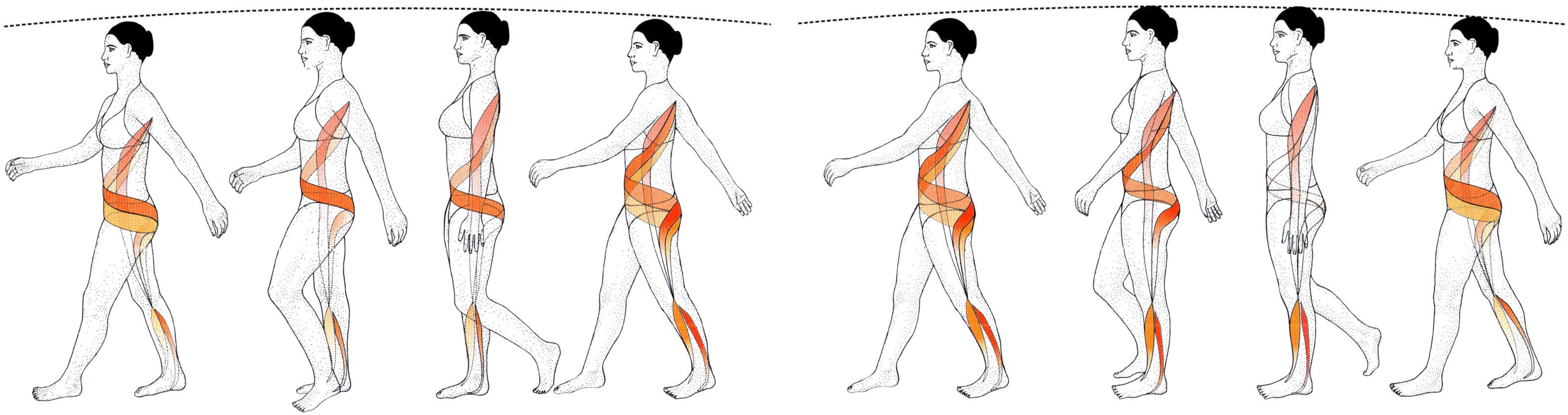

10. Schritt - Der Gang wird durch die TR, LD, SA, PM stabilisiert. Einhalten der Körperachsen, Extensionsbewegungsmuster in den Gürteln. Gang mit Gegenbewegung der Arme und Rotation des Beckens gegen den Oberkörper.

Die Unterstützung an einer unteren Extremität muss durch die Streckbewegung der oberen Extremität stabilisiert werden | **Stand auf beiden Beinen** | **Die Unterstützung an einer unteren Extremität muss durch die Streckbewegung der oberen Extremität stabilisiert werden** | **Stand auf beiden Beinen**

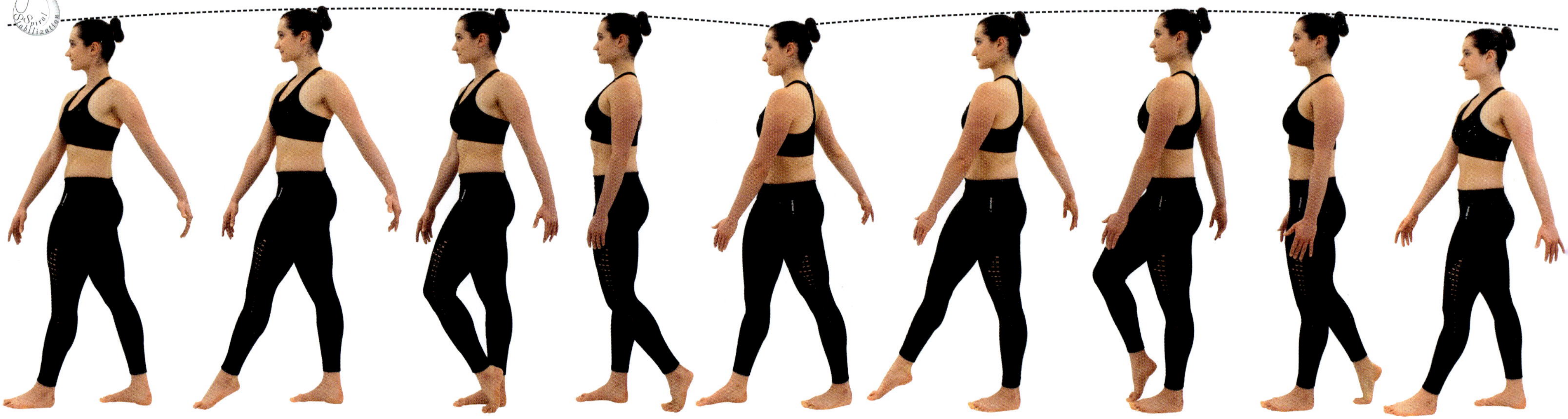

Spirale Stabilisation TR, LD, SA, PM | **Vertikale Stabilisation** | **Spirale Stabilisation TR, LD, SA, PM** | **Vertikale Stabilisation**

Rotation LD-C | **Traktion LD-B** | **Stabilisation LD-A** | **Rotation LD-C** | **Traktion LD-B** | **Stabilisation LD-A**

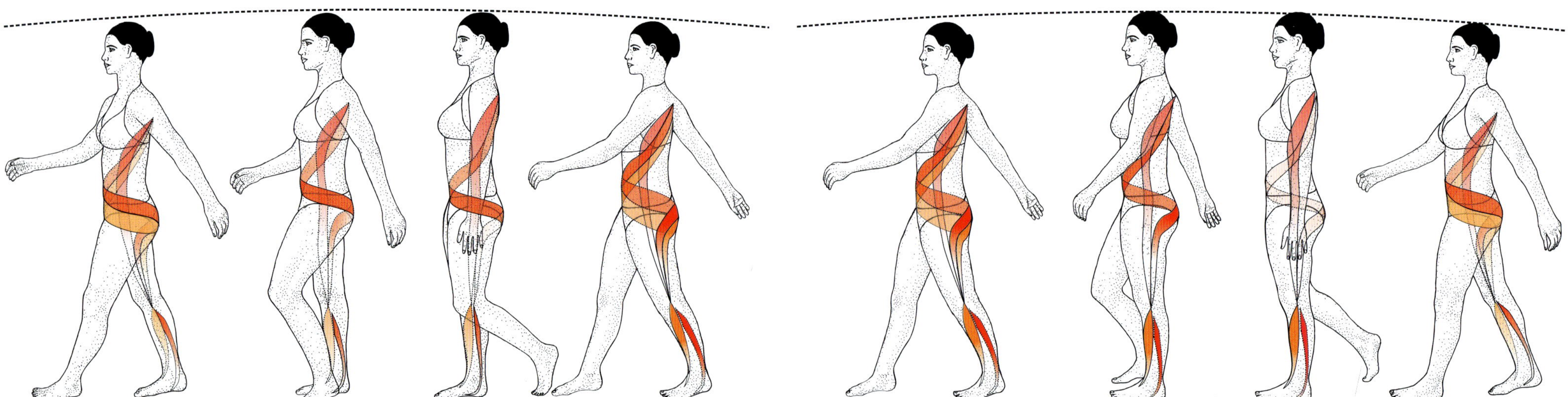

11. Schritt - Die Übung wird durch TR, LD stabilisiert. Dehnung der Rückenmuskulatur mit Betonung auf die Mobilisierung der Segmente in einzelnen Körperebenen. Übergang von der stabilisierten Position in die Kyphose mit Betonung auf die einzelnen Abschnitte - Üben mit beiden Armen.

Dehnung und Mobilisierung des Hinterkopfes und des Nackens | **Dehnung und Mobilisierung des C/Th Übergangs** | **Dehnung und Mobilisierung der Rumpfmitte**

1. Übung

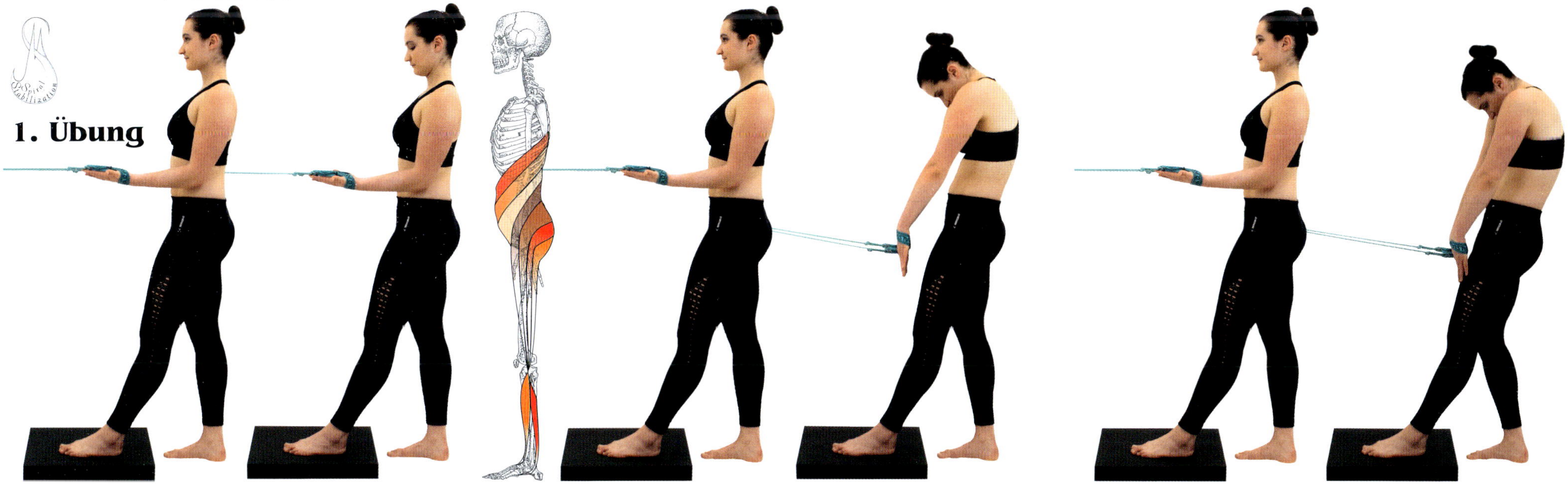

Dehnung und Mobilisierung des unteren Rumpfes | **Dehnung und Mobilisierung der Lendenwirbelsäule** | **Dehnung der hinteren Muskelgruppe des Oberschenkels**

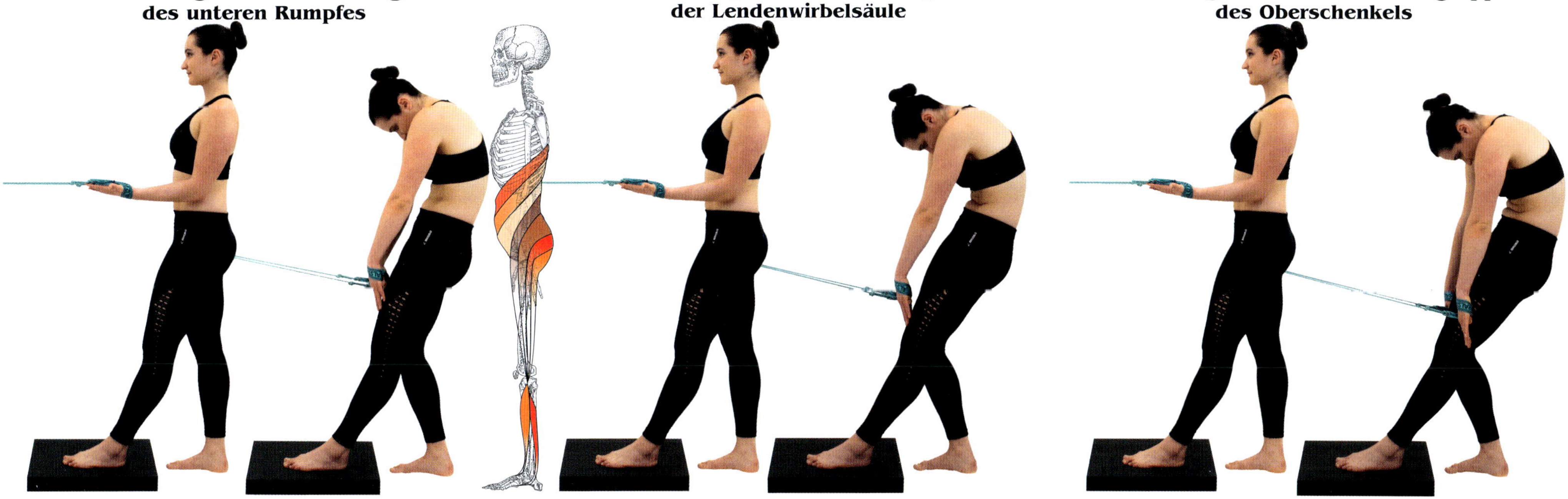

12. Schritt - Die Übung wird durch die TR, LD stabilisiert. Dehnung der Nackenmuskulatur und des Schultergelenkes.

Dehnung der Nackenmuskulatur und des Schultergelenkes in der stabilisierten Position - Üben mit einem Arm.

Dehnung des M. triceps brachii

2. Übung J

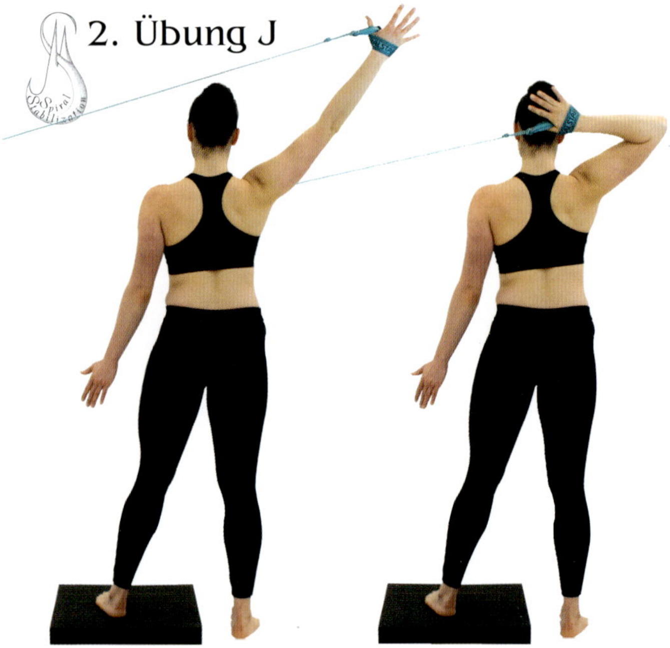

Dehnung des M. teres major

2. Übung K

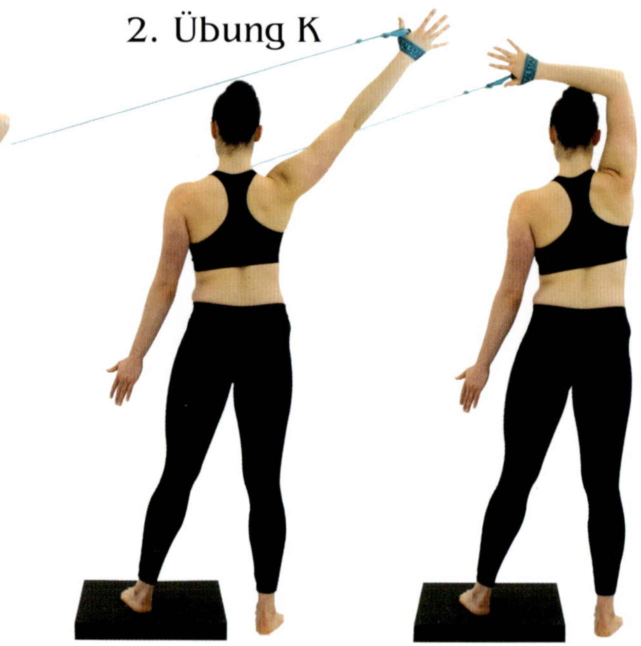

Dehnung des M. latissimus dorsi

2. Übung L

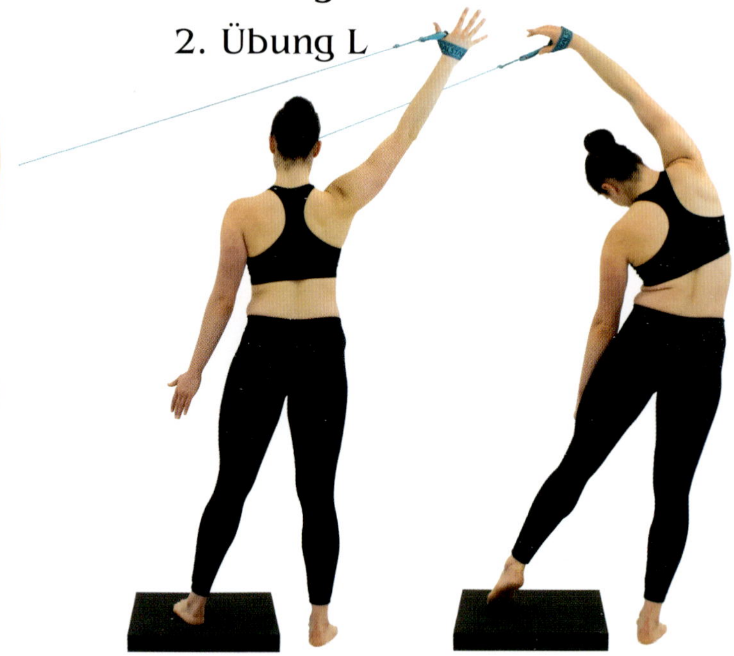

Stabilisation TR, LD

2. Übung M

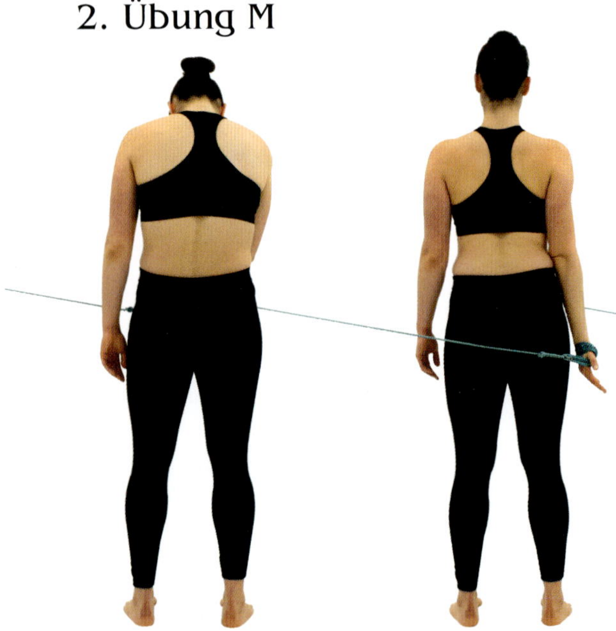

Dehnung des M. scalenus posterior

18. Übung N

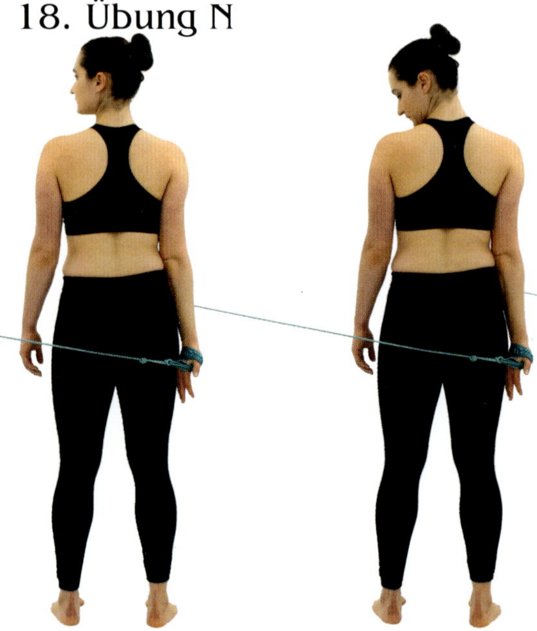

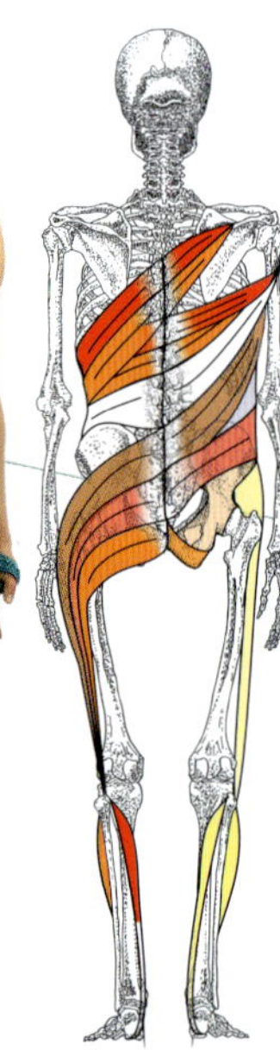

Dehnung des M. scalenus medius und anterior

18. Übung O

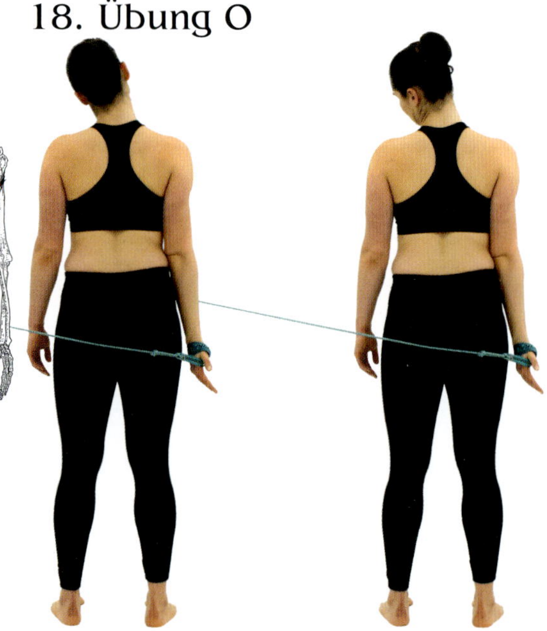

10. Übung ∞

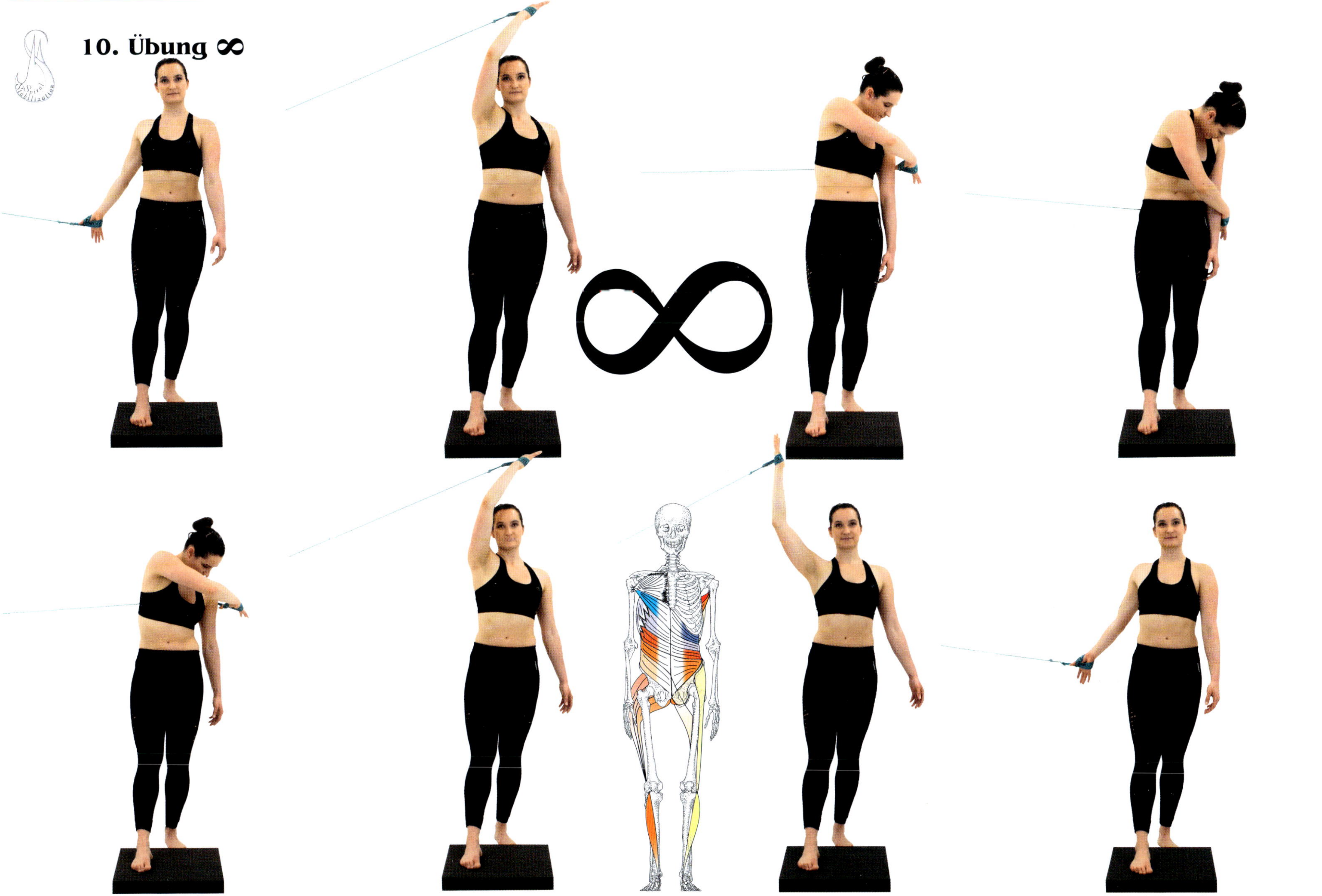

14. Schritt - Die Übung wird durch TR, LD, SA, PM stabilisiert. Mobilisierung der ganzen Wirbelsäule in der Flexion, Dehnung der Hüftbeuger und Hüftstrecker. Den Kopf nach unten in Richtung Knie ziehen, das Becken nach vorn schieben und in die Achse bringen - Üben mit beiden Armen.

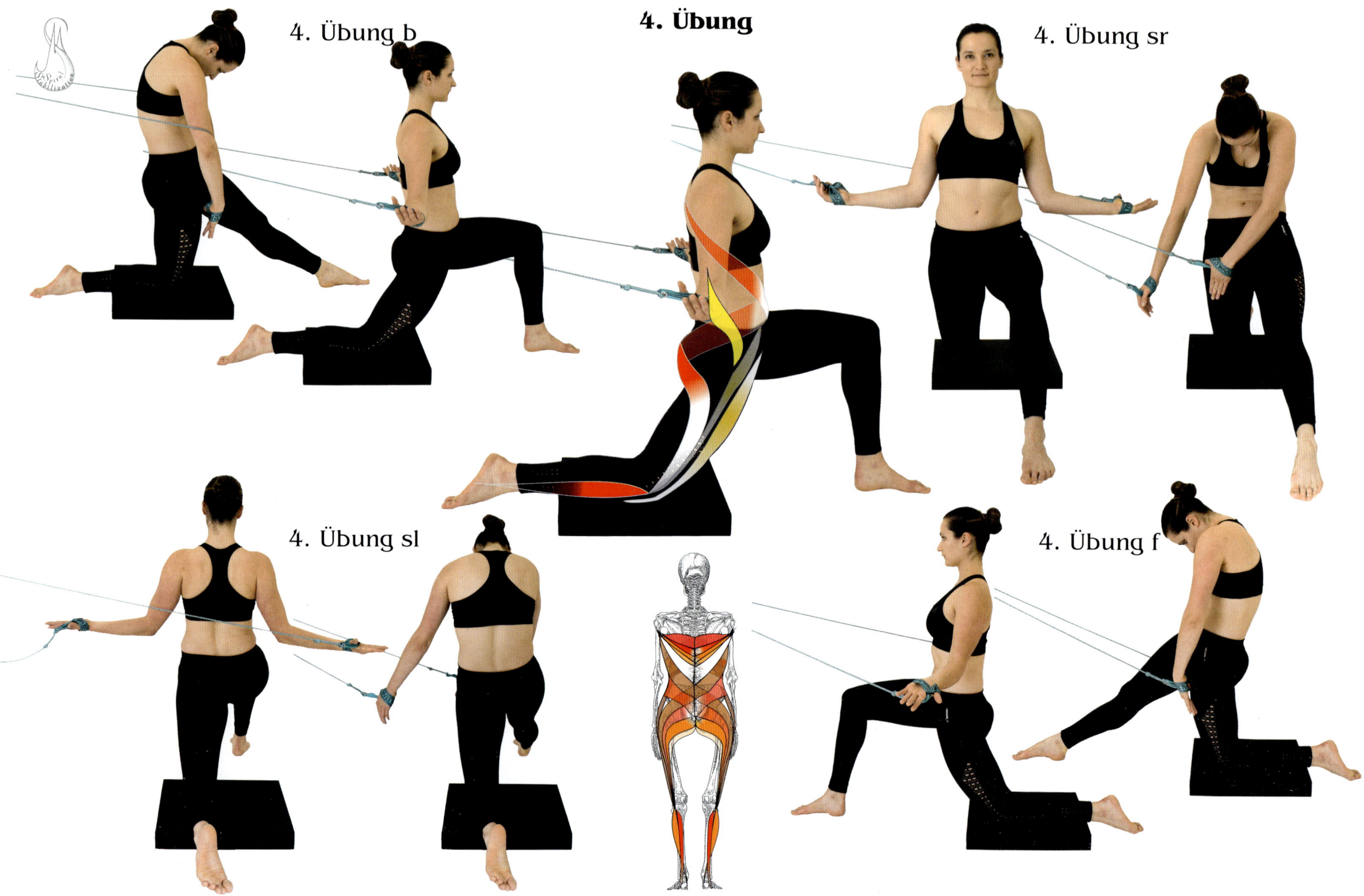

IV.
Anatomie der Muskelketten

DIE DREI WICHTIGSTEN VORAUSSETZUNGEN FÜR DIE ENTSTEHUNG DER SPIRALSTABILISATION: ACHSESTELLUNG DES KÖRPERS, MUSKELGLEICHGEWICHT UND AUSREICHENDER BEWEGUNGSUMFANG.

František Hofman ist mehrfacher Weltmeister und Europameister in natur Bodybuilding.
Seine Muskeln sind stark wie Eisen aber er trainiert nicht mit Eisen, sondern nur mit dem elastischen Seil.

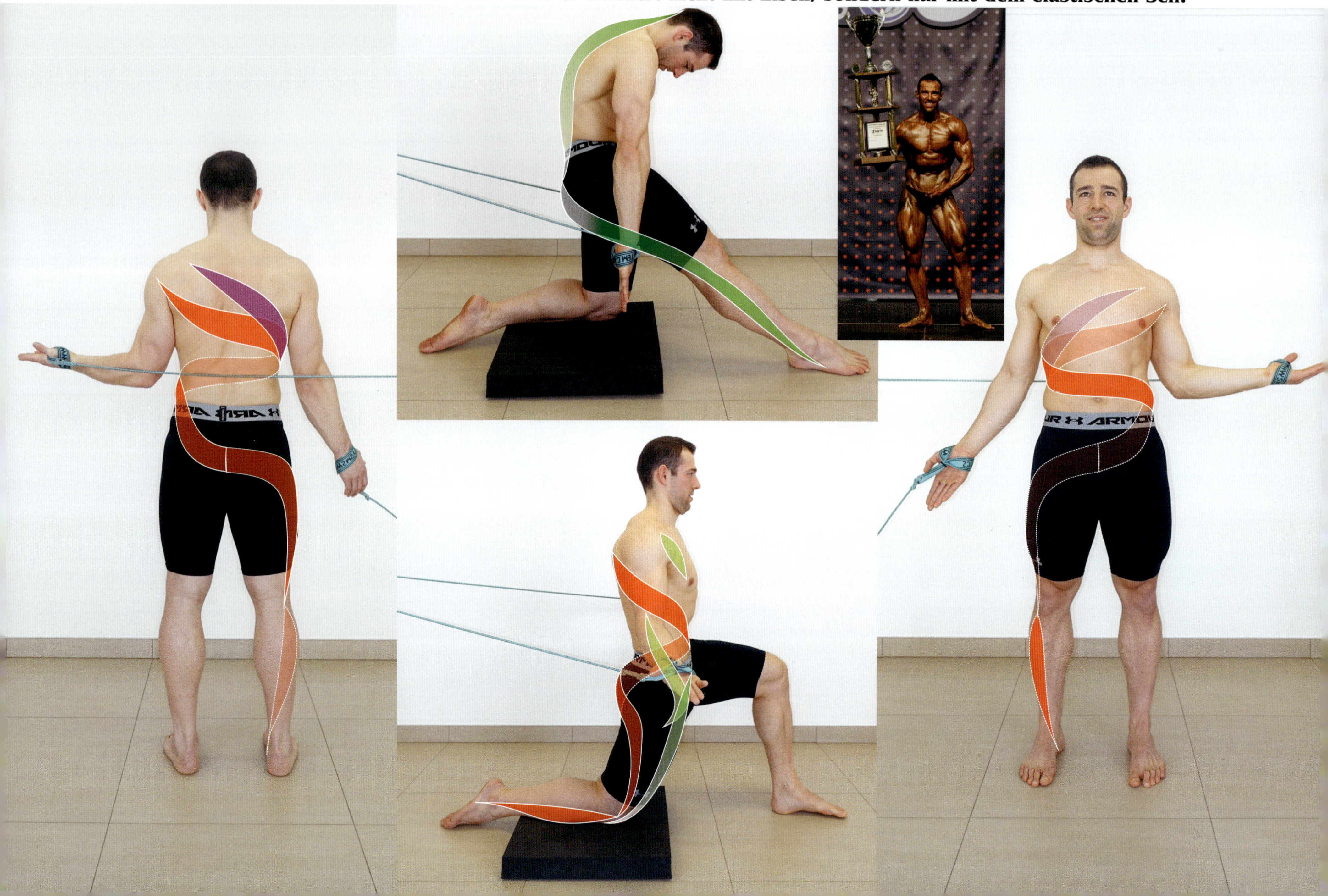

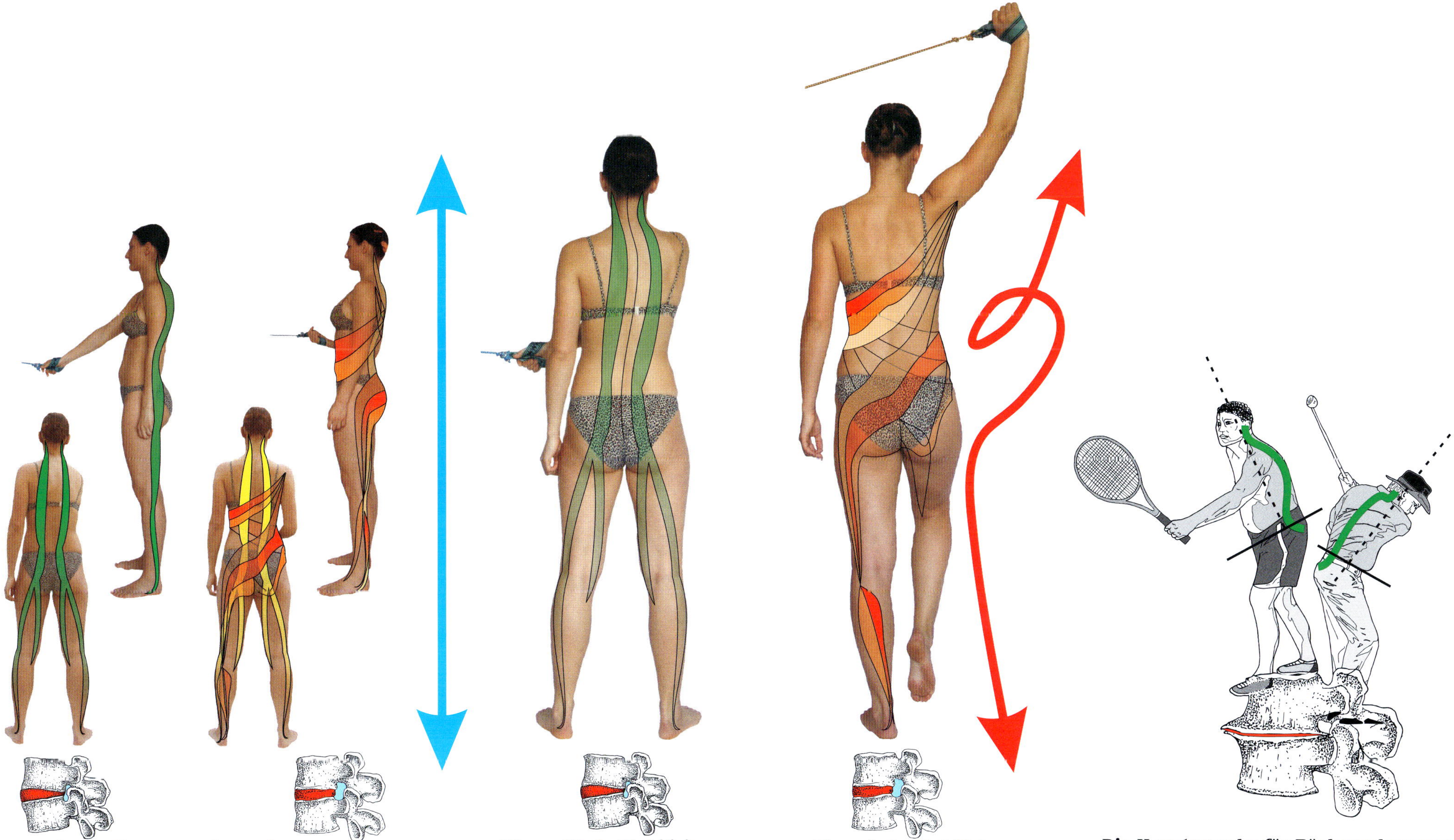

In der Bewegung kommt es
zu einer Wechselwirkung von spiraler
und vertikaler Stabilisierung

Die vertikale Stabilisierung
ist optimal für die
Ruhestellung des Körpers

Die spirale Stabilisierung
ist optimal für
die Bewegung

Die Hauptursache für Rückenschmerzen
und die Degeneration ist die unkorrekte
vertikale Stabilisierung in der Bewegung

Die Wirbelsäule und die Gelenke werden in der Ruheposition durch die vertikalen und bei der Bewegung durch die spiralen Muskelketten stabilisiert

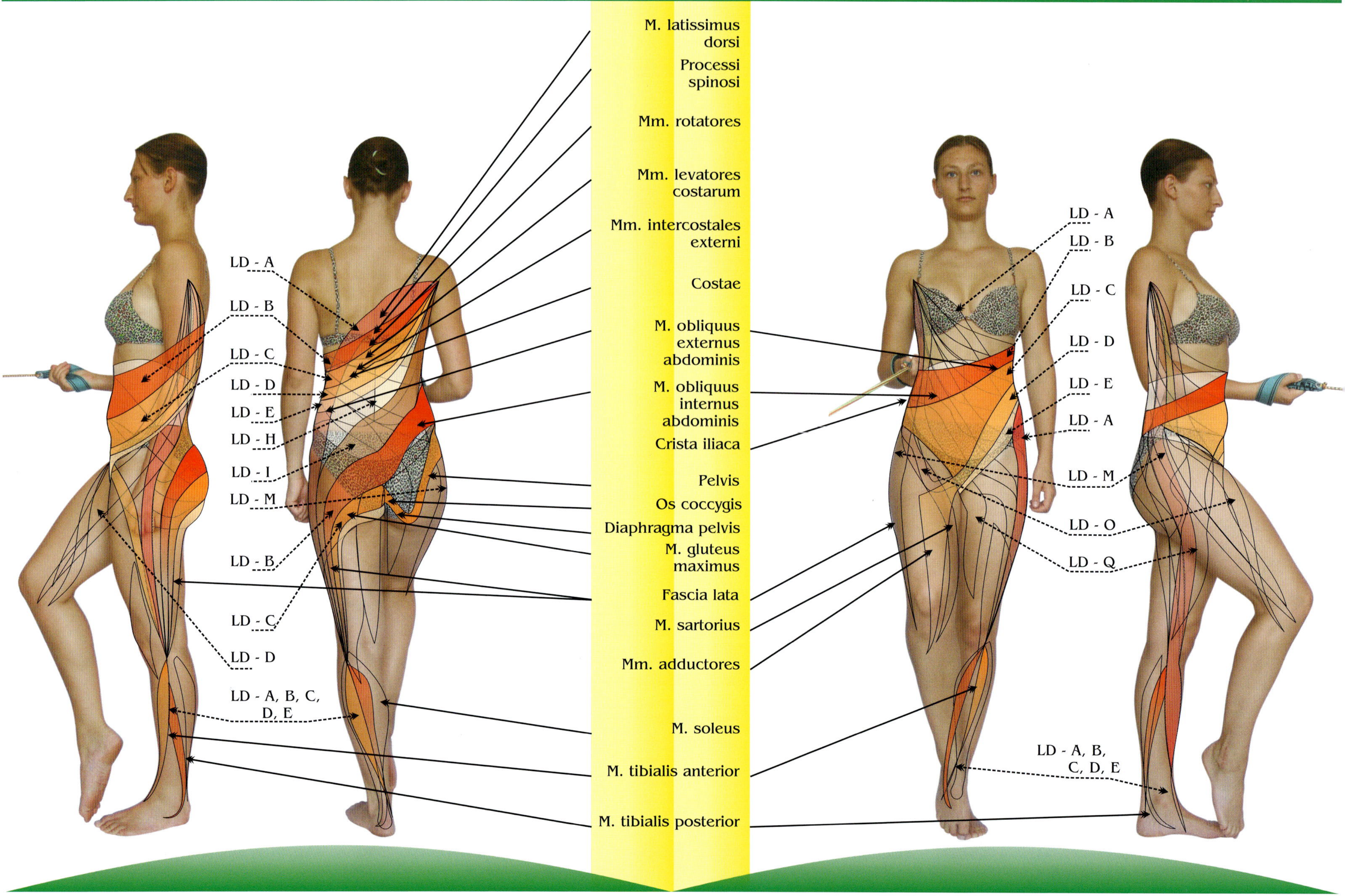

Die spirale Stabilisierung ist die optimale Bewegungsstabilisierung

Spirale Latissimus dorsi - Zurückziehen mit der rechten Hand - Stand auf dem rechten Bein

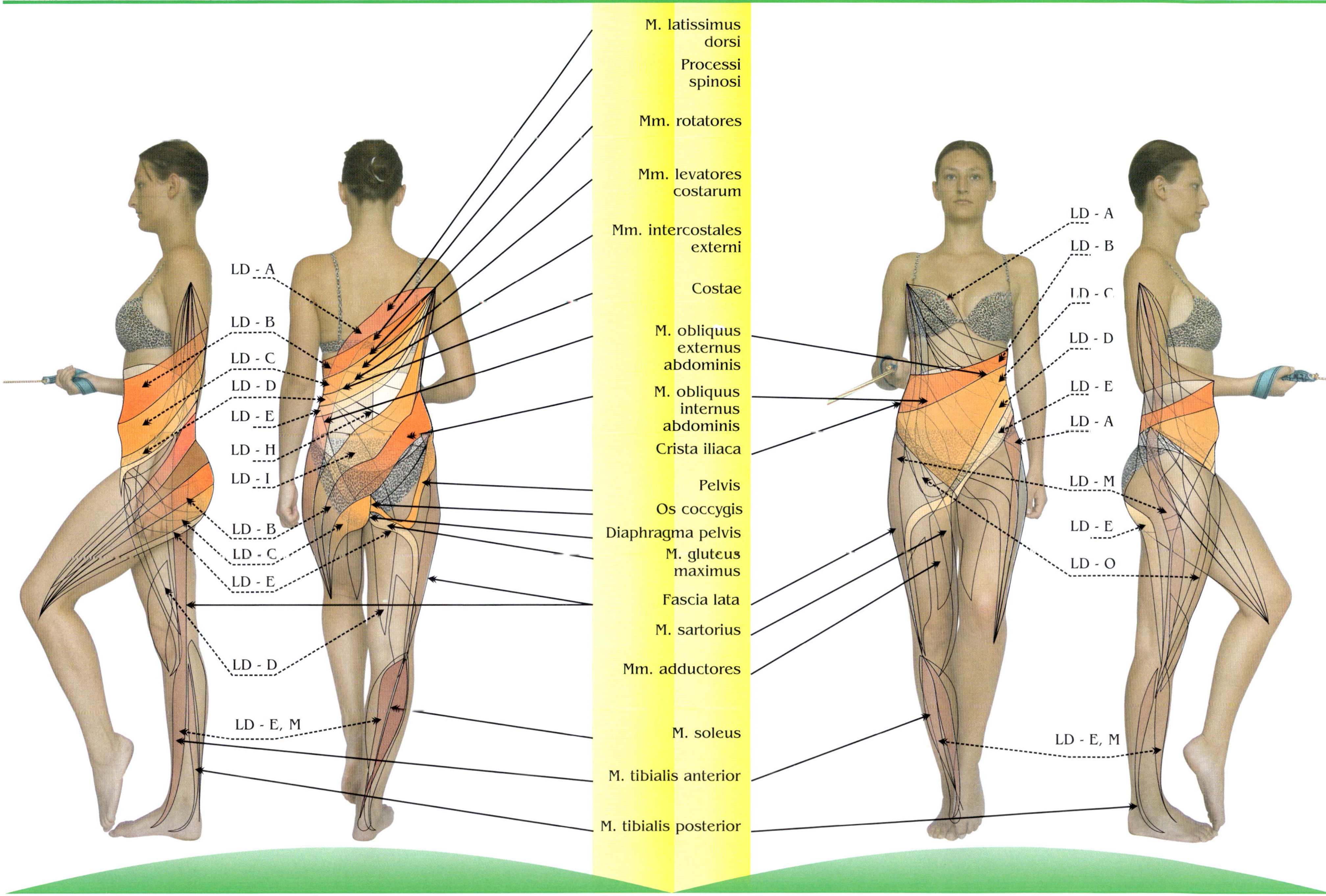

Spirale Latissimus dorsi - Seitwärtsziehen mit der rechten Hand - Stand auf dem linken Bein

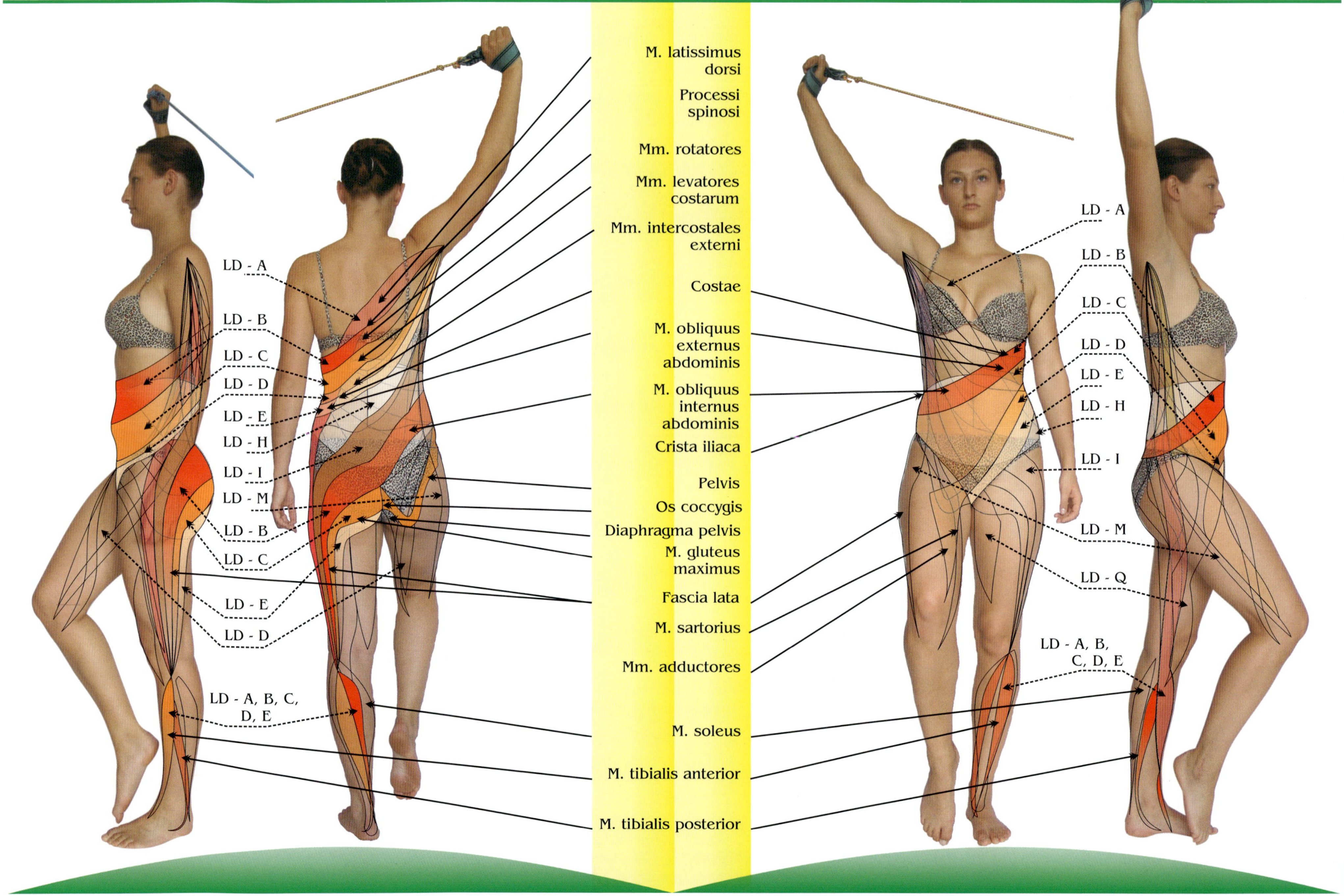

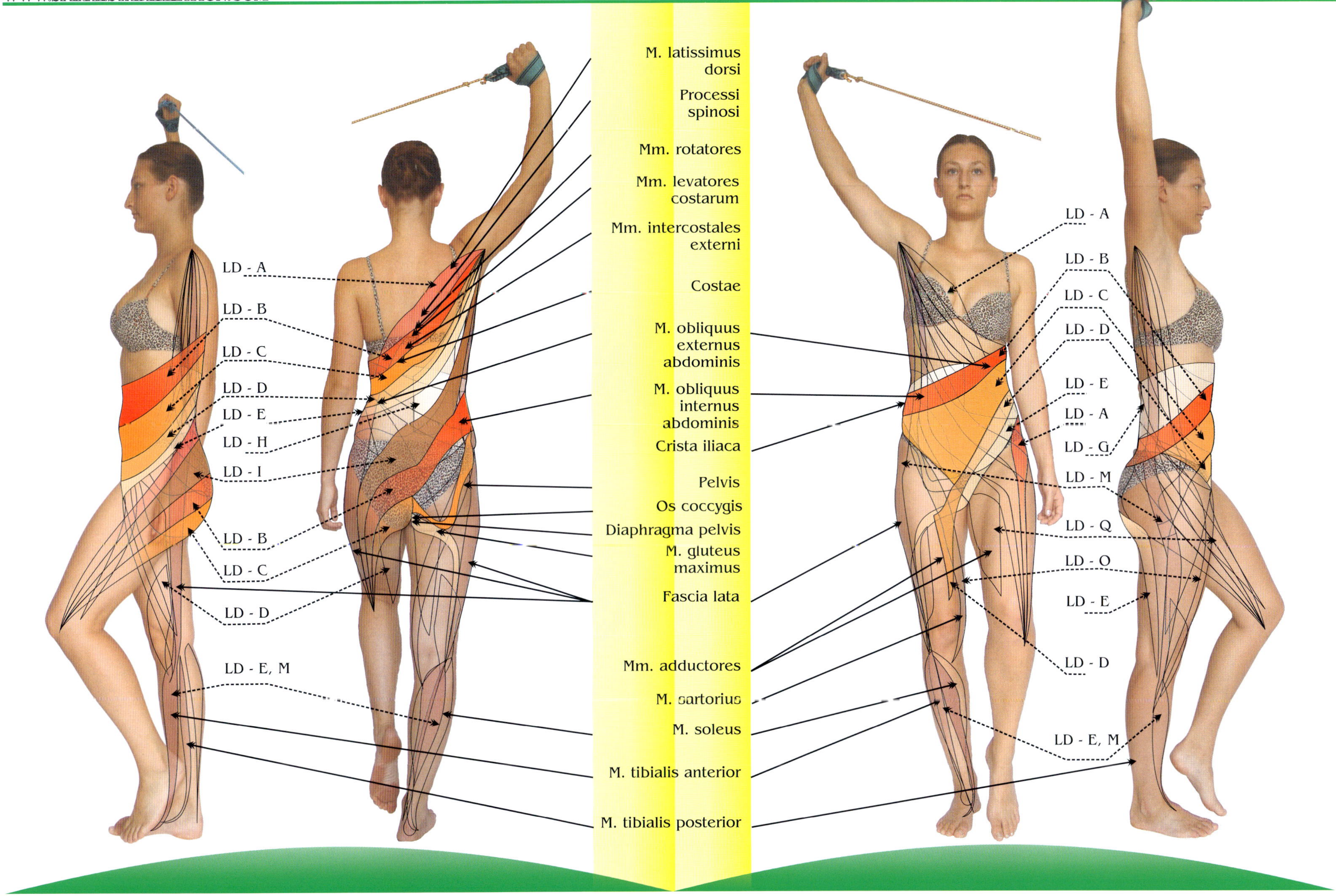

Die spirale Stabilisierung ist die optimale Bewegungsstabilisierung

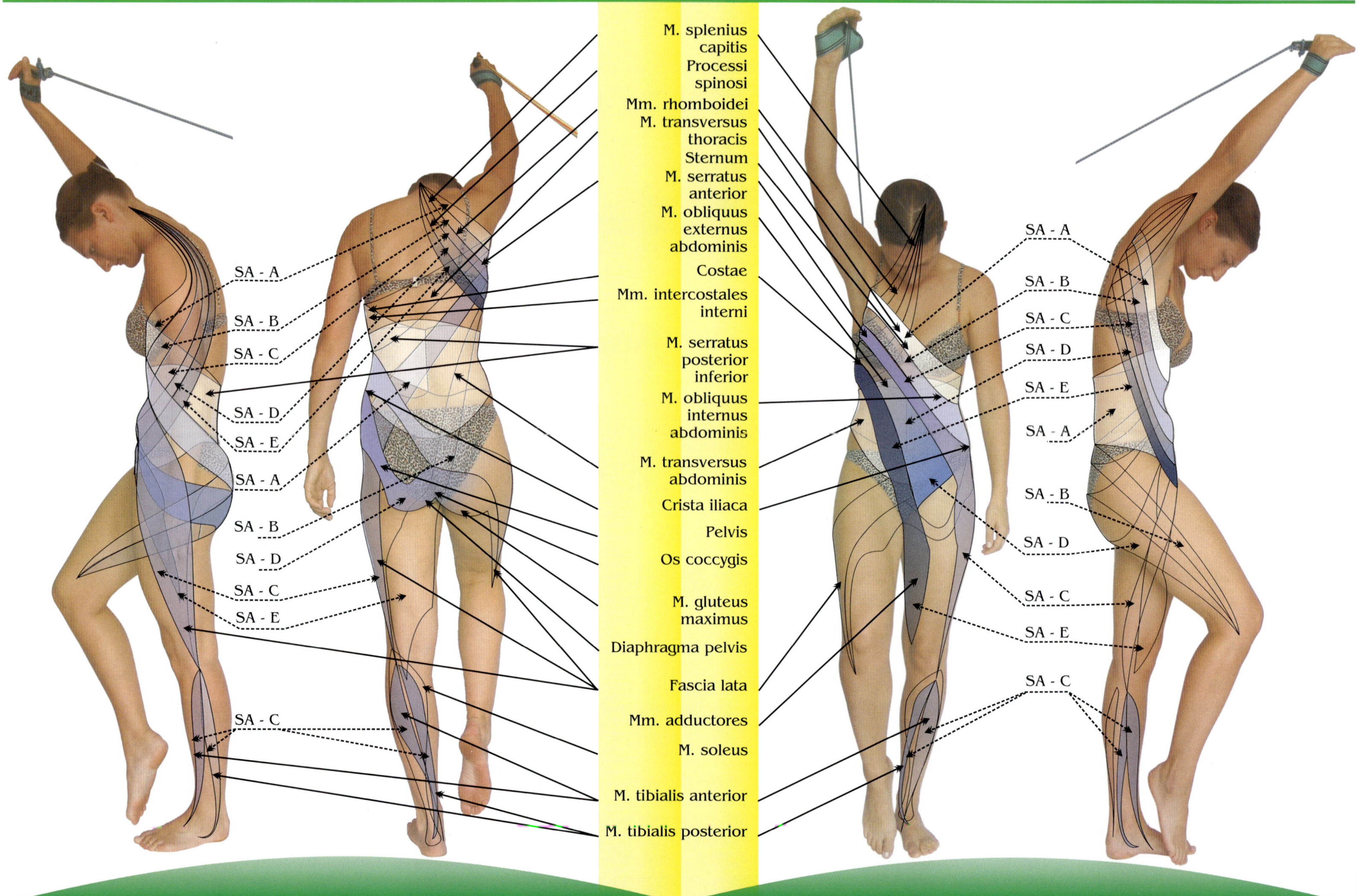
SA - A
SA - B
SA - C
SA - D
SA - E
SA - A
SA - B
SA - D
SA - C
SA - E
SA - C
M. splenius capitis
Processi spinosi
Mm. rhomboidei
M. transversus thoracis
Sternum
M. serratus anterior
M. obliquus externus abdominis
Costae
Mm. intercostales interni
M. serratus posterior inferior
M. obliquus internus abdominis
M. transversus abdominis
Crista iliaca
Pelvis
Os coccygis
M. gluteus maximus
Diaphragma pelvis
Fascia lata
Mm. adductores
M. soleus
M. tibialis anterior
M. tibialis posterior
SA - A
SA - B
SA - C
SA - D
SA - E
SA - A
SA - B
SA - D
SA - C
SA - E
SA - C

Spirale Serratus anterior - Heranziehen des Brustkorbs zum Becken und Zug mit dem rechten Arm nach vorn - Stand auf dem rechten Bein

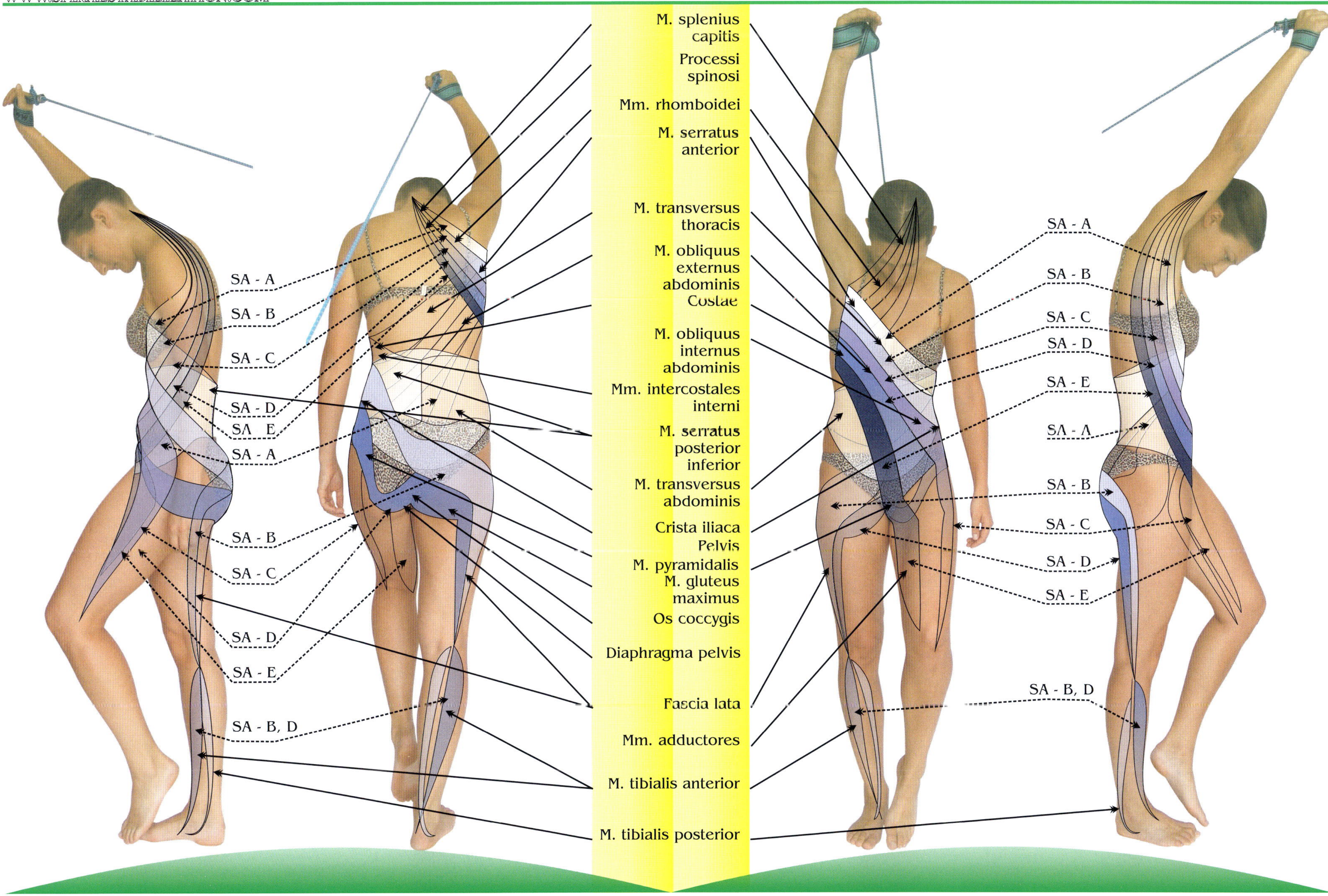

Die spirale Stabilisierung ist die optimale Bewegungsstabilisierung

Spirale Serratus anterior - Seitwärtsziehen mit der rechten Hand über den Kopf zur Körperachse - Stand auf dem linken Bein

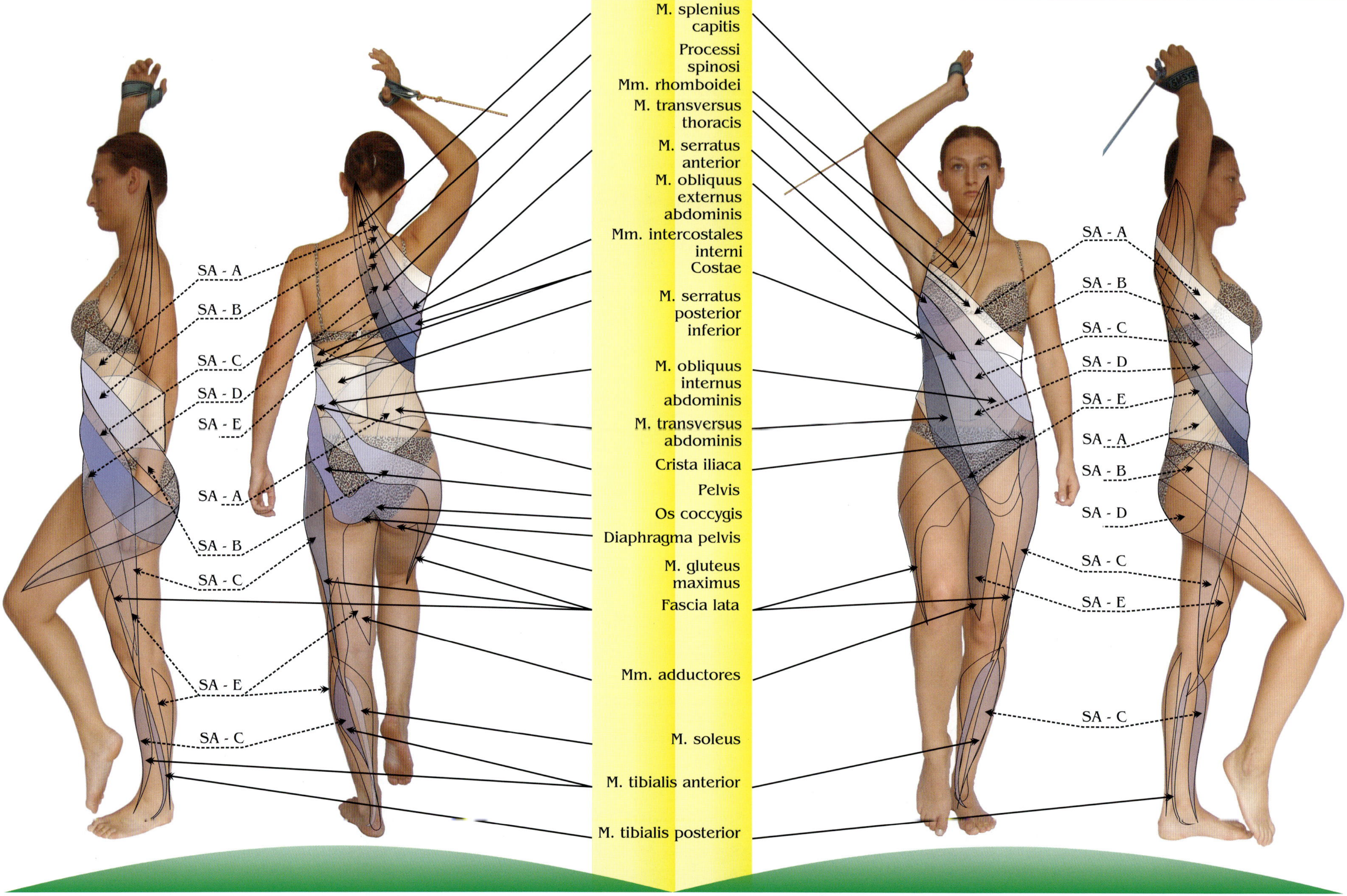

Spirale Serratus anterior - Seitwärtsziehen mit der rechten Hand über den Kopf zur Körperachse - Stand auf dem rechten Bein

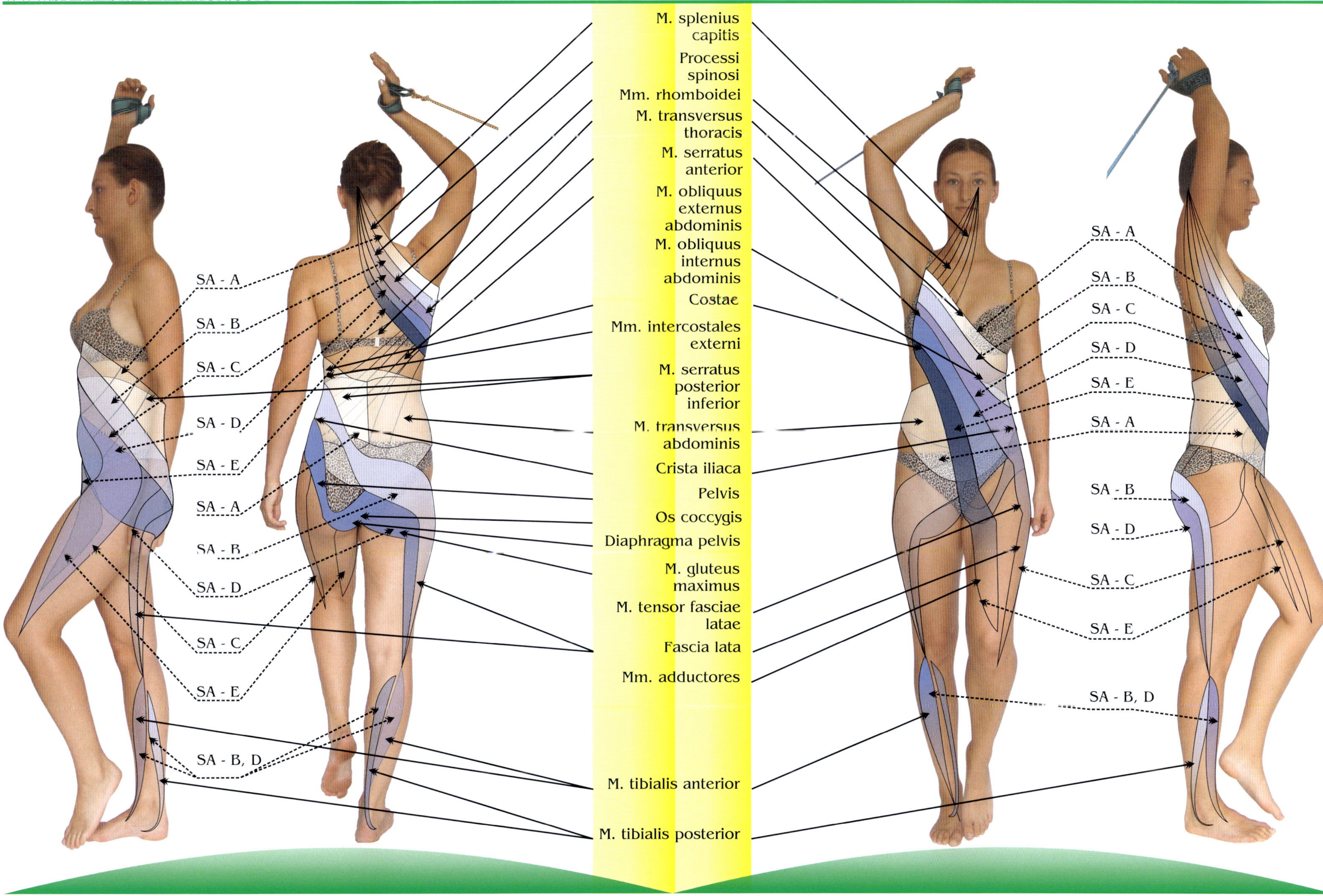

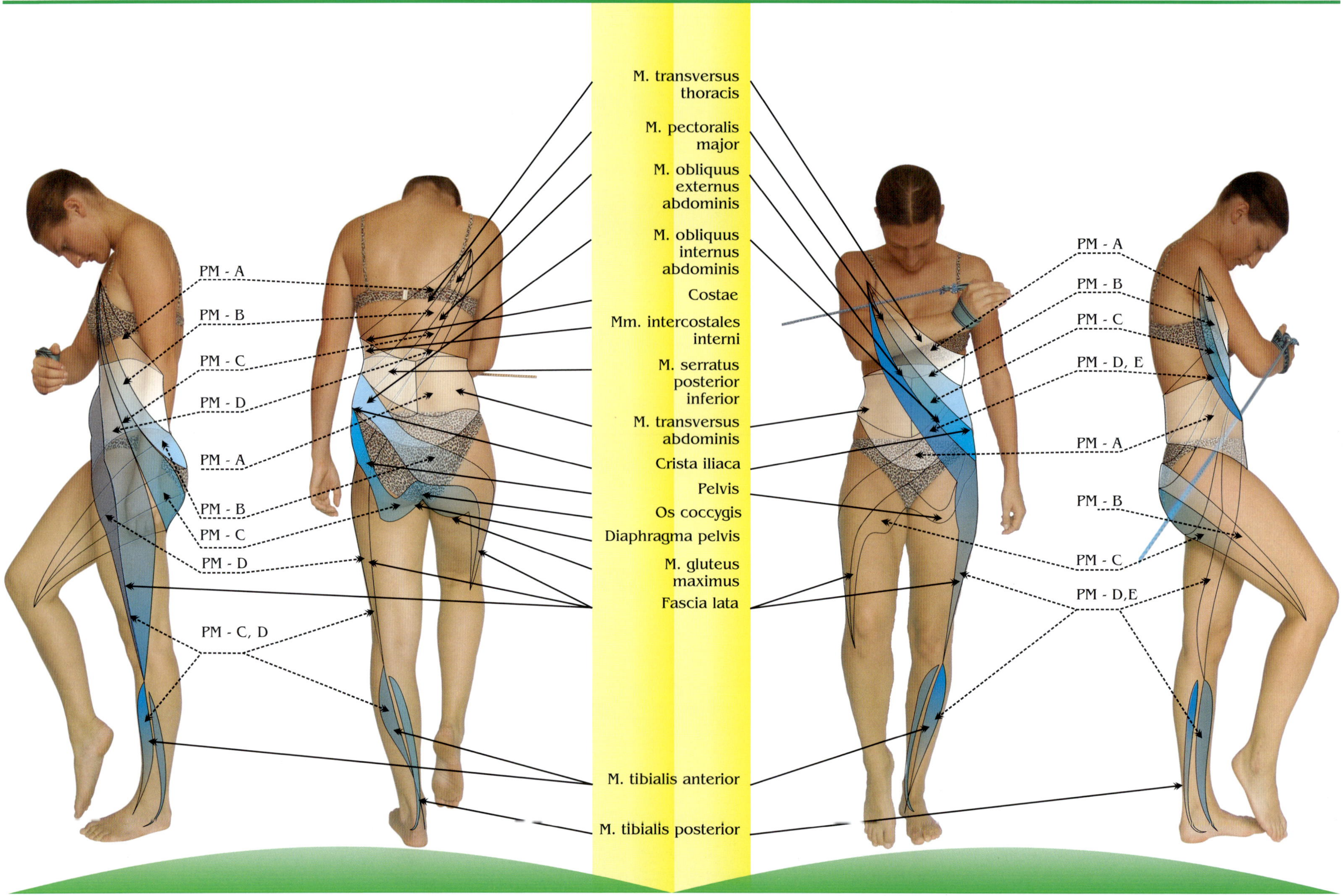
M. transversus thoracis
M. pectoralis major
M. obliquus externus abdominis
M. obliquus internus abdominis
Costae
Mm. intercostales interni
M. serratus posterior inferior
M. transversus abdominis
Crista iliaca
Pelvis
Os coccygis
Diaphragma pelvis
M. gluteus maximus
Fascia lata
M. tibialis anterior
M. tibialis posterior
PM - A
PM - B
PM - C
PM - D
PM - A
PM - B
PM - C
PM - D
PM - C, D
PM - A
PM - B
PM - C
PM - D, E
PM - A
PM - B
PM - C
PM - D,E

Spirale Pectoralis major - Seitwärtsziehen mit der rechten Hand vor dem Brustkorb - Stand auf dem rechten Bein

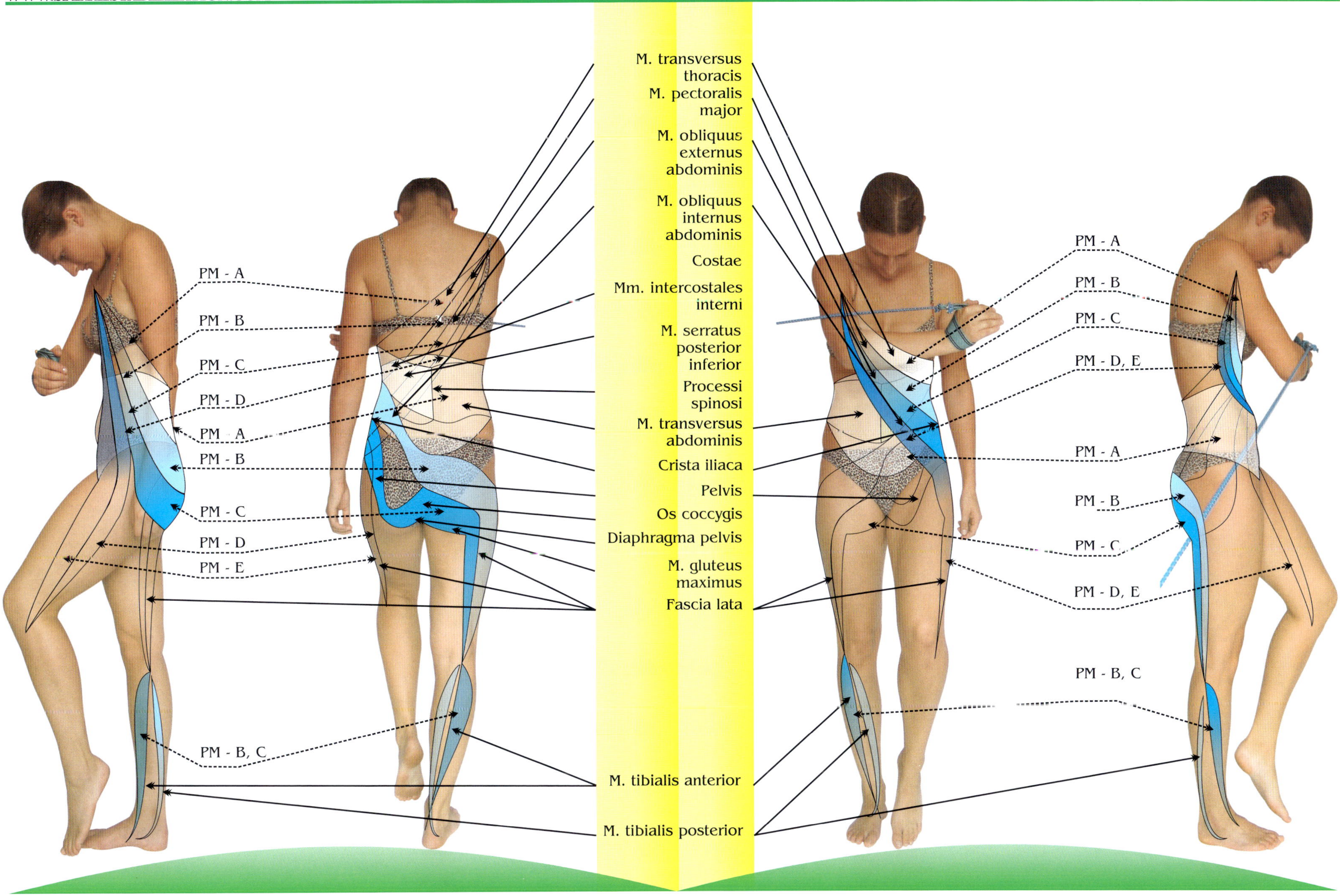

Spirale und Vertikale des Trapezius - Zurückziehen mit der rechten Hand - Stand auf dem linken Bein

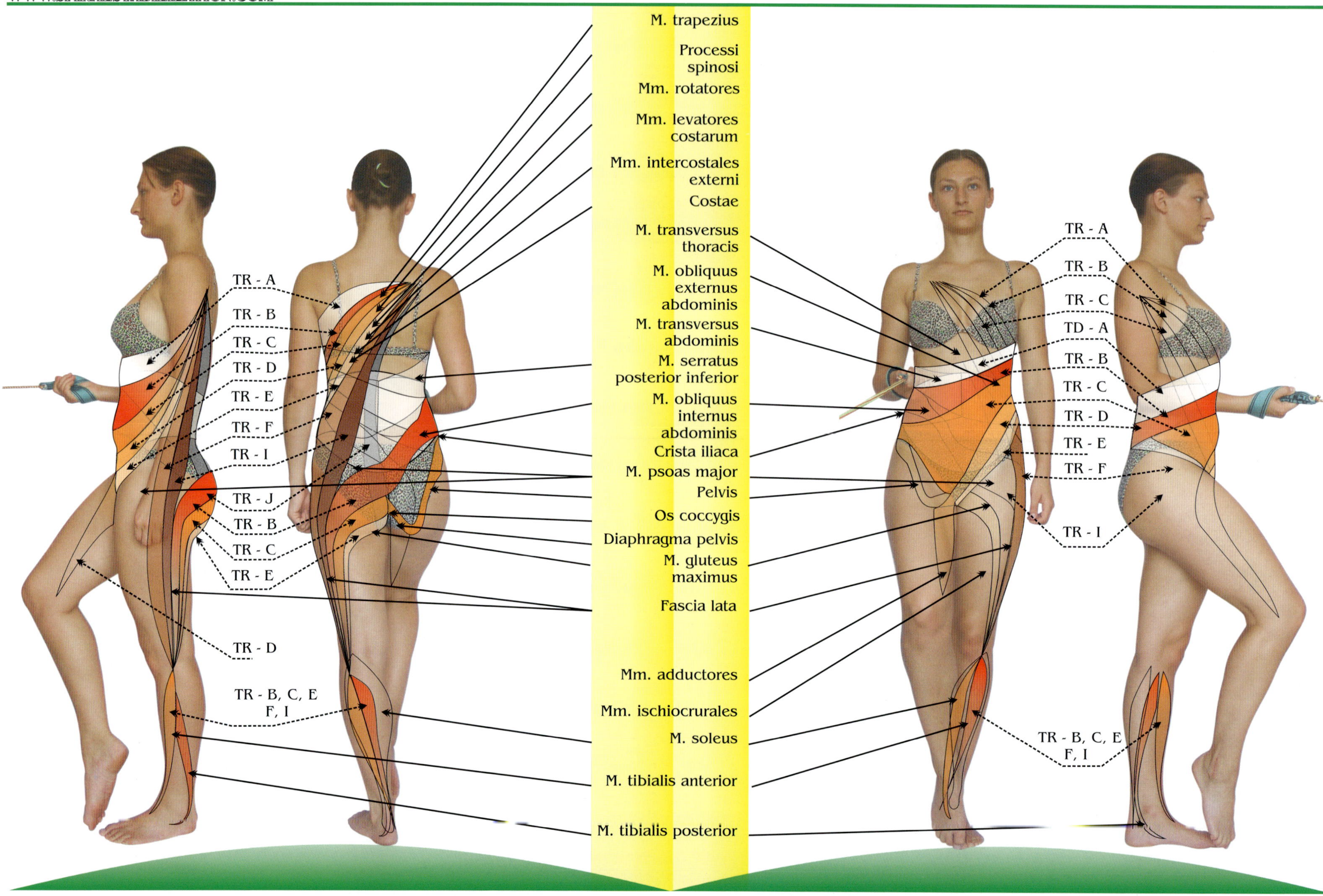

Die Muskelkette Trapezius hat einen spiralen und vertikalen Teil

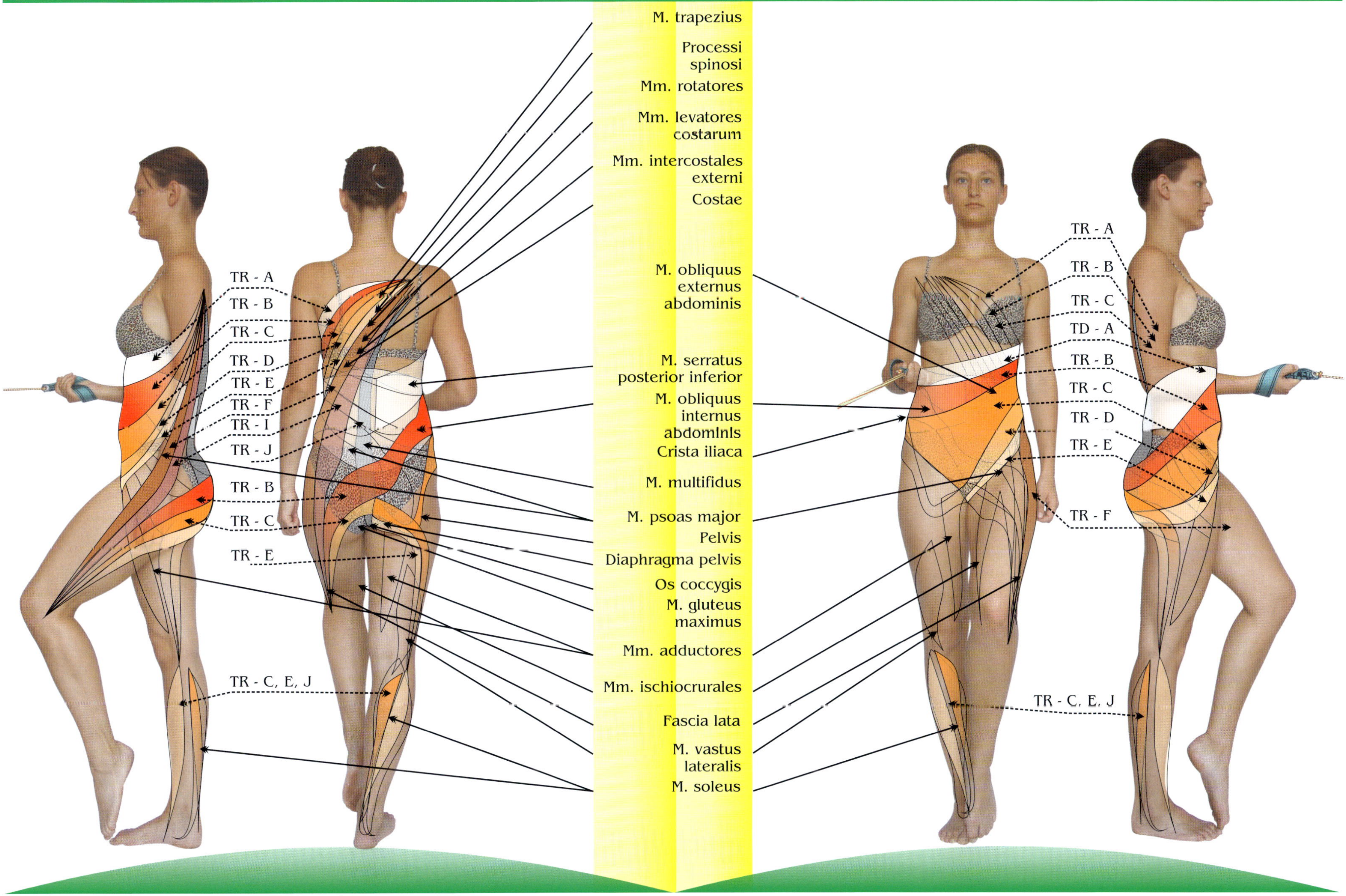

Die Muskelkette Trapezius hat einen spiralen und vertikalen Teil

Vertikale Erector spinae - entspannter Stand

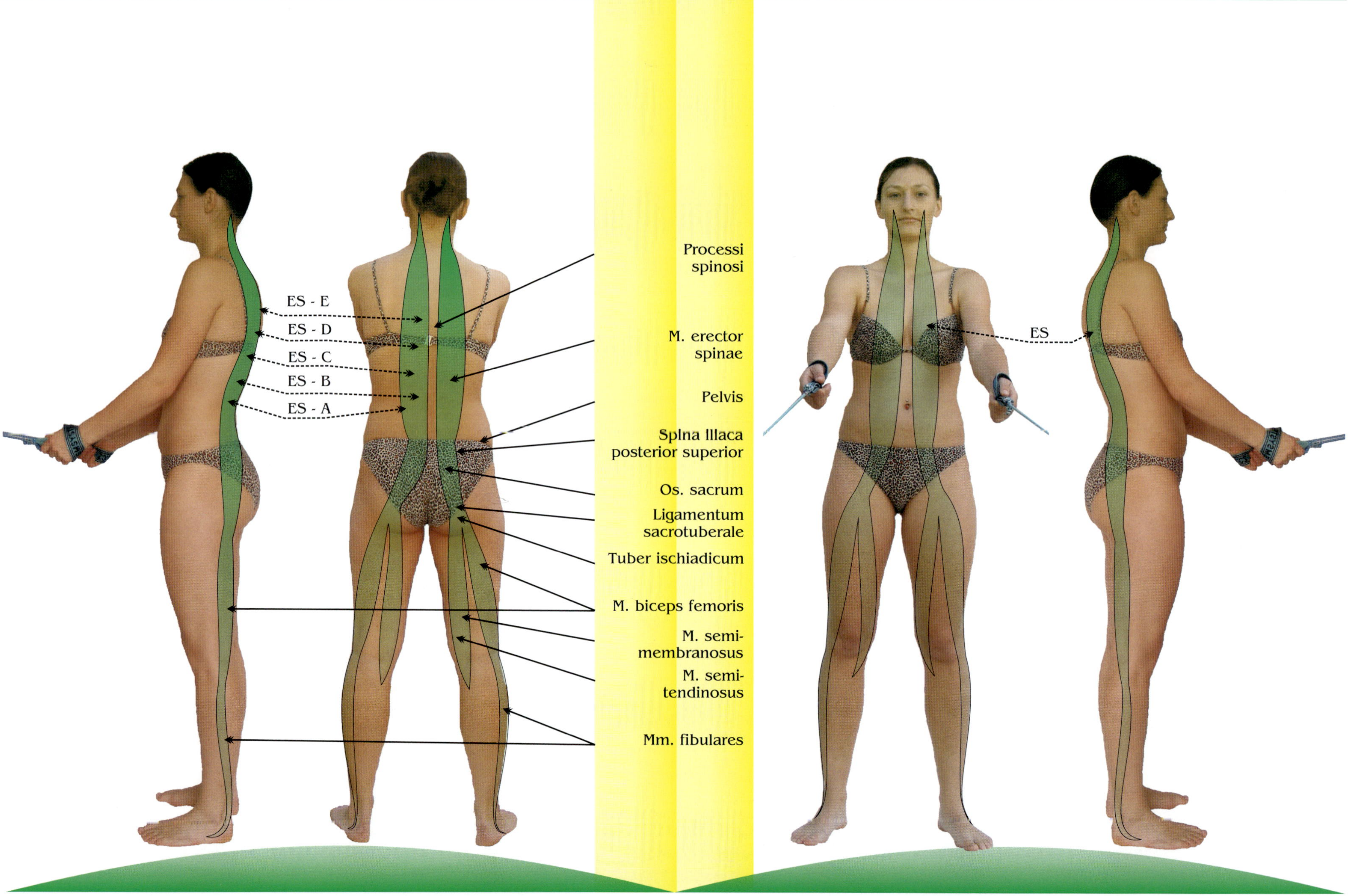

Die vertikale Stabilisierung ist eine optimale Stabilisierung in der Ruhestellung

Vertikale Rectus abdominis - entspannter Stand

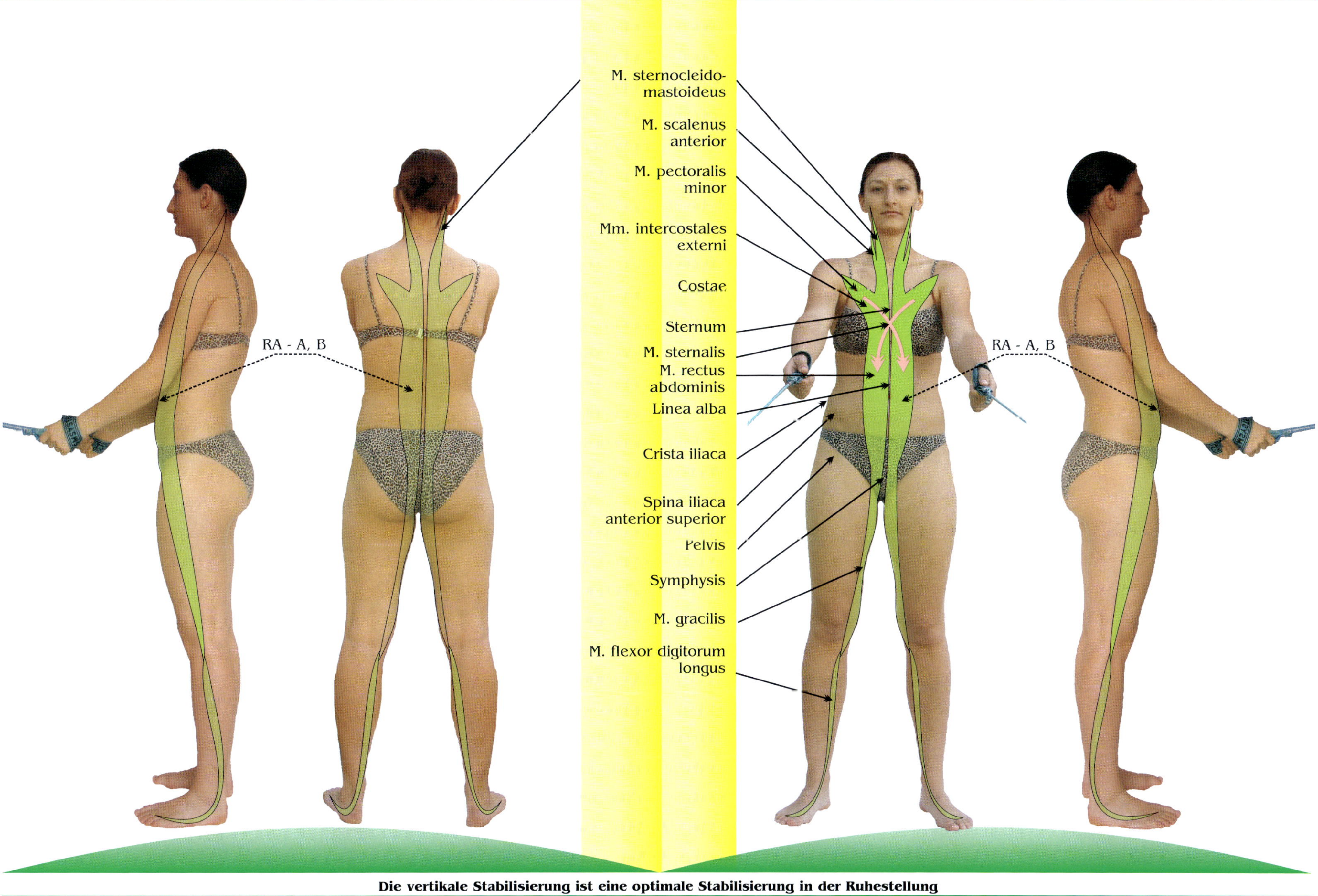

Die vertikale Stabilisierung ist eine optimale Stabilisierung in der Ruhestellung

Vertikale Quadratus lumborum - entspannter Stand

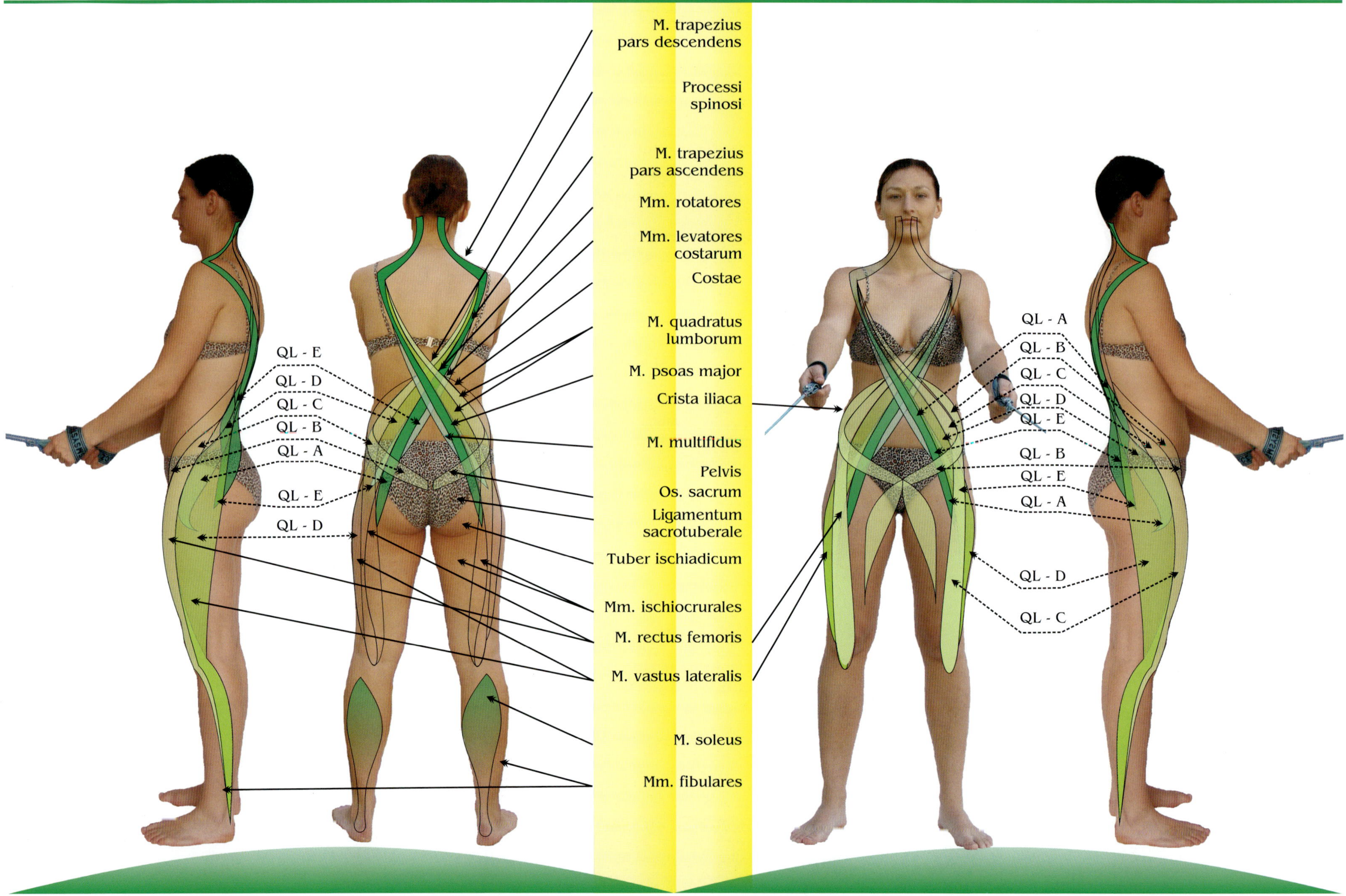

Die vertikale Stabilisierung ist eine optimale Stabilisierung in der Ruhestellung

Vertikale Semispinales, Scaleni - entspannter Stand

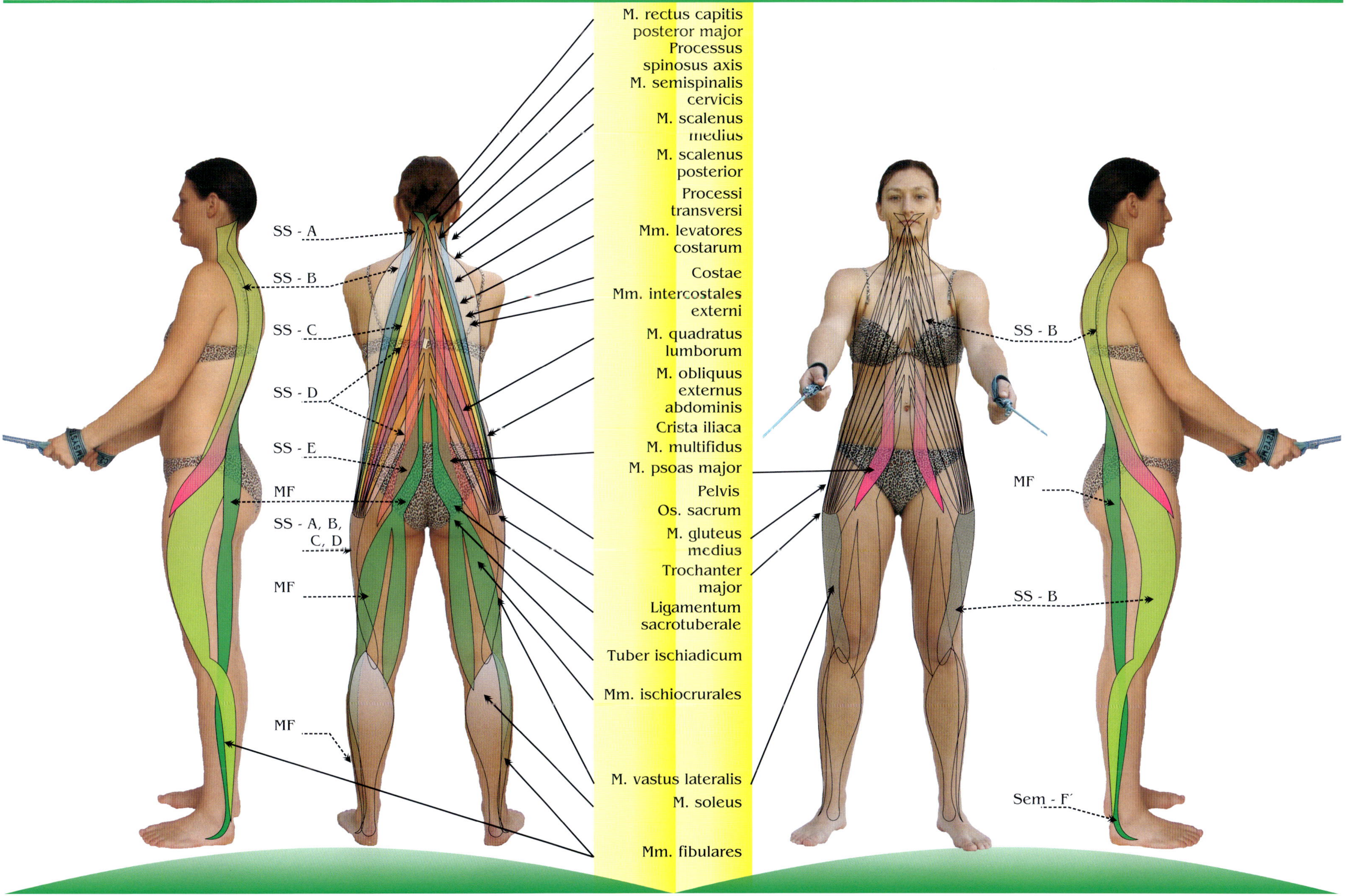

Die vertikale Stabilisierung ist eine optimale Stabilisierung in der Ruhestellung

Atmung - Einatmen - entspannter Stand

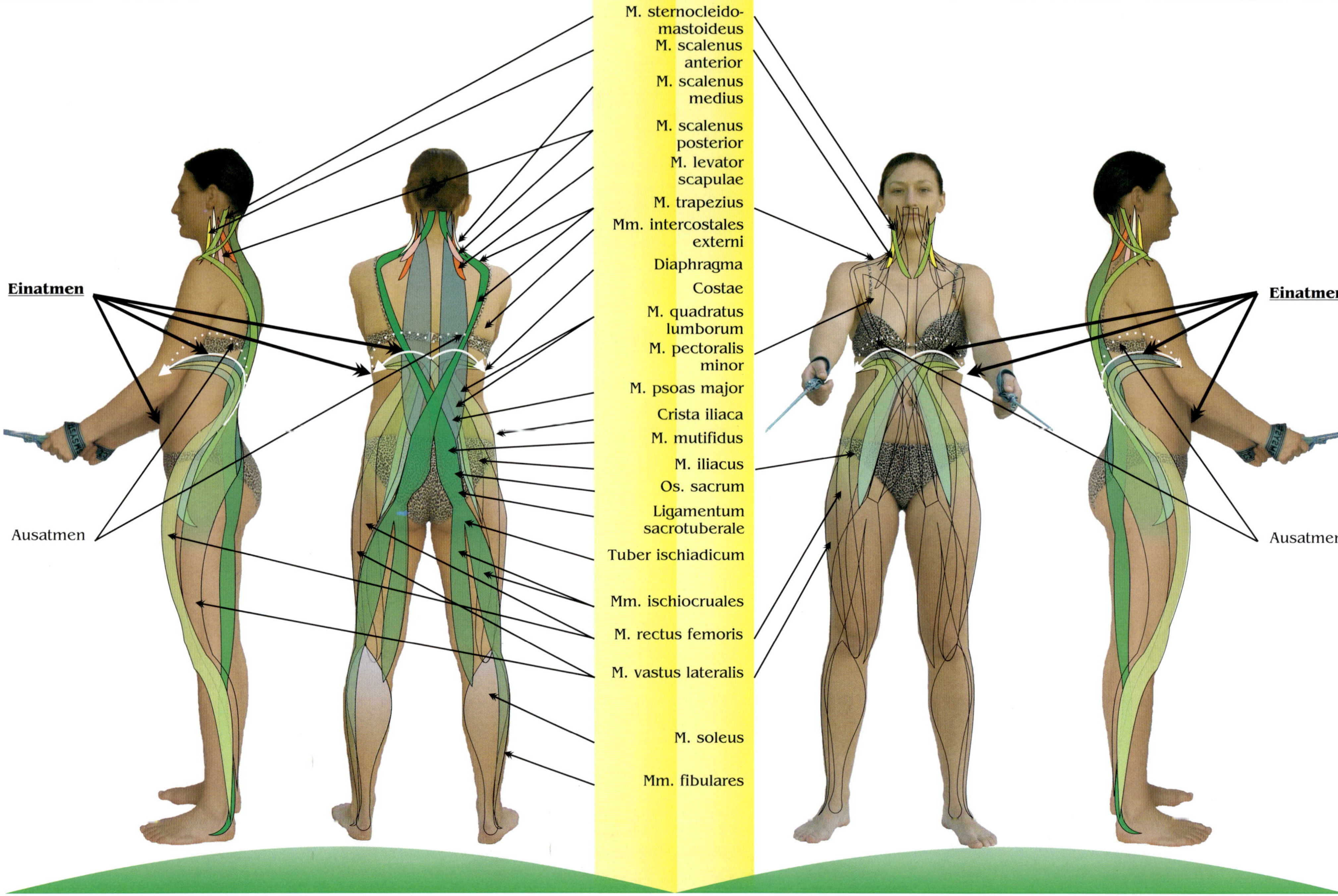

Das Einatmen unterstützt die Tätigkeit der Vertikalen

Atmung - Ausatmen - aktiver, durch Spiralen stabilisierter Stand

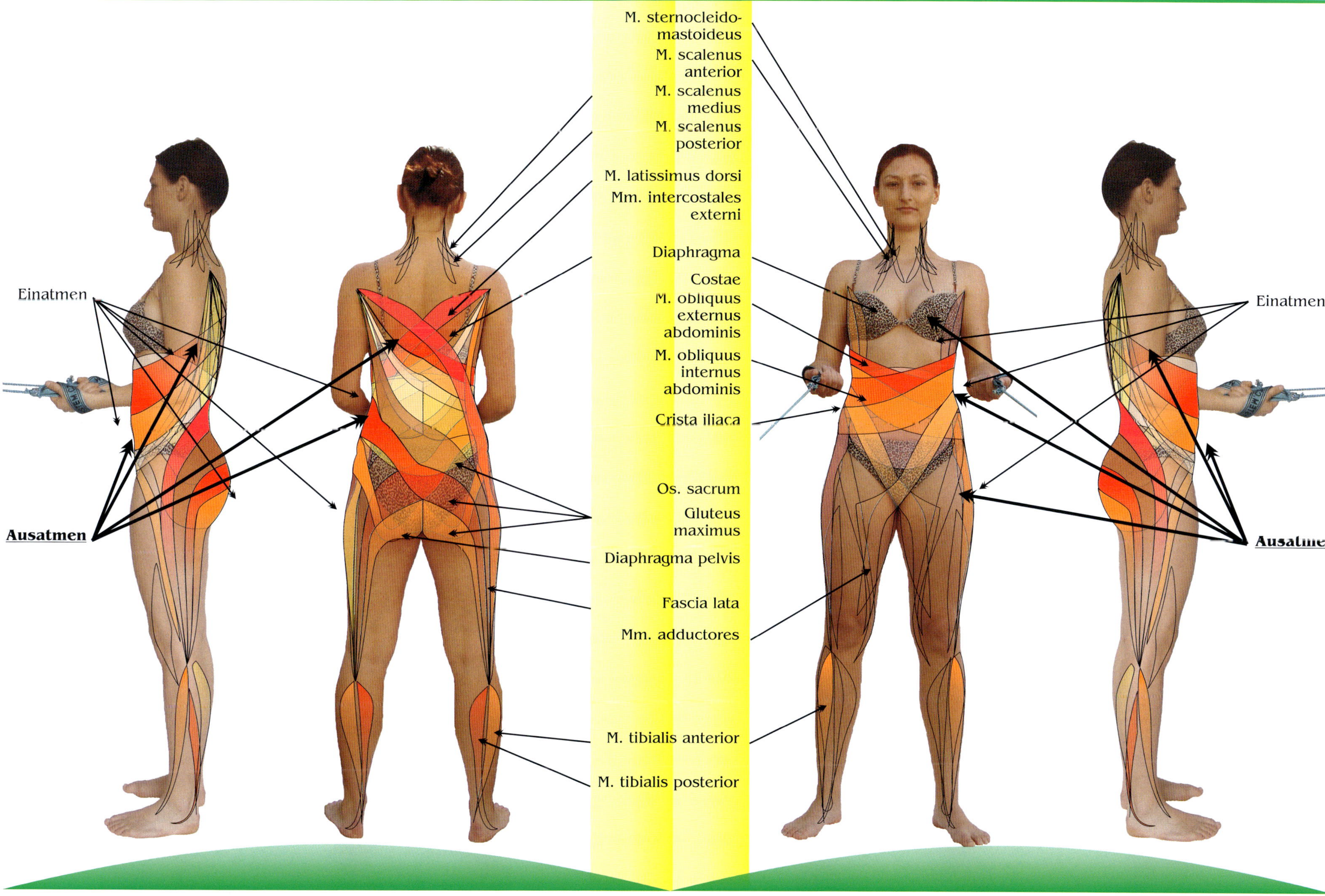

Das Ausatmen unterstützt die Tätigkeit der Spiralen

Stabilisierung bei diagonaler und gleichseitiger Armaktivität - Stand auf einem Bein

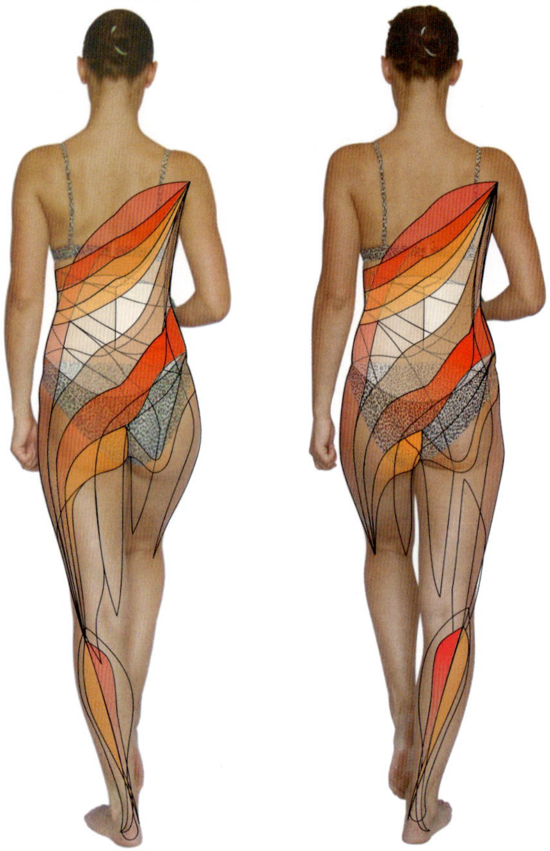

Bei diagonaler Armaktivität mit Stand auf einem Bein, **kommt es zur komplexen dynamischen Spiralstabilisation**

Bei gleichseitiger Armaktivität mit Stand auf einem Bein, **ist die Stabilisierung schwächer. Es überwiegen die seitlichen Stabilisatoren**

In beiden Fällen ist der M. transversus abdominis aktiv

Die Grundbewegungsaktivität des Menschen ist das Gehen. Eine optimale Ausführung des Gangs wird von der Gegenbewegung des Arms begleitet. Die spiralförmigen Verkettungen stabilisieren den optimalen Verlauf des Gangs. Bei übereinstimmender Armaktivität mit dem stehenden Bein wird ebenfalls stabilisiert, allerdings nicht so komplex.

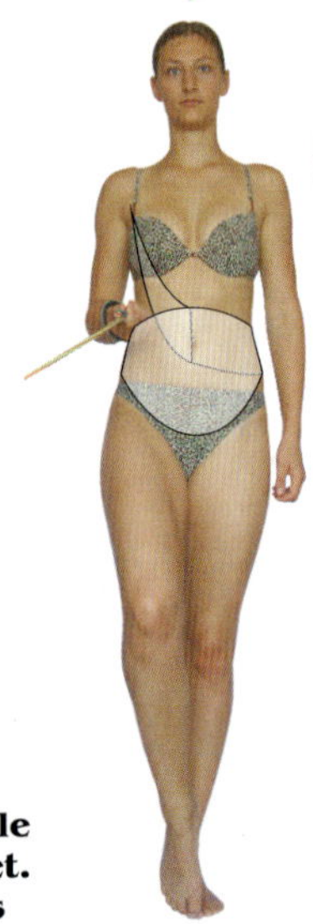

Die Spirale **Latissimus dorsi** stabilisiert den mittleren und vor allem **den unteren Bereich der Bauchwand**

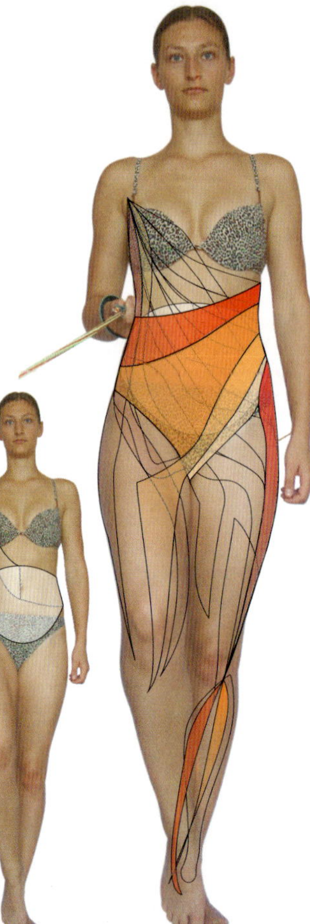

Die Spirale **Serratus anterior** stabilisiert effektvoll den **oberen und mittleren Bereich der Bauchwand,** den unteren Bereich stabilisiert sie begrenzt

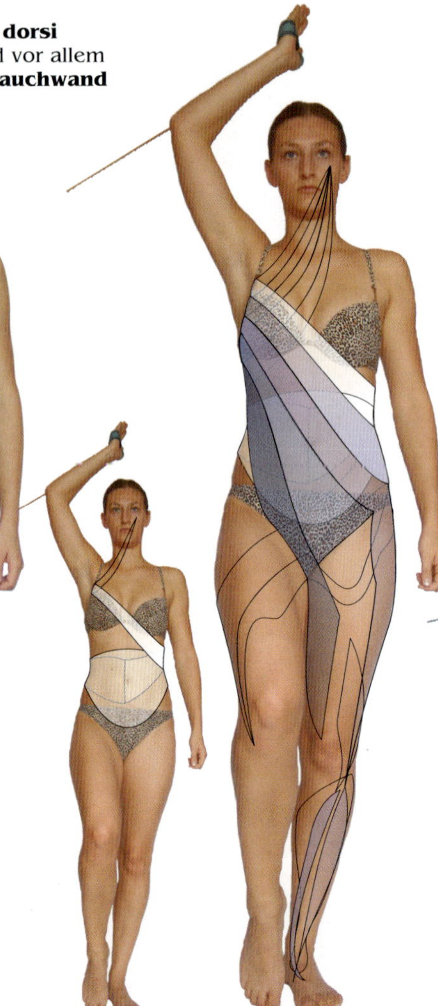

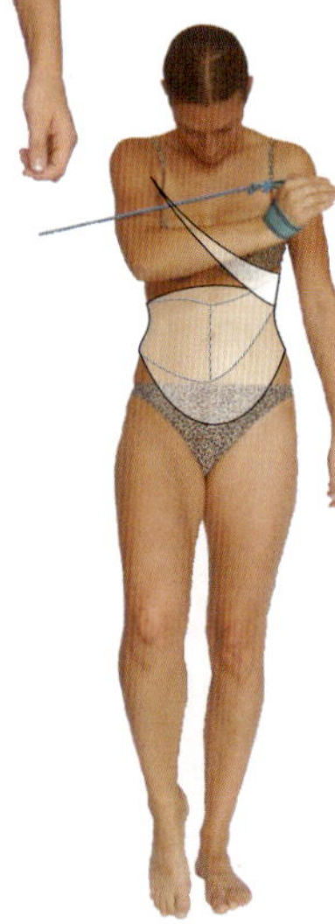

Die Spirale **Pectoralis major** stabilisiert **den oberen Bereich der Bauchwand,** den unteren Bereich des Bauchs stabilisiert sie nicht

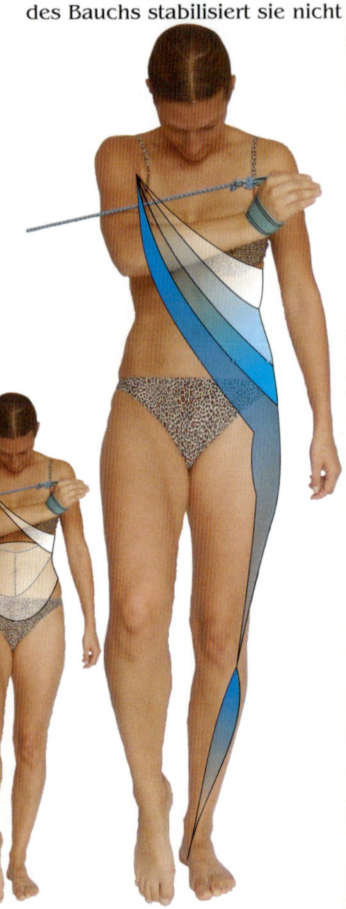

Die Muskelspiralen aktivieren verschiedene Ebenen der Bauchwand. Beim Gehen und beim Laufen ergänzt sich die Aktivität der Spiralen komplex und somit wird die ganze Bauchwand aktiviert. Alle drei Spiralen aktivieren den M. transversus abdominis.

Das Gehen und das Laufen wird komplex von allen spiralen Muskelketten stabilisiert

V.
Prinzipien der SPS Übungen

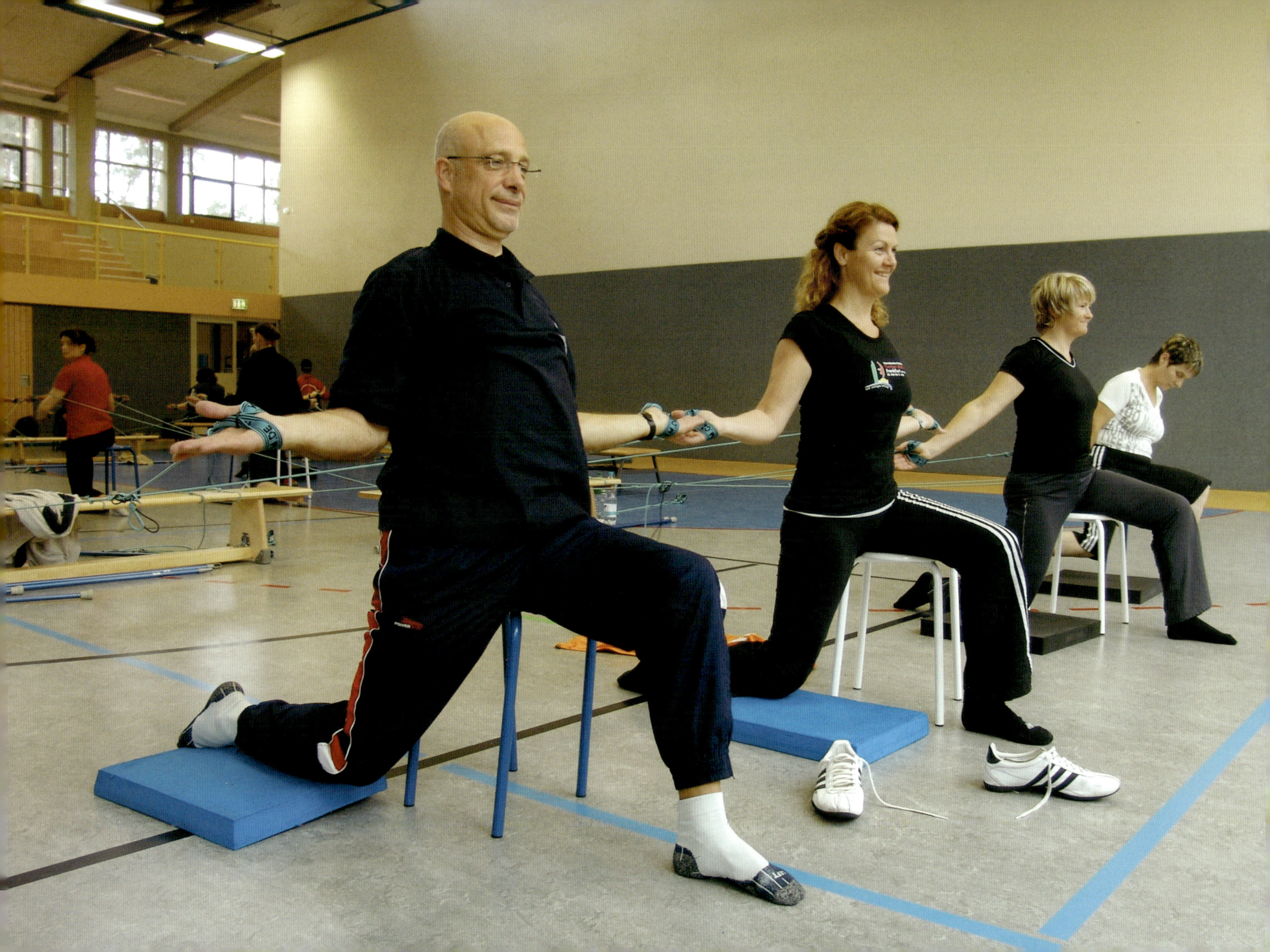

<u>Die Hauptursache für Rückenschmerzen ist die erhöhte Anspannung der paravertebralen Muskeln bei der Bewegung.</u>
Die angespannten Muskeln üben einen mechanischen Druck auf die Wirbelsäulenstrukturen und auf die Nervenstrukturen aus. Bereits die ruhende Muskelspannung ist die Ursache für Schmerzen. Die weiter unten aufgeführten Prinzipien beeinflussen die höhere Muskelspannung der paravertebralen Muskeln.

Prinzipien:

- Biomechanische:

- **Körperstatik** - eine ausgeglichene, achsenbezogene Körperhaltung ist optimal
- optimale Stellung in den Gelenken (Knie, Hüfte, Wirbelsäule, Schulter - Schulterblatt)
- Muskelgleichgewicht - Gelenke, Gürtel, Balance der ganzkörperlichen Muskelketten
- Stabilisierung - der Ruhestellung - vertikale Stabilisierung
  - der Bewegung - spirale Stabilisierung
    - Zeichen der spiralen Stabilisierung:
      - sichtbar: - Phänomen der Taillenverschmälerung
        - Zentrierung der Wirbelsäule
        - Traktion der Wirbelsäule - Streckung nach oben
        - segmental geteilte Bewegung

      Untersuchung - **Bewegungsmuster der Wirbelsäule** (Zusammenspiel: Armextension im Schultergelenk, Schulterblattbewegung, Mitbewegung der Wirbelsäule)
      - tastbar: - Palpation der Muskeln (im Verlaufe der Muskelverkettungen)
        - Vergrößerung des Muskeltonus der Spiralen
        - Verminderung des Muskeltonus der Vertikalen
  - Abwechseln der ruhenden und der dynamischen Phase - Abwechseln von spiraler und vertikaler Stabilisierung
  - Störung der Stabilisierungsfunktion - Störung des Abwechselns der Stabilisierungen - in der Dynamik überwiegt die ruhende Stabilisierung

- Neurophysiologische:

- reziproke Innervation (Inhibition)
- Muskeldehnungsreflex
- posturale Reaktion
- **Funktion der Bauchmuskeln mit und ohne Anwendung der posturalen Reaktion**

Bewegungssteuerung durch das ZNS (lymbisches System, Assoziationskortex, motorischer und sensorischer Kortex, spino-vestibulo-cerebelares System)
- Respektieren der Anordnung im Homunkulus des motorischen und sensitiven Kortex

- Biochemische und versorgende:

- Biochemie und Versorgung des Muskels während der Dekontraktion und Kontraktion
- Stoffwechsel in der Zwischenwirbelscheibe - Voraussetzung für die Regeneration und die Heilung - Behandlung

Die SPS Übungen stellen das Muskelgleichgewicht wieder her und unterstützen die ausgeglichene Körperhaltung

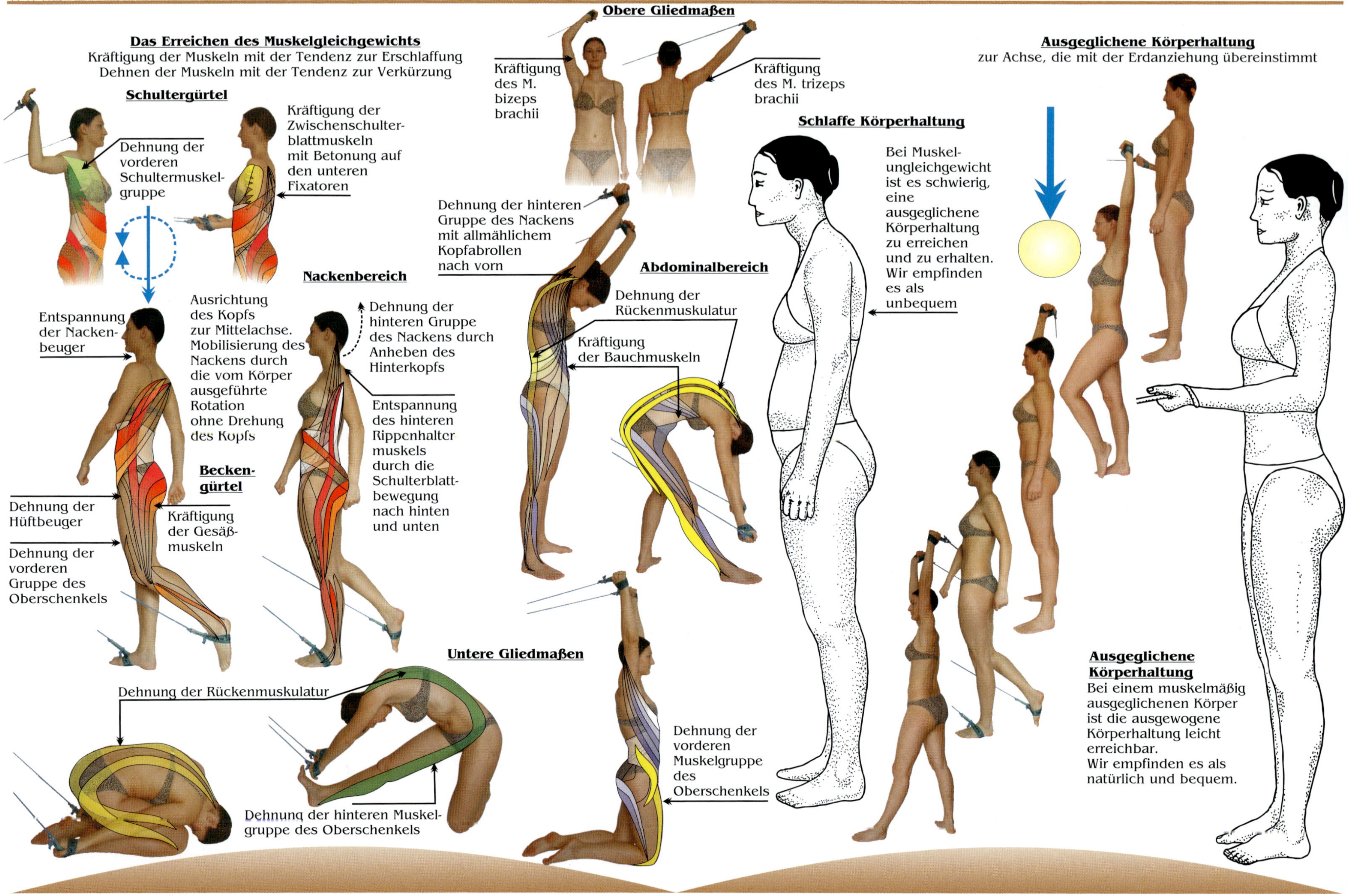

Das Erreichen des Muskelgleichgewichts und der ausgeglichenen Körperhaltung ist die Grundvoraussetzung für die Funktion der Muskelspiralen

Die spiralen Muskelketten entstehen durch die Arm- und Schulterbewegung in Richtung der Muskelfasern der Ketten. Für die Bildung von Spiralen ist das Muskelgleichgewicht im ausgeglichenen Stand eine wichtige Bedingung. Sofern wir diese Bedingungen nicht einhalten, wird das Entstehen der Spiralen und deren Effekte eingeschränkt oder verhindert.

Wir unterscheiden diese spiralen Muskelketten:
- Trapezius
- Latissimus dorsi
- Serratus anterior
- Pectoralis major

Spirale Muskelkette des **Latissimus dorsi**

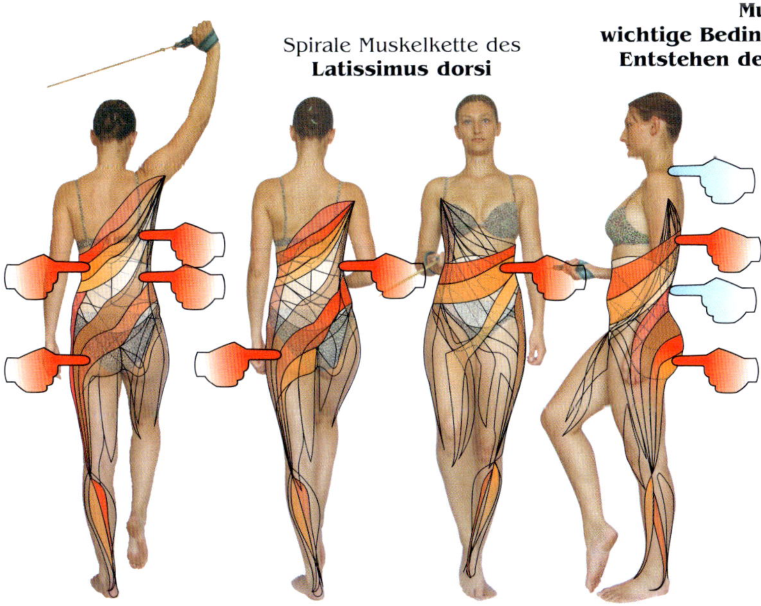

Spirale Muskelkette des **Pectoralis major**

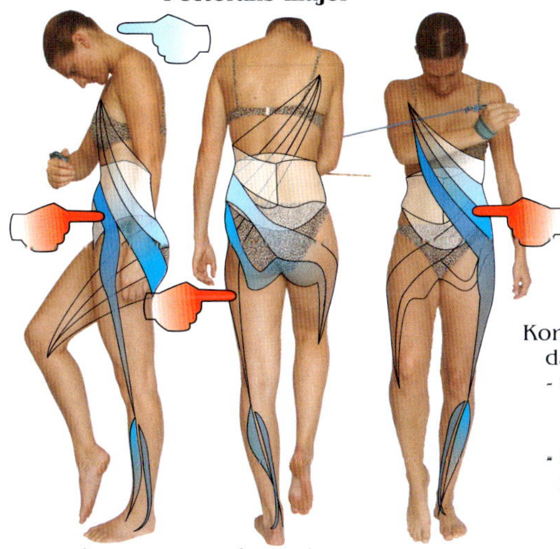

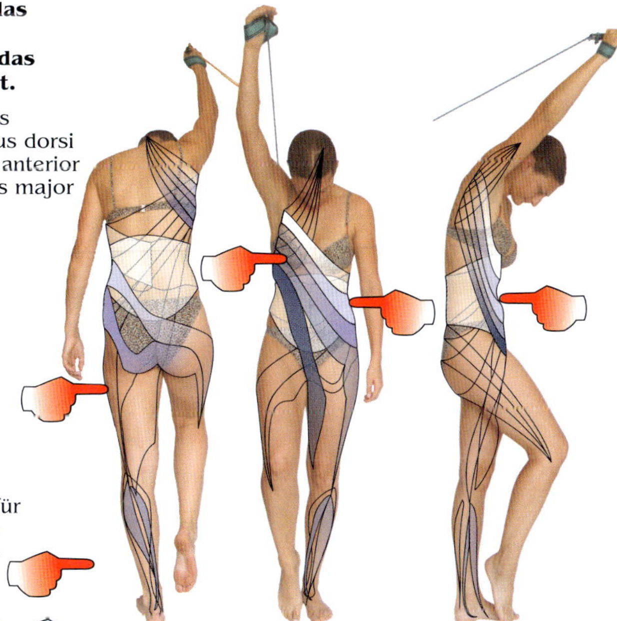

Kontrollpunkt für das Ertasten:
- der Muskelaktivität
- der Muskelrelaxation

Spirale Muskelkette des **Trapezius**

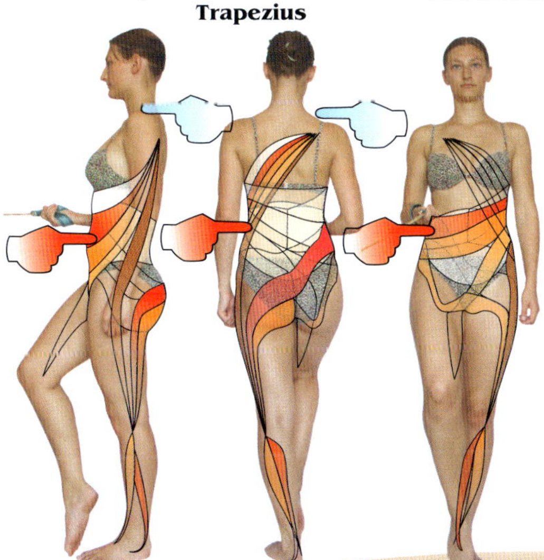

Die Funktion der Muskelspiralen lässt sich schnell mit bloßem Auge und durch Ertasten kontrollieren.

Funktion der Muskelspiralen, die man mit dem Auge kontrollieren kann:
- Taillenverschmälerung
- Hüftverschmälerung
- Erhöhung (Streckung) der Figur - Traktion
- Ausgleich der Wirbelsäule zur Mittelachse - Zentrierung
- Schulterbewegung nach hinten und unten

Funktionen der Muskelspiralen, die man durch das Ertasten kontrollieren kann:
- Erhöhung der Muskelspannung - Bauch-, Gesäß-, Zwischenschulterblattmuskeln
- Verminderung des Muskeltonus - Muskeln der oberen und vorderen Gruppe des Schultergürtels, des aufrichtenden Wirbelsäulenmuskels, der vorderen Gruppe des Oberschenkels
- Auseinandertreten der Wirbelsäulendornfortsätze - Lendenwirbelsäule, Halswirbelsäule, Hinterkopf

Funktion der Muskelspiralen, die die Strukturen des Bewegungsapparats formen:
- Muskelfaserrichtung in Richtung der Bewegung
- Richtung der Gewebefasern in den Faszien, die die sich bewegenden Muskeln verbinden
- Richtung der Knochenbälkchen, die in Richtung der dynamischen und erdanziehenden Belastung entstehen

Die Funktion der Muskelspiralen lässt sich durch Röntgen, MRI, CT, Fotos und auf Video festhalten.

Die Aktivität der Spiralen können wir sehen, palpieren und die anatomischen Verbindungen überprüfen.

Spirale Muskelkette des **Serratus anterior**

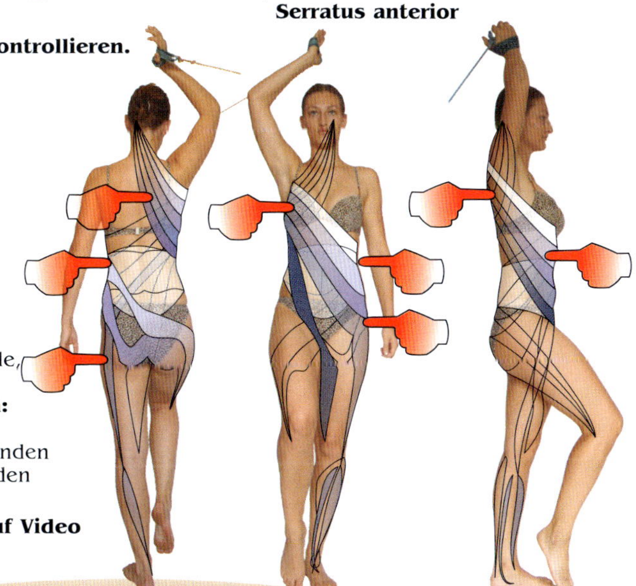

Die spirale Stabilisierung ist die optimale Bewegungsstabilisierung

Spirale Stabilisierung - sichtbares Prinzip der Taillenverschmälerung

Das Prinzip der Taillenverschmälerung
ist der Weg zur Gesundheit und zur Formung einer anschaulichen Figur.

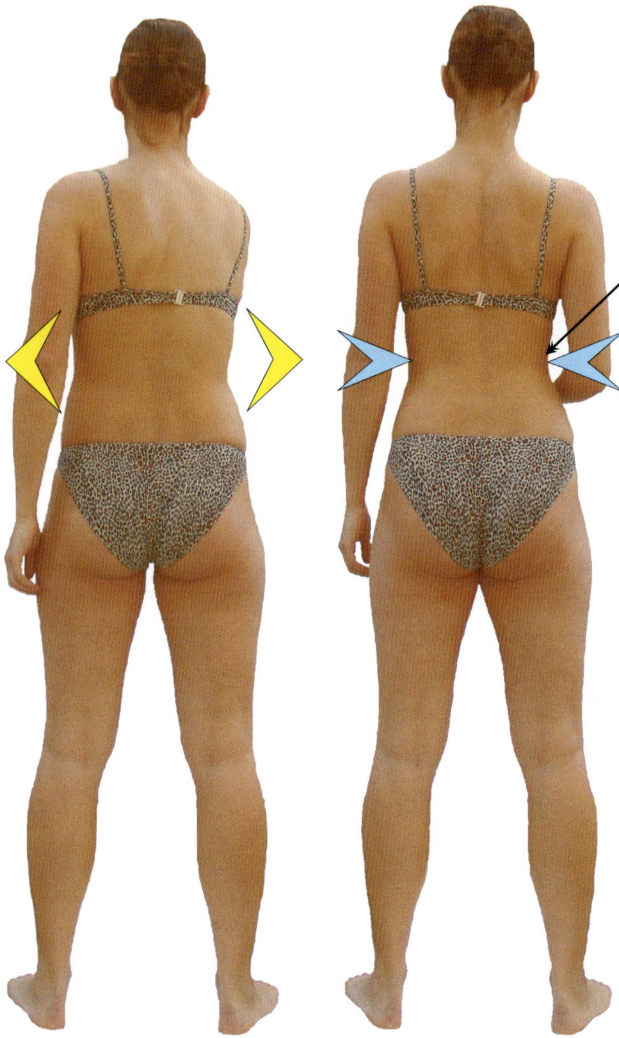

Taillenverschmälerung:
Die in einer absteigenden Spirale verketteten Bauchmuskeln verringern den Körperumfang zum Zeitpunkt der Bewegung und unter Einwirkung einer äußeren Kraft, die hier vom elastischen Seil erzeugt wird

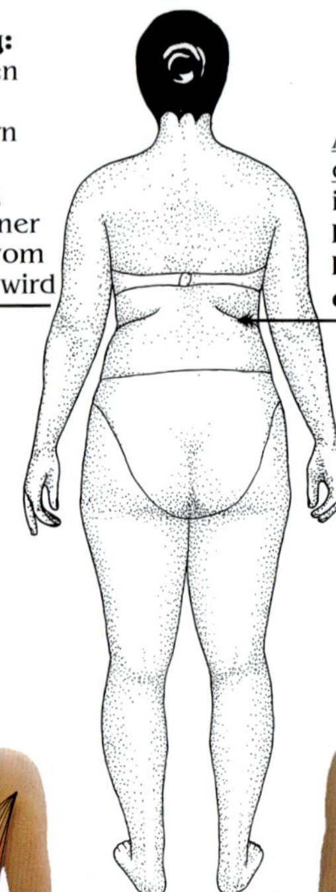

Anzeichen für eine Störung der spiralen Stabilisierung ist die **breite Taille** sowie tiefe **Falten** an der **seitlichen Bauchwand während der Bewegung**

Verschmälerung der Taille:
Zum Zeitpunkt des Ausruhens relaxieren die Bauchmuskeln und die Taille verbreitert sich - der Bauch bewegt sich nach außen

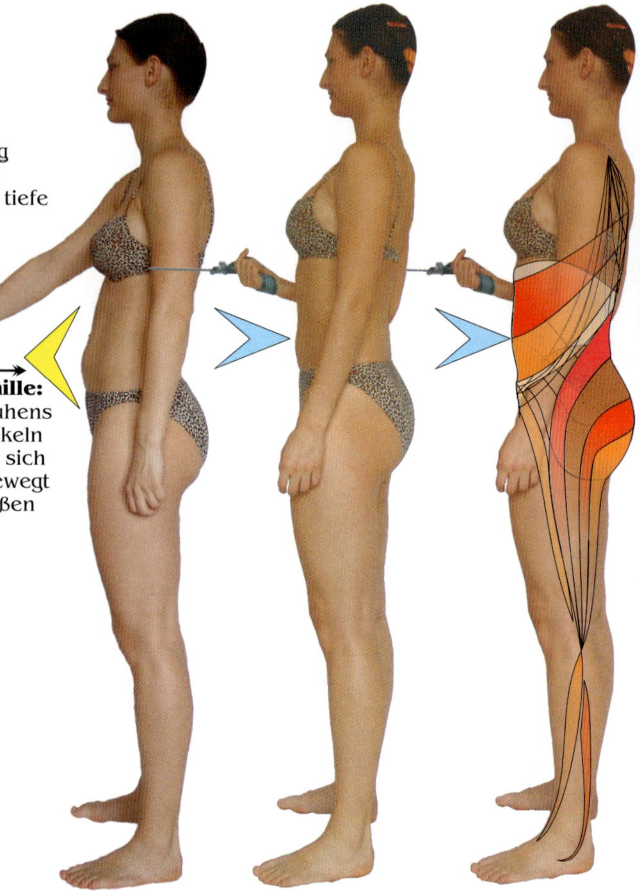

Breite Taille:
zum Zeitpunkt des Ausruhens relaxieren die Bauchmuskeln und die Taille verbreitert sich

Schmale Taille:
durch eine aktive Armbewegung nach hinten und unten

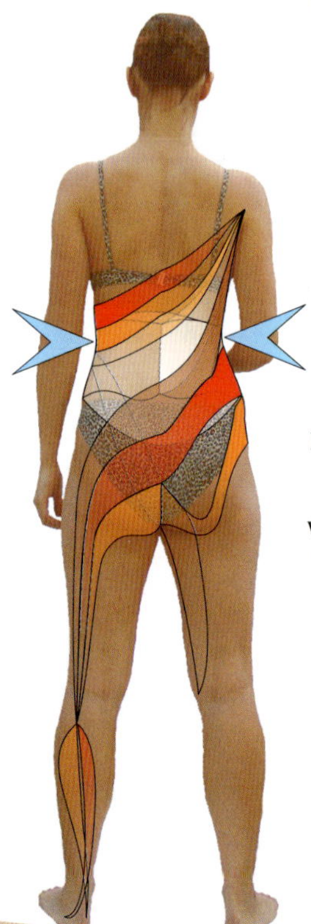

Spirale Muskelkette
Latissimus dorsi verschmälert den Taillenbereich

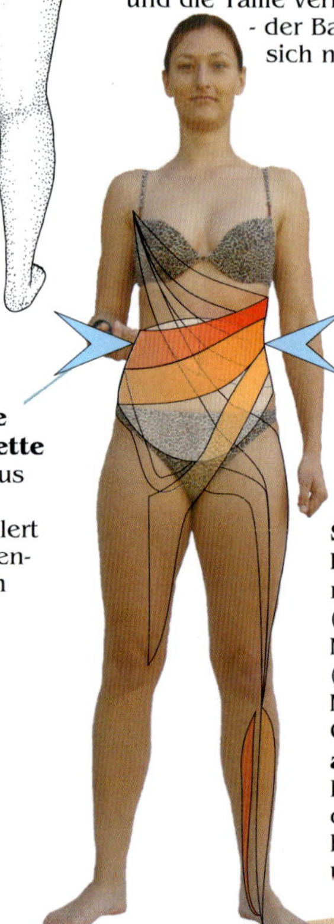

Spirale Muskelkette
Latissimus dorsi aktiviert die Verbindung mit **M. obliquus externus abdominis** (äußerer schräger Bauchmuskel), **M. obliquus internus abdominis** (innerer schräger Bauchmuskel), **M. gluteus maximus** (großer Gesäßmuskel) und **M. transversus abdominis** (querer Bauchmuskel).
Das Phänomen der Taillenverschmälerung wird durch die Kontraktion der Bauchmuskeln, die durch die Armbewegung aktiviert wurden, hervorgerufen. Wichtig ist die Koordination von Becken, Körperachse und Schulterblatt.

Taillenverschmälerung
Zum Zeitpunkt einer optimal koordinierten Bewegung verschmälert die spirale Muskelkette Latissimus dorsi den Taillenbereich - der Bauch wird eingezogen

Eine spiralförmig stabilisierte Bewegung aktiviert die Bauchmuskeln. Dies wird als sichtbare Verschmälerung im Taillenbereich erkennbar

Wirbelsäulentraktion - Streckung der Wirbelsäule nach oben

Traktion - Streckung
ist eine Möglichkeit zur Behandlung von Wirbelsäulenschmerzen in der Lendengegend und zur Heilung des Bandscheibenvorfalls

Kompression - Zusammendrücken:
In der Ruhestellung relaxieren die Bauchmuskeln, die Hüften verbreitern sich und der Körper wird kleiner. Die Kompression entsteht durch die Summe der Gravitationskraft und der Spannung der vertikal angelegten Muskeln, die den abdominalen Bereich überbrücken.

Traktion - Streckung:
Während der optimalen Handbewegung verschmälern die Bauchmuskeln als Teil der Muskelspirale die Taille. Die resultierende Kraft im Abdominalbereich zieht den Körper nach oben, so dass der Unterschied in der Körperlänge sichtbar wird.

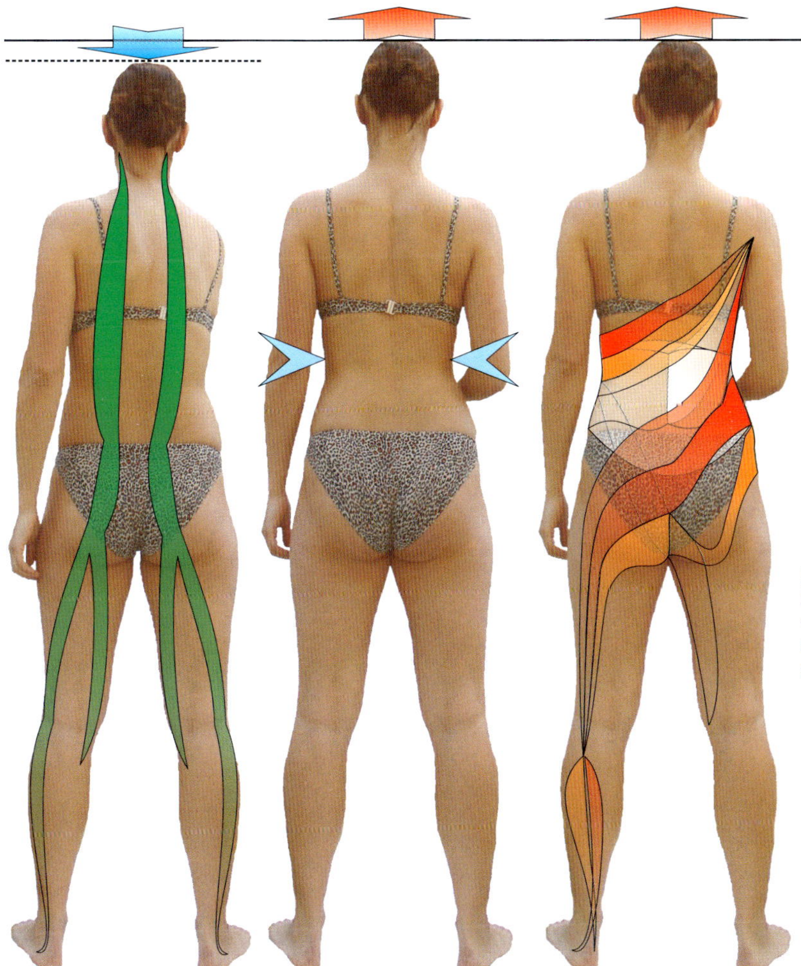

Ruhestellung - vertikale, passive Stabilisierung

Bewegung - spirale, aktive Stabilisierung

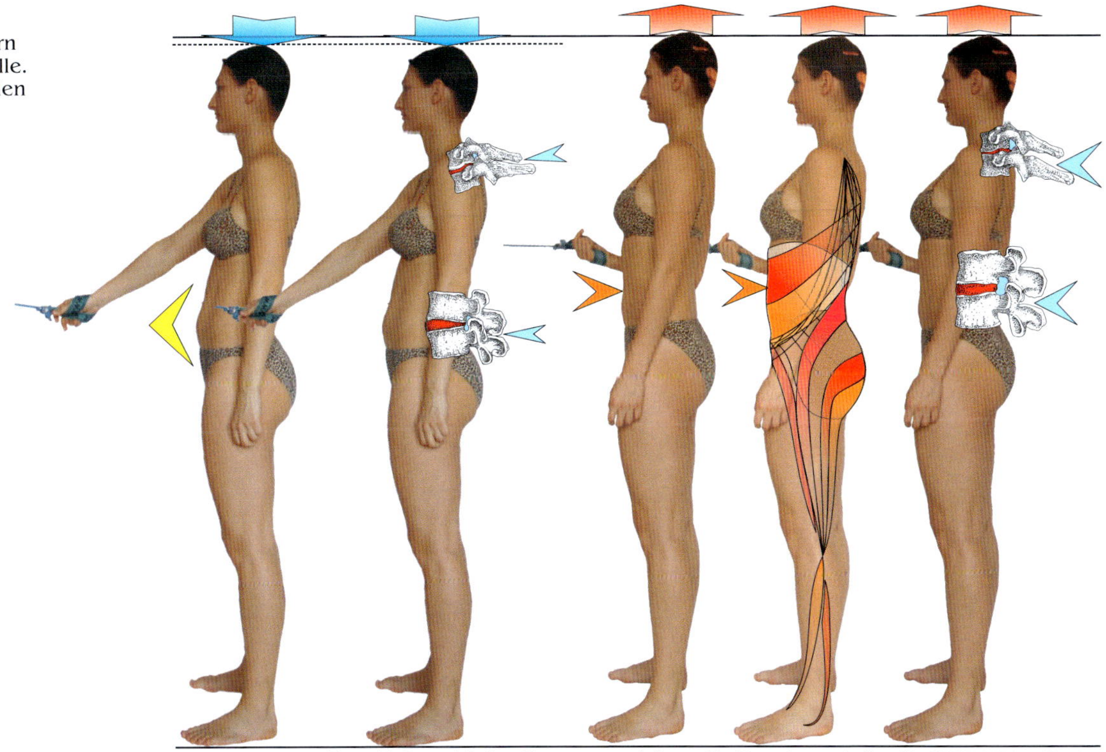

In der Ruhestellung relaxieren die Bauchmuskeln, der Bauch wölbt sich nach vorn, die Wirbelsäulenkurven verstärken sich, die Bandscheiben werden nach außen gedrückt. Der Körper wird niedriger.

Zum Zeitpunkt der Bewegung ziehen die Bauchmuskeln die Körperoberfläche zusammen, der Bauch wird eingezogen, die Wirbelsäulenkurven werden ausgeglichen, die Bandscheiben werden erhöht. Die Flüssigkeiten bewegen sich in Richtung Bandscheibe. Die Körperlänge vergrößert sich.

Lendenbandscheibe

Passive Stabilisierung der Wirbelsäule
(Stabilisierung ohne Bauchmuskelaktivität)

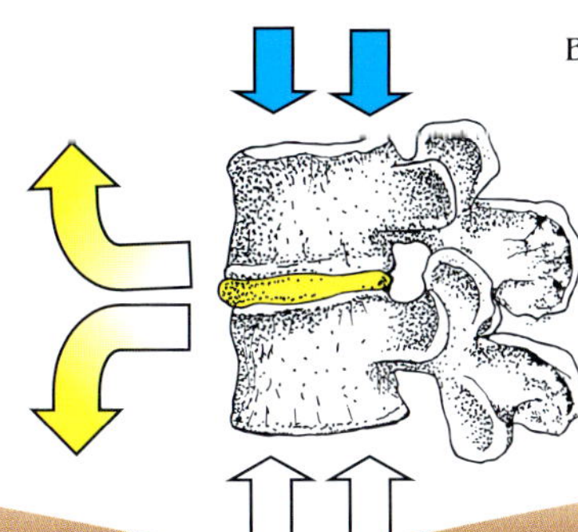

Der Druck auf die Bandscheibe verringert deren Volumen und drängt die Flüssigkeiten nach außen

Aktive Stabilisierung der Wirbelsäule
(Stabilisierung durch die Bauchmuskelaktivität)

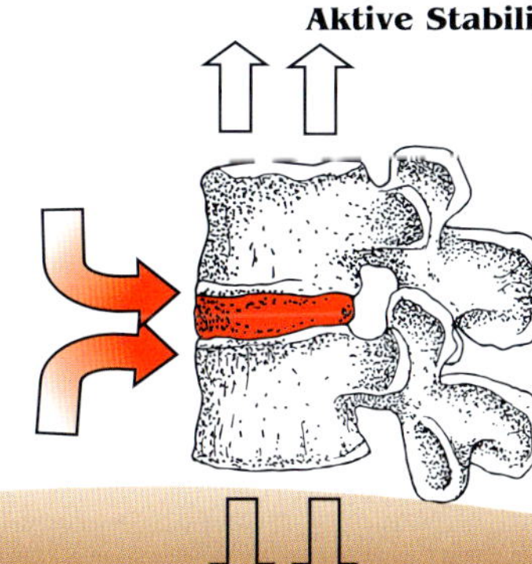

Bei der Auftriebskraft erhöht sich die Bandscheibe, somit wächst auch ihr Volumen und es kommt zum Aufsaugen von Flüssigkeit aus der Umgebung

Die spiralförmig stabilisierte Bewegung streckt die Wirbelsäule nach oben und führt zur Regeneration der Bandscheibe

Zentrierung der Wirbelsäule, segmental geteilte Bewegung

Segmental geteilte Bewegung
Bei der Armbewegung nach vorn folgt die Wirbelsäule dem Schulterblatt und rotiert fließend in den einzelnen Segmenten. Durch die Aufteilung der Bewegung in Segmente kommt es nicht zur Überlastung der Übergangszonen zwischen der Brust- und Halswirbelsäule und des Kreuzbeins. Auch die Belastung des Hüftgelenks wird verringert.

Die Zentrierung der Wirbelsäule
ist der Weg zur Heilung der Skoliose.

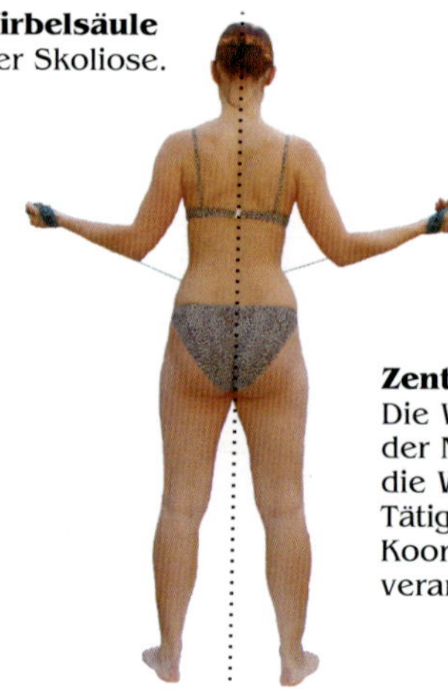

Zentrierung der Wirbelsäule
Beispiele bei den einzelnen Übungen

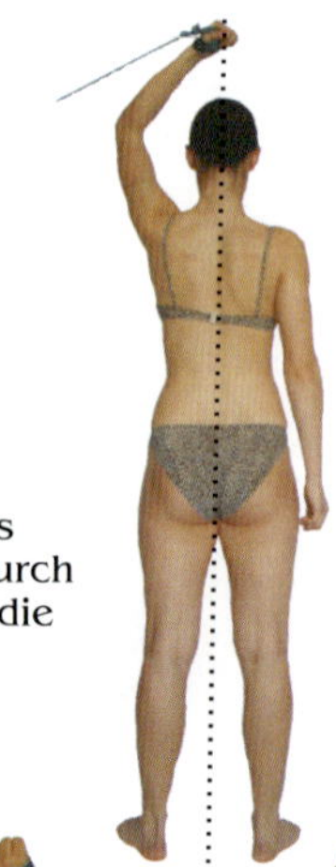

Zentrierung der Wirbelsäule
Die Wirbelsäule gleicht sich zur Mittellinie aus

Segmental geteilte Bewegung
- funktionelle Skoliose

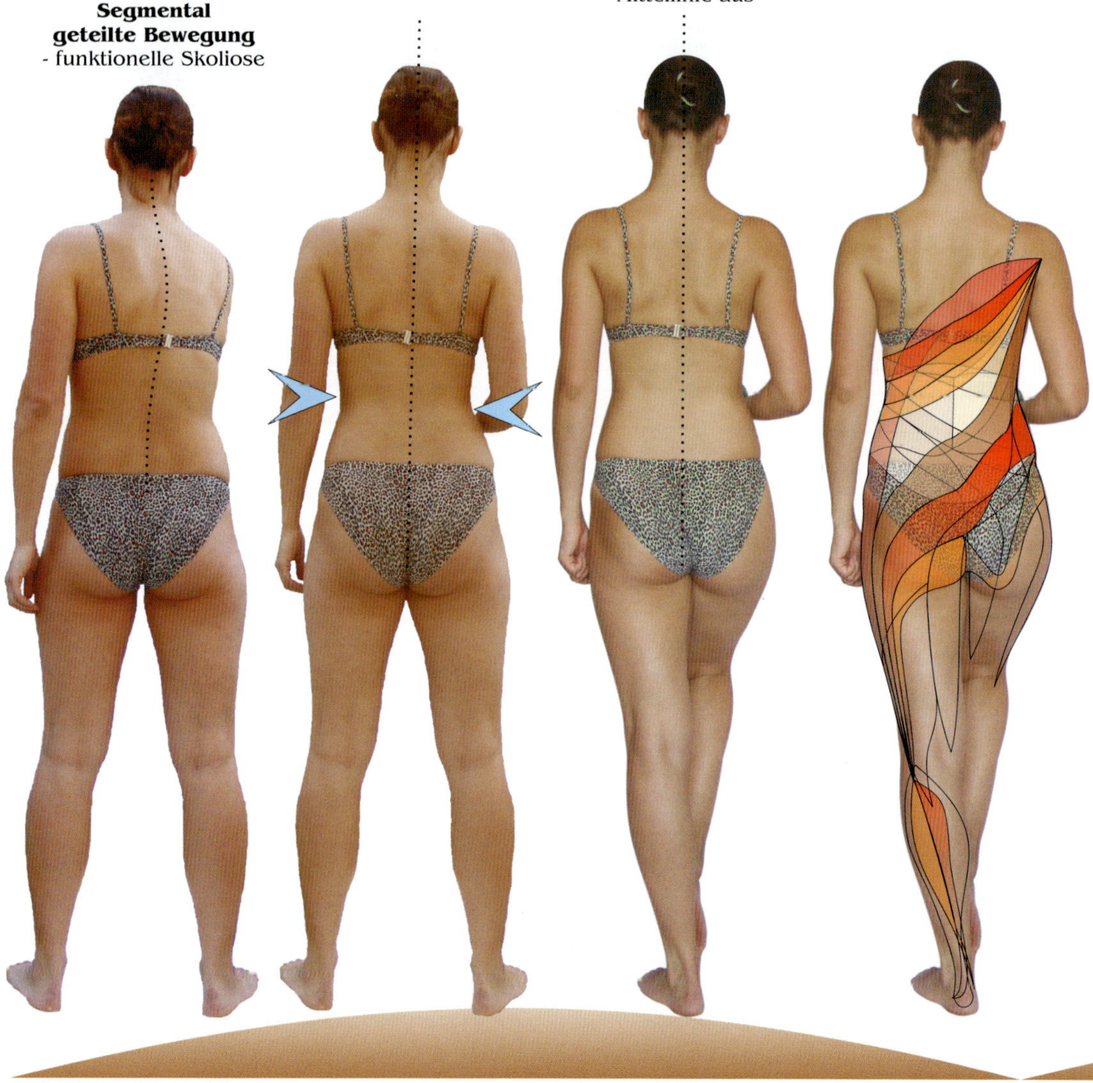

Zentrierung der Wirbelsäule
Die Wirbelsäule zentriert sich durch den Einfluss der Muskelspiralen. Die Spiralen ermöglichen durch die Wirbelsäulendehnung nach oben (Traktion) die Tätigkeit der autochtonen Muskeln, die für die Koordination der gegenseitigen Wirbelstellung verantwortlich sind.

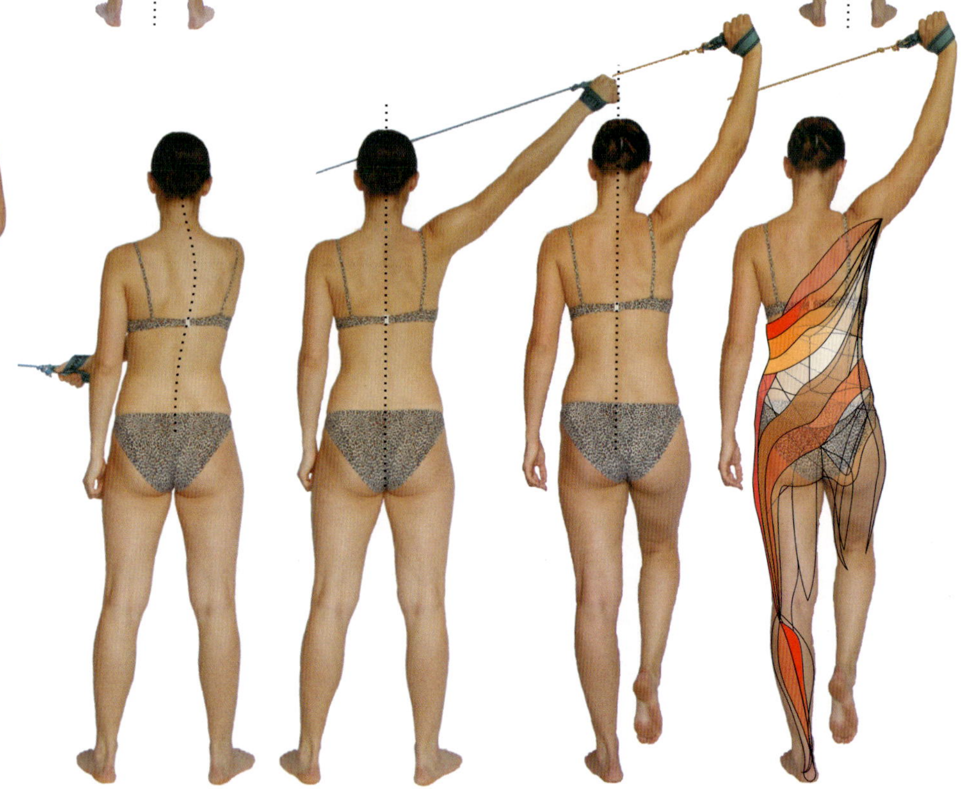

Segmental geteilte Bewegung
- funktionelle Skoliose

Zentrierung der Wirbelsäule

Die spiralförmig stabilisierte Bewegung gleicht die Wirbelsäule zur Zentrallinie aus - aktive Stabilisierung

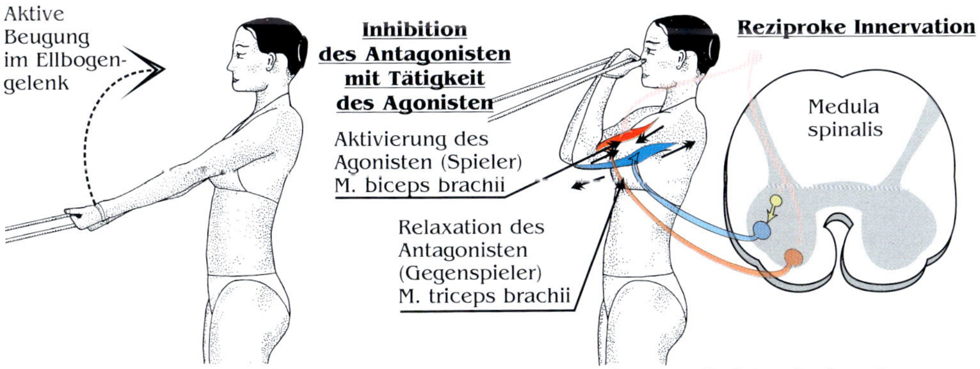

Die Beziehung der Aktivierung (Spirale) **und der Relaxation** (Vertikale) **zwischen den Muskelketten**

Die Aktivität der Spirale hemmt die Aktivität der Vertikalen, so dass die Spirale eine Traktionskraft nach oben erzeugen kann, ohne von der gehemmten Vertikalen behindert zu werden. Im Gegenteil, der erhöhte Vertikaltonus hindert an der Spiralaktivierung. Es ist uns klar, dass die Beziehung der Spiralen und Vertikalen, was die Steuerung anbelangt, viel komplizierter ist, als die reziproke Innervation (Beteiligung der Hirnrinde- und Unterhirnrindezentren). Für die Praxis ist es wichtig, dass sie gesetzmäßig verläuft und man sie in der Regel leicht hervorrufen kann.

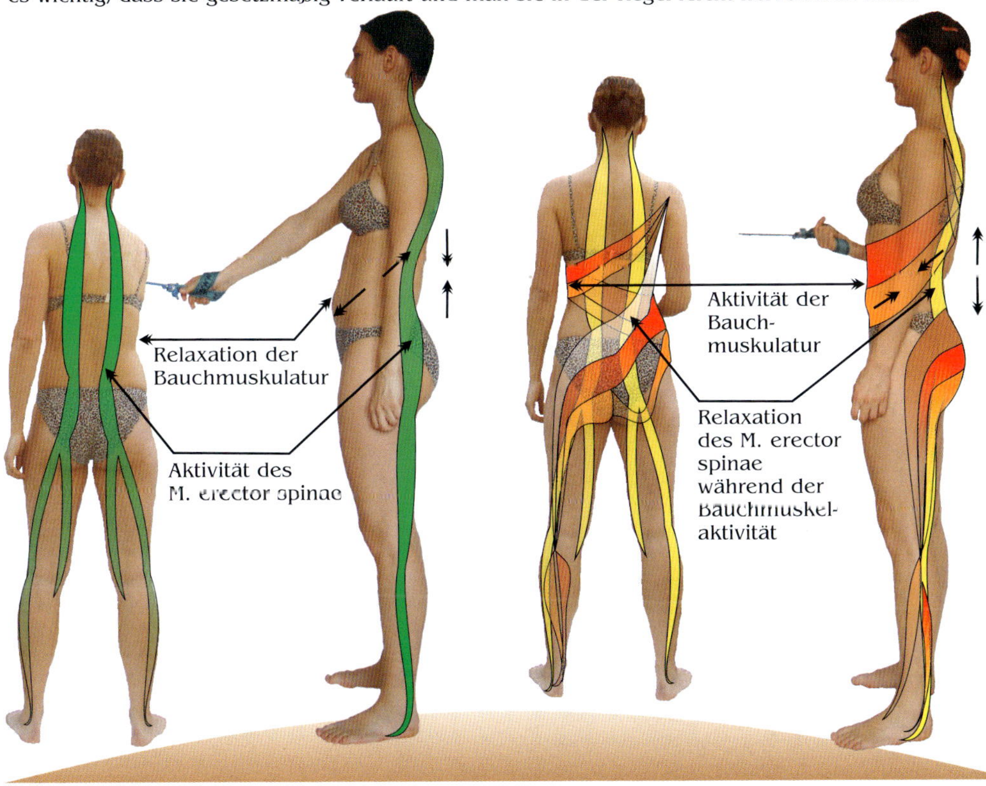

Beziehung des Agonisten und des Antagonisten zwischen den Muskelgruppen - aktives Stretching

Die Aktivität eines Muskels **1. im Gelenk** oder **2. im Gürtel** (Schulter- oder Becken) oder **3. im gesamten Körper** (Beziehungen zwischen Vertikalen und Spiralmuskelketten) hemmt den Muskeltonus oder ganze Muskelgruppen auf der gegenüberliegenden Seite. Dies ist die ideale Situation zur Dehnung der Muskeln. Es ist auch eine natürliche Weise - z.B. beim Gang, wie die Muskeln bei der Bewegung gedehnt werden. Die Übungen des SM-Systems wenden bei fast allen Übungen dieses Prinzip an. Diese Erscheinung haben wir aktives Stretching benannt, weil sie nur während der Aktivität des Agonisten gegen die Kraft des elastischen Seils verläuft. Das aktive Stretching entsteht bei ausholender Bewegung und sein Maximum ist am Ende der Bewegung. Deshalb verlangsamen wir etwas am Ende der Übung und führen das Detail zu Ende.
Das Stretching wird durch das Ausatmen unterstützt und deshalb atmen wir in der Endphase der Übung aus. SPS sind harmonische Übungen, wodurch die Muskeln gleichzeitig gekräftigt und gedehnt werden.

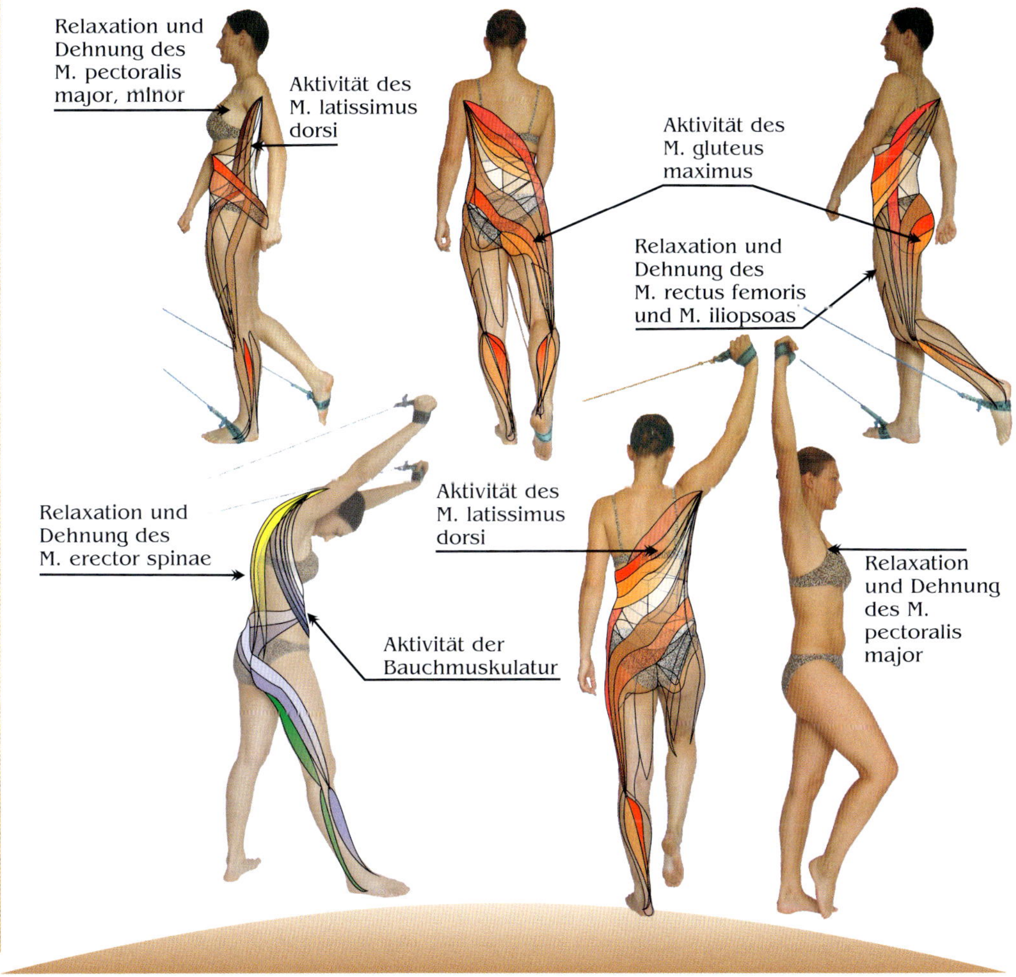

Aktive Spiralen hemmen die Vertikalen und ermöglichen deren Dehnung zum Zeitpunkt ihrer Hemmung

Muskeldehnungsreflex (spindelförmig)

Falsche schnelle Ausführung der Übung

Durch eine schnelle Bewegung wird der M. pectoralis major angespannt, sowie weitere unten aufgeführte Muskeln und deren Dehnung verhindert. Die Schulterblattbewegung nach hinten wird im Nacken durch die Hyperlordose ersetzt. Die Schulterblattstellung ändert sich und durch die Bewegung nach oben wird der Nacken überlastet.

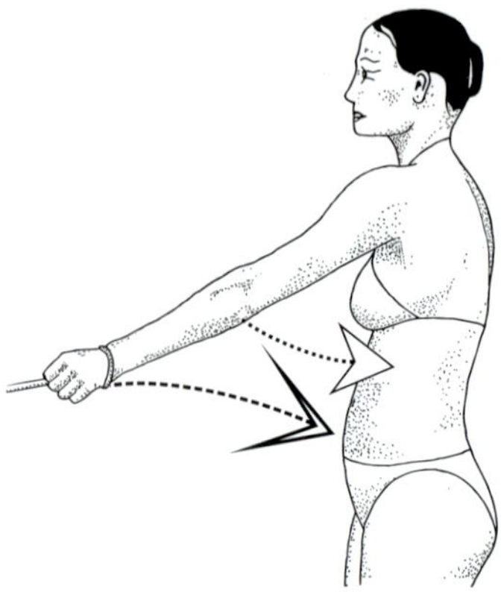

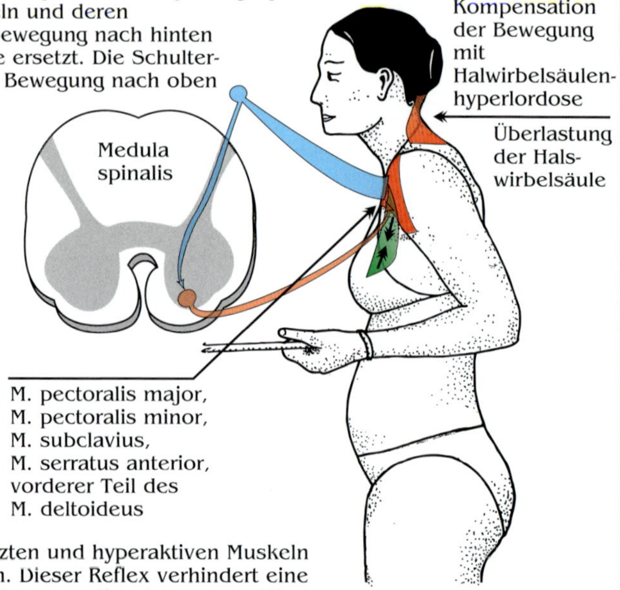

Zum Muskeldehnungsreflex bei verkürzten und hyperaktiven Muskeln kommt es im Bewegungsablauf zu früh. Dieser Reflex verhindert eine optimale Bewegung und erzeugt eine Kompensationsbewegung. Diese negative Erscheinung macht sich bei schneller Bewegung ausgeprägt bemerkbar.

Richtige Ausführung mit langsamer Dehnung am Ende der Übung

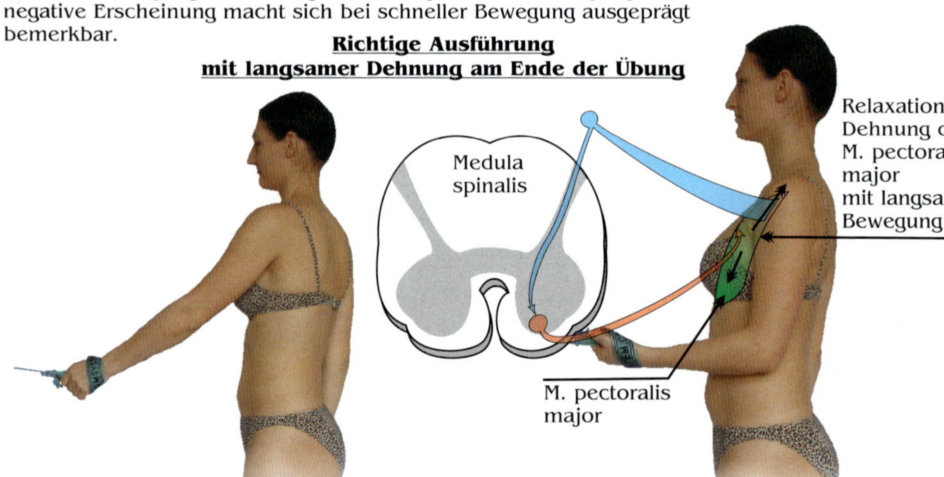

Bei langsamer Bewegung kommt es im Bewegungsablauf später zum Muskeldehnungsreflex und seine Intensität ist kleiner. Es wird möglich, den verkürzten Muskel zu dehnen. Es kommt zu keiner Kompensationsbewegung.

Kurz vor Beendigung der Bewegung im Gelenk spannen sich die Muskeln auf der Seite der Dehnung und bremsen die Bewegung. Dies ist ein natürlicher Schutz vor Gelenkverletzungen. Wenn die Muskeln verkürzt und angespannt sind, reagieren sie intensiver als gedehnte und entspannte Muskeln. Fazit für unsere Übungen: Es ist notwendig die Übungen langsam auszuführen und vor dem Bewegungsende noch mehr zu verlangsamen, damit es nicht zur Muskelanspannung kommt, die die Dehnung verhindert.

Falsche schnelle Ausführung des Rückspreizens des Beins im Hüftgelenk

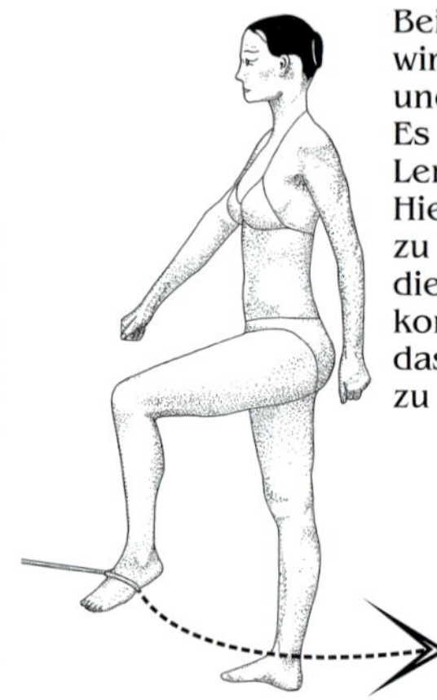

Bei schneller Extension im Hüftgelenk wird die Bewegung durch den verkürzten und hyperaktiven M. rectus femoris gebremst. Es folgt eine Kompensationsbewegung in der Lendenwirbelsäule in die Hyperlordose. Hier reicht es aber oft nicht, die Bewegung zu verlangsamen, sondern wir müssen die Bewegung einschränken. Bei konsequentem Üben ist es möglich, das Bewegungsausmaß schrittweise zu steigern.

Mit regelmäßigem Training verbessern wir die Dehnung und Reaktibilität der Muskeln und die Funktion der Nervensteuerung. So können wir die Bewegung allmählich beschleunigen.

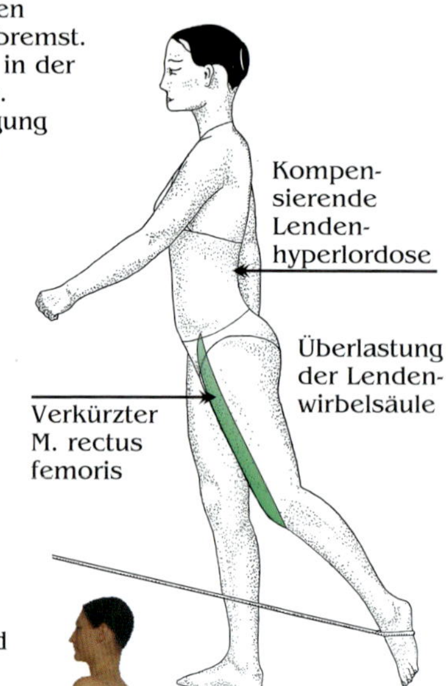

Richtige Ausführung mit langsamer Dehnung am Ende der Übung

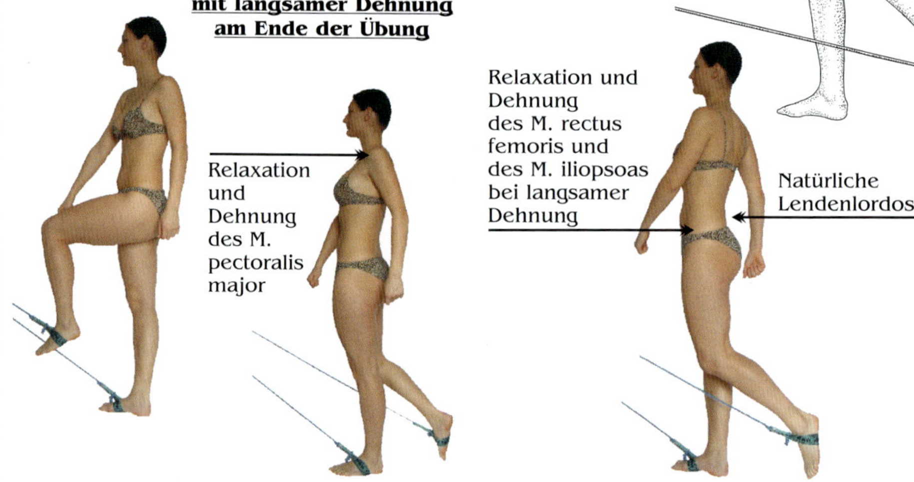

Die Muskelverkürzung im Schulter- und Beckengürtel verhindert eine optimale Bewegung und bei schneller Bewegung ruft sie den Muskeldehnungsreflex hervor. Es kommt zu einer Kompensationsbewegung auf der Wirbelsäule - Hals- und Lendenhyperlordose. Somit wird die Wirbelsäule in der Folge überlastet. Bei Menschen mit Muskelungleichgewicht wird die Wirbelsäule bei jedem Schritt mit diesem Mechanismus überlastet.

Wir führen die Übungen langsam durch, damit wir die Muskeln entspannen und dehnen und nicht den Muskeldehnungsreflex hervorrufen

Posturale (Stellungs-) Reaktion - motorisches System der Stellung

Die posturale Reaktion ist die Summe der neurophysiologischen Vorgänge. Das Resultat ist das Anwachsen des Muskeltonus der posturalen Muskeln in der Standstellung mit Betonung der Bauchmuskeln. Die Informationsquellen sind vor allem die Propriorezeptoren der Gelenke, der Sehnen und der Muskeln der unteren Gliedmaßen.
Die Dominante ist die Fußsohle. Eine wichtige Reaktion auf die SPS Übungen ist die Erhöhung des Muskeltonus der Bauchwand.
Der Stimulus für die erhöhte Aktivierung des Bauchwandtonus ist die Armbewegung entgegen der wechselnden Kraft des elastischen Seils, die den Körper aus dem Gleichgewicht bringt. Zur Kräftigung des Bauchmuskeltonus kommt es bei Übungen im Stand auf einem Bein, wenn auf die Fußsohle ein doppelter Druck einwirkt.

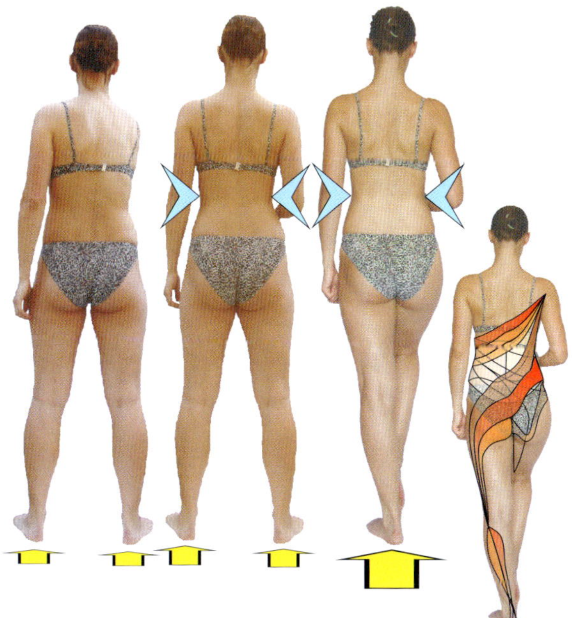

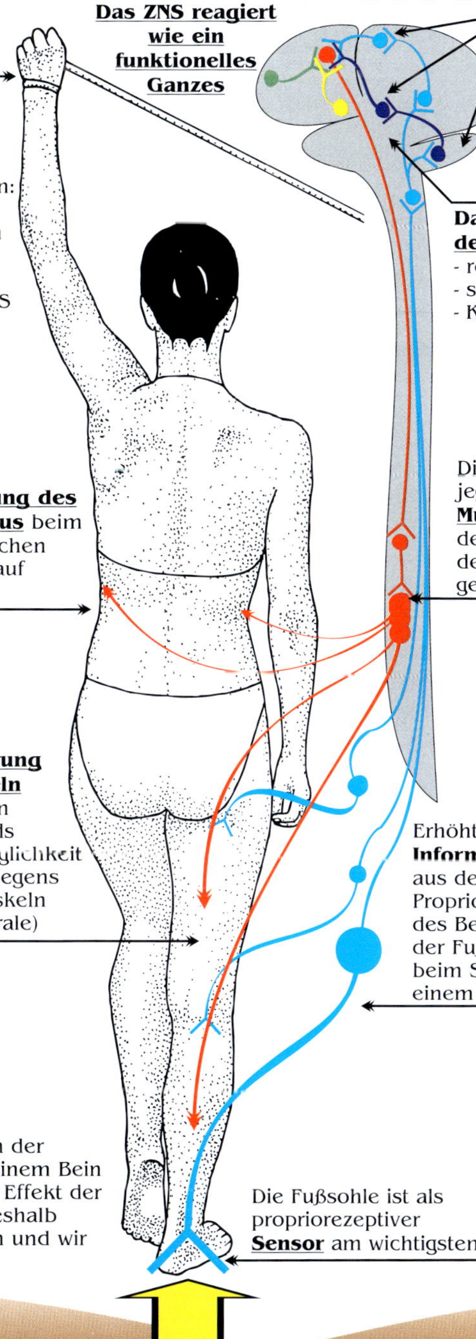

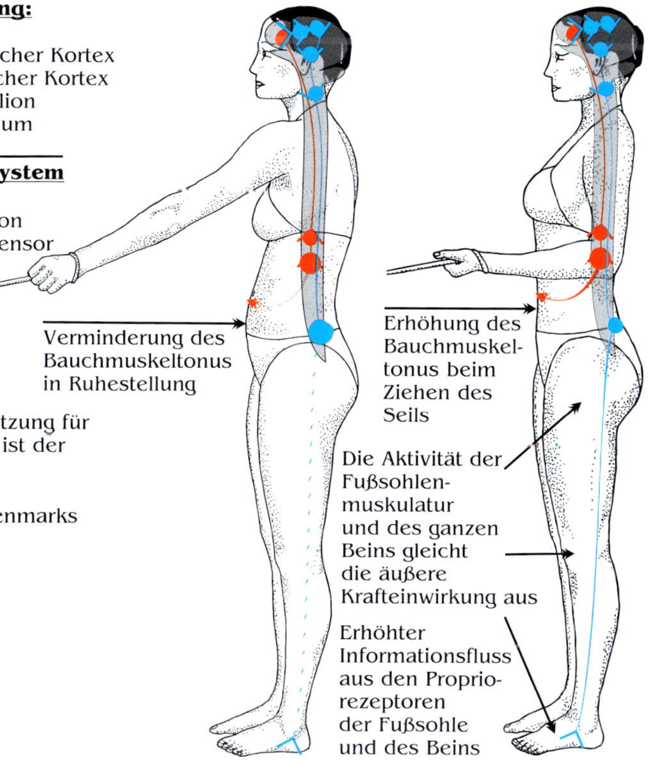

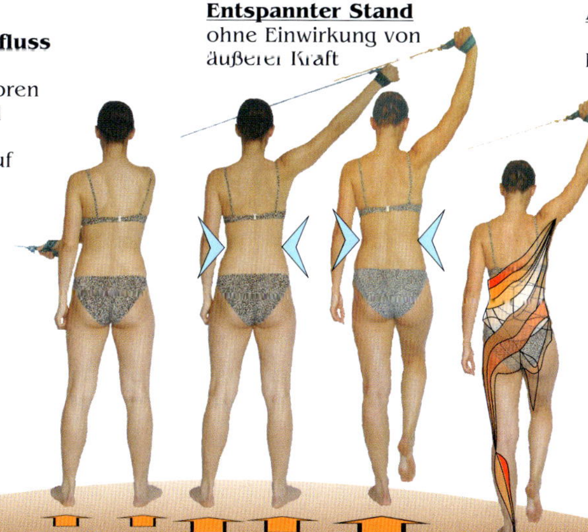

Der Stand auf einem Bein erhöht 2x den Druck auf die Fußsohle und auch der Bauchmuskeltonus wächst erheblich. Für SPS gilt, dass die Übungen auf einem Bein die Stabilisierung durch die Bauchmuskeln verdoppeln und so wächst der Effekt der Übungen. Leider ist das Trainieren auf einem Bein anfälliger für Fehler. Deshalb machen wir diese Übungen erst nach guter Ausführung der Grundübungen und wir empfehlen diese auch nicht in der akuten Schmerzphase bei Wirbelsäulenerkrankungen.

Die posturale Reaktion ermöglicht und erhöht den Effekt der SPS Übungen

Kräftigung der Bauchmuskulatur - Vergleich der Stellungen im Liegen und im Stand

Im Liegen wird die vertikale Stabilisierung der Wirbelsäule aktiviert, im Stand die spirale Stabilisierung der Wirbelsäule

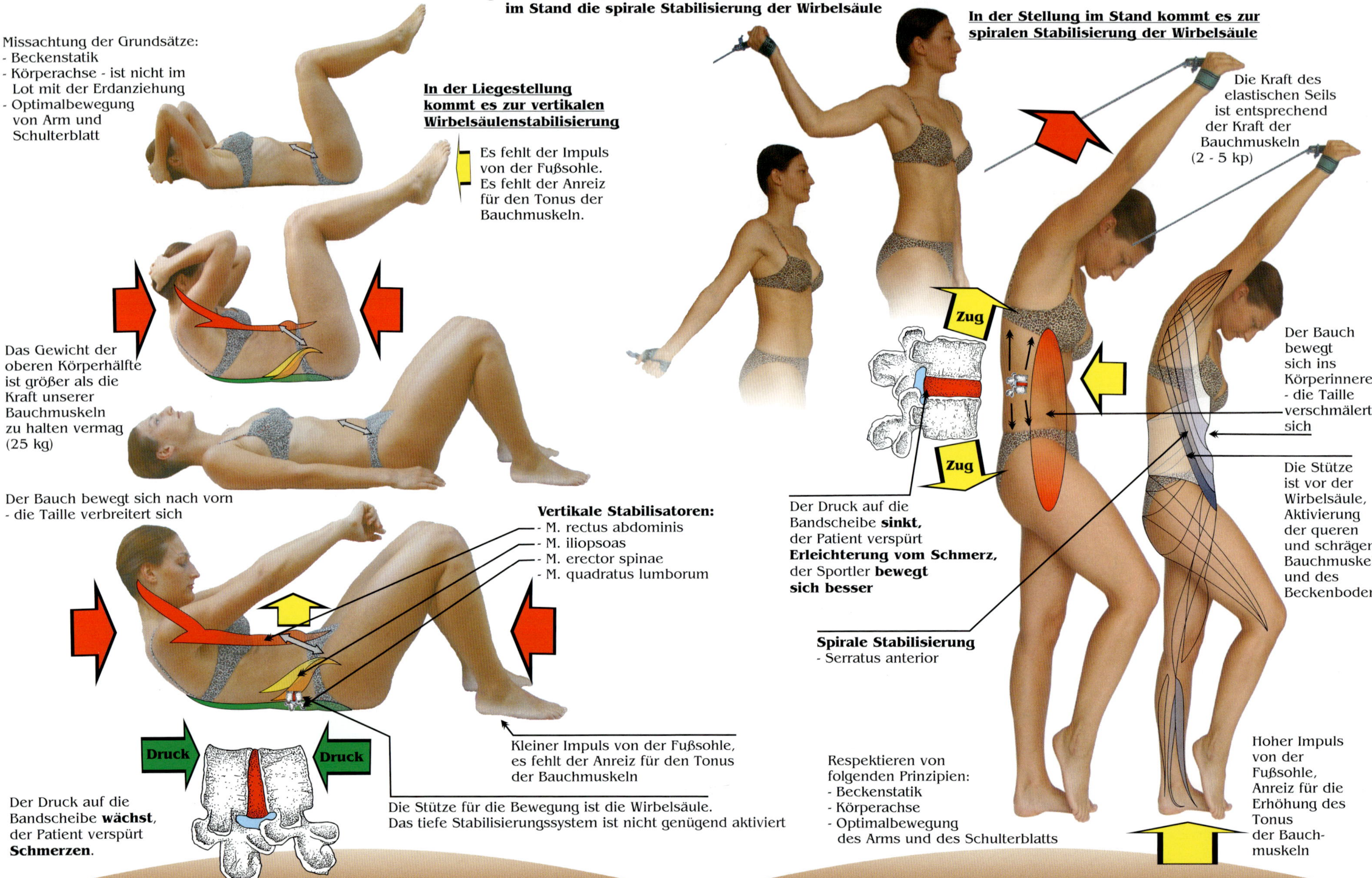

Die spirale Stabilisierung ermöglicht es, die Bauchmuskeln in akuter Schmerzphase bei Bandscheibenvorfall zu trainieren, wenn der Patient den Bauch nicht im Liegen trainieren kann

Der Wechsel von passiver (vertikaler) und aktiver (spiraler) Wirbelsäulenstabilisierung

Die ruhige und entspannte Ausgangsposition der Übung (ohne Wirkung der äußeren Kräfte) stabilisieren wir vertikal. Die dynamische Endposition (wenn auf den Körper die Kraft des elastischen Seils wirkt) stabilisieren wir spiral.

Vertikale Stabilisierung der Wirbelsäule (tief)
- erhöhter Tonus von vertikal verlaufenden Muskeln (M. erector spinae, M. iliopsoas, M. quadratus lumborum, M. rectus femoris) diese Muskeln sind vorwiegend tief angelegt
- **passive Stabilisierung** gegenseitiges Abstützen der Wirbel Verschließen der Zwischenwirbelgelenke für die Bewegung
  Optimale Stabilisierung in der Ruhestellung energetisch weniger anspruchsvoll, nötig für das Ausruhen und die Regeneration der Muskelspiralen

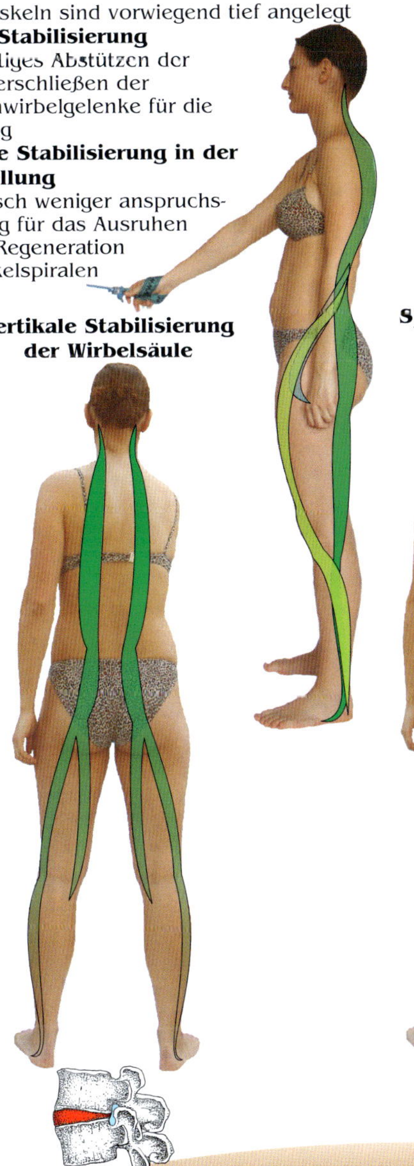

Vertikale Stabilisierung der Wirbelsäule

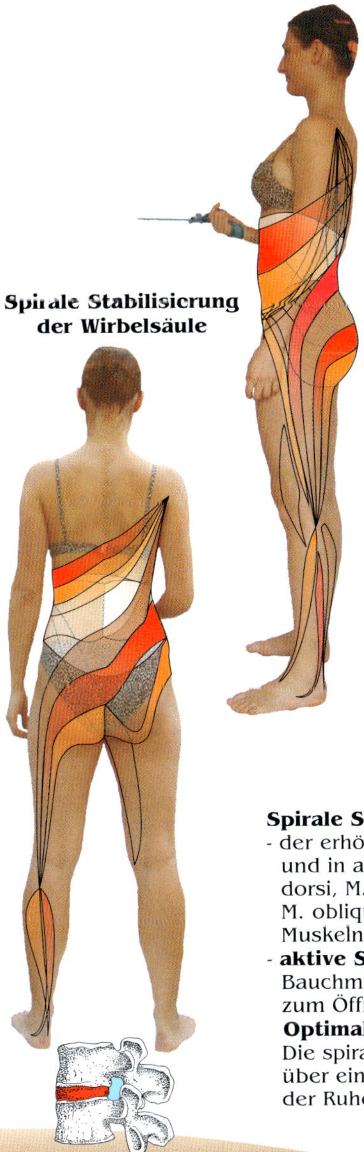

Spirale Stabilisierung der Wirbelsäule

Als optimale Ausführung der Bewegung empfehlen wir, **die lockere Ausgangsstellung** (ohne Einfluss von äußeren Kräften) vertikal zu stabilisieren und **die dynamische Endstellung** (wenn auf den Körper die Kraft des elastischen Seils wirkt) spiralförmig zu stabilisieren

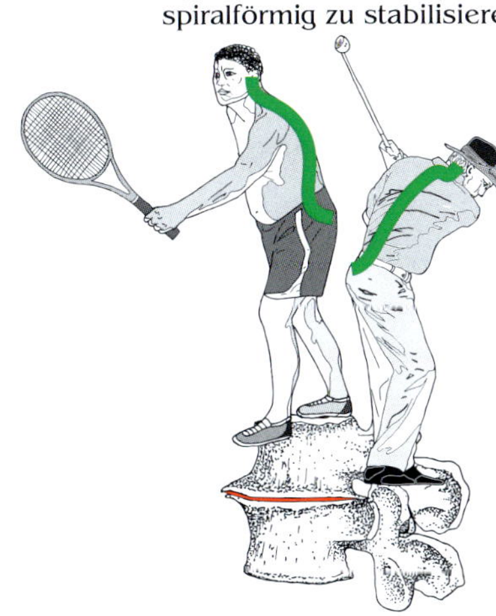

Der optimale schnelle automatische **Wechsel der Stabilisierungen** ist der Weg zu einem gesunden Sport. Demjenigen, der die Bewegung vertikal stabilisiert, empfehlen wir keine Sportaktivitäten.

Vertikale Stabilisierung der Wirbelsäule in Bewegung (falsche Ersatzstabilisierung) entsteht wenn:
- wir die Körperachse, die Beckenstatik und die Schulterblattstatik nicht einhalten
- die paravertebralen Muskeln der Dekontraktion nicht fähig sind
- das Beginnen der spiralen Stabilisierung so langsam ist, dass die Bewegung beendet ist, noch bevor die Stabilisierungsspirale aktiviert wurde.

Spirale Stabilisierung der Wirbelsäule (an der Oberfläche)
- der erhöhte Muskeltonus mit Fasern, die schräg nach unten verlaufen und in absteigenden Stabilisierungsspiralen angeordnet sind (M. latissimus dorsi, M. serratus anterior, M. pectoralis major, sich weiter verkettend mit M. obliquus externus und internus abdominis, M. gluteus maximus) - diese Muskeln sind an der Körperoberfläche angelegt
- **aktive Stabilisierung** - hervorgerufen durch die Aktivität der Bauchmuskulatur, es kommt zum Auseinanderziehen der Wirbel und zum Öffnen der Zwischenwirbelgelenke für die Bewegung
  Optimale Stabilisierung der Bewegung
  Die spirale Stabilisierung ist energetisch anspruchsvoll und kann nicht über eine längere Zeit erhalten werden. Deshalb muss sie zum Zeitpunkt der Ruhe durch die vertikale Stabilisierung ersetzt werden.

Vertikale Stabilisierung der Wirbelsäule **Spirale Stabilisierung der Wirbelsäule**

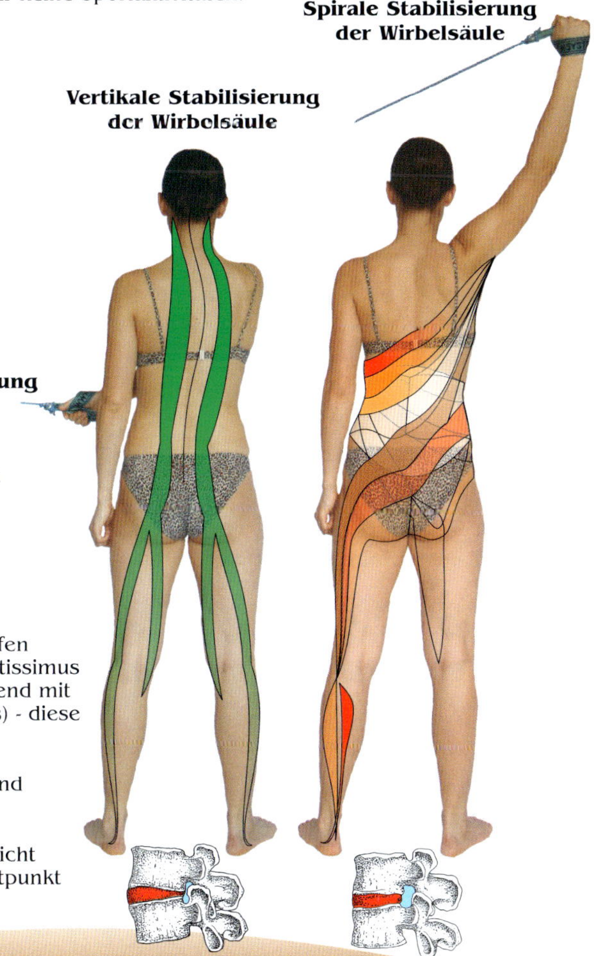

Die Ruhephase der Übung stabilisieren wir vertikal, die dynamische Phase der Übung stabilisieren wir spiralförmig

Die Störung des Wechsels der Wirbelsäulenstabilisierungen, Überwiegen der vertikalen Stabilisierung bei der Bewegung, ist die Ursache für die Wirbelsäulenüberlastung und die Rückenschmerzen

Die Hauptursache für die Rückenschmerzen ist die vertikale Stabilisierung der Bewegung, d.h. die Unfähigkeit die langen paravertebralen Muskeln zum Zeitpunkt der Bewegung zu lockern. SPS trainiert das schnelle Entstehen der spiralen Stabilisierung und das Lockern der vertikalen Stabilisierung.

Die Bewegung ist nicht spiralförmig stabilisiert

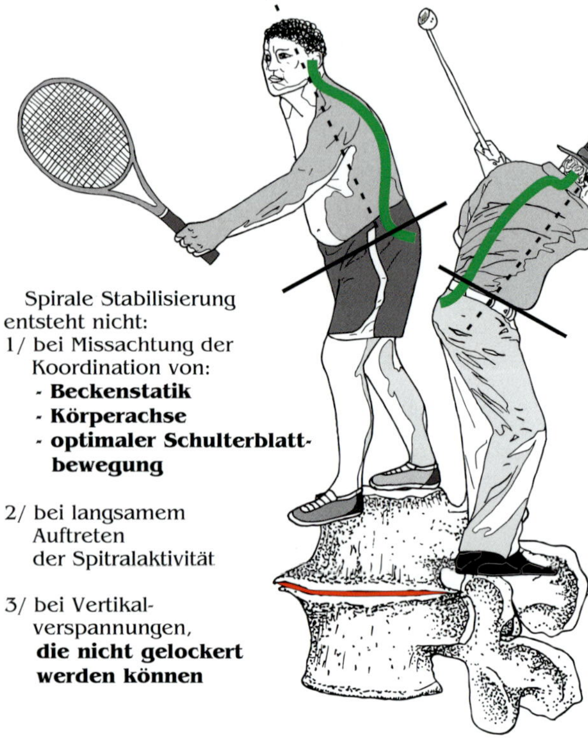

Spirale Stabilisierung entsteht nicht:

1/ bei Missachtung der Koordination von:
- **Beckenstatik**
- **Körperachse**
- **optimaler Schulterblattbewegung**

2/ bei langsamem Auftreten der Spitralaktivität

3/ bei Vertikalverspannungen, **die nicht gelockert werden können**

Auch bei den SPS Übungen, wie bei jedem Sport, kann man Beckenstatik, Körperachse und optimale Bewegung des Schulterblatts falsch koordinieren. Deshalb muss man die Übungen langsam mit geringer Kraft ausführen, sich konsequent auf die gute Ausführung der Übungsdetails konzentrieren und ständig die Bewegung kontrollieren. Während des Übens kann man sich selbst im Spiegel kontrollieren oder man wird vom Vorturner oder Physiotherapeuten beobachtet und korrigiert.

Wenn es möglich ist, beim Sport die Beckenstatik, Körperachse und die optimale Schulterblattbewegung zu koordinieren, können wir diese Grundsätze beim Sport geltend machen. (Z.B. beim Gehen, Laufen, Nordic-walking, Tennis, Volleyball, u.a.)

Wenn es nicht möglich ist, die Beckenstatik, die Körperachse und die optimale Schulterblattbewegung beim Sport richtig zu koordinieren, wird der Sport ein konsequentes regeneratives Bewegungsprogramm verlangen. (Z.B. Fahrradfahren, Golf, Hockey, Floorball, Abfahrtsski, Snowboarding mit festen Schuhen, Turnen an Fitnessgeräten, Schwimmen, Fechten, u.a.)

Die Bewegung ist nicht spiralförmig stabilisiert

Störung der Körperachse
- Achse nach vorn gekippt

Vertikal stabilisierte Bewegung verstärkt die Wirbelsäulenkurven und überlastet die Übergangszonen

Spirale Stabilisation der Wirbelsäule

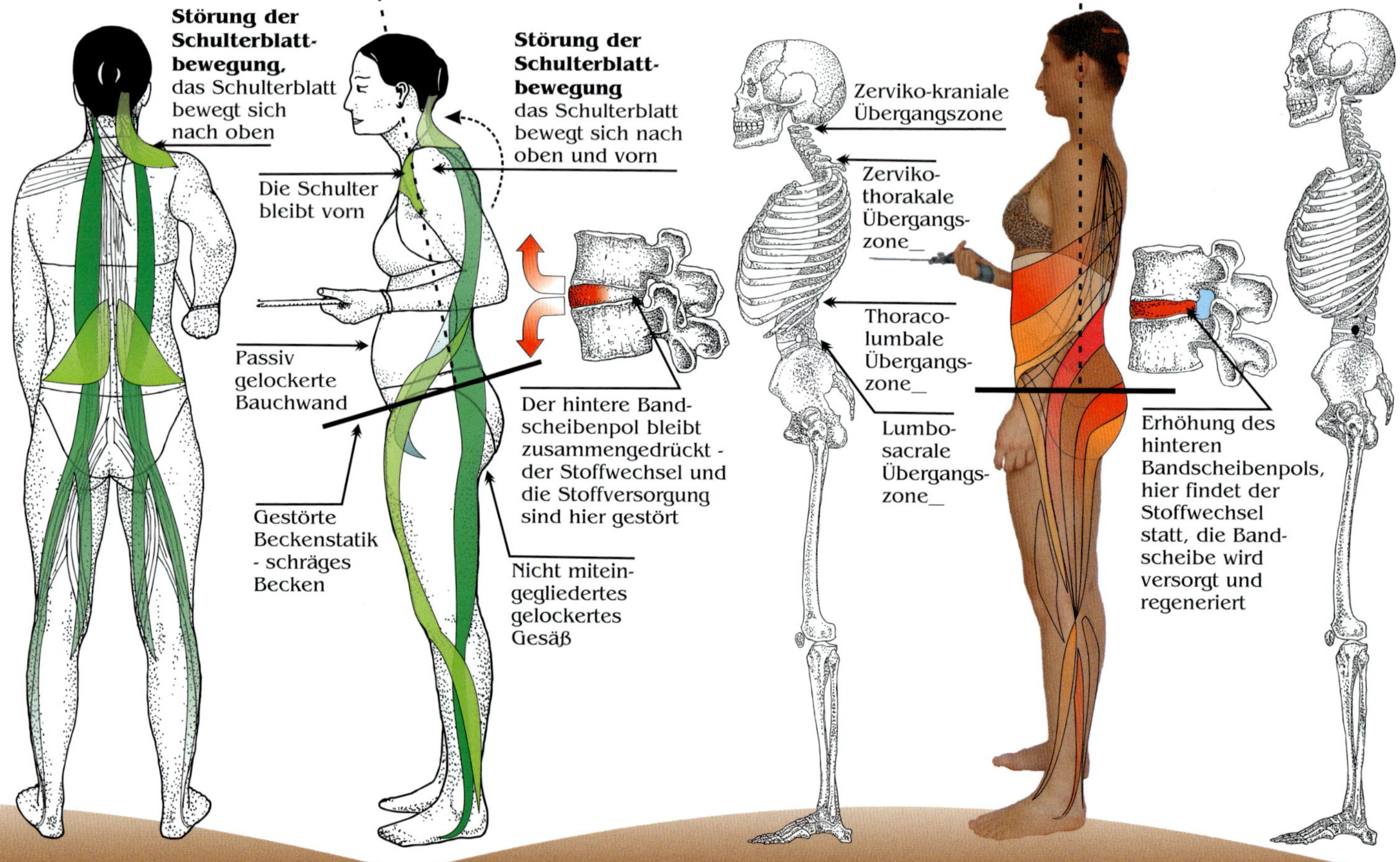

Die vertikal (falsch) stabilisierte Bewegung ist die Hauptursache für Rückenschmerzen

Bewegungsmuster für die Wirbelsäule und das Schulterblatt bei Armextension - optimale und falsche Ausführung

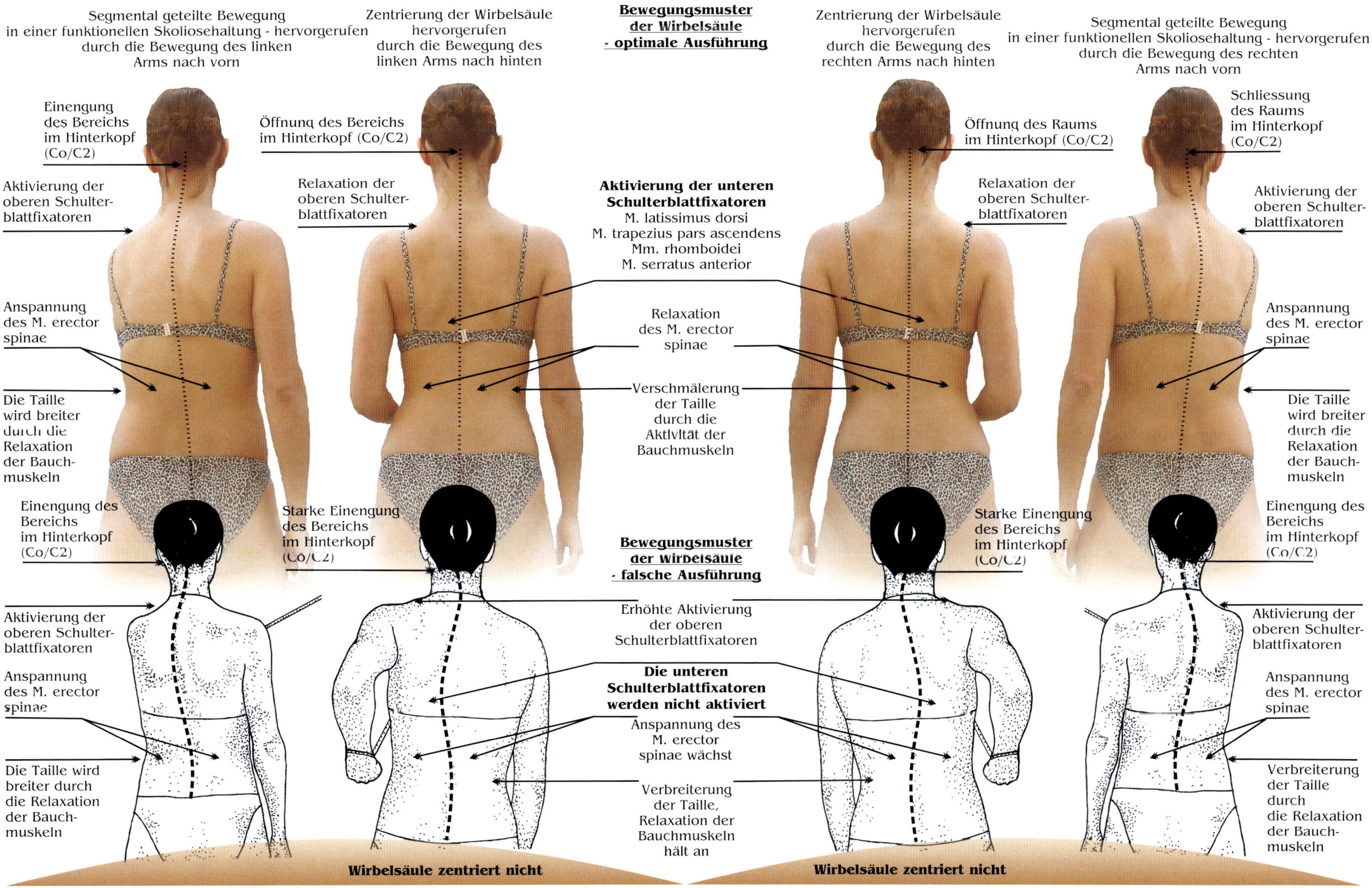

Die optimale Koordination von Flexion und Extension des Arms beweist eine optimale Beweglichkeit und Stabilisierung der Wirbelsäule

Die Muskeldekontraktion - energetisch anspruchsvoller Vorgang, der eine gute Muskeldurchblutung verlangt

Die Muskelversorgung braucht die Kontraktion und Relaxation. Bei der Kontraktion wird das Blut aus dem Muskel gedrängt und bei der Relaxation fließt Blut in den Muskel. Dieser Vorgang nennt sich Muskelpumpe.

Muskeldurchblutung in Abhängigkeit vom Wechsel von Kontraktion und Dekontraktion

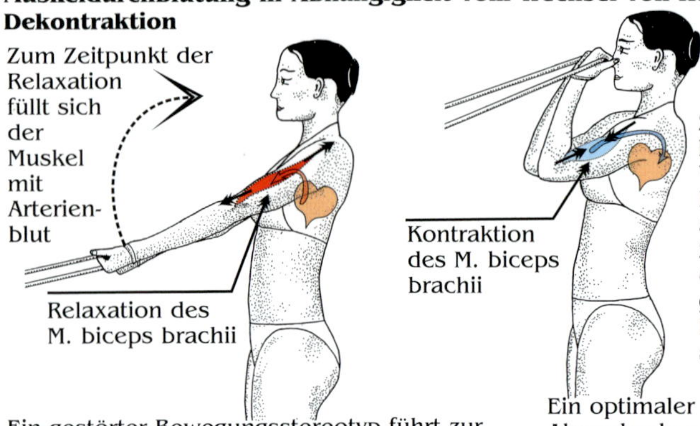

Zum Zeitpunkt der Kontraktion wird das Venenblut aktiv Richtung Herz gedrängt durch das anschwellende Muskelvolumen. Der Zufluss des Venenbluts wird jedoch durch die Verkleinerung des geschlossenen Raums beschränkt. Der Muskel hat seine feste Bindegewebsverpackung.

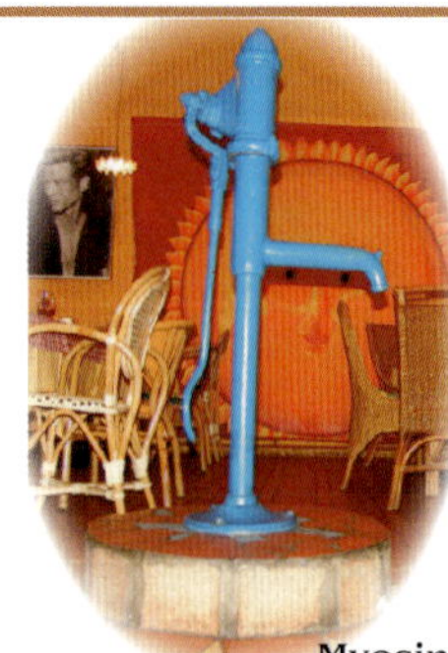

Ein gestörter Bewegungsstereotyp führt zur ständigen Spannung der paravertebralen Muskeln, zu Durchblutungsstörungen und zur Aktivierung von aneroben biochemischen Reaktionen.

Ein optimaler Bewegungsstereotyp führt zum Abwechseln von Kontraktion und Relaxation der paravertebralen Muskeln, zu deren Durchblutung und zur Ermöglichung von aeroben biochemischen Reaktionen.

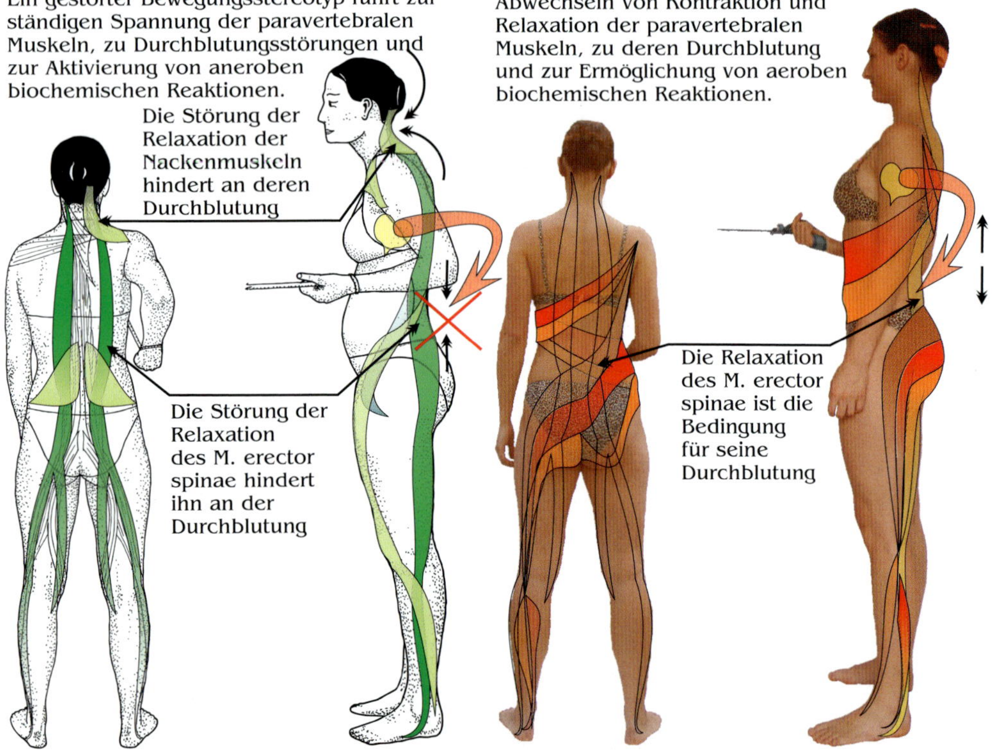

Ohne Bewegung, d.h. ohne Wechsel von Kontraktion und Relaxation wird der Muskel ungenügend durchblutet und seine Unfähigkeit, sich zu entspannen, wird erkennbar - Muskelversteifung.

Die Muskeltätigkeit verbraucht bei der Muskelentspannung und Dehnung viel mehr Energie als bei der eigentlichen Muskelkontraktion.
Man könnte dies mit dem Bogenschießen vergleichen. Es ist mühsamer, den Bogen zu spannen, als ihn loszulassen.

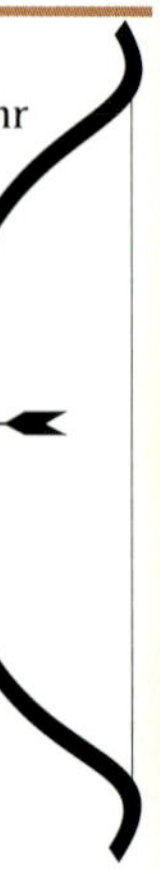

<u>Muskelkontraktion (Zusammenziehung)</u>

Verbindung zwischen Aktin und Myosin, Ca++ ion

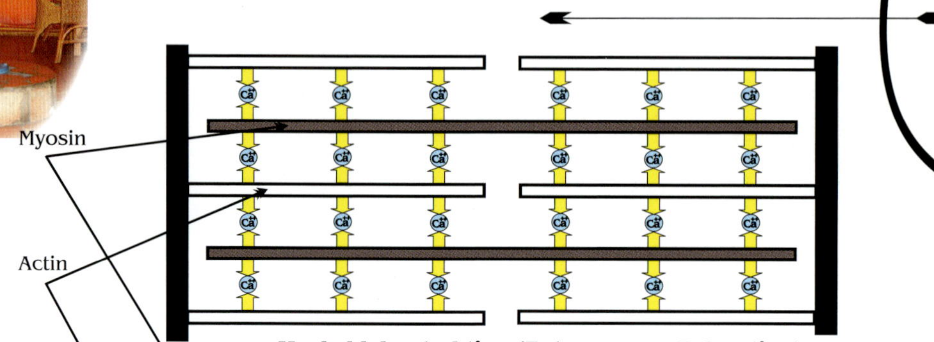

<u>Muskeldekontraktion (Entspannung Relaxation)</u>

Zur Trennung zwischen Aktin und Myosin kommt durch Aufbrauchen von Ca++ Ionen (das Schöpfen Ca++ Ionen ist energetisch sehr anspruchsvoll)

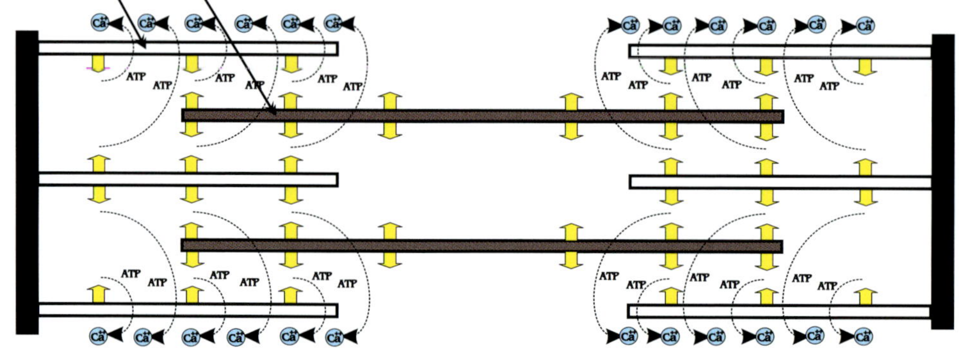

Muskeldekontraktion (Entspannung)
Muskeldekontraktion ist energetisch sehr anspruchsvoll. Bei Lockerung der Kontraktion müssen die Ca++ Ionen aus den Muskelfaser herausgepumpt werden. Auf diese Weise werden Aktin von Myosin getrennt und die Muskelfasern verlängern sich. Dieser Vorgang verbraucht sehr viel Energie, die innerhalb des Muskels ist - ATP (Adenosintrifosphat).
Ständige Muskelanspannung verursachen Durchblutungsstörungen und mangelhafte Versorgung. Die Folge ist dann Energiemangel beim Rauspumpen von Ca++ Ionen (Störung der Kalziumpumpe). Diese Situation verursacht die ständige Muskelanspannung.
Diese unvorteilhafte Situation muss man beheben um Bedingungen für eine gute Durchblutung schaffen zu können.
Gute Entspannung und Durchblutung wird nur dann erreicht, wenn beim Üben folgende Bedingungen eingehalten werden:
- Das Üben muss mehrmals am Tag stattfinden, damit der Muskel regelmäßig und gut energetisch versorgt wird.
- Wir üben mit weniger Kraft, damit sich der angespannte Muskel in reziproke Inhibition entspannen kann. Die weit ausholende Bewegung ermöglicht wechselweise eine Dehnung und Zusammenziehung der Muskelfasern.

Das Einschalten der richtigen Muskeln ist abhängig von den richtig koordinierten und stabilisierten Übungen.

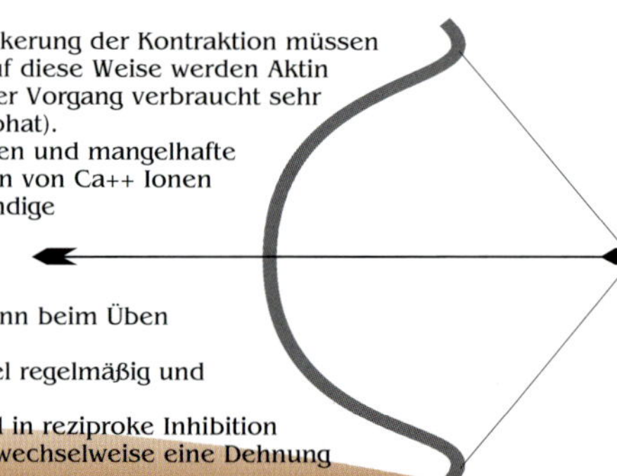

Die aktiven Spiralen relaxieren die Vertikalen und ermöglichen ihre Durchblutung, die Bedingung für die Durchblutung ist jedoch die Bewegung

VI.
Grundsätze der Behandlung, Regeneration und Prävention

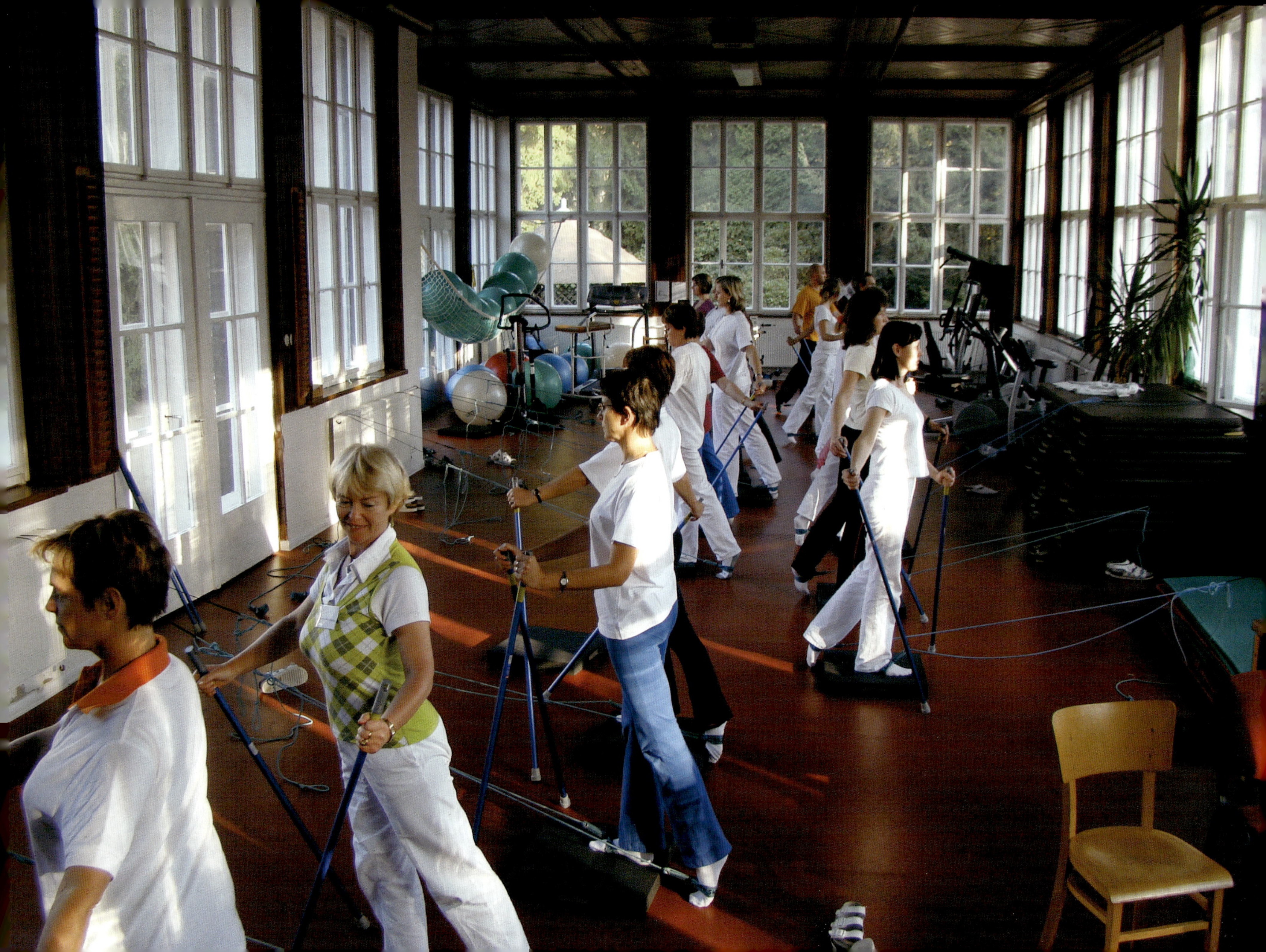

Präventives und regeneratives Training

Das Ziel des Regenerationstrainings ist es, die Regeneration derjenigen Bereiche des Bewegungsapparats zu ermöglichen, die durch sitzende Tätigkeit, einseitige Arbeit und einseitigen Sport überlastet sind. Wir haben uns auf die Regeneration der Zwischenwirbelscheiben und der Gelenke im gesamten Wirbelsäulenbereich und der Gelenke der oberen und unteren Gliedmaßen konzentriert.
Das Training muss 3 Grundprinzipien beinhalten:

1. **Muskelgleichgewicht** - Kräftigung der geschwächten Muskeln, Dehnung der verkürzten Muskeln
2. **Ausgeglichene Körperhaltung** - wir gleichen den Körper zur Erdanziehungsachse aus. Die ausgeglichene Körperhaltung können wir erst nach dem Beheben des Muskelungleichgewichts erreichen.
3. **Bewegungskoordination** in Raum und Zeit - Koordination der Beckenstellung (Basis der Figur), des Kopfs (Körperachse) und des Schulterblatts (Voraussetzung für eine optimale Armbewegung)

Der Bewegungsablauf beginnt zuerst mit der Koordination der Beckenstellung, dann des Kopfs und des Schulterblatts und zuletzt erfolgt die freie Armbewegung.
Beim Erreichen der 3 Grundprinzipien der Bewegung und beim Berücksichtigen weiterer Regeln für eine Optimalbewegung werden die Bewegungsaktivitäten automatisch durch die spiralen Muskelketten stabilisiert. Das Erreichen **einer spiralen Bewegungsstabilisierung ist die Hauptvoraussetzung für die Regeneration des Bewegungsapparats.**
Produkt: **11 SPS Übungen** (wird in Kurs 1 unterrichtet)

Hauptgrundsätze der heilenden Körpererziehung (HKE)

Die HKE nutzt die Grundprinzipien der Optimalbewegung und bildet eine spirale Stabilisierung.
Das Ziel der HKE ist es, für den Patienten eine geeignete Position (Bewegungsausmaß, Kraft und Tempo) zu finden, die zur richtigen Ausführung der Übung führt und zur Erreichunq des Hauptziels - das Hervorrufen der spiralen Stabilisierung der Bewegung. Die Übung muss schmerzfrei sein.
Die einzelnen Übungen können in diesen Punkten modifiziert werden:

- **Stellung** beim Training - im Liegen, im Sitzen, **im Stand**
- **Ausmaß** der Übungen - es ist möglich, nur Teile der Übungen zu trainieren, d.h. wir trainieren die Teile der Übung, die wichtig sind. Der Patient hat sie verstanden, führt sie richtig aus und sie sind für ihn nicht schmerzhaft. Wir trainieren stets im schmerzfreien Bereich.
- **Kraft** - die Kraft, mit der wir trainieren, lässt sich gut regulieren, so dass sie die Möglichkeiten des zu trainierenden Muskels nicht überschreitet. Beim Training der Muskelketten ist es wichtig, mit einer Kraft zu trainieren, die das schwächste Glied der Kette bewältigen kann.
- **Tempo** - eine schnelle Bewegung kann der Patient nicht richtig koordinieren und stabilisieren und somit wird der Muskeldehnungsreflex und die Kompensationsstabilisierung hervorgerufen.

Das Ziel der Rehabilitation ist es, den Schmerz zu bewältigen, das Bewegungsprogramm einzuleiten und dem Patienten einen aktiven Weg zur Genesung zu zeigen. Deshalb trainieren wir langsam.
Produkt: **Modifikation von 11 Übungen für den momentanen Zustand des Patienten** (wird in Kurs 2 unterrichtet).
Manuelle Techniken mit dem Ziel, die Muskelanspannung zu lösen, die an der Ausführung einer Optimalbewegung hindert (wird in Kurs 3 und 4 unterrichtet).

Vorsicht:
Die Behandlung eines Bandscheibenvorfalls leitet ein Arzt ein nach einer gründlichen Untersuchung. Die Auswahl der Übungen, deren Ausmaß und die Größe der Kraft beim Trainieren bestimmt ein **Physiotherapeut, der den Patienten instruiert und regelmäßig kontrolliert.** Erst nach Beendigung der Schmerzphase und dem Abklingen der Ausfallerscheinungen (3 - 6 Wochen) reihen wir den Patienten in ein **Anschlussbewegungsprogramm** ein, das von einem geschulten Instruktor geführt wird. Nach dem Absolvieren des Anschlussprogramms (weitere 10 - 20 Wochen), falls es zum Ausheilen der Bandscheibe gekommen ist, ist es möglich, zu komplizierteren Übungen überzugehen und das Tempo bei perfekter Ausführunq aller Übungsdetails zu beschleunigen. So bereiten wir den Körper für den Freizeitsport vor.
Die Zeit vom Bandscheibenvorfall bis zum Sport dauert meistens 6 - 12 Monate.

Anschlussbewegungsprogramm (ABP) nach der Rehabilitationsbehandlung

Das ABP schließt an die Rehabilitation an und fährt mit den Übungen in angepassten Positionen, gemindertem Ausmaß und Kraft fort. Nach Verbesserung des Gesundheitszustands, Verheilen der traumatischen Veränderungen und allmählicher Kräftigung der Muskeln gehen wir langsam zu den optimalen Übungsstellungen, zum vollen Übungsausmaß, zur richtigen Koordination und Stabilisierung über. So gelangen wir allmählich zur Möglichkeit, das Regenerationstraining in vollem Ausmaß auszuführen. Nach der Automatisierung der Bewegung ist es möglich, noch an Tempo und Kraft zuzulegen.
Produkt: **11 Übungen**, der Weg von **der Modifikation der Übungen** zum vollen Ausmaß (wird in Kurs 2 unterrichtet).

Konditionstraining von Sportlern

Prävention beim Sport
Das Ziel des Konditionstrainings ist, die Regeneration von Partien des Bewegungsapparats zu ermöglichen, die durch einseitigen Sport überlastet sind.
Auch das Konditionstraining muss die Grundprinzipien beinhalten - Muskelgleichgewicht, ausgeglichene Körperhaltung, Bewegungskoordination, spirale Bewegungsstabilisierung.
Verbesserung der sportlichen Leistung
Durch die optimale Stabilisierung und Bewegungskoordination lässt sich die Sportleistung wesentlich verbessern, ohne die Trainingseinheiten zu erhöhen. Auf diese Weise verbessert sich nicht nur die sportliche Leistung, sondern gleichzeitig wird die Abnutzung des Gewebes und die Anzahl der Unfälle gemindert.
Produkt: **120 Übungen**, die wir so schnell, mit solcher Kraft und in solchem Unfang ausführen müssen, wie es der eigene Sport verlangt (siehe DVD 120 Übungen zur Regenerierung der Wirbelsäule®).
Wird in Kurs 7 unterrichtet.

Heilende Körpererziehung

Das SPS ist eine wirksame Bewegungsmedizin für eine Reihe von Wirbelsäulen- und Bewegungsapparatstörungen. Vor der Verabreichung dieser Medizin muss eine qualitative und gründliche Untersuchung durch den Arzt stattfinden, sowie eine Diagnosebestimmung, Erwägung von Indikationen der Behandlung, Kontraindikationen und Dosierung. Auch die Kontrollen sind nötig und das Reagieren auf den momentanen Gesundheitszustand des Patienten. Deshalb gibt es für die Behandlung keine feste Schablone. Die nachfolgenden Instruktionen sind nur eine Demonstration des Hauptwegs, wie sich die Behandlung gewöhnlich entwickelt.

Die Diagnose erstellt der Arzt und verordnet eine geeignete Behandlung.

Das Bewegungsprogramm gestaltet und betreut ein Physiotherapeut, der theoretische und praktische Erfahrungen mit der SPS Methode hat. Das Bewegungsprogramm muss ständig gemäß der aktuellen Situation modifiziert werden. Kontrolluntersuchungen sind nötig. Die Behandlung wird wesentlich verkürzt, indem die Muskelanspannung und -verkürzung beseitigt wird mit den Techniken des weichen Gewebes, die auch vom Physiotherapeuten ergänzend zur Behandlung durchgeführt werden.

Nach dem Beherrschen der akuten Phase der Erkrankung müssen wir das Bewegungsprogramm bis zur vollen Kondition des Patienten führen, zur Ausübung der täglichen Tätigkeiten, des Berufs und der sportlichen Aktivität. Dazu dient das **anschließende Bewegungsprogramm** nach einer Rehabilitationsbehandlung. Dieses Programm muss auch ein Profi leiten - **ein Physiotherapeut oder ein Übungsleiter** mit der Ausbildung für eine professionell ausgeführte Prävention.

Auch nach der Beendigung des Behandlungs- und des Anschlussprogramms ist eine tägliche Regeneration notwendig, um der ungeeigneten Belastung des Bewegungsapparats während des Arbeitsprozesses zu entsprechen. Das Regenerationsprogramm leitet **ein persönlicher Trainer.**

Behandlung eines Bandscheibenvorfalls

Der Lendenbandscheibenvorfall wird charakterisiert durch Schmerzen, eine erzwungene Körperhaltung, Beeinträchtigung der Empfindlichkeit und der Bewegung.
Bei der Untersuchung stellen wir fest:
- große **Muskelanspannung** in den langen paravertebralen Muskeln (M. erector spinae, M. quadratus lumborum, M. iliopsoas)
- **Muskelerschlaffung** bei Bauch, Gesäß, unteren Fixatoren des Schulterblatts, kurzen paravertebralen Muskeln (Mm. rotatores, Mm. semispinales, Mm. multifidi)
- **falsche Statik** des Beckens, Störung der Körperachse
- **Bewegungseinschränkung** durch die Muskelanspannung vor allem im Lendenbereich, aber auch im Schultergürtel, im Bein und in allen weiteren Abschnitten der Wirbelsäule
- Minderung der **Empfindlichkeit** ist charakteristisch für den Befall der Nervenwurzel
- Minderung der **Beweglichkeit** im Sinne des Ausfalls, beim Abdrücken der Nervenwurzel
- Reflexasymmetrie bis zur Lähmung, positive Dehnungsmanöver

Der Hauptgrund für den Bandscheibenvorfall ist das Versagen der Bauchmuskeln im Sinne von Miteingliederung in die spirale Stabilisierung. So wird die Bewegung vertikal stabilisiert (kompensierende ungeeignete Stabilisierung) und die Versorgung der Bandscheibe, ihre Regenerations- und Heilungsmöglichkeit ist gestört. Die ursächliche Behandlung ist also die Aktivierung der Muskelspiralen. Den Verlauf des Bandscheibenvorfalls können wir aus zeitlicher Sicht in 3 Phasen einteilen.
Die Behandlungstaktik ist in den einzelnen Phasen die folgende:

1. Akute Phase 3 bis 10 Tage

Beherrschung von akuten **Schmerzen** - gezielte anatomische **Massage und manuelle Traktion,** um die Muskelanspannung der Muskeln zu mindern, die das betroffene Wirbelsäulesegment überwölben (wird in Kurs 3 und 4 unterrichtet),
- Modifikation von zwei bis drei Übungen, um den Schmerz zu lindern (meistens 1, 2, 3)

2. Subakute Phase

- Beherrschung **der Ausfallsymptomatik** 1 - 6 Wochen je nach Größe des Bandscheibenvorfalls, bei größeren Vorfällen auch länger
- allmähliche Wiedererreichung der Beweglichkeit des Lendenbereichs - 2 - 6 Monate
  - Übungen 1, 2, 3, 6 + 4, 5 und später 7, 8, 9, 10, 11

3. Remission

- Rückkehr zum Sport 6 - 12 Monate - der Sport muss spiral stabilisiert sein
- regelmäßige Regeneration - das ganze Leben lang 10 - 15 Minuten täglich, 1x wöchentlich 45 Minuten gemeinsames Training mit einem Profiübungsleiter
  - 12 bis 40 Übungen je nach individueller Fähigkeit

Behandlung eines Bandscheibenvorfalls - Zusammenfassung der Hauptprinzipien

Patienten mit algischem und vertebrogenem Syndrom und Bandscheibenvorfall haben diese Störungen:
- Muskelschwäche - **SPS kräftigt**
- Muskelanspannung und -verkürzung - **SPS relaxiert und dehnt**
- Bewegungseinschränkung - **SPS mobilisiert**
- Störung der Bewegungsstabilisierung - **SPS aktiviert eine dynamische Stabilisierung**
- Koordinationsstörung - **SPS koordiniert**: - gegenseitige Stellung von Körperbereichen
  - Stellung in den Gelenken und den Wirbelsäulensegmenten
- Störung von Bewegungsstereotypen bei üblichen täglichen Tätigkeiten - **SPS führt zur Optimalisierung des Gangs, des Laufens, der Arbeit**
- Störung der freien Bewegungssteuerung - **SPS verbessert die Bewegungssteuerung**
- Störung der Koordination und der Bewegungssteuerung in anspruchsvollen Situationen - Sport - **SPS optimalisiert die Bewegung beim Sport**

SPS beseitigt komplex die Störungen des Bewegungsapparats bei algischen vertebrogenen Syndromen und Bandscheibenvorfällen

Behandlungsstrategie von Bandscheibenvorfällen

Der Lendenbandscheibenvorfall kann in verschiedenen Segmenten auftreten L5/S1 50%, L4/L5 45%, L3/L4 5%, andere Segmente selten.
Die Ursache ist hingegen immer die gleiche - **Störung der spiralen Muskelkette** während der Bewegung (die Bauchmuskeln sind der wichtigste Teil der Kette).
Die Folge der Störung der spiralen Kette ist **die anhaltende vertikale Stabilisierung** (Anspannung des Erector spinae, des Iliopsoas, des Quadratus lumborum) zum Zeitpunkt der Bewegung.
Wir konzentrieren uns auf das Trainieren der spiralen Stabilisierung, die den Rückenstrecker relaxieren wird und eine Kraft bildet, um die beschädigte Bandscheibe nach oben zu strecken.

Behandlungsstrategie der SPS Methode bei Bandscheibenvorfällen:

Akute schmerzende Phase (oft durch Schmerzstiche und Gefühls- und Bewegungsverlust begleitet):
- den Druck auf die Bandscheibe vermindern und eine Vergrößerung des Bandscheibenvorfalls verhindern
- Erhöhung der Bandscheibe
- die Bandscheibe nach oben strecken
- die Heilung der Bandscheibe in erhöhter Position ermöglichen
- durch die Streckung der Bandscheibe einen Ansaugdruck Richtung Bandscheibe erzeugen
- Foramen öffnen, seinen Raum vergrößern und den Druck auf die Nervenwurzel mindern

Subakute Phase mit Schmerzen in den Randpositionen (meistens schon wesentliche Verbesserung des Nervenfunktionsausfalls)
- Heilung der Bandscheibenruptur durch Narbenbildung
- Verfestigen der Narbe und gleichzeitig Lockerung der Narbe
- Resorbtion des Bandscheibenvorfalls (des Sequesters)
- Formung eines neuen Raums der Foramina und des Wirbelsäulenkanals

Rückkehr zur vollen Gesundheit durch tägliche Tätigkeiten und durch Sport
- Prävention des Zusammenziehens der Nervenwurzel durch die rigide Narbe
- Prävention von Bildung degenerativer Veränderungen auf dem Wirbelkörper und auf den Zwischenwirbelgelenken = Prävention der Entstehung von einem engen Wirbelsäulenkanal
- Prävention von Entstehung einer degenerativen Spondylolisthesis (Wirbelgleiten nach vorn oder hinten)

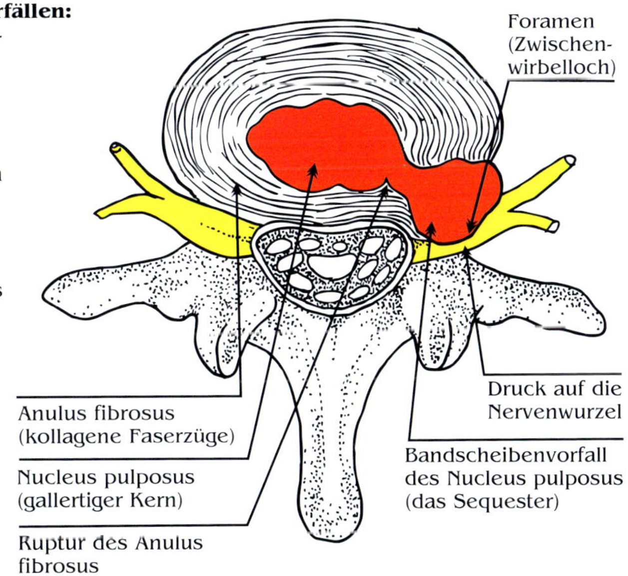

Eine Bandscheibenoperation ist das bloße Entfernen des Vorfalls an der Bandscheibe - Nucleus pulposus. Die Operation behebt nur die Ausfallsymptomatik.
Für das weitere Schicksal der Wirbelsäule verschlechtert sich die Situation wesentlich.
Negativa der Operation sind:
- Verkleinerung der Zwischenwirbelbandscheibe
- Instabilität der verkleinerten Bandscheibe - Gefahr von Spondylolisthesis
- Druckerhöhung auf die Zwischenwirbelgelenke und ihre kommende Degeneration
- Entstehung der Voraussetzungen für die Überlastung der benachbarten Segmente
- Narbenbildung im Operationsschnitt am Bindegewebeapparat - Kompression der Nervenwurzel durch die Narbe
- Narbenbildung im Muskelapparat - Störung der Koordinationsfunktion M. multifidus, Narbenzug im Erector spinae

Beschwerden, die nach der Operation auftreten, nennt man "failed back surgery syndrome". Wir haben jedoch bei allen Patienten mit diesen Beschwerden ein ungenügendes Rehabilitationsprogramm festgestellt, das die spirale Stabilisierung der Wirbelsäule nicht erneuert.
Die Operation erachten wir nur dort als notwendig, wo es nicht gelungen ist, den Symptomatikausfall innerhalb von 3 Monaten durch die Rehabilitationsmethode zu beheben.
Nach der Operation ist es notwendig, täglich ein ganzes Leben lang die Wirbelsäule zu regenerieren und eine spirale Stabilisierung zu bilden.

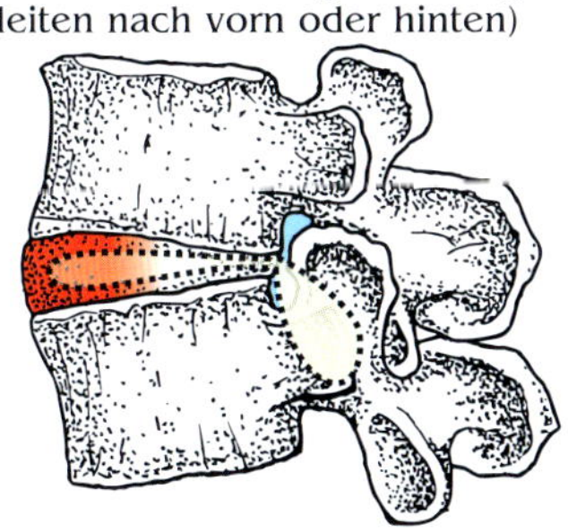

Ein Bandscheibenvorfall ist das Brechen des hinteren Teils des Anulus fibrosus, der einer langfristigen Degeneration erlag. Durch die Bruchstelle entweicht die dünnflüssige Masse Nucleus pulposus, die nie wieder in die Bandscheibe zurückkehrt. Sie kann jedoch während eines Jahres praktisch aufgelöst werden. Für die Auflösung und Remodelation eines neuen Raums für den Nerv ist allerdings ein geeignetes Bewegungsprogramm nötig. Die Bewegung hat auf die Strukturen einen formativen Einfluss.

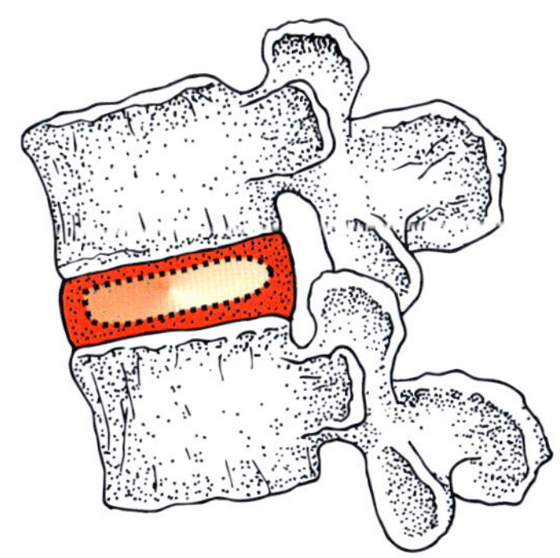

Die Bandscheibenvorfallbehandlungsstrategie besteht darin, dass die ganze Bandscheibe und vor allem ihr hinterer Bereich angehoben wird. Es ist nötig, diese optimale Position während des Heilungsprozesses der Fissur im Anulus fibrosus beizubehalten.
Nach dem Heilen der Fissur durch die Auftriebskraft wird sich die Bandscheibe durch das Ansaugen von Flüssigkeit aus ihrer Umgebung, bei regelmäßiger Aktivierung der spiralen Stabilisierung beim Trainieren und beim Gehen, erhöhen. Auch die Narbenqualität hängt von der Bewegung ab. Eine elastische feste Narbe entsteht nur bei Bewegung.

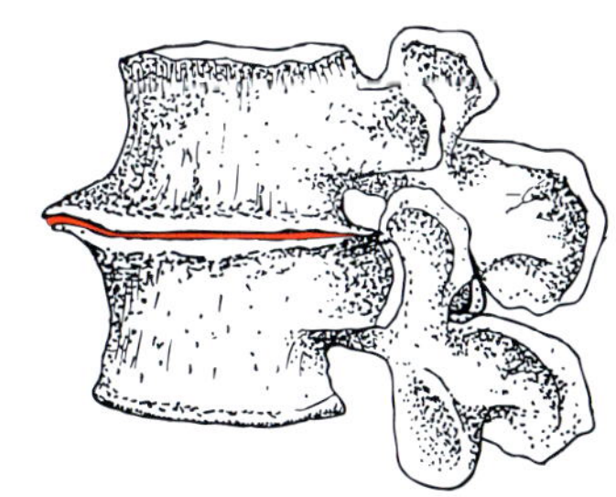

Sofern die Behandlung die spirale Stabilisierung nicht unterstützt, wird die Bandscheibe weiter degenerieren und ihre Höhe verkleinern. Dies wird zu weiteren Bandscheibenvorfällen führen. Es kommt auch zur Überlastung der Zwischenwirbelgelenke und zu deren Degeneration. Eine Bewegungsminderung überlastet die benachbarten Segmente, die die verlorene Bewegung ersetzen müssen. Diese erwartet später das gleiche Schicksal.

Die Behandlung von Bandscheibenvorfällen erfordert
die Aktivierung der Bauchmuskeln und des M. multifidus und die Relaxation des M. erector spinae, des M. quadratus lumborum, des M. illiopsoas und deren gute Durchblutung

Akute Schmerzphase 1. - 4. Woche

1. Übung
Ausführung im Stand

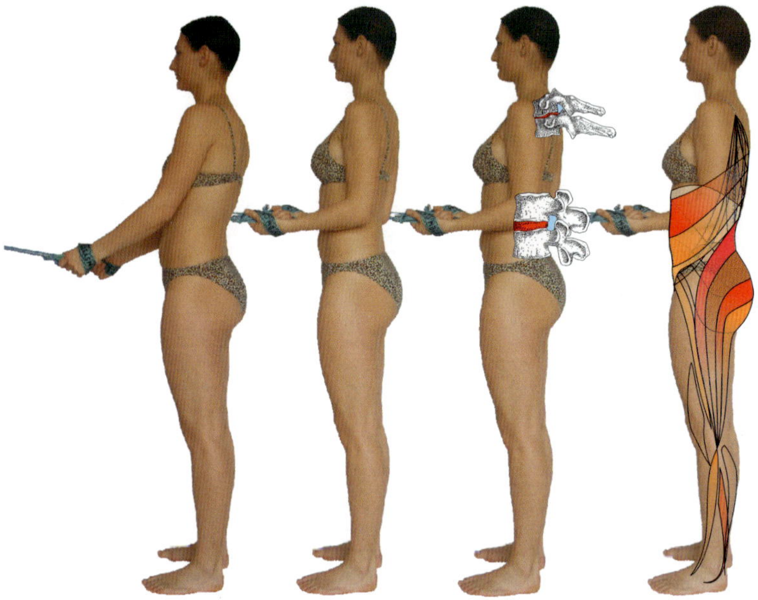

Ziel der Übungen in der akuten Phase ist:

- dem Patienten beizubringen, die Bauchmuskeln miteinzubeziehen als Bewegungsstabilisatoren; die Bauchmuskeln verhalten sich wie der Agonist, der den Antagonisten entspannt - Erector spinae, (die Bauchmuskeln lockern die Spannung der paravertebralen Muskeln)
- die paravertebralen Muskeln zu relaxieren
- die Erreichung einer guten **Durchblutung und Versorgung der angespannten Muskeln**
- Abwechslung von Kontraktion und Dekontraktion der paravertebralen Muskeln - mit kleiner Kraft üben in einer geeigneten Position. Ein langfristig angespannter Muskel ist zu einer Entspannung nicht fähig, weil er für die Dekontraktion nicht genug Energie hat. Wichtig ist es, die Muskelmasse und die Funktion des **M. multifidus** in der Lendengegend nicht zu verlieren (Prävention der degenerativen Spondylolisthesis).
- das Ausgleichen der Körperhaltung - nur auf einem ausgeglichenen Körper funktionieren die optimalen Muskelspiralen
- Erneuerung der Beweglichkeit und der guten Funktion der anderen Körperteile, vor allem die Arm- und Schulterbewegung aktiviert die Muskelspiralen.

6. Übung
Ausführung im Stand

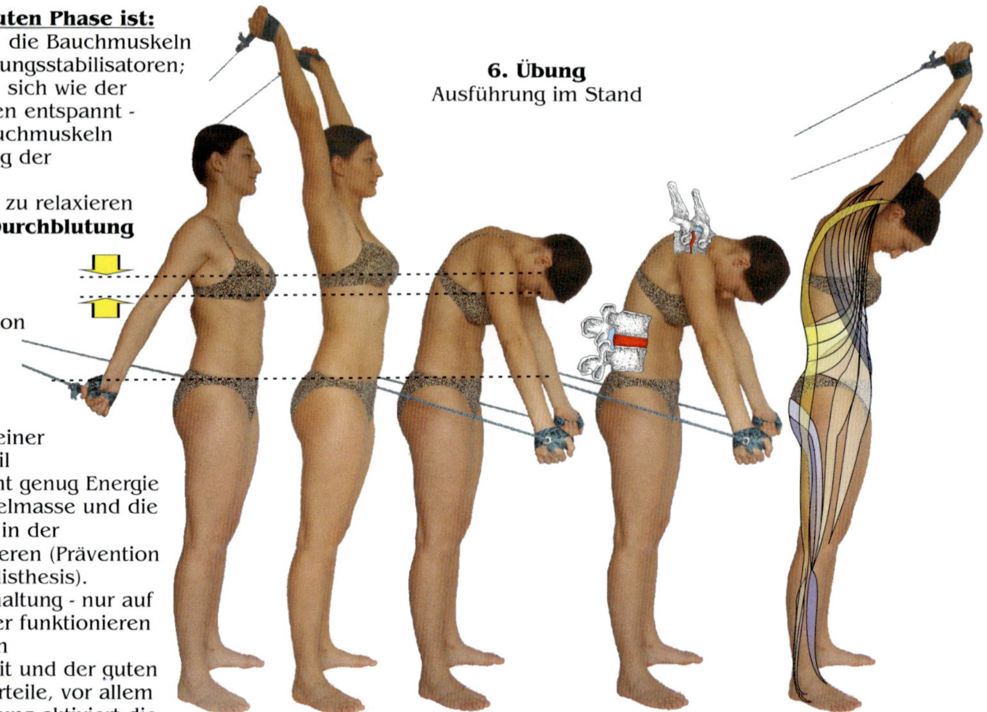

1. Übung
Ausführung im Sitzen

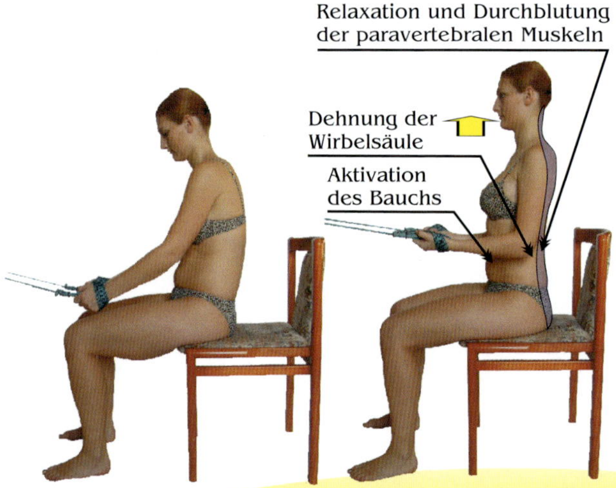

Hauptprinzipien der Übungen:

- wir üben in einer schmerzfreien Position - im Stand oder im Sitzen (ausnahmsweise im Liegen)
- wir üben in einem schmerzfreien Ausmaß - wir halten die Bewegung 5 cm vor dem Schmerzauslösen an
- wir üben mit kleiner Kraft - eine kleine Kraft reicht zur Relaxation des Aufrichters und des Multifidus und deren Durchblutung
- wir üben langsam
- wir üben nur eine kurze Zeit, ca. 5 Minuten, so dass es nicht zur Ermüdung kommt
- wir üben wiederholt, alle 2 - 3 Stunden - es ist nötig, die Durchblutung der angespannten Muskeln zu gewährleisten

Das Üben im Sitzen

Das Sitzen ist eine Ersatzposition, weil sie die volle Auswirkung der spiralen Stabilisierung nicht ermöglicht.
Wir wenden diese Position an, wenn:

- der Patient nicht fähig ist, aufrecht zu stehen - es überwiegt die antalgische Haltung
- die Position im Stand schmerzhaft ist
- der Patient macht im Stand wiederholt Fehler - z.B. spannt er das Gesäss nicht an
- im Stand fühlt er sich unsicher - Senioren

6. Übung
Ausführung im Sitzen

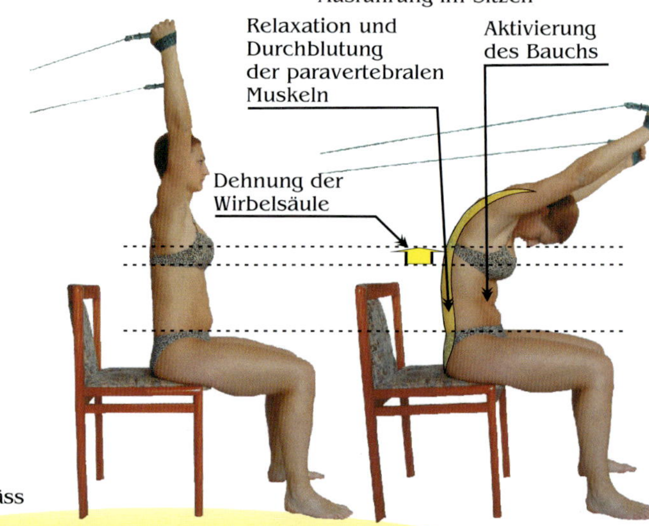

Am wichtigsten in der akuten Phase ist es, alle 2 - 3 Stunden durch das Üben die paravertebralen Muskeln zu relaxieren und deren Durchblutung zu gewährleisten

Der Bandscheibenvorfall ist die Konsequenz des Funktionsversagens der Muskelspiralen. Deshalb ist die Behandlung die Funktionserneuerung der spiralen Muskelketten - vor allem ihrer Traktionskräfte. Nur so beseitigen wir auch die Ursache.

1. Übung

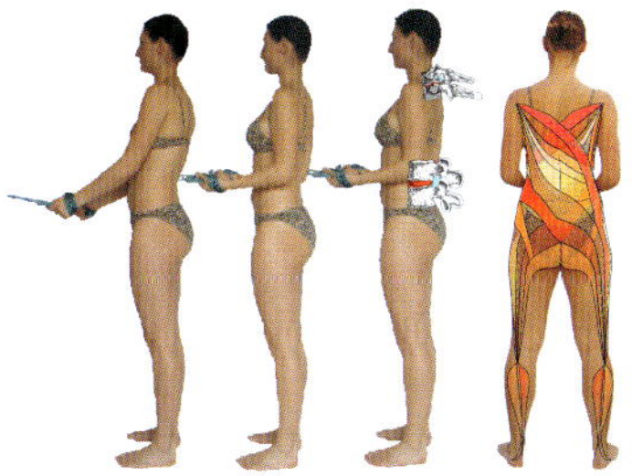

Spirale Muskelkette
TR, LD

1. Übung

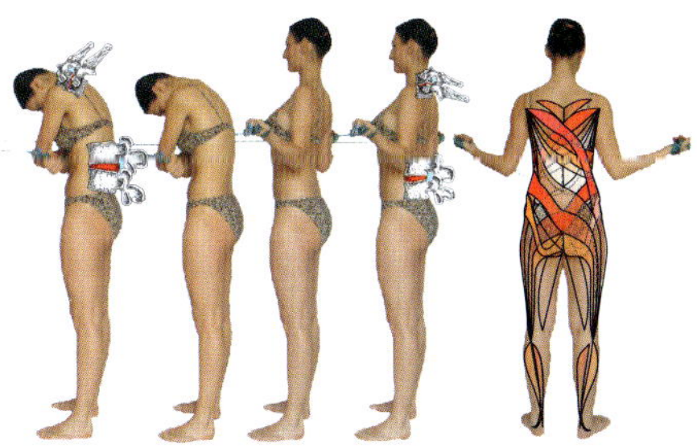

Spirale Muskelkette
TR, LD

3. Übung

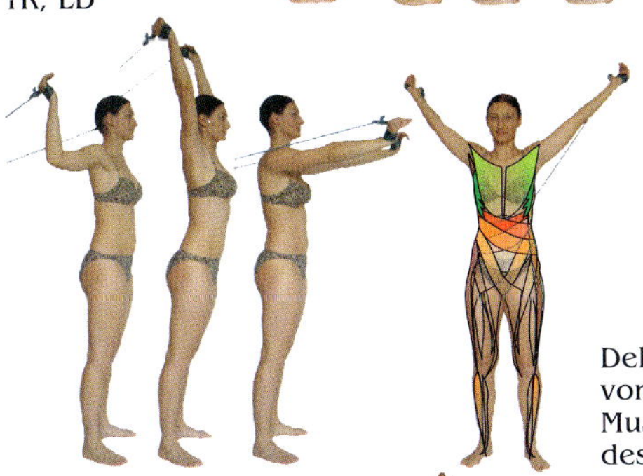

Dehnung der vorderen Muskelgruppe des Schultergürtels

6. Übung

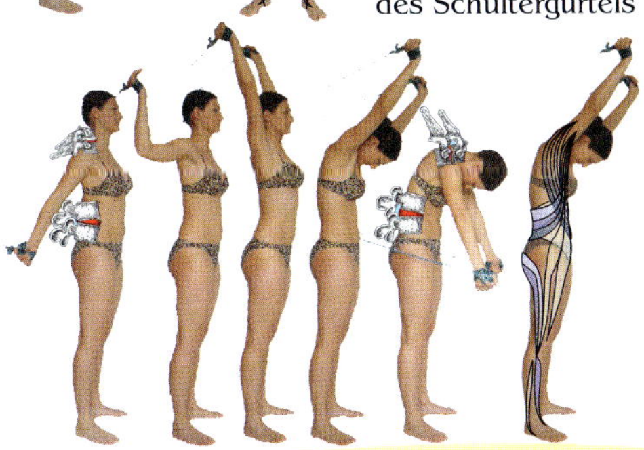

Spirale Muskelkette
SA

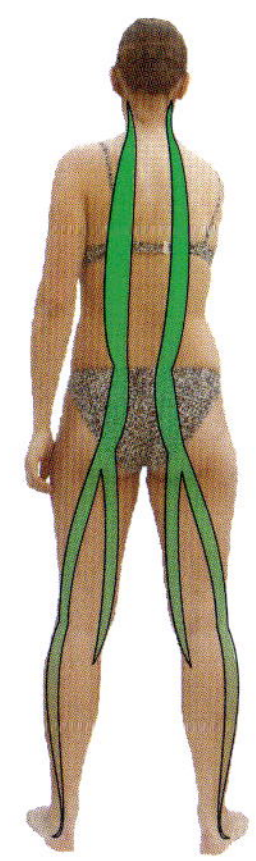

Die Spiralmuskelketten hemmen die Spannung der Vertikalmuskelketten und ermöglichen somit deren Dehnung und Durchblutung

Die Übungen mit einer Arm trainieren die gegenseitige Koordination der einzelnen Wirbel und die kurzen autochtonen Muskeln

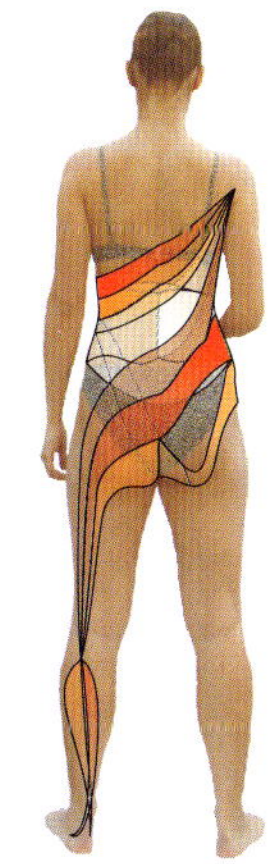

Wir achten beim Üben auf die Beibehaltung der Körperachse.
Kein Stretching in der Vorbeuge, keine Übungen mit den unteren Gliedmaßen, keine Übungen im Stand auf einem Bein.
Wir benutzen nur kleine Kräfte. Das Ausmaß der Übung beschränken wir, damit kein Schmerz entsteht.
Wir wählen eine schmerzfreie Position. Sofern die Schmerzlinderung im Stehen ist, wählen wir den Stand, wenn die Linderung im Sitzen ist, üben wir im Sitzen. Die Übungen wiederholen wir 4 - 6 mal, Ermüdungserscheinungen beachten.
Wir wollen die vertikalen Stabilisatoren relaxieren, ihre Durchblutung fördern und die spirale Stabilisierung aktivieren (vorläufig noch nicht kräftigen) mit dem Ziel, eine Traktionskraft zu bilden.

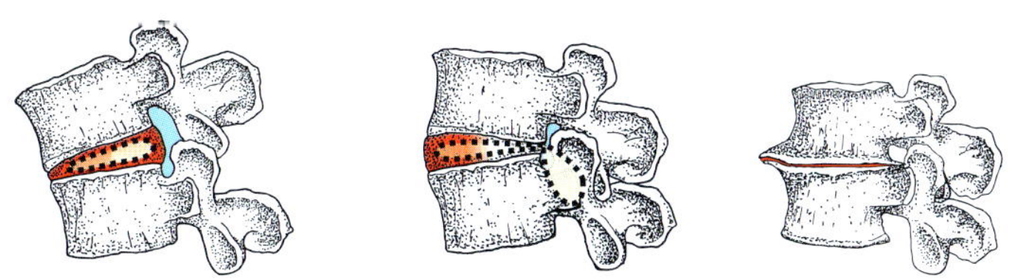

Die Übungen mit einem Arm im Stand werden spiralförmig stabilisiert.
Die übungen, die durch die Muskelspiralen stabilisiert werden, verteilen die Bewegung gleichmäßig in einzelne Segmente und bilden eine kleine Mobilisierung der Wirbelsäule bei gleichzeitiger Traktionskraft.

Achtung!
Die Rotationsübungen im Liegen werden vertikal stabilisiert.
Rotationsübungen, die im Liegen ausgeführt werden, werden nicht von den Muskelspiralen stabilisiert. Diese Übungen betrachten wir als kontraindiziert (absolut ungeeignet für Patienten).

7. Übung

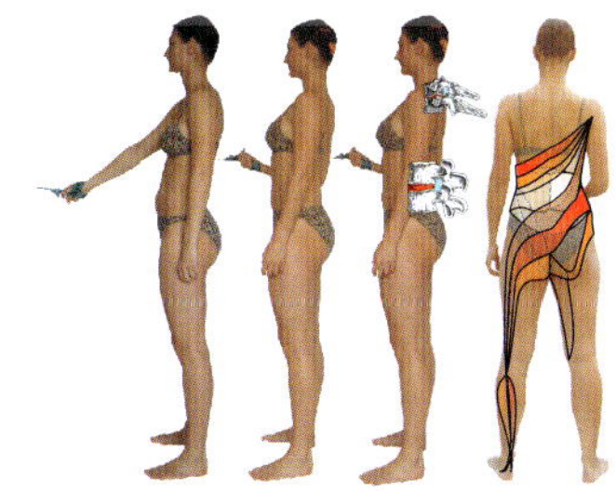

Spirale Muskelkette
TR, LD

8. Übung

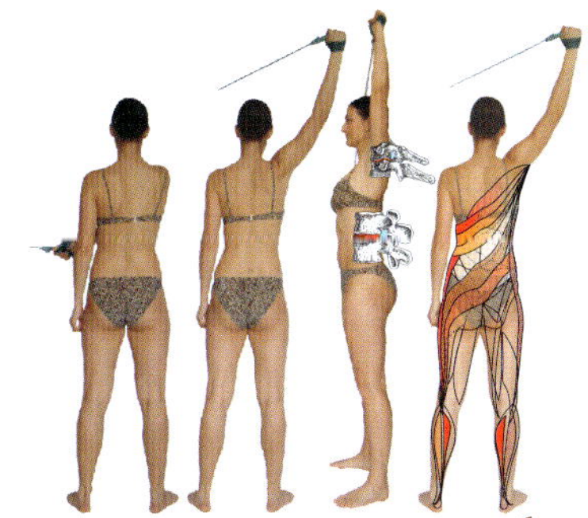

Spirale Muskelkette
TR, LD

9. Übung

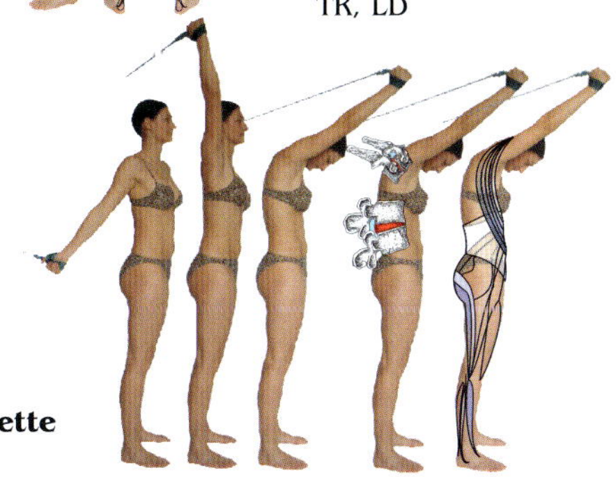

Spirale Muskelkette
SA

Spirale Muskelkette
SA

10. Übung

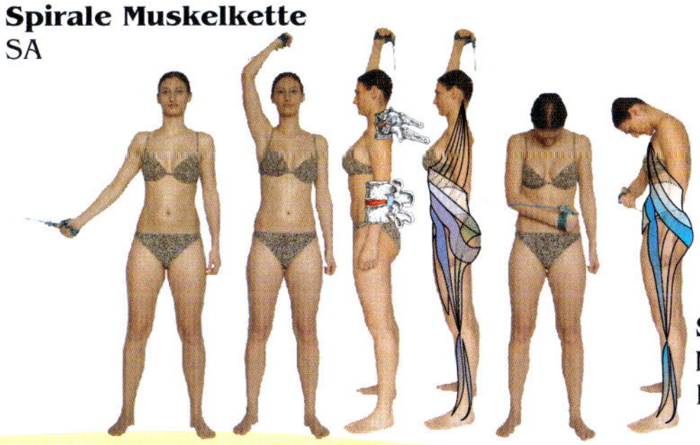

Spirale Muskelkette
PM

Das Stadium des Heilens der Bandscheibe, Resorbtion des Vorfalls - die Wirbelsäulenrotation, stabilisiert durch die Spiralen, modelliert einen neuen Raum für die Nervenwurzel

Achtung auf folgende Fehler!
Ein grundsätzlicher Fehler ist es, bis zum Schmerz zu üben.
Wir dürfen die Übung nicht sofort in vollem Ausmaß ausführen, sondern wir erweitern das Ausmaß schrittweise (Wochen bis Monate).
Wir dürfen nicht mit großer Kraft und schnell üben, die Dehnung muss sacht und langsam sein.
Die Entfaltungsbewegungen dürfen nicht plump, sondern müssen fließend sein - Wirbel für Wirbel (segmentartig zerlegt). Dies gilt für die Bewegung in die Dehnung und auch beim Zurückkehren.

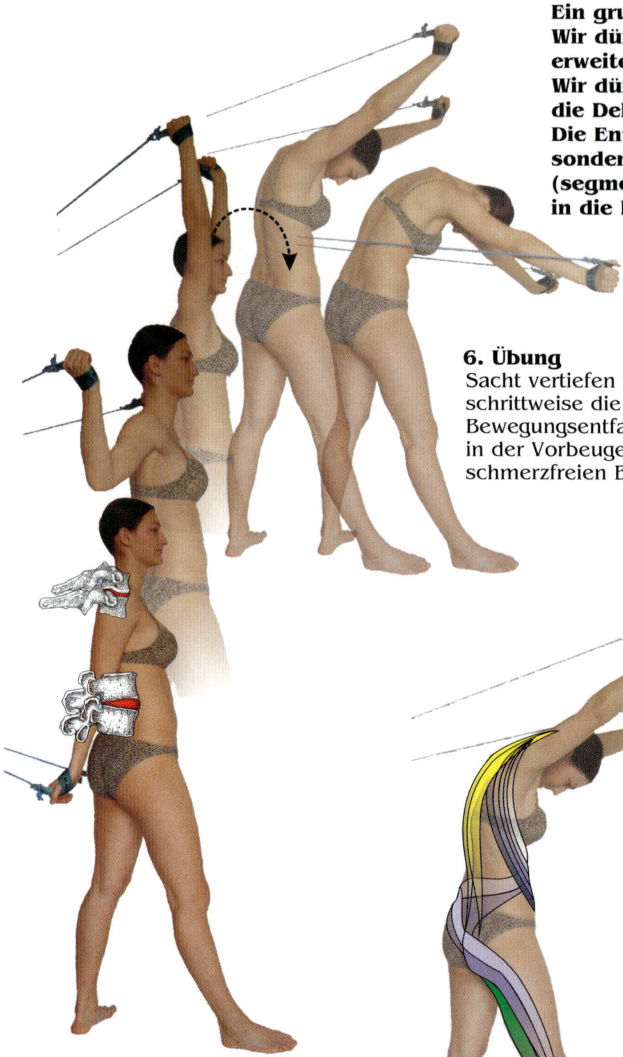

6. Übung
Sacht vertiefen wir schrittweise die Bewegungsentfaltung in der Vorbeuge im schmerzfreien Bereich

Die volle Bewegungsentfaltung in die Vorbeuge ist erst nach einigen Monaten möglich, hängt von der Größe des Bandscheibenvorfalls ab und von seiner schrittweisen Resorbtion. Deshalb vertiefen wir die Vorbeugen schrittweise, so wie der Schmerz zurückweicht.

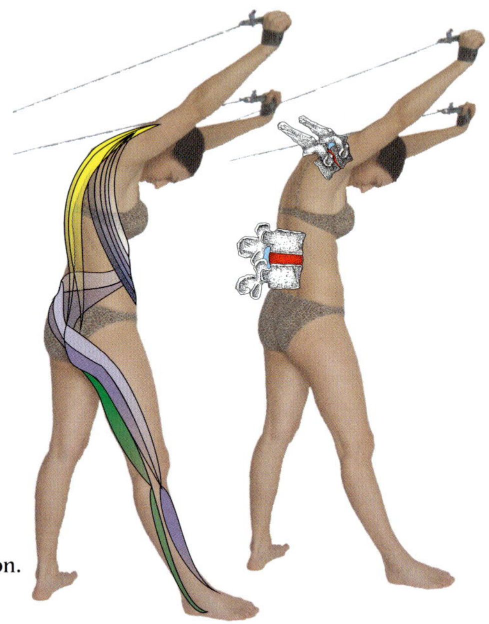

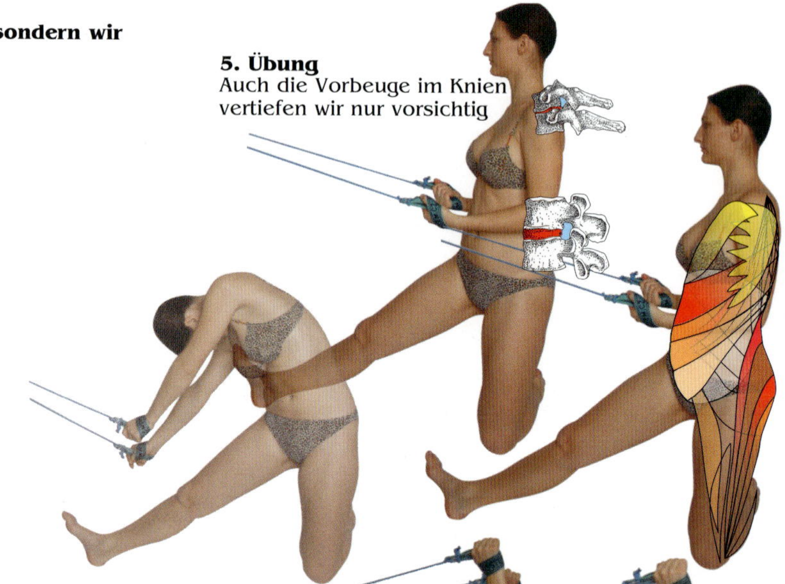

5. Übung
Auch die Vorbeuge im Knien vertiefen wir nur vorsichtig

In die Dehnung fügen wir schrittweise den Hinterkopf, die Hals-, Brust- und zuletzt Lendenwirbelsäule mit ein. Die Rückkehr beginnen wir mit dem Gesäßanspannen und gleichen die Wirbelsäule von unten nach oben aus, d.h. Ausgleichen des Beckens, der Lendenwirbelsäule, der Brust- und Halswirbelsäule, zuletzt wird die Kopfstellung korrigiert mit der Dehnung des Hinterkopfs.

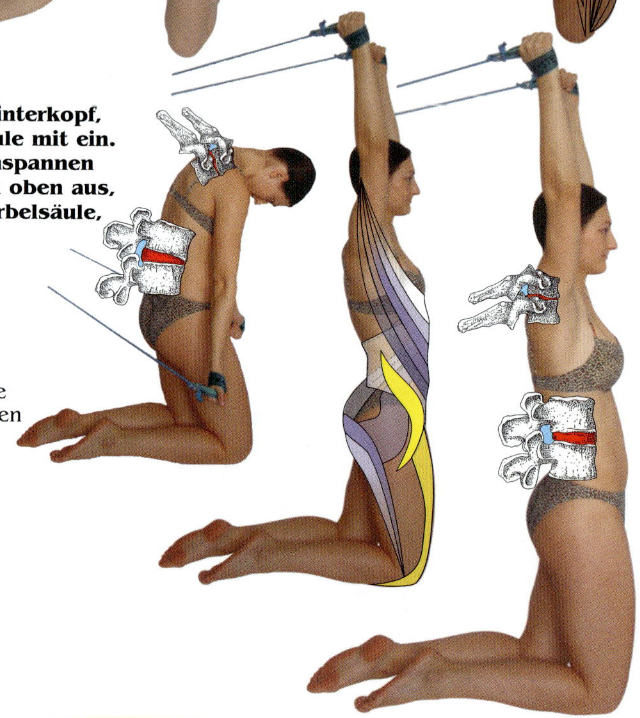

4. Übung
Sobald es möglich ist, beginnen wir die Vorderseite des Oberschenkels zu dehnen und die Muskeln vor der Hüfte (Hüftflexoren)

Die Dehnungsübungen modellieren weiter die Narbe auf der Bandscheibe und den Raum für den Ausgang der Nervenwurzel

In der subakuten Phase sind die Schmerzen bei der Bewegung nur in den Randpositionen. Das schmerzfreie Bewegungsausmaß wird allmählich erweitert.

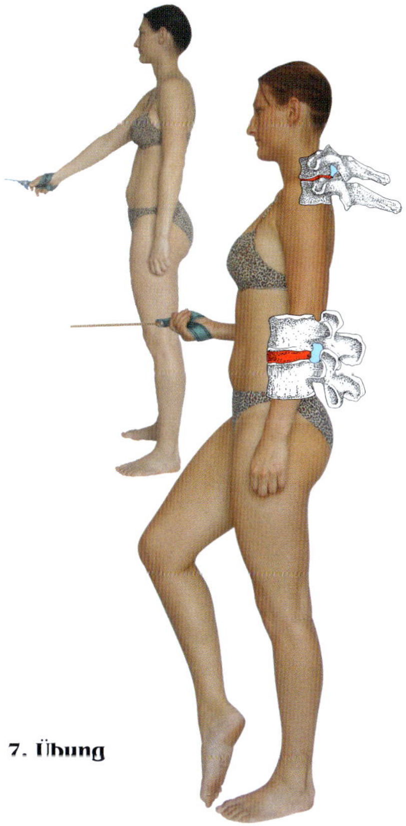

7. Übung

Das Üben auf einem Bein ist erst nach perfekter Beherrschung aller Übungsdetails und der automatischen fehlerfreien Ausführung möglich.

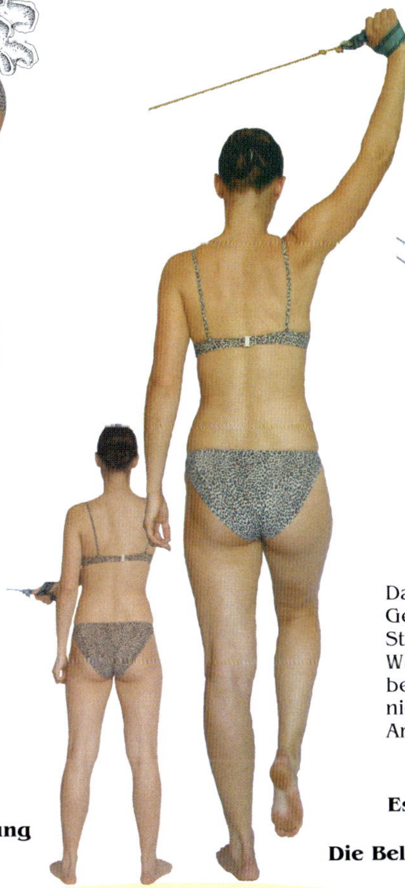

8. Übung

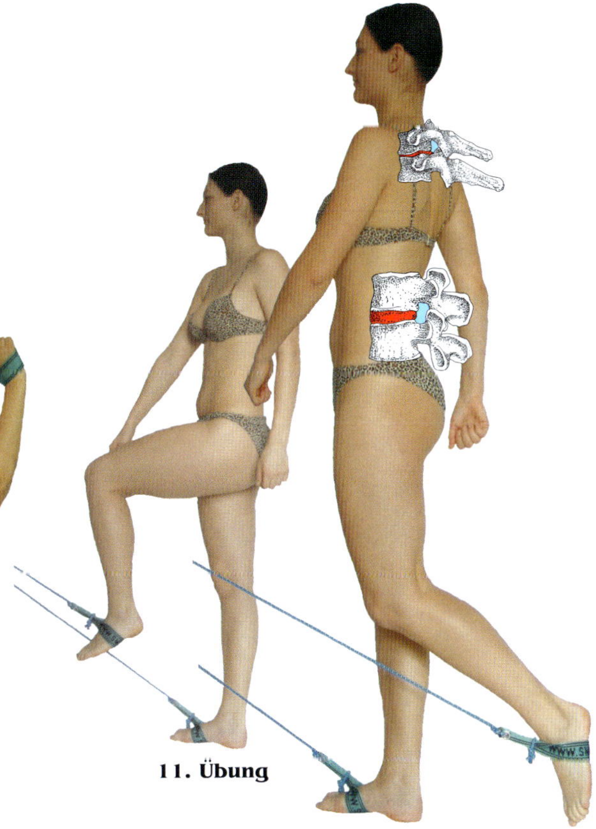

11. Übung

Das Trainieren des Gleichgewichts, der Koordination und der Geschicklicheit ist notwendig für eine optimale - spiralförmige Stabilisierung der täglichen Tätigkeiten und des Freizeitsports. Wenn der Rehabilitationsplan diese Komponente nicht beinhaltet, werden wir auf schnell entstandene Ansprüche nicht vorbereitet sein. Es kommt zur Überlastung bei der Arbeit und beim Sport und zu Rezidiven der Beschwerden.

Es erwartet Sie während eines Jahres eine zielstrebige tagtägliche Arbeit, die genaue Regeln hat. Die Belohnung wird die fast sichere Befreiung vom Schmerz sein.

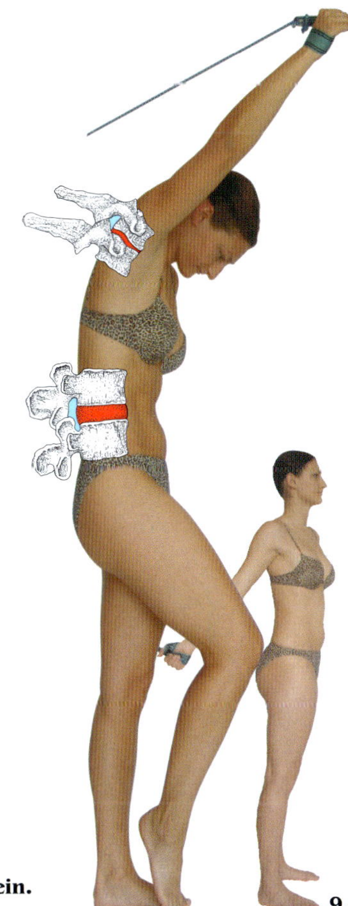

9. Übung

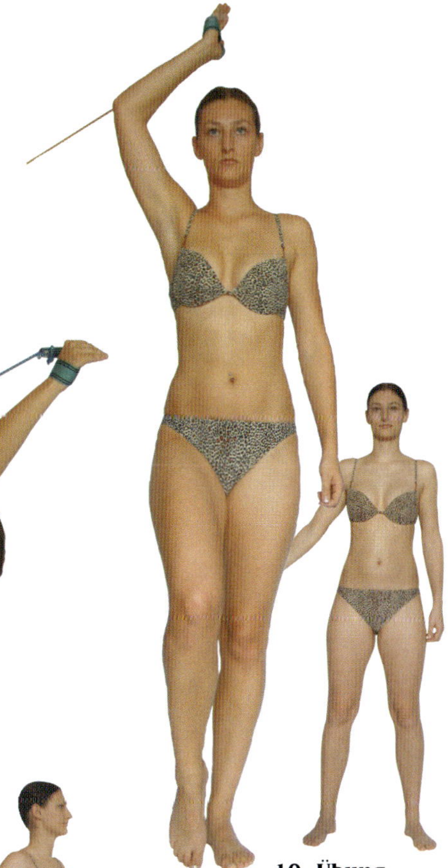

10. Übung

Das Üben auf einem Bein kräftigt die Bauchmuskulatur 2x effektiver als das Üben im Stand auf zwei Beinen. Das Üben auf einem Bein formt auch die Fußwölbung und eine qualitative, schnelle Stabilisierung der Beingelenke. Somit werden diese Gelenke vor Unfällen geschützt.

Am wichtigsten ist es, das Üben in der täglichen Praxis anzuwenden, d.h. ein spiralförmig stabilisierter Gang (evtl. Laufen und Sprinten)

Die Rückkehr zum Sport verlangt eine Bewegungsbeschleunigung, ein Gleichgewichtstraining, das Üben von komplizierteren Bewegungen der oberen und unteren Gliedmaßen, den Gang, den Sprint, eine Modifikation der Übungen für das Einstudieren eines geeigneten Bewegungsstereotypen für den Sport.

Wir unterteilen die Sportarten in:
- jene, die die spirale Stabilisierung nutzen und unterstützen.
  Bei diesen Sportarten gilt der Grundsatz, die Stabilisierung so gut wie möglich anzuwenden.
  Das SPS ist hier ein Konditionstraining, das in den Sport integriert ist.

- jene, bei denen es nicht möglich ist, die spirale Stabilisierung anzuwenden.
  Bei diesen Sportarten ist ein gründliches Regenerationsprogramm nötig, das die spirale Stabilisierung erneuert.
  Das SPS ist hier Prävention des beschädigten Bewegungsapparats.

Als sehr vorteilhafte Sportarten, die der Automatisierung der spiralen Stabilisierung helfen, betrachten wir:
das Gehen in Achsenstellung mit optimaler Schulterblatt- und Armbewegung, gesunder Gang, Sprint, Skilanglauf
- nach der Vorbereitung mit den SPS Übungen (10 - 15 Minuten) fahren wir mit der oben erwähnten Tätigkeit fort

Als Sportarten, die die spirale Stabilisierung integrieren, betrachten wir:
die meisten Disziplinen der Leichathletik (Sprint, Langstreckenlauf, Speerwurf), Fußball, Tennis, Karateschulen Shotokan,
- nach der Vorbereitung mit den SPS Übungen (10 - 15 Minuten) fahren wir mit der oben erwähnten Tätigkeit fort

Als Sport- und Turnarten, die die spirale Stabilisierung nicht anwenden können und deshalb sehr risikoreich sind, betrachten wir:
Kräftigen an Fitnessgeräten (das Risiko wächst mit steigender Kraft und der Trainingsdauer), Hockey, Floorball, Golf, Aerobic, Sport- und Rhythmusgymnastik, Taek-wan-do, Abfahrtsski, Snowboard mit festen Schuhen
- nach der Vorbereitung mit den SPS Übungen (10 - 15 Minuten) fahren wir mit der oben erwähnten Tätigkeit fort
- nach Beendigen des Sports oder gegen Ende des Tages ist eine 30-minütige Regeneration mit den SPS Übungen notwendig

Als Sport- und Turnarten, die die spirale Stabilisierung nicht anwenden können, aber deren Risiko nicht so hoch ist, betrachten wir:
- das Üben in liegender Position auf Matten, Übungen auf dem Ball, Yoga, Bauchtanz, Tai tchi, Callanetics
- diese Bewegungsaktivitäten brauchen eine spiralförmig stabilisierte Bewegung als Ergänzung, aber einige von ihnen können wir mit den SPS Übungen kombinieren
- wieder empfehlen wir 10 - 15 Minuten Vorbereitung mit dem SPS

Diese Bewegungsaktivitäten erachten wir als nicht geeignet für Patienten. Im Regenerationsprogramm können sie nicht als einzige Maßnahme bleiben und erfordern ein weiteres Kompensationstraining. Wenn sie langfristig die einzigen Trainingsmethoden bleiben, droht das Risiko der Überlastung.

Übungsregeln:
- **Schritt für Schritt** - nach dem Beherrschen eines Teils der Übung knüpfen wir mit einem anderen Teil an
- **üben mit kleiner Kraft** - mit solcher, wie das schwächste Glied der Kette
- **Respektieren der Ermüdung** - die Übungseinheiten dürfen keine Ermüdung hervorrufen
- **langsam** - das Tempo der Bewegung darf das Auftreten der Stabilisierung nicht überschreiten

Konditionstraining
- Koordination der Bewegung in Raum und Zeit
- Aktivierung und Miteingliederung von geeigneten Bewegungsstabilisatoren - spirale Stabilisierung
- schrittweise Beschleunigung der Bewegung bei Beibehaltung der optimalen Koordination und Stabilisierung
- Kräftigung bei Beibehaltung der optimalen Koordination und Stabilisierung
- Dehnung bei vorhergehender Fähigkeitserlangung der spiralen Stabilisierung und der optimalen Koordination
- Vergrößerung des Bewegungsausmaßes der Gliedmaßen, das spiral stabilisiert ist

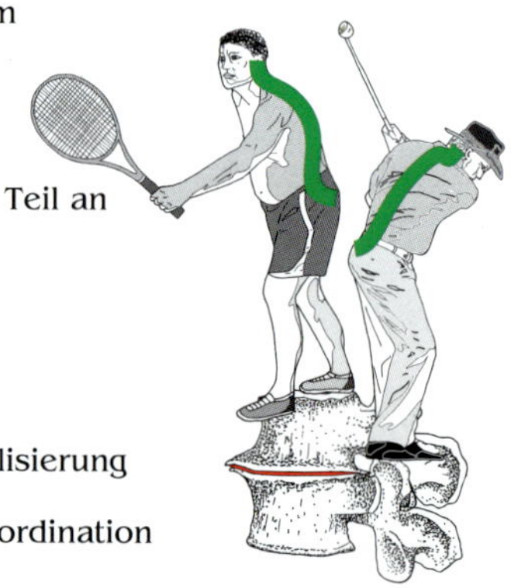

Das Ergebnis der SPS Übungen ist unsicher und kann auch schädlich sein bei:
- unregelmäßigem vereinzelten Üben, das überdosiert ist in Kraft und Zeit
- Üben mit großer Kraft, schnell, ruckartig, unkoordiniert
- Üben ohne wiederholte Kontrolle eines Fachmanns
  - Risiko einer falschen Ausführung
  - wir empfehlen 1x wöchentlich eine Kontrolle (wenigstens jedoch 1x monatlich)

Die SPS Übungen erfordern genaue am besten tägliche Korrekturen durch einen Fachmann bei:
- schmerzenden Erkrankungen der Wirbelsäule (Anfang der Behandlung)
- Osteoporose (Anfang der Behandlung)
- zentraler Störung der Bewegungssteuerung
- Störung der Selbstkontrolle und des Bewegungsverständnises

Ein Familienmitglied kann geschult werden, das das Üben kontrollieren wird.

Die SPS Übungen können mit einer Reihe von anderen Rehabilitationstechniken und anderen geeigneten Bewegungsprogrammen kombiniert werden.

Altersbegrenzung
Das Üben eignet sich von 5 bis 100 Jahren
- Vorschulkinder sind nicht deformiert durch eine 6 - 8 Stunden dauernde Stellung im Sitzen und deshalb üben sie meistens spontan ohne Fehler.
  Die Kinder lernen die Übungen durch Abschauen von dem, der sie vorführt.
- die älteste Dame, die die SPS Übungen gut gelernt hat, war 93 Jahre alt

Auf DVD "**120 Übungen zur Regeneration der Wirbelsäule**" finden Sie einen ausreichenden Vorrat an Übungen für:
- ein Konditionstraining für Sportler
- ein anspruchsvolles Fitnessprogramm (Herzkreislaufprogramm)
- einen individuellen Konditions- und Trainingsplan
- einen individuellen Rehabilitationsplan, Regenerationsplan, Wege zur physischen und psychischen Entspannung (Stressprävention)

Die 120 Übungen erhalten die Koordination und die spirale Stabilisierung, die wir bei den Grundübungen lernen und sie trainieren die Fähigkeit, fast jede Bewegung spiral zu stabilisieren, die wir für den Sport brauchen.

Die freie Bewegung wird von der **Hirnrinde** gesteuert, ist relativ **langsam** und es ist möglich, sie bewusst zu korrigieren und durch Rückkoppelungen zu kontrollieren.
Die schnelle Bewegung kann nur ausgeführt werden, wenn sie **erlernt** und voll **automatisiert** ist. Dieses schnelle Bewegungsmuster wird mit bedeutender Beteiligung der **Kleinhirnstrukturen** realisiert. Die Bewegungsmuster entstehen durch das regelmäßige Wiederholen. Diese Muster können mit einer neuen Einstudierung geändert werden.

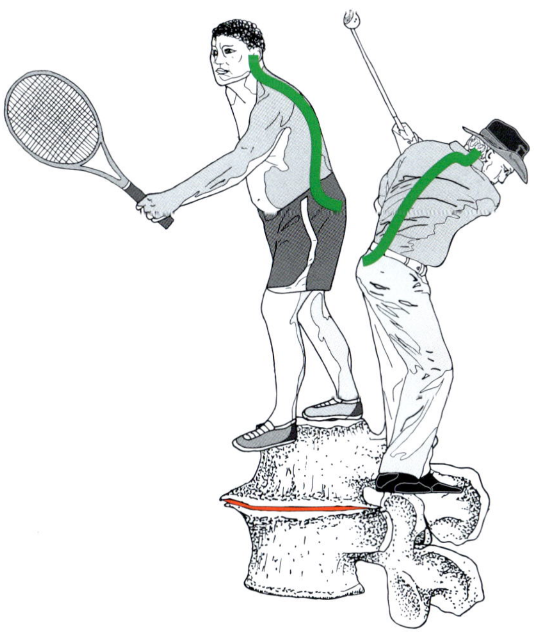

Für die SPS Übungen gelten folgende Schlussfolgerungen:

- **Zur Erreichung einer schnellen, optimal koordinierten Grundbewegung muss man täglich (10 - 15 Minuten) üben.** Wenn wir nicht täglich üben, werden im Bewegungssteuerungsbereich die negativen Einflüsse der sitzenden Beschäftigungen und der einseitigen Arbeit überwiegen und wir werden die falschen Bewegungsmuster fixieren.
- **Der Sport verlangt eine schnelle, d.h. automatische Bewegungskoordination.** Dies erreichen wir nur mit dem vorhergehenden regelmäßigen Training aller Stellungen und Bewegungen, die der Sport verlangt. Wir üben zunächst langsam, durchdacht mit einer perfekten Kontrolle. Erst später machen wir schnellere Bewegungen. Bei der sportlichen Vorbereitung ist es notwendig, eine automatische, optimale Koordination und Stabilisierung des Beckens, des Rumpfs und des Kopfs zu erreichen und die freie Bewegung nur den unteren Gliedmaßen zu überlassen.
- Das Konditionstraining einer automatischen, optimalen, schnellen Koordination und Stabilisierung eines Sportlers muss durch Übungen ergänzt werden, die zur Muskelharmonie (Dehnung, Kräftigung) führen. Nach Erreichen auch dieses Ziels muss der Sportler **30 Minuten täglich trainieren.**

Aus der Gesamtheit unserer 20 000 Patienten in den letzten 30 Jahren geht hervor, dass bei Patienten unter 50 Jahren in der Anamnese **der Erkrankungen der Wirbelsäule und der großen Gelenke ein falsch ausgeführter Sport ohne Konditionsvorbereitung** eine wichtige Rolle spielt. Der Sportler wiederholt die falsche Bewegung viel öfter als ein gewöhnlicher Mensch. Der Sportler führt die Bewegung auch mit einer größeren Schnelligkeit und Kraft aus und somit werden die negativen Einflüsse der falschen Bewegung multipliziert. Es ist paradox, dass ein s.g. gesunder Sport, wenn er ohne Konditionsvorbereitung spontan ausgeführt wird, oft dauernde Gesundheitsschäden mit sich bringt. Mehrfach haben wir verifiziert, dass **ein qualitatives Konditionstraining nicht nur Prävention von Schädigungen des Bewegungsapparats ist, sondern auch die Sportleistung wesentlich erhöht.**

Diagnosen, die für die Behandlung mit der SPS Methode geeignet sind

Hauptindikation

Krankheiten der Wirbelsäule und des Rückens (M40 M54)

M40.- Kyphose und Lordose
M41.- Skoliose
M42.- Osteochondrose der Wirbelsäule
M43.0 Spondylolyse
M43.1 Spondylolisthesis
M45.0 Spondylitis ankylosans
M47.- Spondylose
M48 - Sonstige Spondylopathien
M48.0 Spinalstenose
M50.0 Zervikale Bandscheibenschäden
M50.1 Zervikaler Bandscheibenschäden mit Radiokulopathie
M50.3 Sonstige zervikale Bandscheibendegenerationen
M51.0 Lumbale und sonstige Bandscheibenschäden mit Myelopathie
M51.1 Lumbale und sonstige Bandscheibenschäden mit Radikulopathie
M51.4 Schmorl-Knötchen (Osteochondropathia juvenilis - Morbus Scheuermann)
M53.0 Zervikozephales Syndrom
M53.1 Zervikobrachial-Syndrom
M53.2 Instabilität der Wirbelsäule
M54.- Rückenschmerzen
M54.1 Radikulopathie
M54.2 Zervikalneuralgie
M54.3 Ischialgie
M54.4 Lumboischialgie
M54.5 Kreuzschmerz
M54.6 Schmerzen im Bereich der Brustwirbelsäule

M15.- 19 **Arthrose**
M16.- Koxarthrose (Arthrose des Hüftgelenks)
M17.- Gonarthrose (Arthrose des Kniegelenks)

Sonstige Gelenkkrankheiten (M20 M25)
M20.1 Hallux valgus
M21.4 Plattfuß
M23.- Binnenschädigung des Kniegelenks

M75.- Schulterläsionen
M76.- Enthesopathien der unteren Extremität
M79.1 Myalgie

M81.- Osteoporose ohne pathologische Fraktur
M35.7 Hypermobilitäts-Syndrom
R26.- Störungen des Gangs und der Beweglichkeit
R42.- Schwindel und Taumel
R51.- Kopfschmerzen

G00 - G99 Krankheiten des Nervensystems
G43.- Migräne
G44.- Andere Formen/Arten oder Ursachen des Kopfschmerzes
G44.2 Druckkopfschmerzen sowie Kopfverspannungen

SPS Übungen - Einfluss auf die Funktion der inneren Organe

Brustkorb: - Verbesserung der Beweglichkeit der Brustwirbelsäule, Rippen
- Verbesserung des Bewegungsausmaßes des Brustkorbs beim Atmen
- Verbesserung der Lungenventilation

Anwendung - **Teil der Behandlung bei Lungenerkrankungen**
- mit dem Vergrößern des Brustkorbvolumens entsteht ein negativer Druck, der den venösen Rückfluss verbessert
- eine freie Beweglichkeit des Brustkorbs fördert die Herzfunktion
- SPS ist auch ein sehr gut dosierbares kardiovaskulares Training

Anwendung - **Teil der Behandlung von kardiovaskularen Erkrankungen**

Abdominaler Bereich: - Wechsel von Anspannung und Relaxation der Bauchmuskeln
- führt zu einer merklichen Druckänderung in der Bauchhöhle
- es kommt zu einer intensiven Massage der GIT Organe (Verdauungstrakt)

Anwendung - **Teil der Behandlung von GIT Erkrankungen (Verdauungsprobleme)**

Unterbauch und Becken: - intensive Mobilisierung des Iliosakralgelenks (ISG) und der Lendenwirbelsäule
- Erreichen einer optimalen Beckenstatik
- Entstehung eines Wechseldrucks in der Bauchhöhle
- intensive Massage des urogenitalen Trakts (UGT)
- Verbesserung der Durchblutung des UGT - Einfluß auf die Ernährung und Immunität
- Lockerung von Canalis pudendalis - Aderversorgung und Innervation des Beckenbodens und der Geschlechtsorgane
- intensive Kräftigung der Beckenbodenmuskulatur

Kopf: - Kopfstatik - ausbalancieren der Kopfstellung über dem Brustkorb
- Relaxation der erhöhten Nackenmuskelspannung TP (trigger point) Elimination der Ursache für Kopfschmerzen
- Optimalisierung des Verlaufs der A. vertebralis, A. carotis, Vena jugularis - Verbesserung der Kopfdurchblutung
- Einfluss auf das vegetative System - direkte anatomische Beziehung zu den Nackenmuskeln

Immunsystem: - eine angemessene Muskelanstrengung erhöht die Körpertemperatur
- Verbesserung der Blutzirkulation - Verbesserung der lokalen Durchblutung (Nasenrachen, Mandeln, urogenitaler Trakt, u.a.)

Anwendung: - unspezifische Stimulation des Immunsystems

ZNS (Zentrales Nervensystem) - endorfiner Effekt beim Üben
- Schmerzlinderung, Verbesserung der Laune

Weitere Indikationen für die SPS Übungen

Hier ist das SPS nur Bestandteil der Behandlung (Eignung und Dosierung bestimmt der Arzt)

Orthopädie
- Vorbereitung auf die Operation und anschließende Rehabilitaion nach der Operation
  - Wirbelsäule - Bandscheibenvorfall
    - degenerative Erkrankung
    - Unfälle und Tumore der Wirbelsäule
  - Hüftgelenk
  - Kniegelenk
  - Sprunggelenk
  - Schultergelenk
- Rehabilitations-Nachbehandlung nach Unfällen

Innere Medizin
E66.0 Fettleibigkeit
I10.- Essentielle (primäre) Hypertonie
I25.- Chronische Ischämische Herzkrankheit
J45.- Asthma bronchiale
R00.- Abnormalitäten der Herztätigkeit (Tachykardie, Bradykardie)
R07.- Schmerzen in der Kehle und auf dem Brustkorb
K30.- Dyspepsie

Gynäkologie
N70.1 Chronische Salpingitis und Oophoritis
N81.- Genitalprolaps bei der Frau
N94.- Schmerz und andere Zustände im Zusammenhang mit den weiblichen Genitalorganen und dem Menstruationszyklus
N96.- Neigung zu habituellem Abort
N97.- Sterilität der Frau
- Nachbehandlung nach gynäkologische Operationen
R32.- Inkontinenz des Harns

Urologie
N30.2 Sonstige chronische Zystitis
N41.- Entzündliche Krankheiten der Prostata
N46.- Sterilität beim Mann

Chirurgie
- anschließende Rehabilitaion nach Operationen
  - der Bauchwand
  - des Brustkorbs

K40.- Hernia inguinalis - Prävention
K43.- Hernia ventralis
K56.- Paralytischer Ileus und mechanischer Ileus ohne Hernia - Prävention
K91.- Zustände nach Operationen am Verdauungstrakt

Neurologie
G36.- Sclerosis multiplex - (Neurorehabilitation)
G46.- Zerebrales Gefäßsyndrom bei zerebrovaskulären Krankheiten
G80.- Zerebrale Kinderlähmung (ab 5 Jahren)
R26.- Störungen des Gehens und der Beweglichkeit

VII.
Manuelle Grundtechniken der SPS Methode

Manuelle Techniken auf einem Schlingentisch

MT auf einem Schlingentisch ermöglichen die Behandlung von Bandscheibenvorfällen in der akuten und chronischen Phase, Spinalstenose und Skoliose

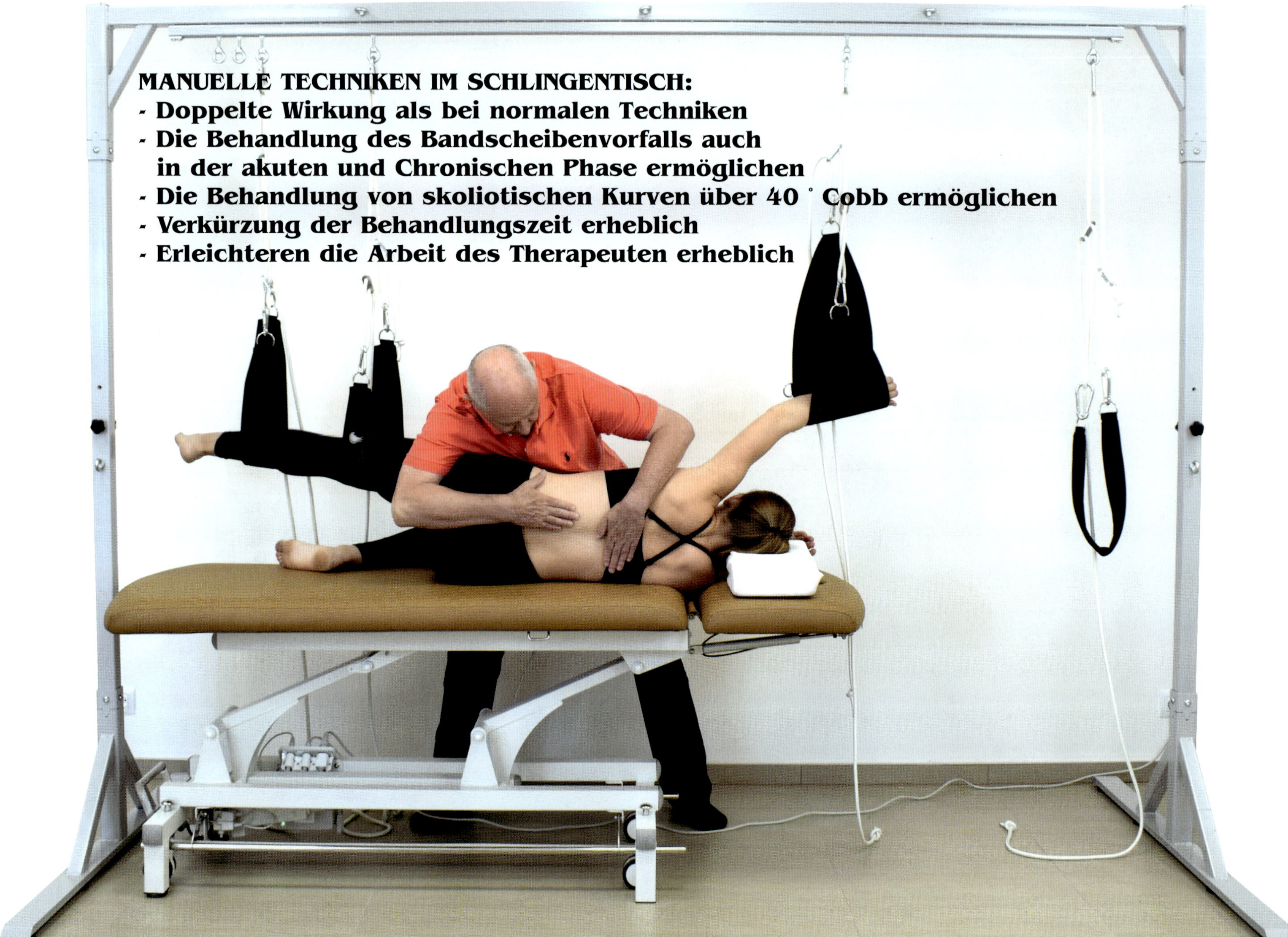

Hauptziel der manuellen Therapie ist die Lockerung der Verspannung in den Muskeln.
Sie verhindert eine Optimalbewegung beim Üben und somit auch die Entstehung der spiralen Stabilisierung

Unsere manuelle Therapie und ihre Techniken:

- weiches Gewebe:
  - **Gezielte anatomische Massage** des weichen Gewebes.
    - Wir suchen die einzelnen angespannten **Muskeln** auf und massieren sie durch.
    - Sorgfältig suchen wir auch nach den **angespannten Muskelfasern** innerhalb des Muskels. Die angespannten Muskelfasern verhindern die Tätigkeit der benachbarten gesunden Fasern und werden geschwächt. Massage lockert die patologische Anspannung und gleichzeitig fördert die Tätigkeit der geschwächten Fasern (Fazilitation). Auf diese Weise bauen wir die gestörte **Muskelbalance innerhalb des Muskels** wieder auf.
  - **manuelle Muskeldehnung** nach der Massage erneuert die ursprüngliche Muskellänge
  - **postisometrische Relaxation** (Dehnung des Muskels nach seiner vorhergehenden Aktivierung) führt zu einer effektiveren Muskeldehnung, ist allerdings zeitlich aufwendiger und erfordert das Verständnis und die Zusammenarbeit des Patienten.

Wirbelsäule und Gelenke - **Traktion** (Dehnung)
- **Mobilisierung** (Verbesserung der Beweglichkeit)

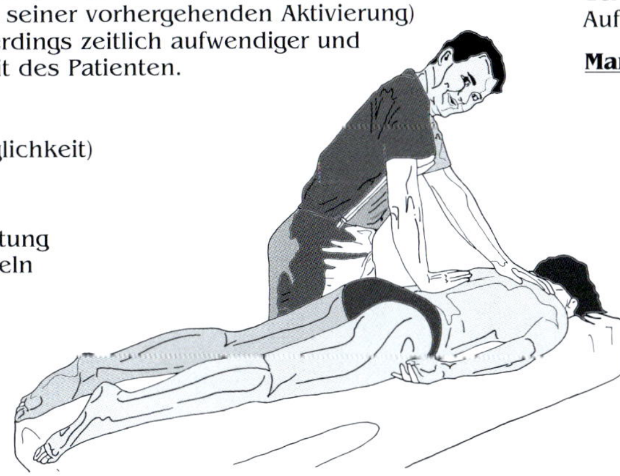

Manuelle Therapie - Endeffekt auf das Gewebe und die Figur:

- weiches Gewebe - Lockerung der Muskelverspannung
  - Verbesserung der Versorgung - Muskeldurchblutung
  - Fazilitation der Muskeln - der gehemmten Muskeln

- Wirbelsäule und Gelenke - Minderung des Drucks auf:
  - die Wirbelsäulenstrukturen
    - Zwischenwirbelscheiben
    - Zwischenwirbelgelenke
  - die Gelenkknorpel
    - Hüftgelenk
    - Kniegelenk
  - Wiederkehr einer beschränkten Beweglichkeit in den Gelenken
  - Wiederkehr einer optimalen Stellung in den Gelenken

- Nervenstrukturen - Engesyndrom
  - Verlauf des Nervs im angespannten Muskel
  - Dehnung des Nervs und Druck auf den Nerv, der zwischen den Muskeln in unterschiedlicher Spannung verläuft

- die gesamte Figur - ausgewogene achsenorientierte Körperhaltung

Bei der Ausführung der manuellen Therapie bei Diagnosen mit Bandscheibenvorfällen betrachten wir die Rotations- und Stoßtechniken als kontraindiziert (absolut ungeeignet).
Die Haupttechnik ist die manuelle Traktion begleitet von Massage.

Manuelle Therapie - Möglichkeiten und Ziele:

- Beseitigung des **Schmerzes**
- Beseitigung **- von Bewegungsblockaden** - Bewegungsbeschränkung in den einzelnen Gelenken
  - **der antalgischen Körperhaltung** (erzwungene Schmerzen, deformierte Körperhaltung)

Mit dem Ausgleichen der Figur entsteht die Grundvoraussetzung für den Beginn mit den Übungen. Meistens gelingt es während einer Stunde manueller Therapie die Körperhaltung auszugleichen und mit dem Üben anzufangen. Somit ist die manuelle Therapie eine notwendige Voraussetzung für den Beginn der Bewegungsbehandlung.
Auf diese Weise verläuft der **Heilungsprozess** wesentlich **schneller**.

Manuelle Therapie - Auswahl von geeigneten Techniken:

- durch Tasten bekommen wir die Information über den Stand der Muskelanspannung
- mit einer langsamen Massagetechnik lockern wir den Muskel und gleichzeitig kontrollieren wir durch Tasten, ob es zur Relaxation kommt

Es kommt nicht zur Lockerung, wenn die Technik:
- zu schnell ist - anstatt sich zu lockern, spannt sich der gereizte Muskel
- mit großer Kraft durchgeführt wird - ein Schmerz wird hervorgerufen, der ebenfalls die Muskelanspannung erhöht
- an einer falschen Stelle durchgeführt wird - eine gute Kenntnis der Anatomie der einzelnen Muskeln und deren gegenseitigen Beziehungen ist notwendig

- der richtige Zeitablauf der Techniken:

- die einzelnen Techniken müssen in zeitlich geeigneter Weise aufeinander folgen
- es ist notwendig, sich vorher die Situation auf dem Bewegungsapparat klarzumachen und sich einen Behandlungsplan zu erstellen

Was kann die manuelle Therapie nicht:

- die geschwächten Muskeln kräftigen
- den gehemmten Muskel durch die reziproke Inhibition dehnen
- wiederholt die Muskelharmonie aufrechterhalten
- Muskelketten bilden
- die Bewegungsmuster optimalisieren

Die manuelle Therapie und die SPS Übungen bilden eine harmonische Einheit.
Möglichkeiten der **Anwendung der manuellen Therapie** sind in:
- der Rehabilitation
- den Konditions- und Regenerationsprogrammen
- der Vorbereitung des Sportlers

Die manuelle Therapie (Massage) kann die Übungen nicht ersetzen, aber sie kann die positive Wirkung des Übens wesentlich beschleunigen und verstärken.

Der wichtigste Teil der manuellen Therapie ist die gezielte anatomische Massage

Die Techniken der manuellen Therapie unterrichten wir im Grundkurs und weiter in thematischen Kursen

Korrektur und Hilfe beim Üben, dynamische Massage der entspannten Muskeln in reziproker Inhibition

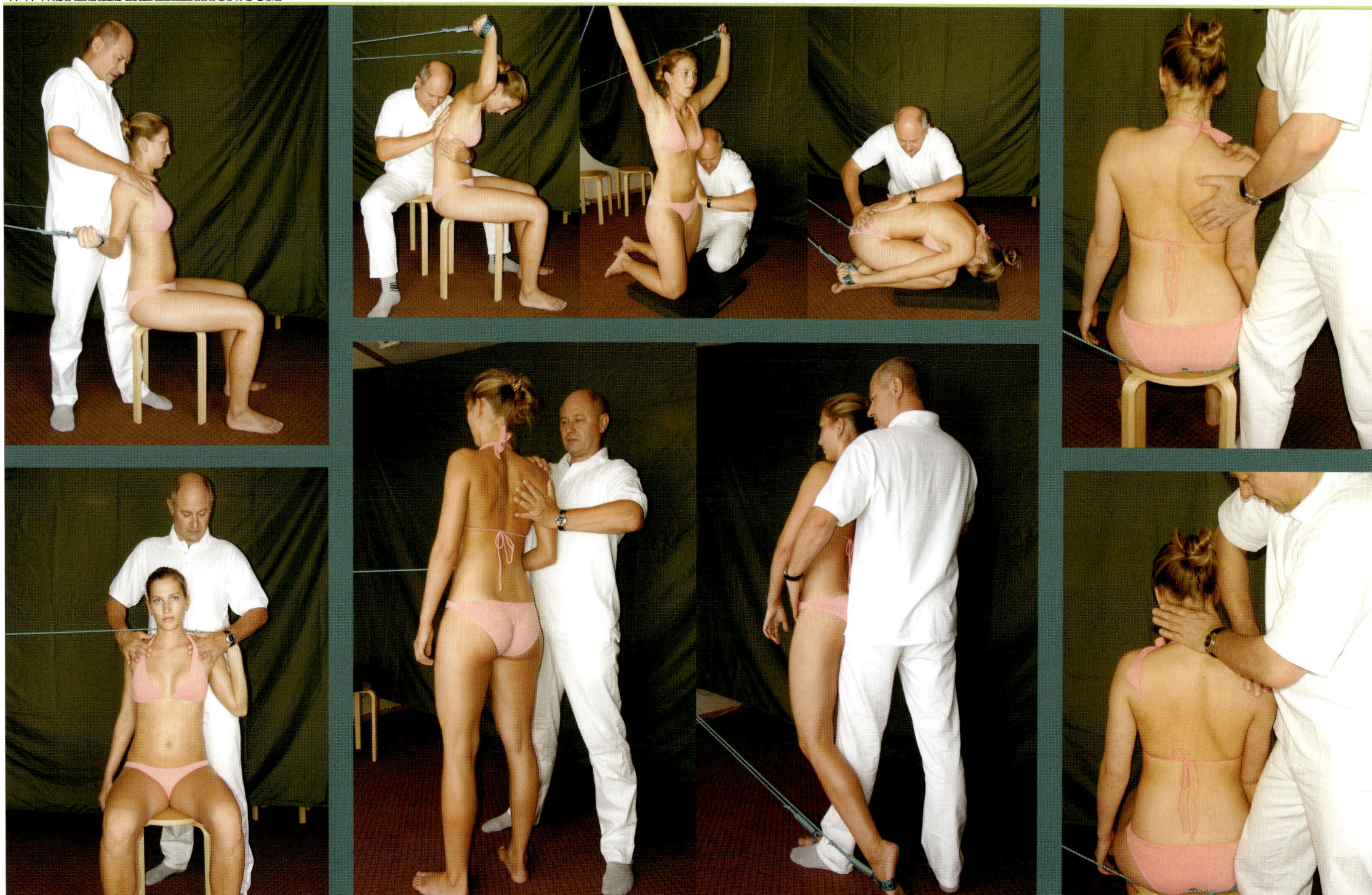

Die Massagetechnik und Dehnung ist mit Bewegung verbunden. Die dynamische Massage wird auf dem entspannten Muskel (Antagonist) durchgeführt in der reziproken Inhibition der Aktivität des gegenüberliegenden Muskels (Agonist). Die Wirkung der Muskelentspannung wird effektiv erhöht und ermöglicht sie, auch wenn die anderen Techniken in dieser Intention versagt haben. Auf diese Weise wird der Heilungsprozess wesentlich beschleunigt.

4 Manuelle Techniken im Liegen beschleunigen oder ermöglichen die Bewegungstherapie

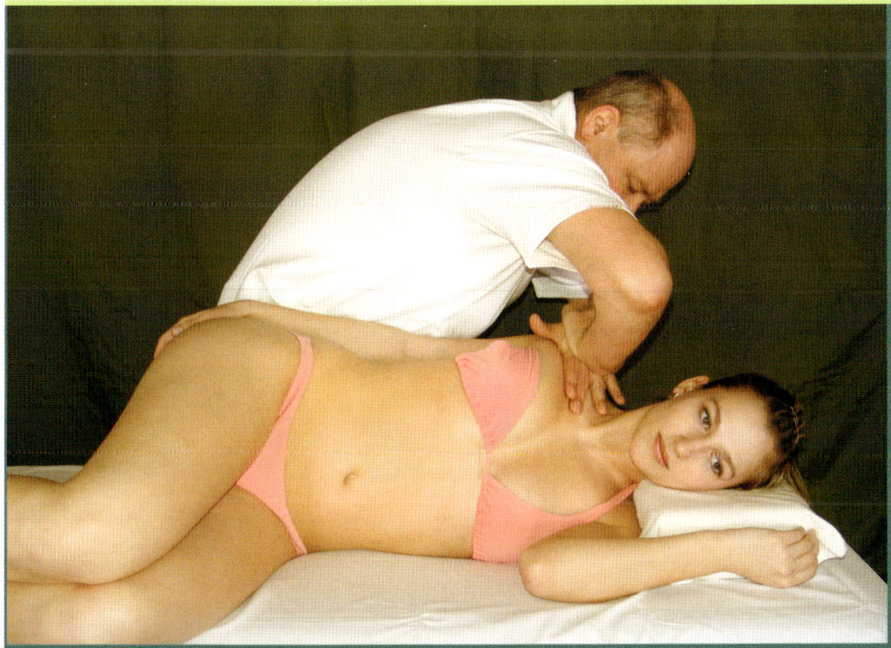

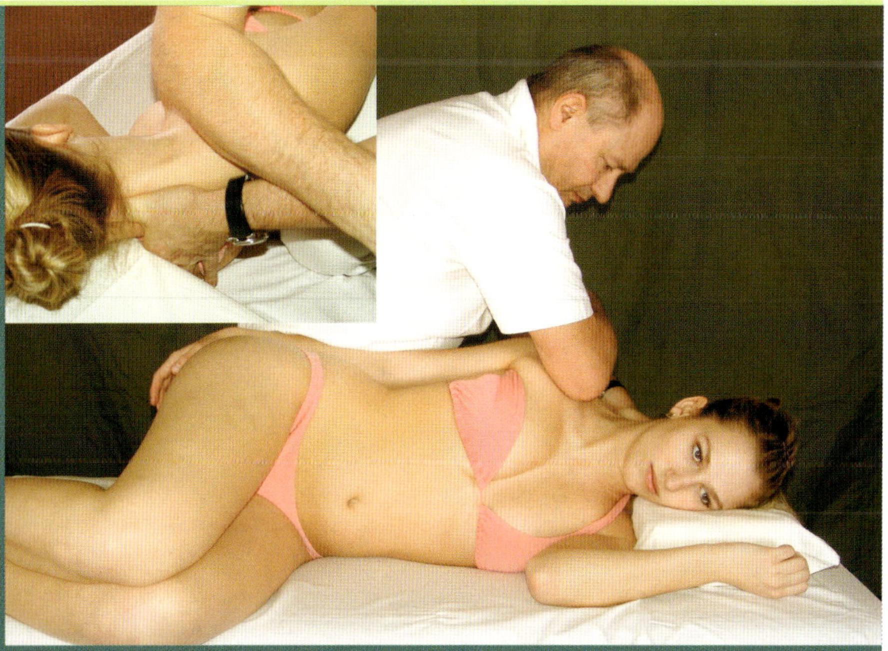

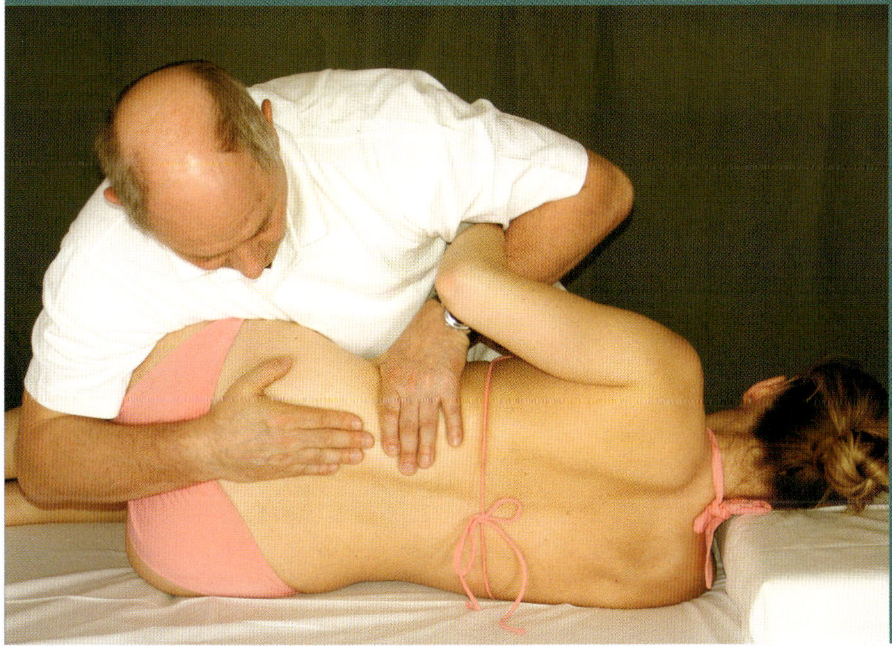

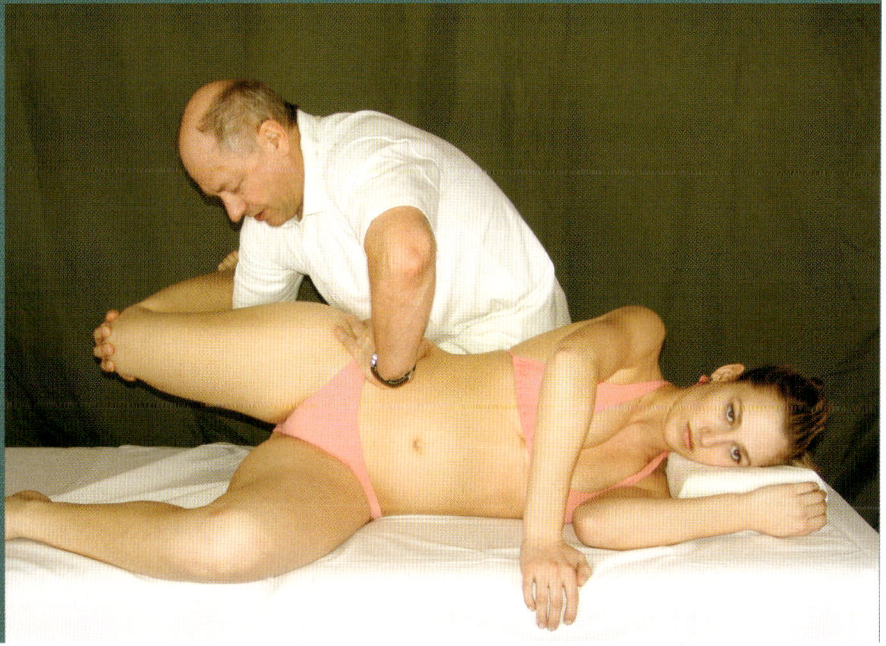

Manuelle Techniken entspannen und dehnen die Muskeln, die die optimale Ausführung der Übungen verhindern. Deshalb sind sie als Vorbereitung für die Haupttherapie sehr wichtig. Die Übungen betrachten wir als Haupttherapie. Die Grundlage der MT sind 4 Techniken. Notwendig ist in jedem Fall die Behandlung der Rückenmuskulatur, der vorderen Muskelgruppe, des Schulter-und Beckengürtels und der Nackenmuskeln.

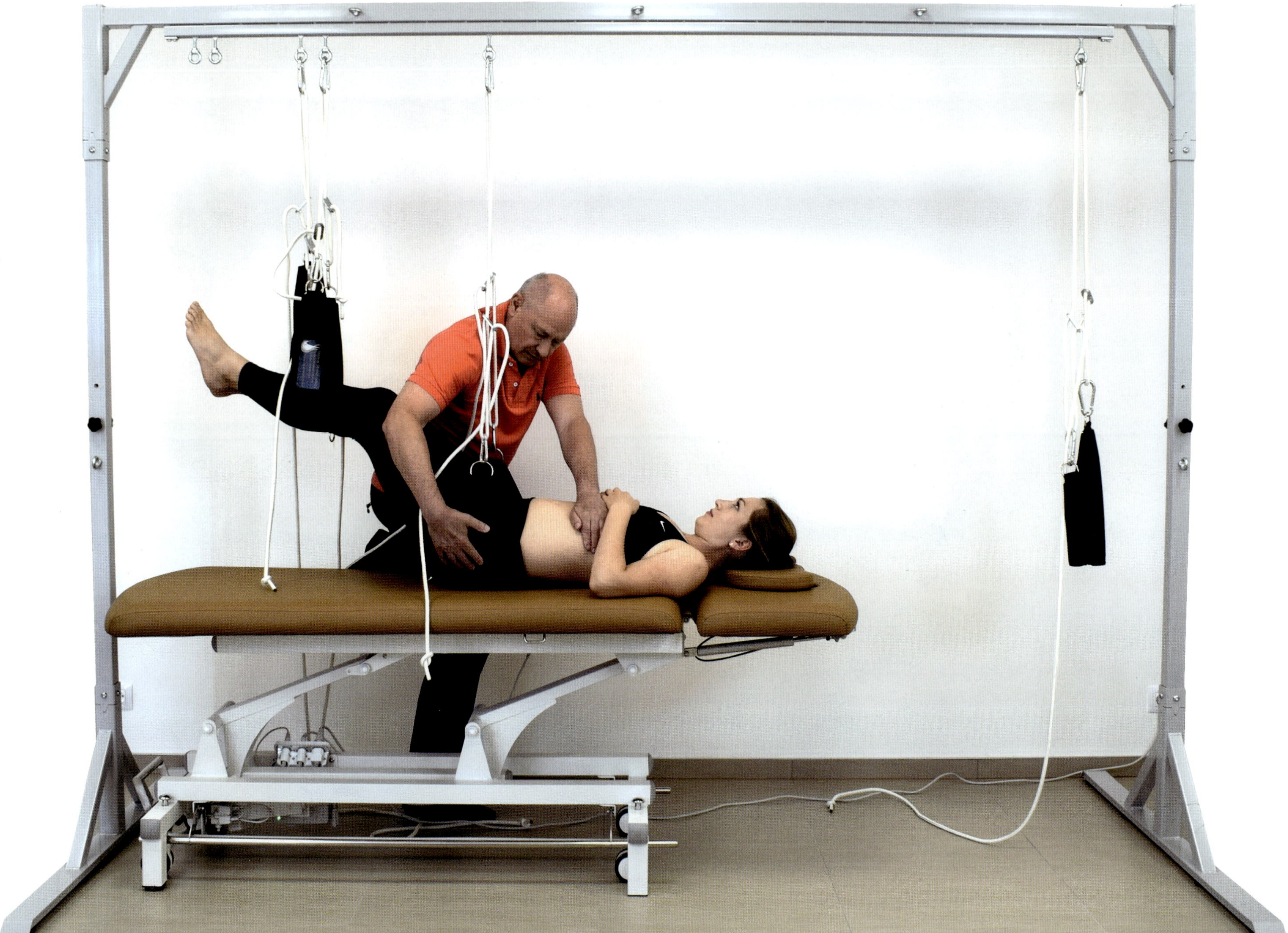

VIII.
Behandlungsbeispiele bei den verschiedenen Diagnosen

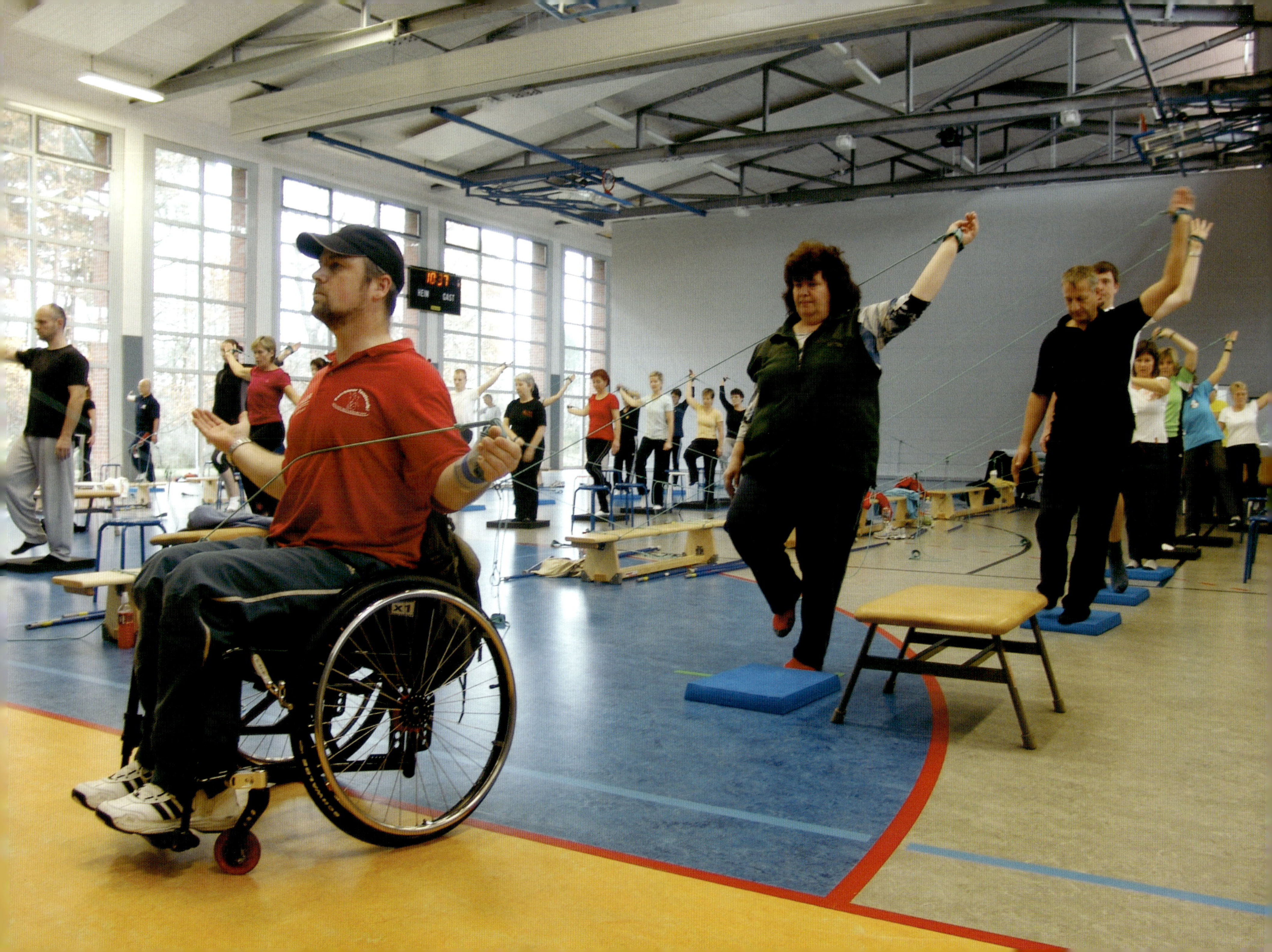

Vorfall der Lendenwirbelscheibe nach sportlicher Überlastung - Tennis

Die Ursache für einen Bandscheibenvorfall beim Sport (Tennis) ist die fehlerhafte Koordination und Stabilisation der Bewegung

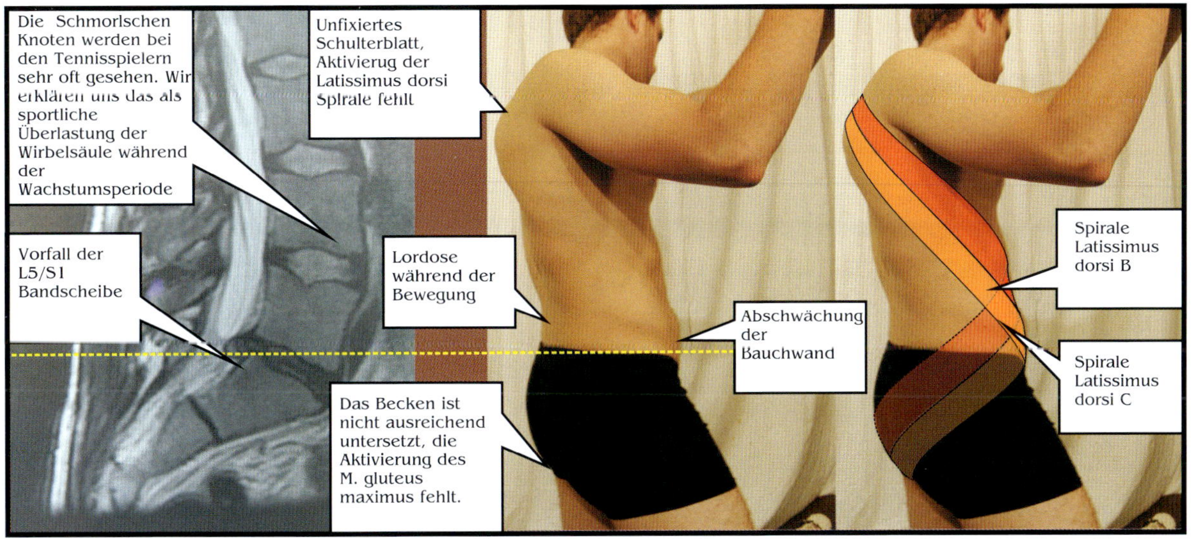

Für die optimale Bewegung ist die Inhibition der vertikalen Stabilisation und die Aktivierung der dynamischen Spiralstabilisation charakteristisch.

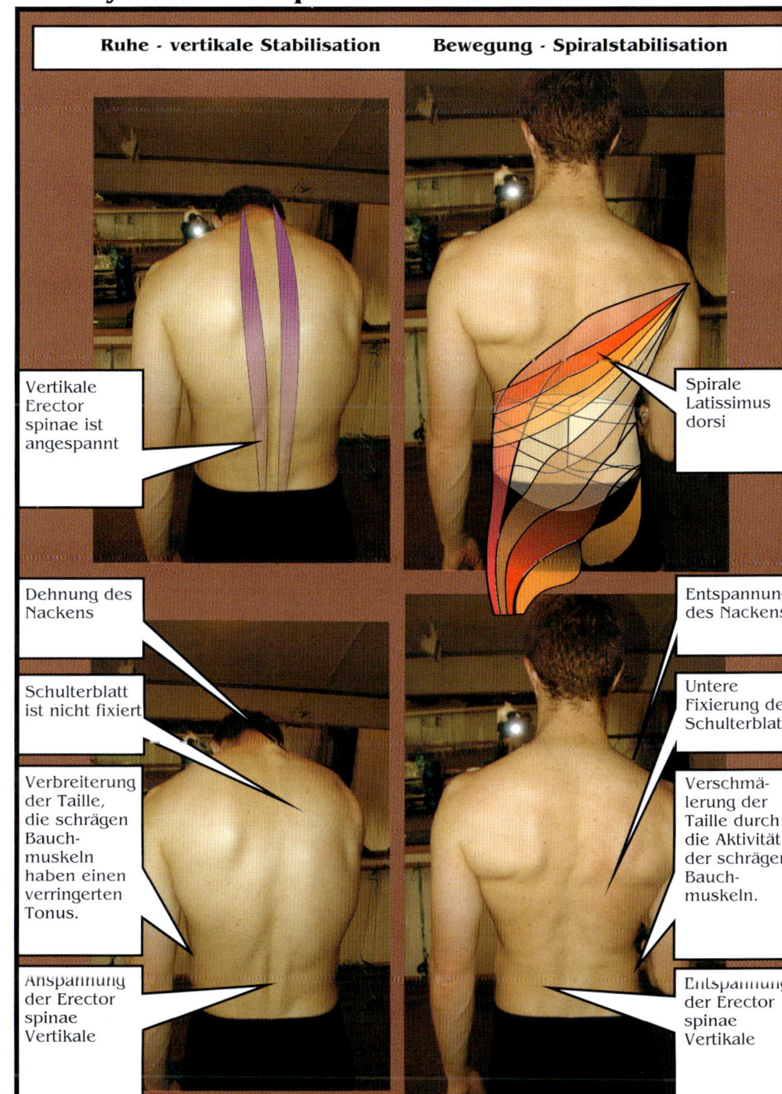

Das SPS Üben korrigiert die fehlerhafte Koordination und Stabilisation

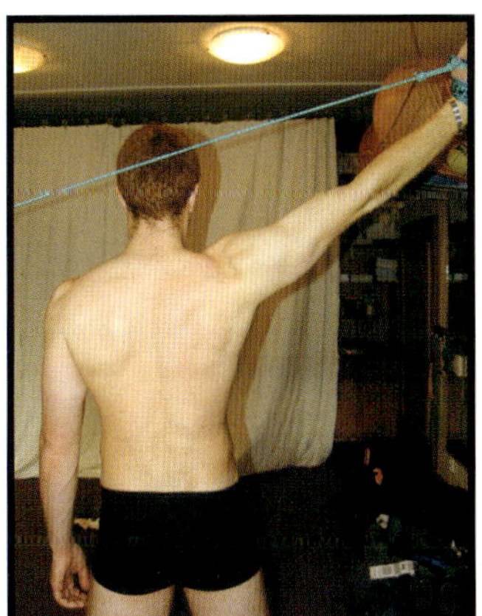

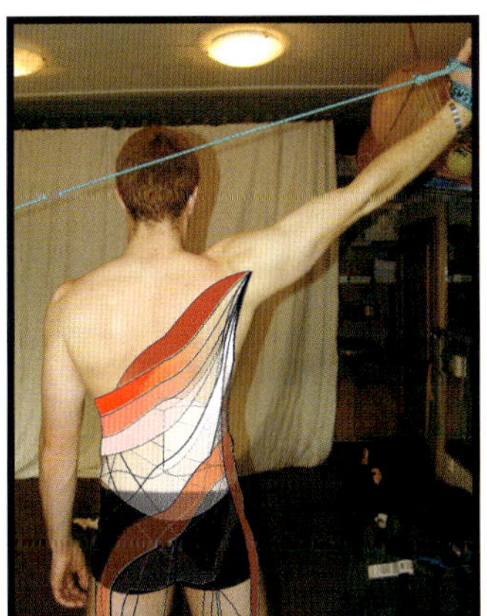

Spiralstabilisierte Bewegung durch die Latissimus dorsi B u. C Spirale während des Übens. Schulterblatt mit unterer Fixierung aktiviert die schrägen Bauchmuskeln und stabilisiert das Becken und den Unterbauch. Die Wirbelscheibe L5/S1 ist so vor Überlastung geschützt.

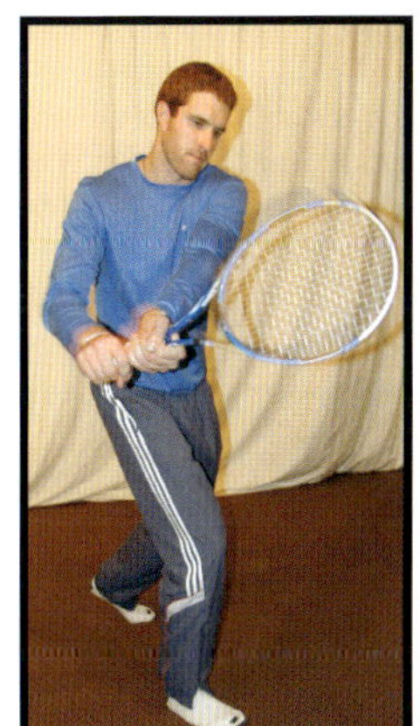

Die Bewegung unseres Klienten beim Tennisspiel beweist: keine Inhibition der Erector spinae (ES) Vertikale. Die erhöhte Spannung des M. erector spinae hat deshalb zur mangelhaften Versorgung, Degeneration und zum Vorfall der Wirbelscheibe geführt. Der Weg zur Behebung der Störungen ist die Wiederherstellung der Spiralstabilisation und eine Inhibition der Erector spinae Vertikale. Während des Übens hat es funktioniert (siehe die Aufnahmen oben), aber die Eingliederung der Spiralstabilisation ins Tennisspiel ist keine leichte Aufgabe. Die Feststellung, dass es wichtig wäre mit diesem Training am Anfang der Tenniskarriere zu beginnen und nicht erst nach dem Bandscheibenvorfall ist bestimmt richtig. Aber das haben die Trainer auf dem Gewissen und müssen damit fertig werden. Unsere Erfahrung aus vielen Jahren zeigt, dass die Regeneration und das Konditionstraining beim Tennis grob vernachlässigt werden. Das hindert den Spieler in seiner Leistungssteigerung und schädigt auch seine Gesundheit.

Behandlungs-, Regenerations-, Konditions- und Bewegungsplan beim chronischen Bandscheibenvorfall in der Lendenwirbelsäule

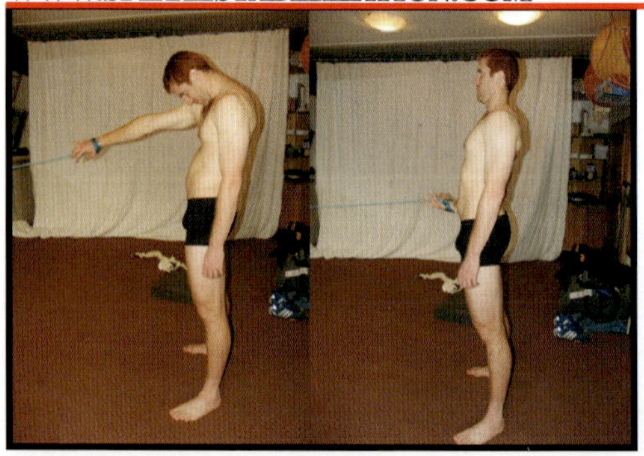
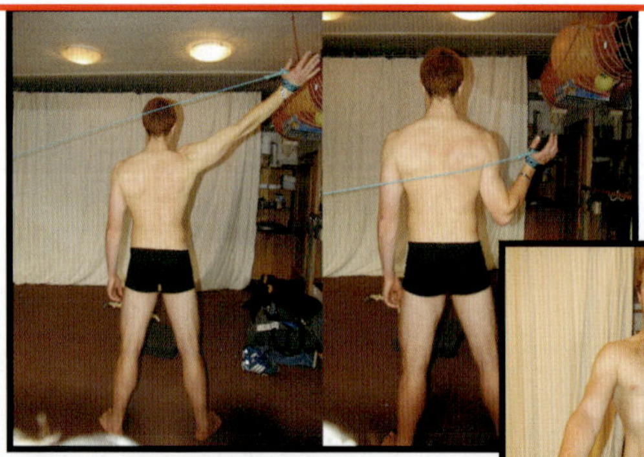
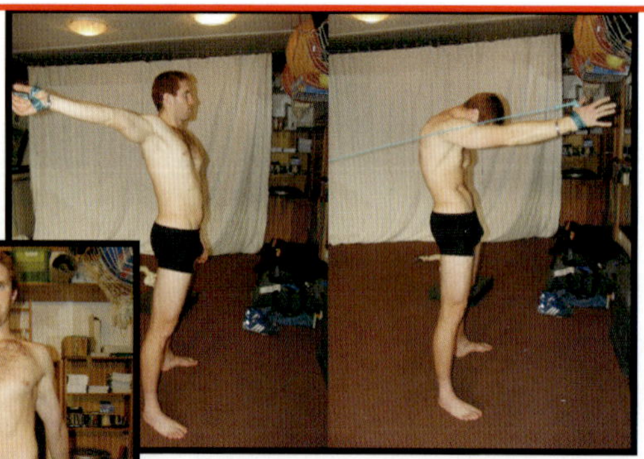
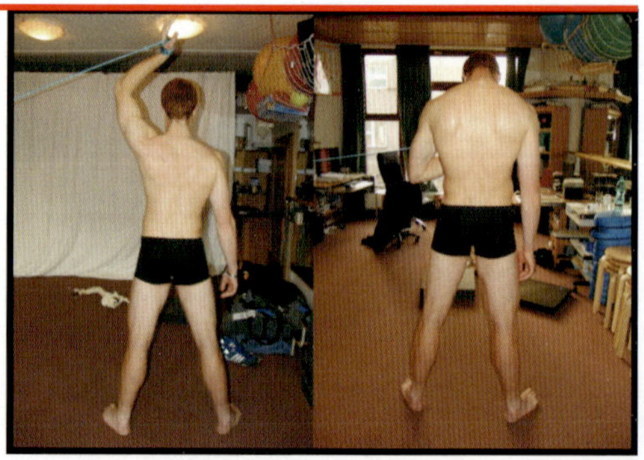
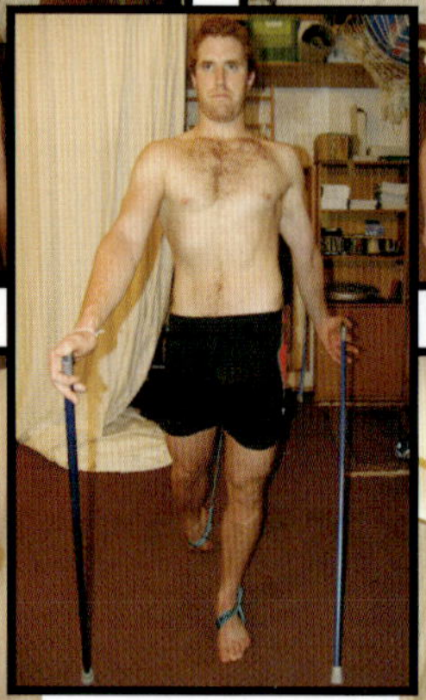
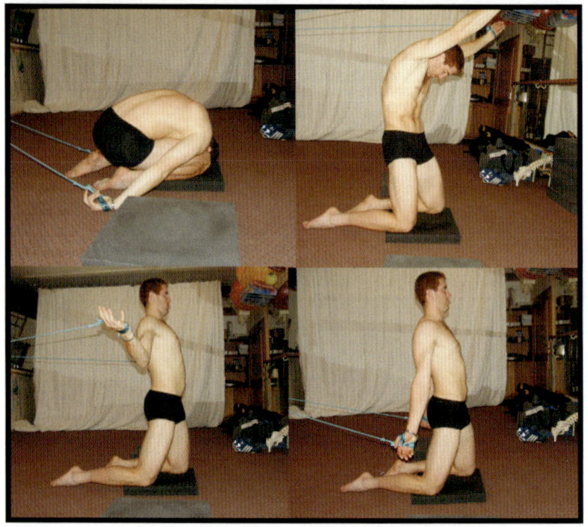
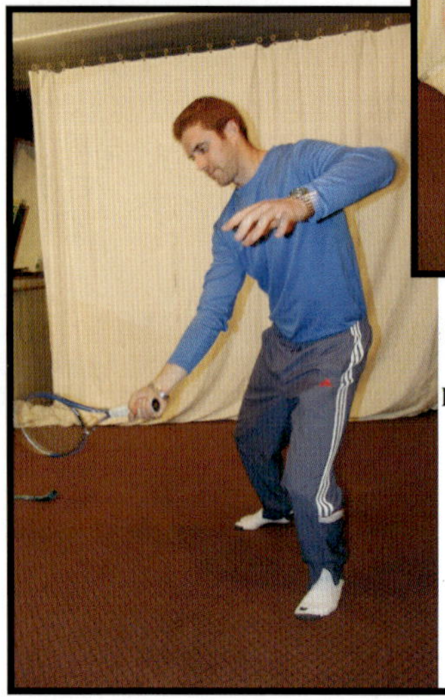

Die Bauchmuskeln stabilisieren den Körpermittelpunkt. Diese Zentralstabilität ermöglicht die Beweglichkeit in den Gürteln.

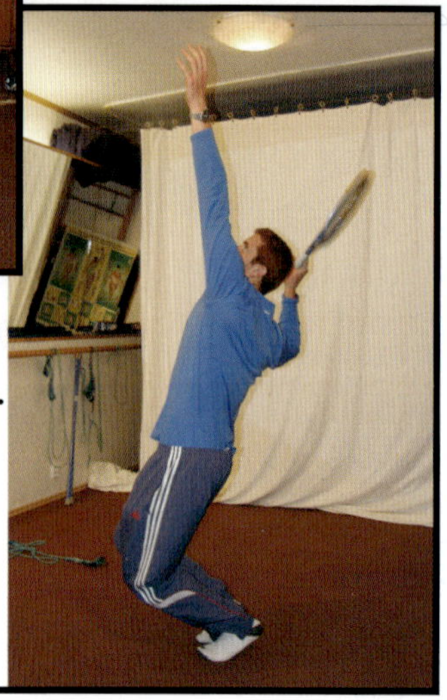
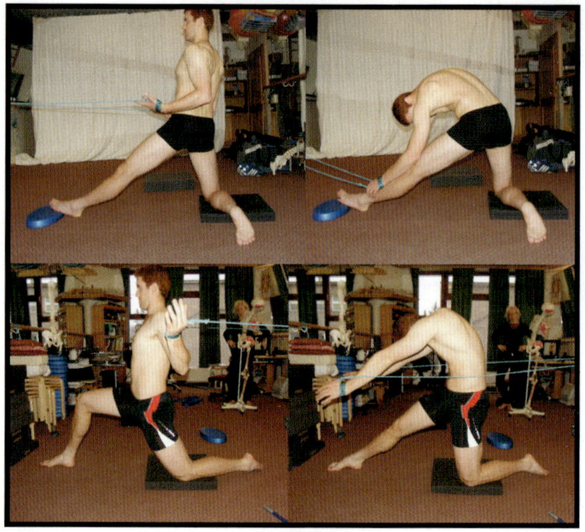
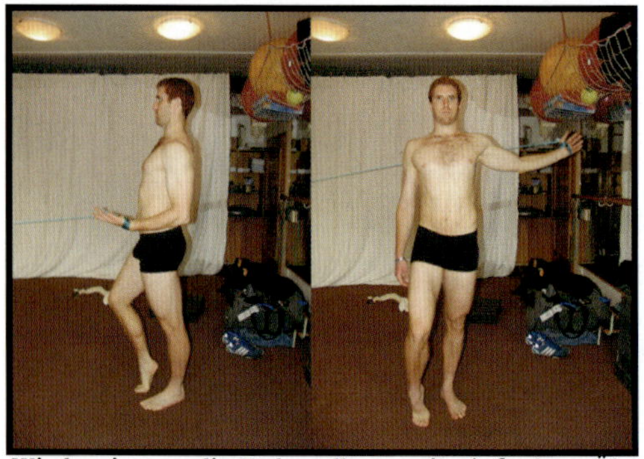
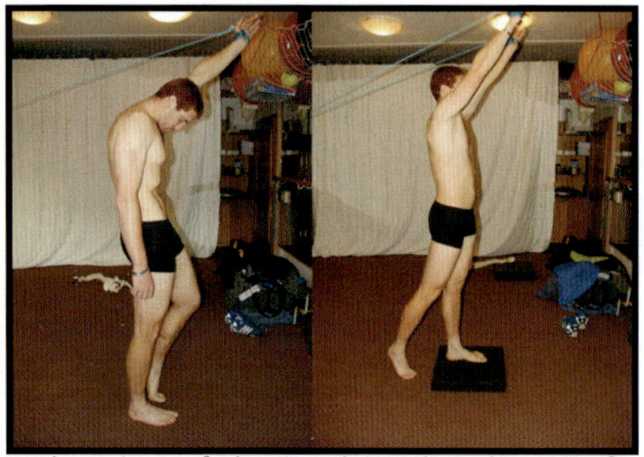
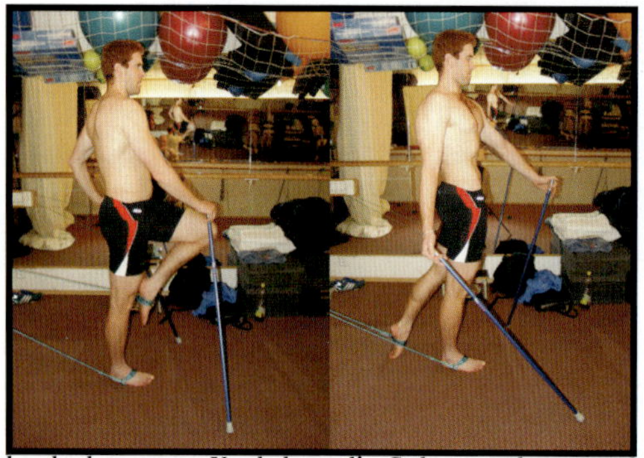
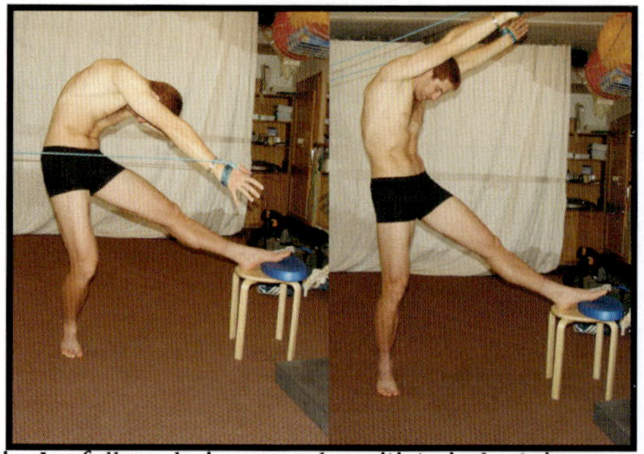

Wir beginnen die Behandlung mit einfachen Übungen im schmerzfreien Bereich, mit geringer Kraft und sehr langsam. Nachdem die Schmerzphase und die Ausfallerscheinungen beseitigt sind, steigern wir die Schnelligkeit, die Kraft und die Schwierigkeit der Übungen. Wir müssen allmählich zur ursprünglichen sportlichen Belastung zurückkehren um dem Sportler seinen Sport wieder zu ermöglichen. Es ist eine Freude mit aktiven zielstrebigen Menschen zu arbeiten. Am Schluss diskutieren wir über die Möglichkeit wie man profesionell Tennis spielen kann, ohne krank zu werden. Petr will seine Schützlinge auf diese Weise trainieren, weil er ganz genau weiß, dass die fehlerhaften sportlichen Bewegungsmuster sehr schwer geändert werden können, was aber möglich ist. Wir sind uns einig, dass eine vollkommene physische Vorbereitung und eine wirksame Regeneration die Voraussetzungen dafür sind.

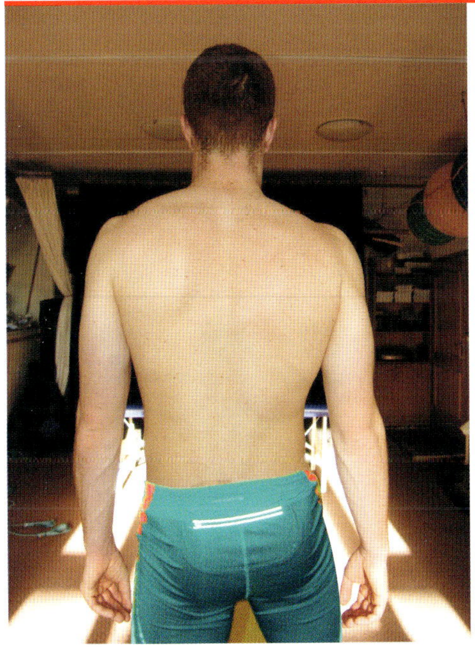

Am Anfang haben wir eine unzureichende Entspannung sowie Aktivierung der Muskeln festgestellt

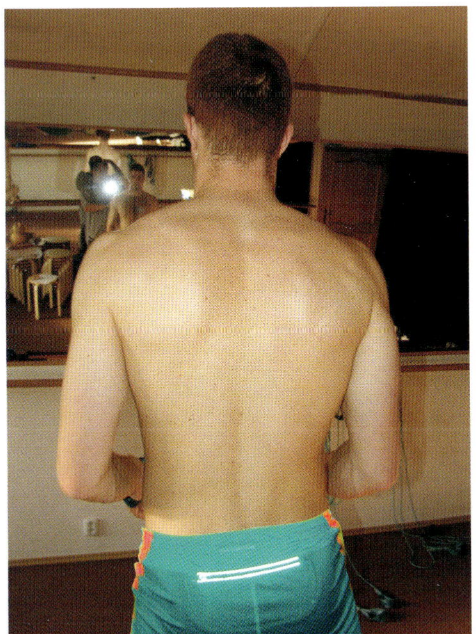

Der Weg vom Lendenwirbelscheibenvorfall zurück zum Spitzensport.
Wir fangen mit der Bewegungsanalyse an. Den Fehler suchen wir dort, wo er entstanden ist d.h. beim Tennis. Wir machen Sequenzaufnahmen der Tennisschläge. Die zeitliche Folge der Bewegungskoordination und das Einschalten der dynamischen Muskelstabilisationsketten wird beobachtet.
Die Bewegungsanalyse zeigt folgende Fehler:
1/ Fehlerhafte obere Fixierung des Schulterblatts aktiviert unzureichend die Latissimus dorsi Kette auf der B und C Ebene.
2/ Störung in der Latissimus dorsi Kette B und C zeigt sich mit dem nicht ausreichenden Einschalten des Unterbauchs während der Rückhand, Vorhand und auch bei den Aufschlägen.
3/ Das fehlende Einschalten des Unterbauchs erzwingt eine Ersatzaktivität der Erector spinae Vertikale.
4/ Die Erector spinae Vertikale zerstört mit eigenem Druck die Wirbelscheibe L5/S1 und verursacht so einen Vorfall.
5/ Wir finden mehrere Störungen in der Bewegungskoordination.
A/ Chronologisch: Die Hand wird fehlerhaft zuerst aktiviert. Die richtige Koordination ist: 1. Das Becken (Gesäß- M. gluteus), 2. Der Bauch, 3. die Arme.
B/ Bereichsfehler bestehen in der nicht ausreichenden Untersetzung des Beckens, der schrägen Körperachse und der Lordose im Lendenbereich während der Bewegung.
Auf Grund der Bewegungsanalyse und deren Ergebnisse wird ein Rekonditions- und Regenerationsplan für den Tennisspieler ausgearbeitet.
1/ Die Spirale Latissimus dorsi wird durchgeübt, damit wir den Unterbauch spiral stabilisieren können.
2/ Auf der Vertikale Erector spinae bilden wir eine Inhibition und dann dehnen wir sie.
3/ In dem beschädigten Segment wird mit Hilfe der Latissimus dorsi Spirale und der Serratus anterior Spirale eine Traktionskraft gebildet, damit sich das Segment regenerieren kann.
4/ Allmählich wird das Tempo des Übens erhöht, die Bewegung automatisiert und die Tennisschläge in die Bewegung eingegliedert.

Unser Klient hat folgende realen Ergebnisse erreicht:
Ausgangslage: Die grausamen Schmerzen im Lendenbereich mit Ausstrahlung ins Bein (chronischer Zustand) hat er ein ganzes Jahr gehabt und deutlich schlimmer waren sie noch nach dem Tennisspiel. Weil er ein Profi war, musste er trotzdem spielen.
Im 1. Monat konzentriert sich unsere Arbeit auf die Qualität der ausgeführten Übungen. Allmählich zieht sich der scharfe Schmerz im Lendenbereich zurück.
Im 2. Monat handelt es sich um einen dumpfen Lokalschmerz. Während des Übens zieht sich der Schmerz zurück, aber beim Tennisspiel kommt er wieder. Durch 30 min. üben nach dem Tennisspiel verschwindet der Schmerz. (Vorher litt Petr noch eine Woche nach dem Spiel unter starken Schmerzen.)
Nach dem 4.Monat ist Petr schmerzfrei und schafft das ganze Spiel ohne Beschwerden.
Nach 9 Monaten erreicht er, Dank der Übungen, das beste Ergebnis seines Lebens. Er spielt im Semifinale auf der Weltuniversiade. Den Effekt des Übens bewertet er mit den Worten: "Ich spiele freier, ohne das Gefühl müde zu sein und viel länger als früher. "Dieser Effekt ist für das Üben charakteristisch, weil die Muskeln durch die reziproke Inhibition sehr effektiv entspannen können. Die perfekte Durchblutung und die hocheffektive Regeneration sind die anderen Vorteile.
Das Üben ist täglich, vor- und nach dem Spiel praktisch lebenslang notwendig. Das Üben gehört einfach zum Lebensstil des Sportlers.
Petr's Körper zeigt eine wichtige Tatsache. Nach einem Jahr des Übens mit dem Standardseil (sehr geringe Kraft) hat sich die Muskelmasse seines Körpers sehr gut entwickelt. Das ist ein Beweis dafür, dass man auch nur mit geringer Kraft üben kann und die komplexen Muskelketten ermöglichen trotzdem eine gute Bildung der Muskelmasse. Große Kraft überlastet unnötig die Wirbelsäule und ist nicht erforderlich.

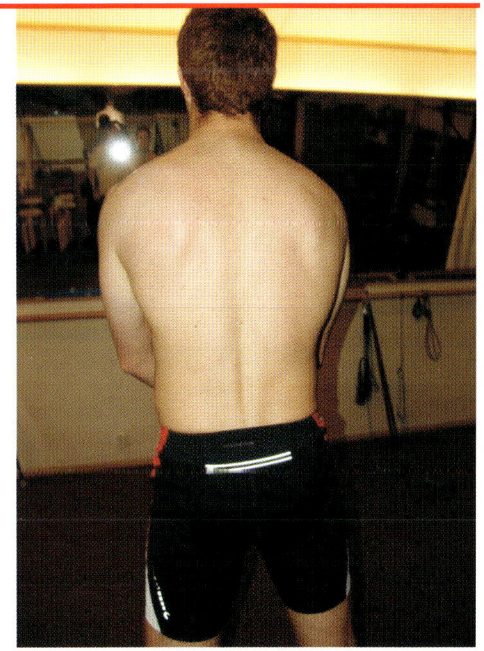

Nach einem Jahr des Übens wird die Muskelaktivierung sowie Entspannung kräftiger und schneller erreicht.

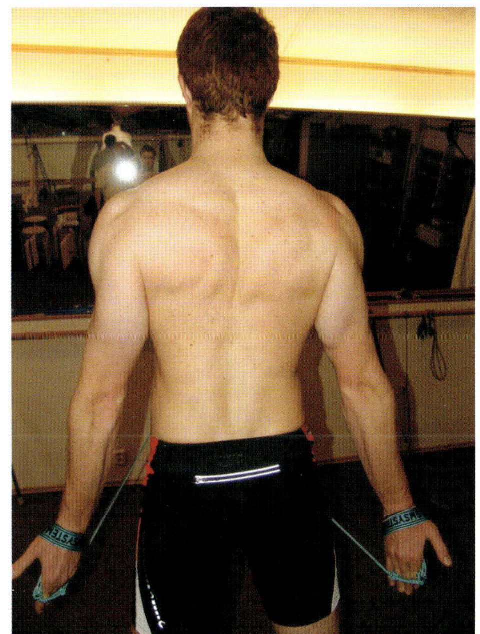

Fehlerhafte vertikale Stabilisation beim Tennisaufschlag

Die Bauchwand geht während der Bewegung fehlerhaft **nach außen** - das ist ein Anzeichen der nicht ausreichenden Aktivierung der schrägen Bauchmuskeln und des queren Muskels. Die vertikalen Muskeln (M. erector spinae, M. iliocostalis, M. quadratus lumborum) haben einen erhöhten Muskeltonus. Die Wirbelsäule wird zusammen gedrückt. Die Rotation der Wirbelsäule überlastet die Gelenke und Wirbelscheiben und führt zu deren Degeneration. Diese Bewegung ist für den Sportler schmerzhaft. Die schlimmste Situation für die Wirbelsäule ist die Verbindung von Rotation und Druck.
Eine erschwerende Tatsache ist auch die horizontale Lage des Kreuzbeins. Die erhöhte Beweglichkeit der Gelenke L5/S1 führt zur Überlastung der Wirbelscheibe L5/S1 und so ist bei unserem Sportler der Bandscheibenvorfall entstanden.

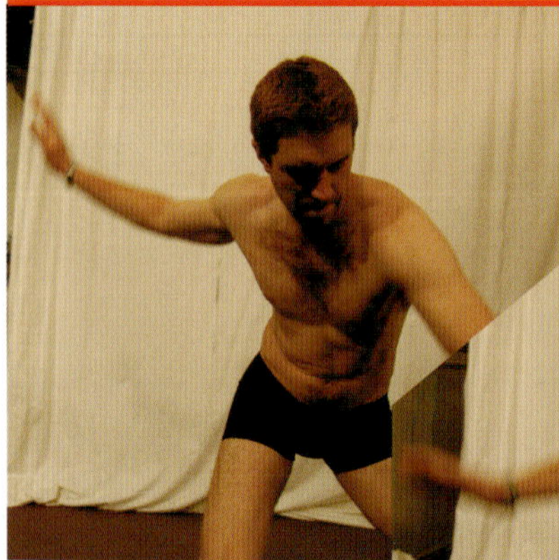

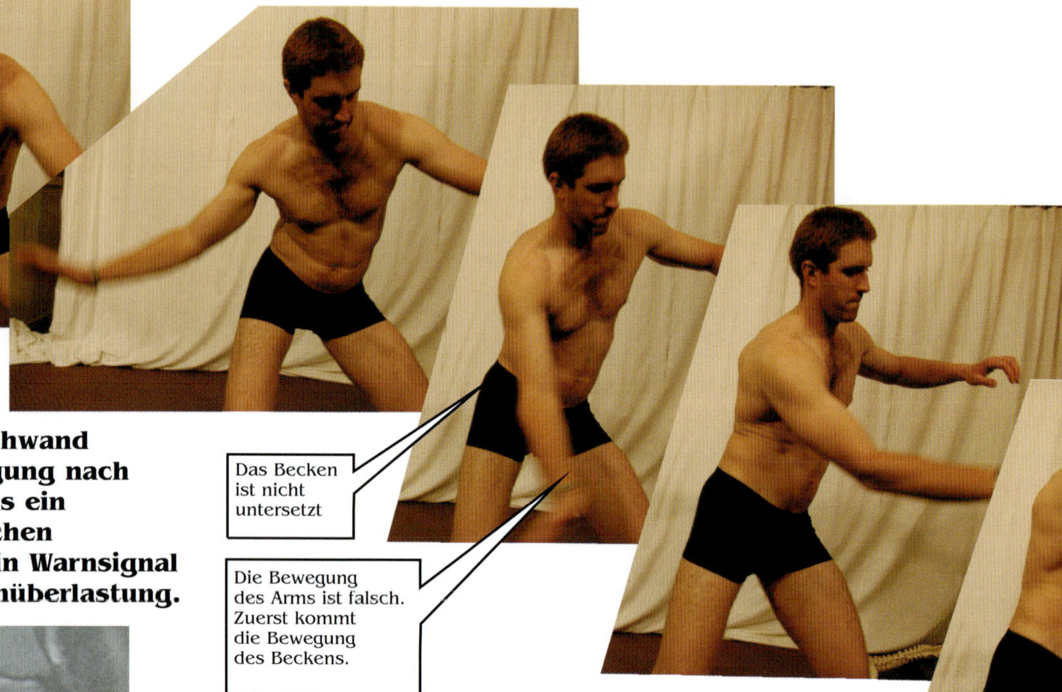

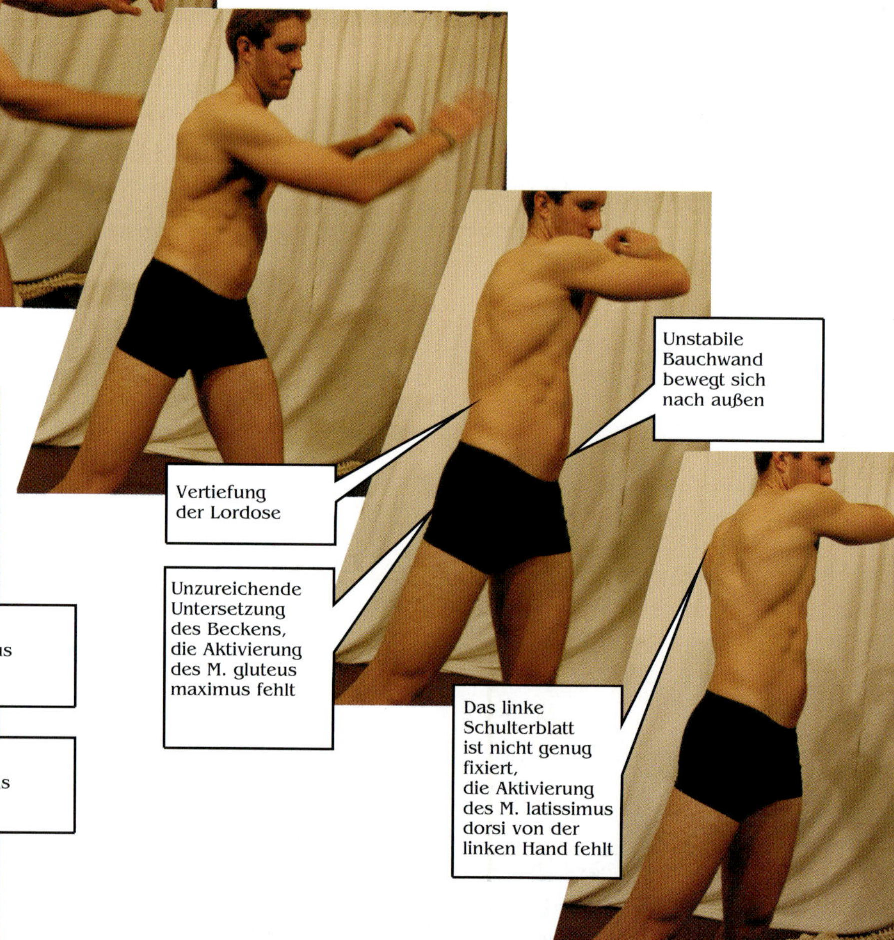

Wenn sich die Bauchwand während der Bewegung nach außen wölbt, ist das ein Anzeichen der falschen Stabilisation und ein Warnsignal für die Wirbelsäulenüberlastung.

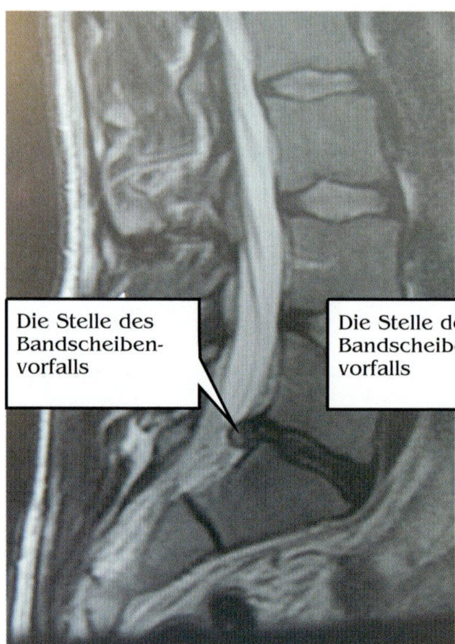

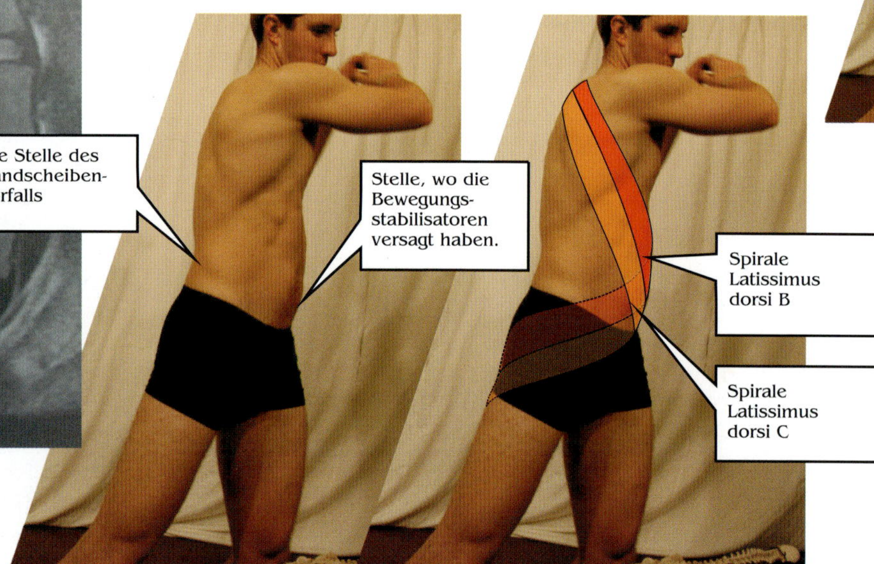

Optimale Bewegungsstabilisation des Tennisspielers durch die schrägen Bauchmuskeln und des queren Muskels

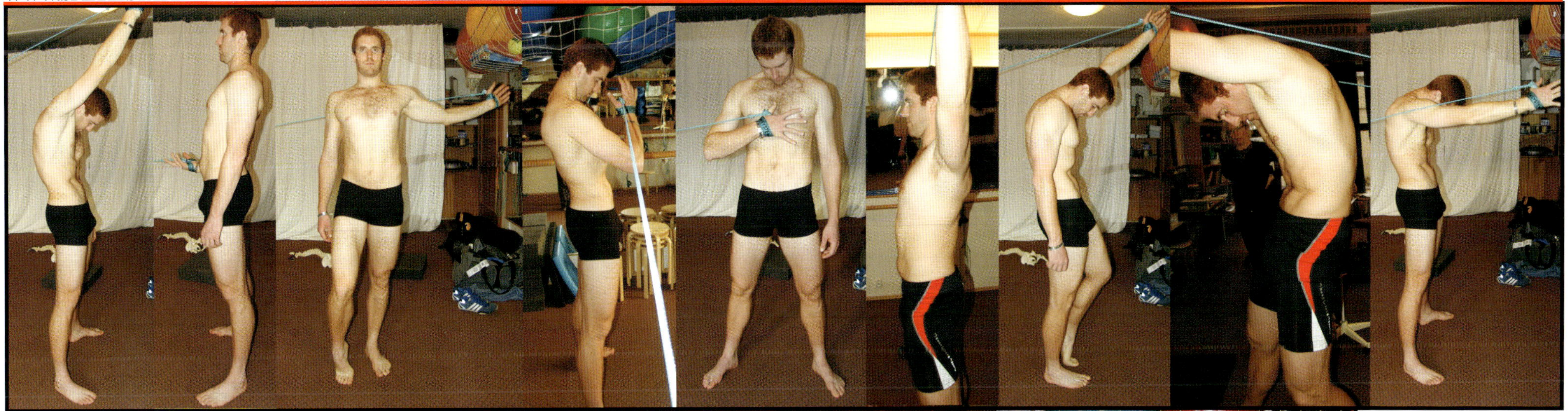

Wenn sich die Bauchwand während der Bewegung nach innen einzieht, ist das ein Anzeichen für die richtige Spiralstabilisation der Wirbelsäule und für die optimale Aktivierung der Bauchmuskeln.

Zwischen Schulterblattmuskeln, schrägen Bauchmuskeln und Gesäßmuskeln müssen bei jedem Tennisschlag die Hauptstabilisatoren aktiv sein.

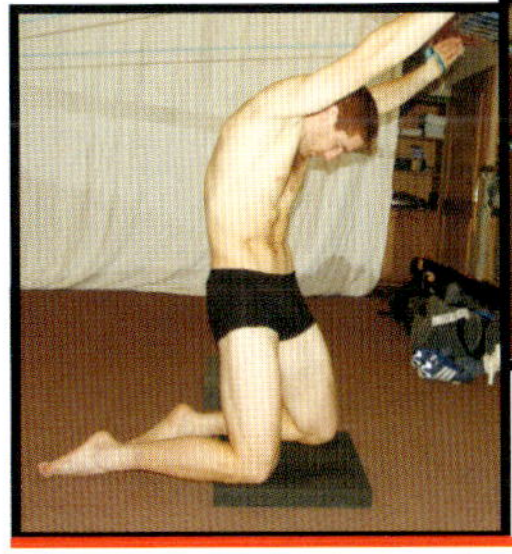

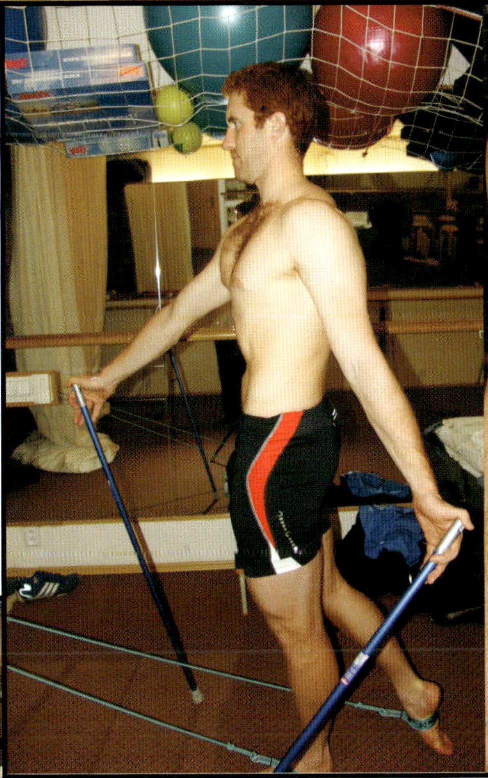

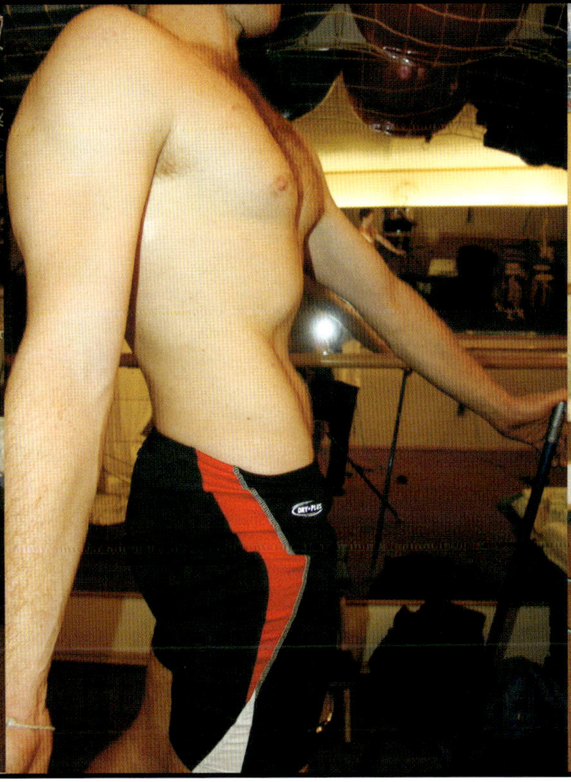

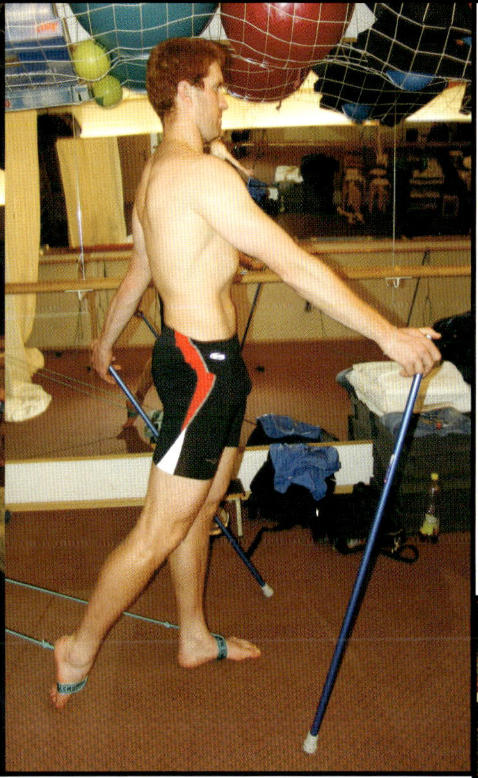

Einüben der optimalen Spiralstabilisation der Bewegung. **Die Bauchwand zieht sich** durch die Aktivität der schrägen Bauchmuskeln und des queren Muskels **ein.** Die vertikalen Muskeln entspannen und die Wirbelsäule dehnt sich nach oben. Diese Bewegung vermindert den Schmerz. Nach Bewältigung der Schmerzphase, wird das Üben zur Regeneration und als Konditionstraining angewendet.

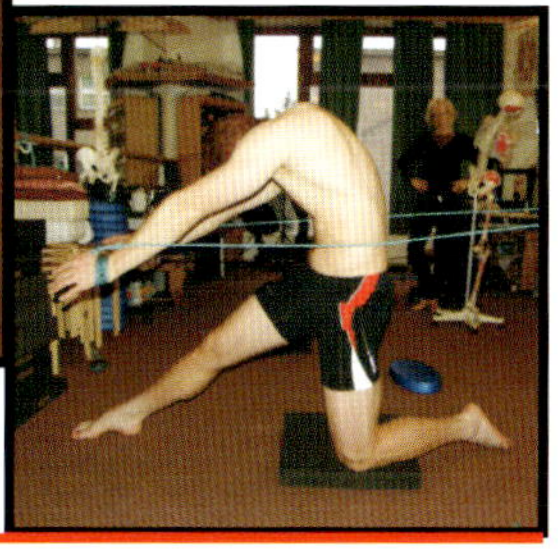

Nach einem Jahr der zielstrebigen Arbeit beherrscht Petr hundertprozentig alle Übungen. Er übt bis 2 Stunden täglich. Ein ausgezeichnetes Ergebnis. Wir gratulieren.

Stabilisation der unteren Gliedmaßen, des Beckens, des Bauchbereichs, untere Fixierung der Schulterblätter und die Achsenstellung des Kopfs führen zur Entspannung des Nackens

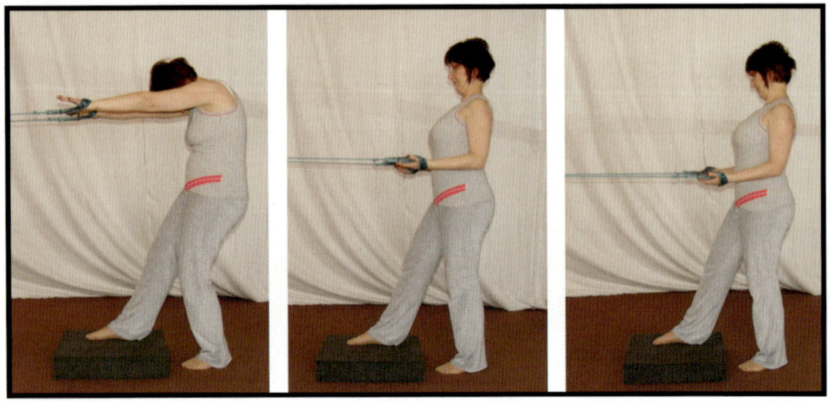

Die Patientin hat zeitweise seit 6 Jahren Schmerzen im Nackenbereich. Letztes Jahr sind die Schmerzen wesentlich stärker geworden und strahlen in den rechten Arm aus. RTG zeigt eine Degeneration der C 5/6, C 6/7 Zwischenwirbelscheiben an. Die Magnetresonanz hat einen Vorfall in beiden Segmenten ermittelt.

Die Patientin hat angefangen 2x täglich 20 min zu üben. Der Schmerz ist allmählich zurückgegangen und nach einem Monat ist er ganz verschwunden. Die Patientin verbringt täglich ca. 8 Stunden am PC und deshalb muss sie unbedingt weiter üben. Bei ihrer sitzenden Arbeit braucht sie das nicht nur zur Regeneration, sondern auch zur Prävention. Wir empfehlen eine Ergänzung der Übungstherapie in Form von gezielten Nackenmassagen und Nackendehnungen. Die Hauptbehandlung besteht aber immer in den Übungen. Eine passive Einstellung des Patienten ist eine Indikation für eine Operation (Unwilligkeit zum Üben) oder ein Misserfolg der kausalen und konservativen Behandlung.

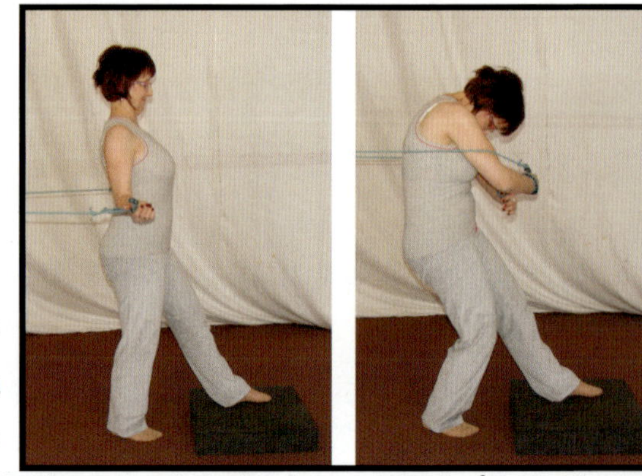

Dehnung des Nackens - Hals in Vorbeuge

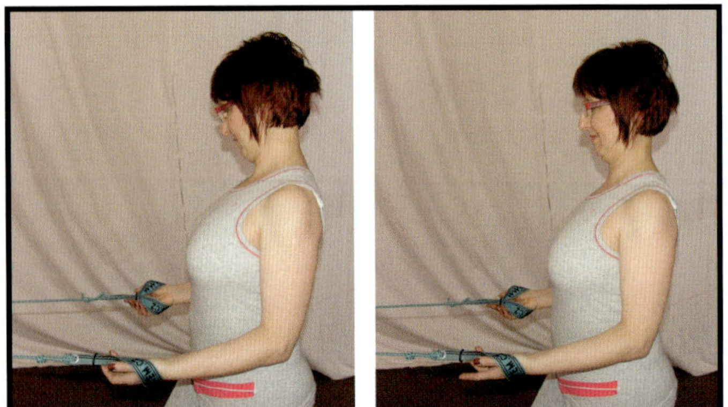

Schräge Dehnung des Nackens - Hals in Vorbeuge, während der Stabilisation des Beckens und des Rumpfs

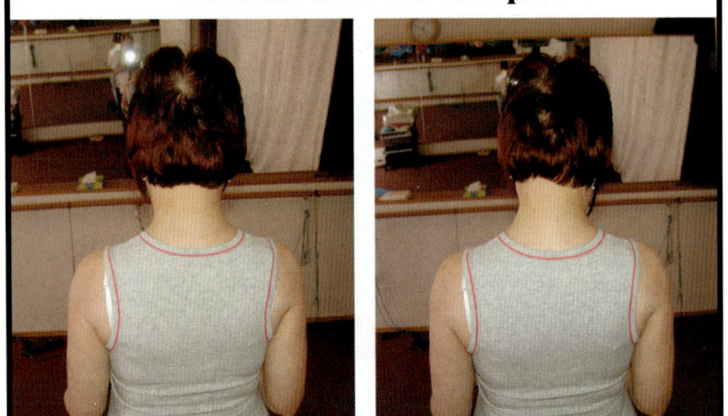

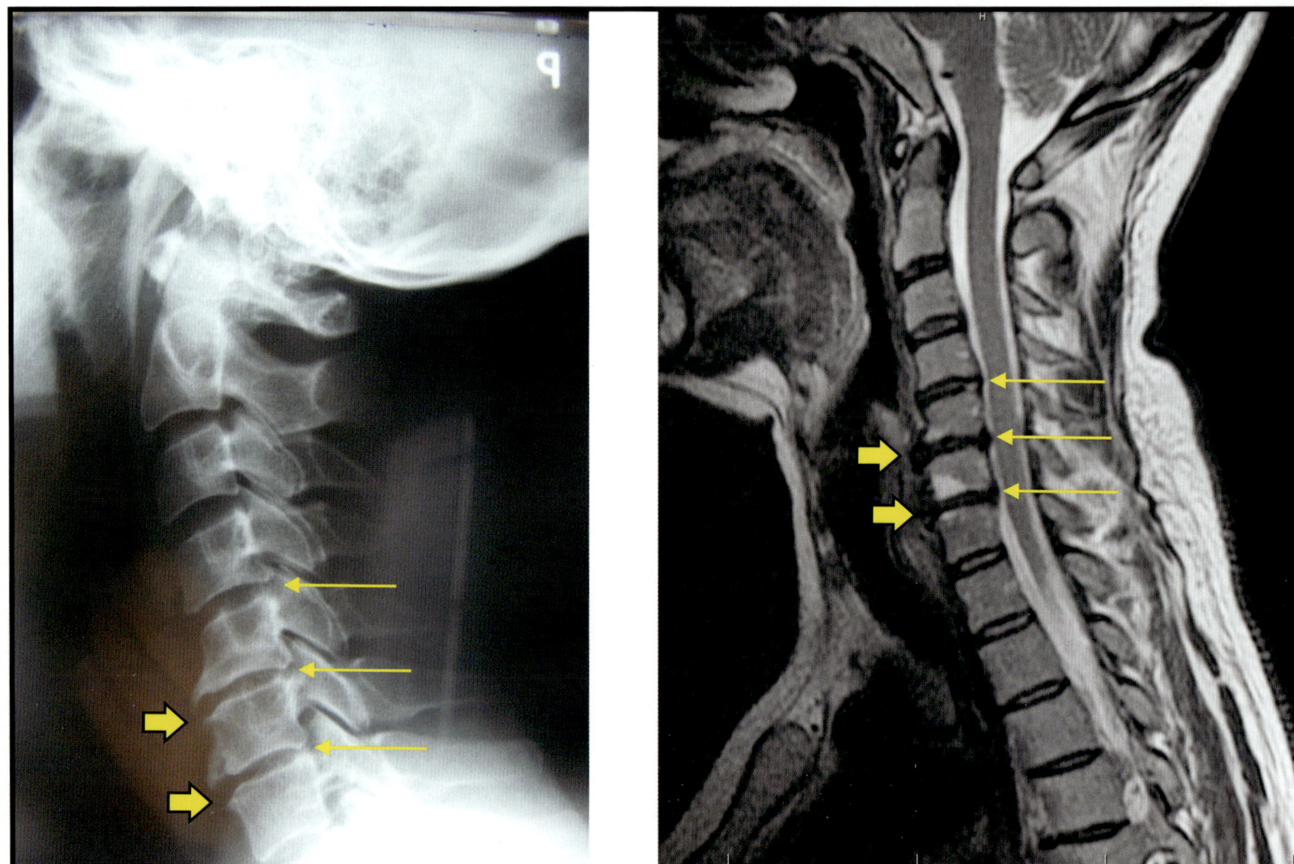

Stabilisation des Beckens und Rumpfs, Achsenstellung des Kopfs. Dehnung des Nackens durch eine Rotation, Vorbeuge, seitliche Neigung und Rückbeuge.

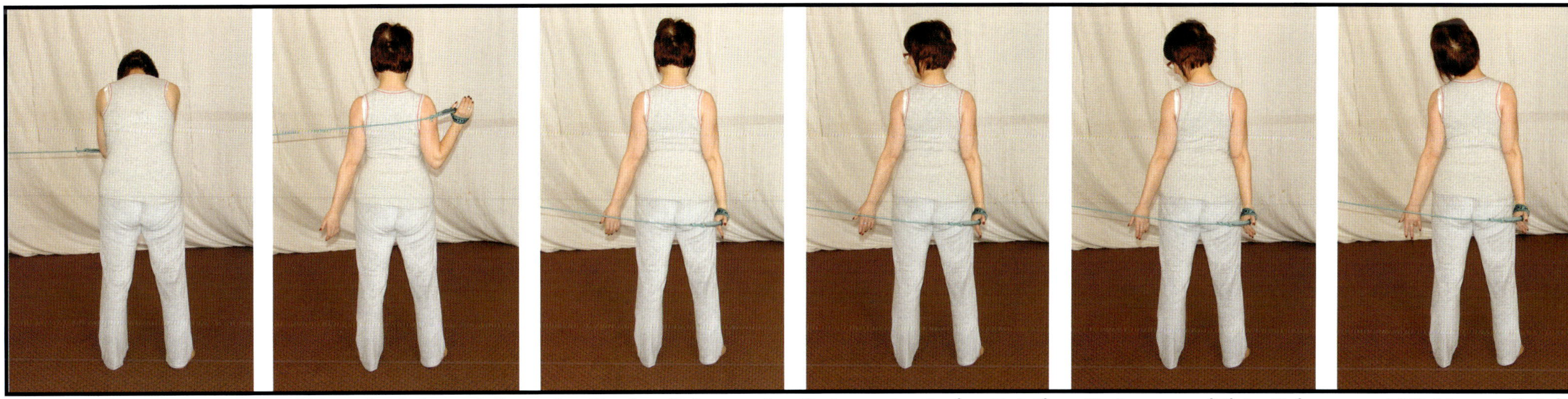

Stabilsation des Beckens und Rumpfs, Achsenstellung des Kopfs + Dehnung des Nackens durch eine Rotation, Vorbeuge, seitliche Neigung und Rückbeuge-Detail

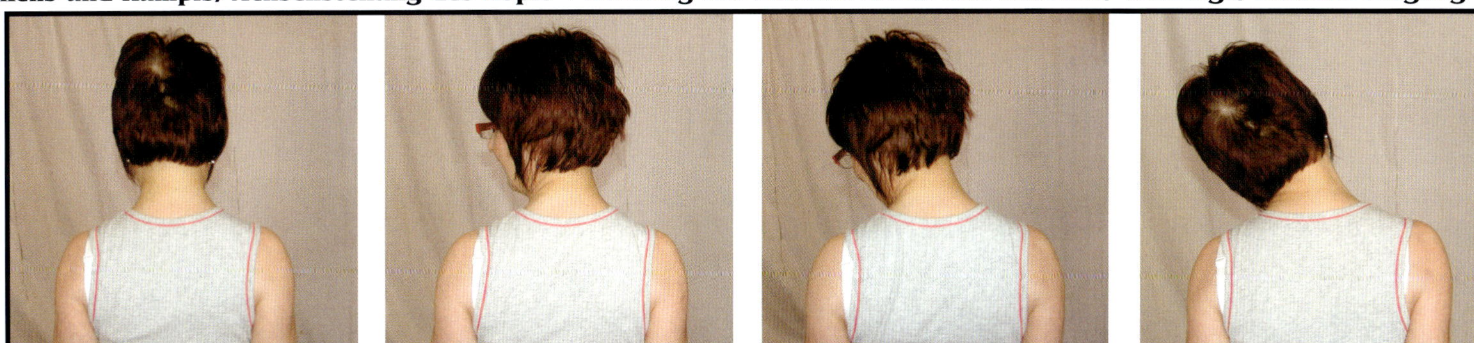

Dehnung des Nackens durch eine Rotation und Vorbeuge - M. scalenus posterior, seitliche Neigung - M. scalenus medius, Rückbeuge - M. scalenus anterior

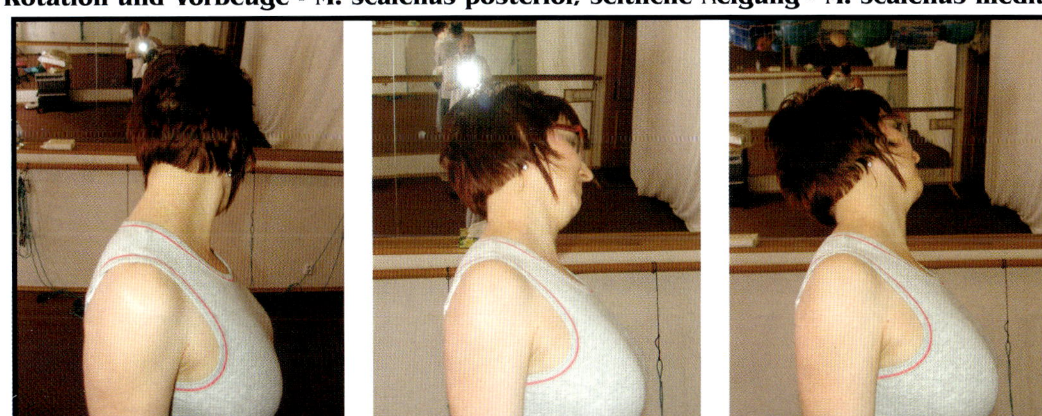

Die Mobilisierung des Nackens durch die Rotationsbewegung des Rumpfs während der Beinübungen

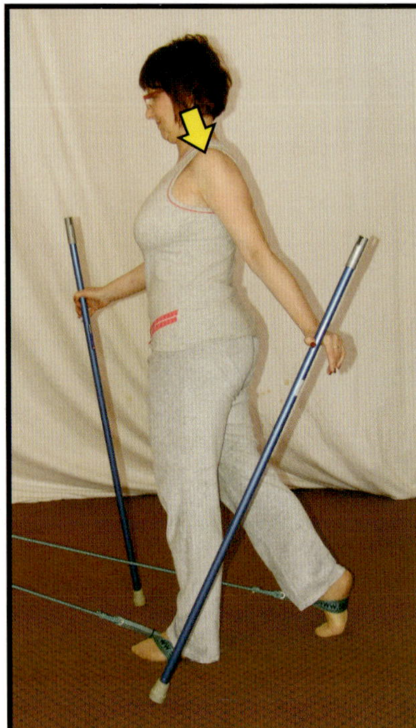

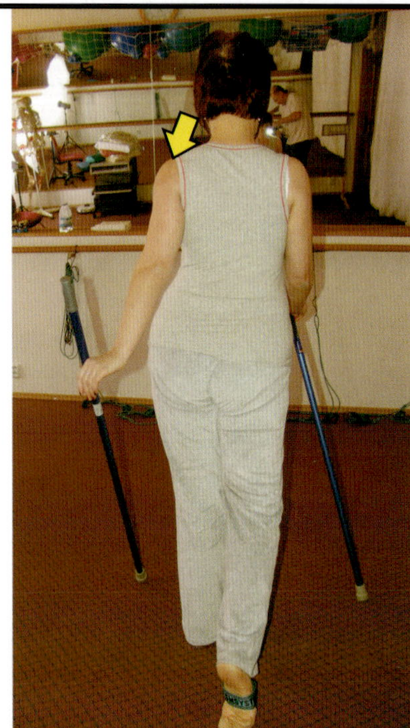

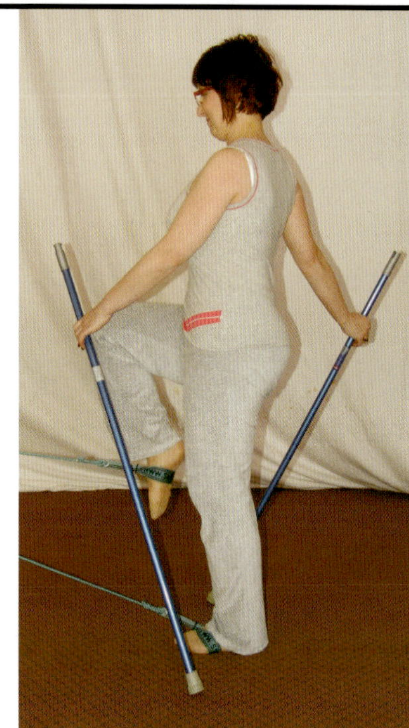

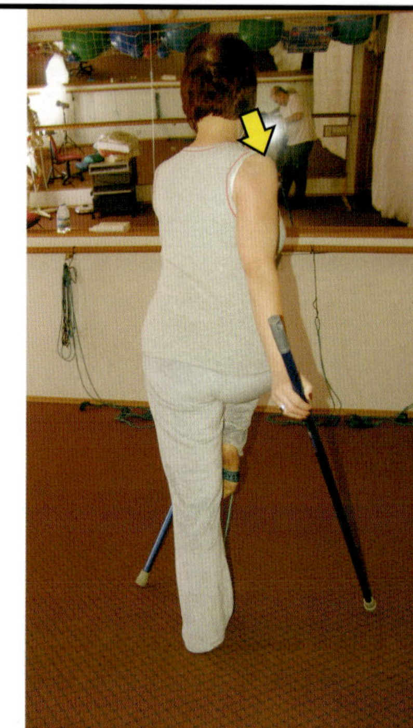

Durch das Üben im Kniestand erreichen wir eine Dehnung der Hüftflexoren und dies ist eine wichtige Vorbereitung auf die Beinübungen im Stand

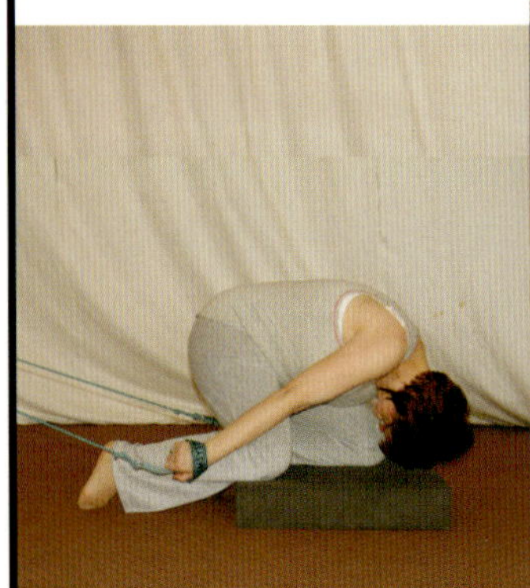

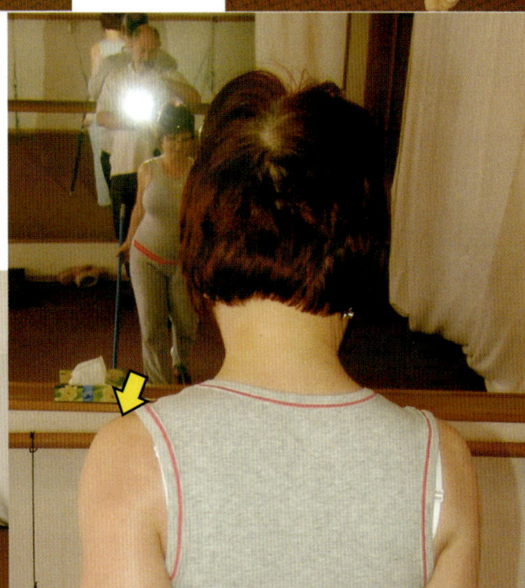

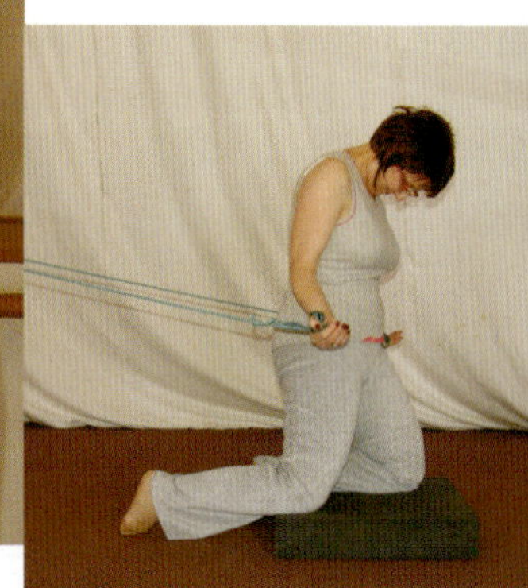

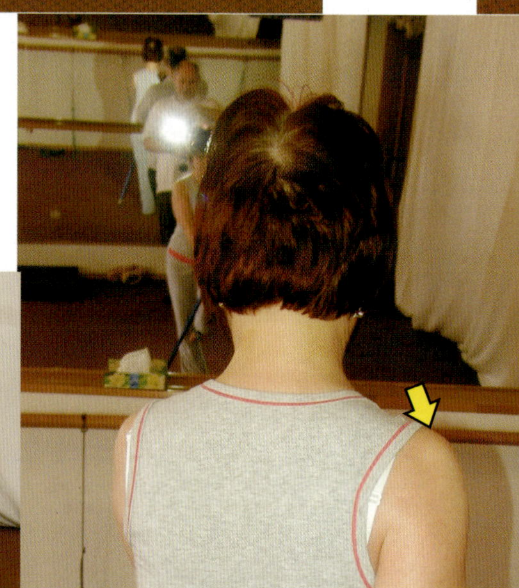

Die untere Fixierung des Schulterblatts ist die Vorraussetzung für den guten Übungseffekt

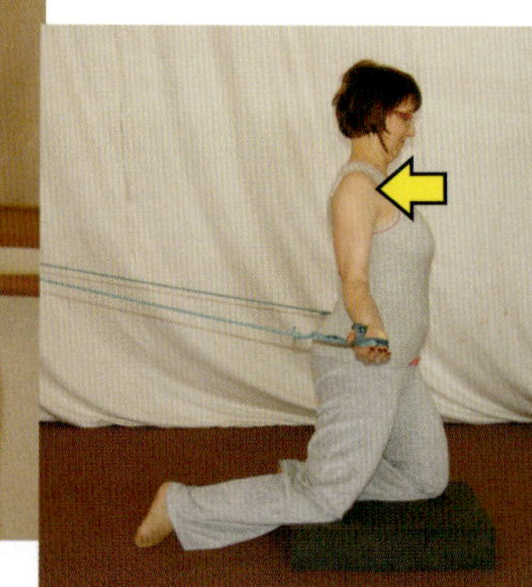

Öffnung der Wirbelsäule im Hinterkopf C 0/1

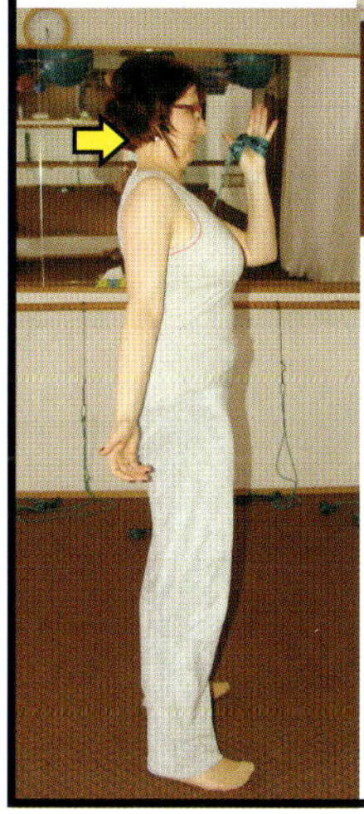

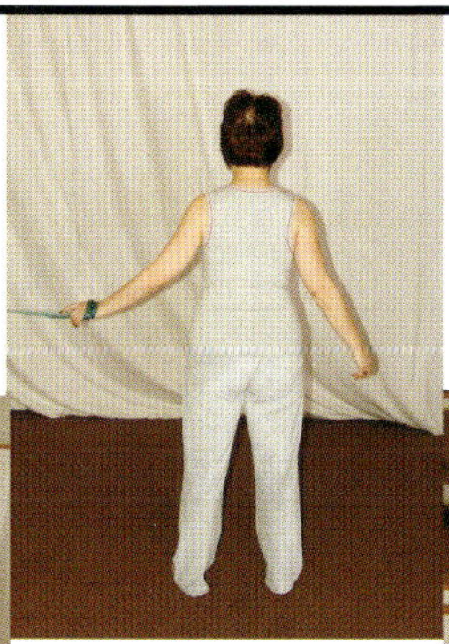

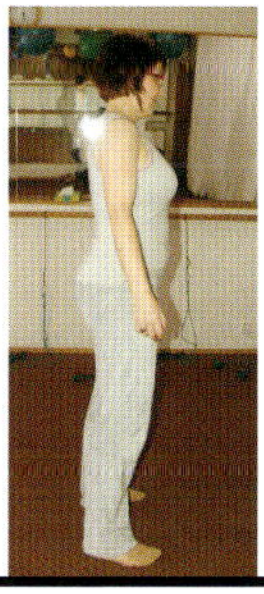

Ausgleich zur hinteren Achse

Öffnung der Wirbelsäule in der Mitte des Nackens C 3/4

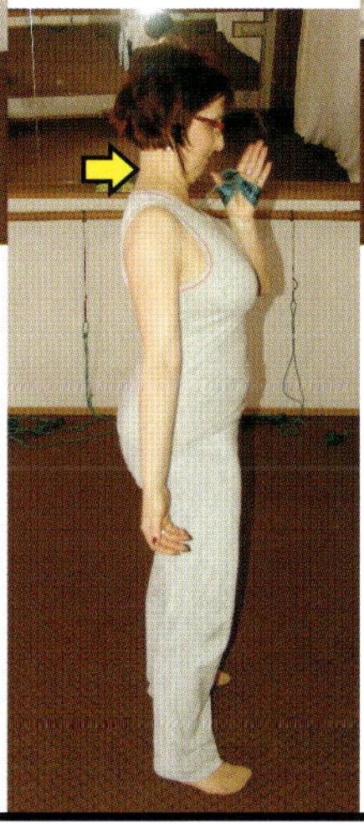

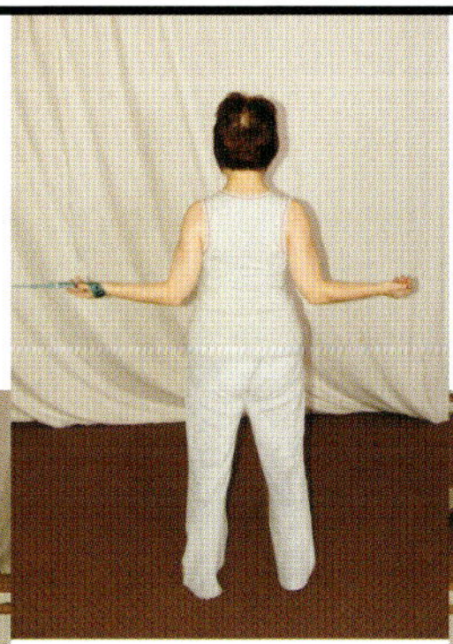

Öffnung der Wirbelsäule im unteren Teil des Nackens C 6/7

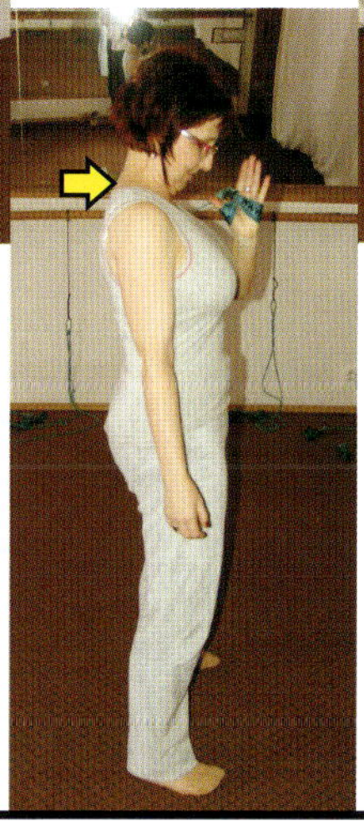

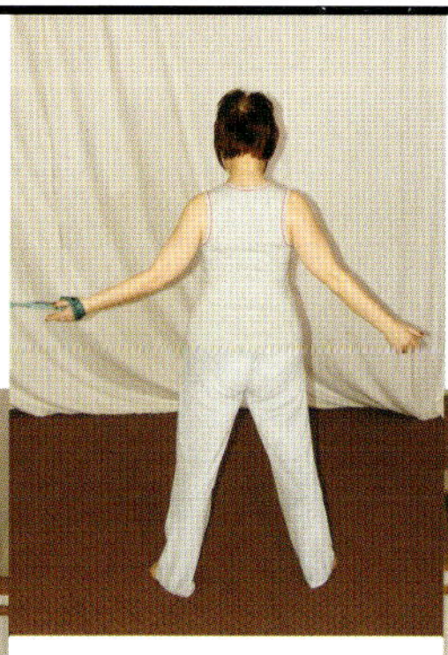

Die Wirbelsäule öffnet sich hinten genau gegenüber der aktiven Hand. Die Stelle der maximalen Öffnung zeigt der Pfeil an.

Ausgleich zur vorderen Achse

Öffnung der Wirbelsäule im oberen Teil des Brustkorbs Th 4/5

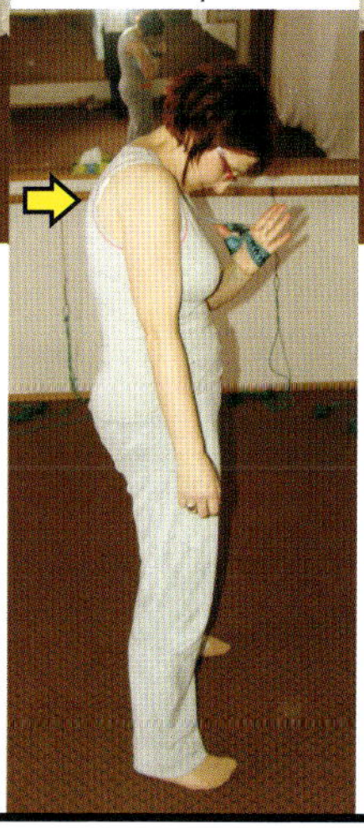

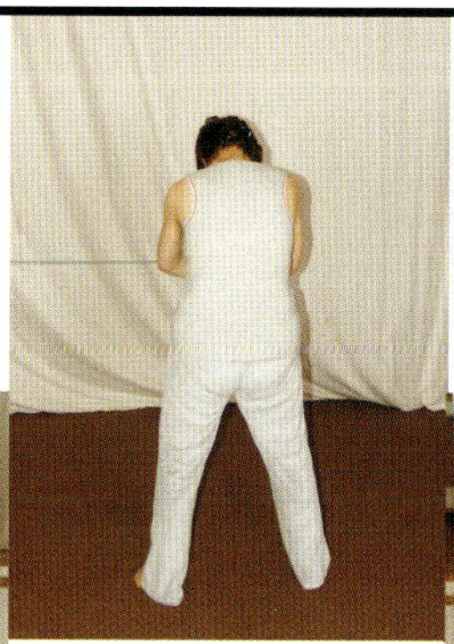

Öffnung der Wirbelsäule im Lendenbereich L 2/3

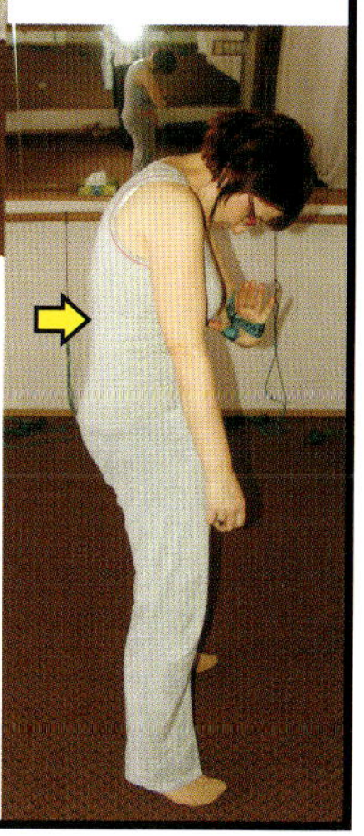

Segmentale Öffnung bis in Flexion (Biegung) bei gleichzeitiger Stabilisation durch die Pectoralis major Spirale (des Bauchbereichs, des Beckens und der unteren Gliedmaßen)

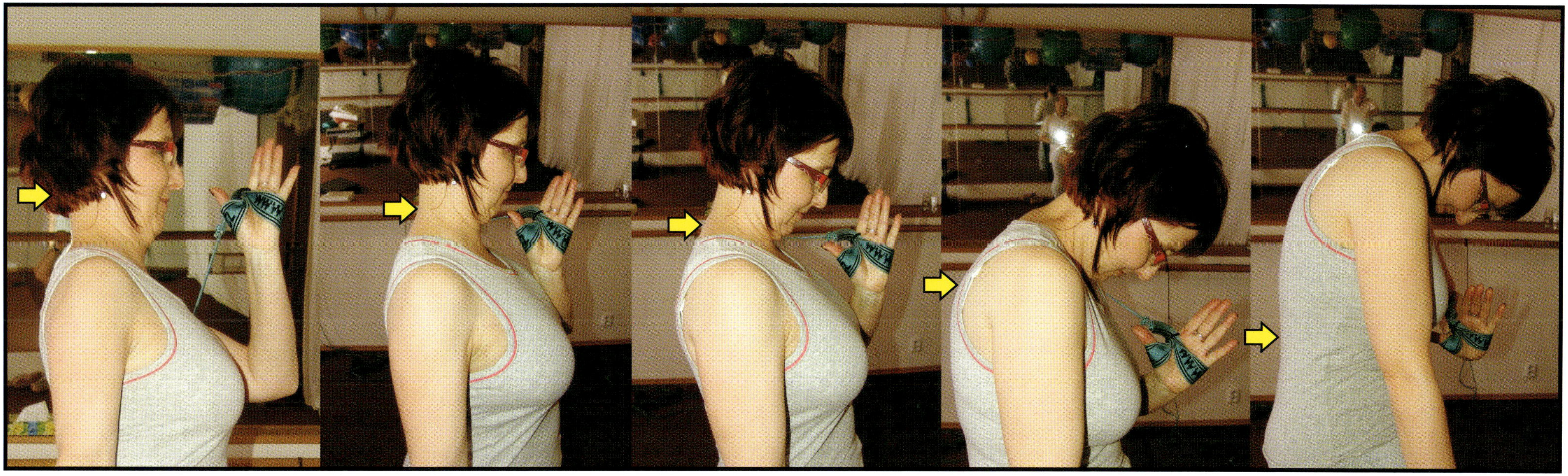

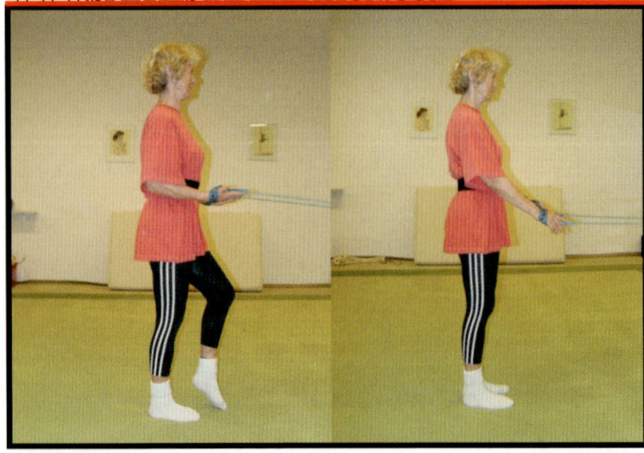

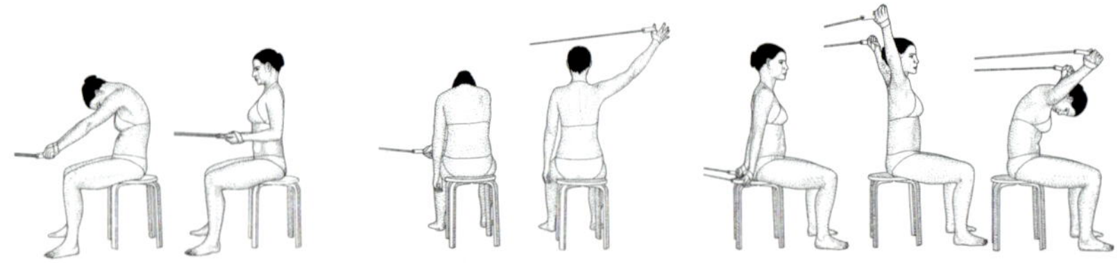

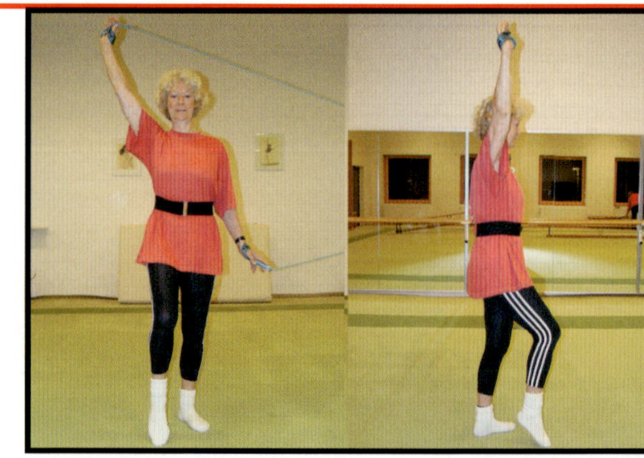

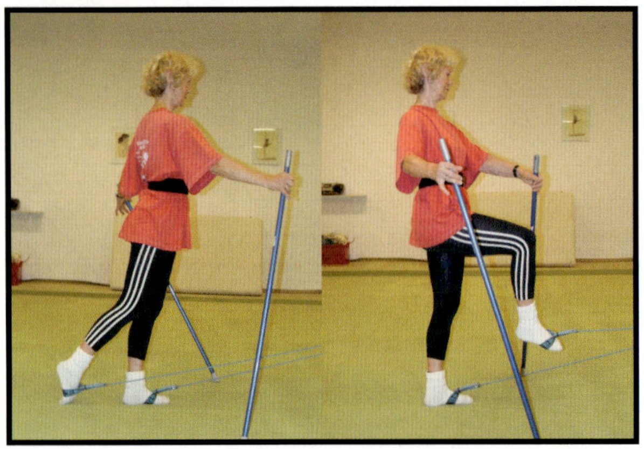

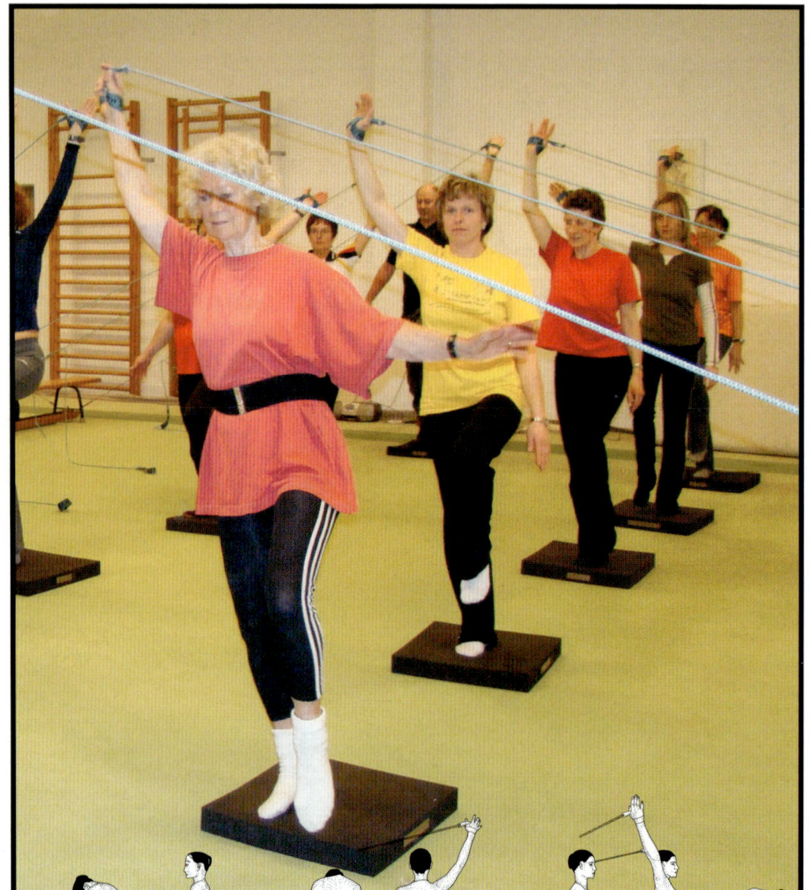

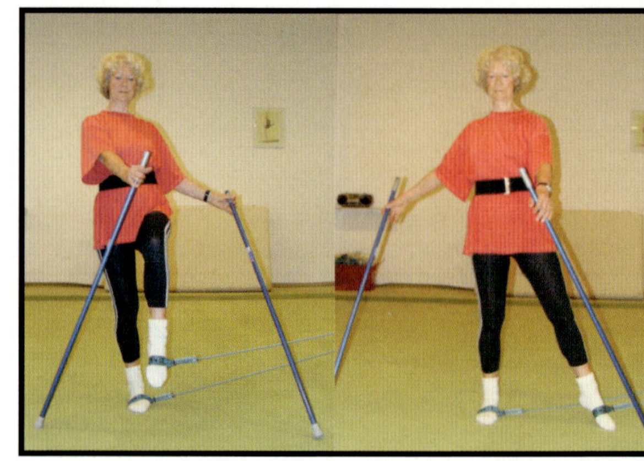

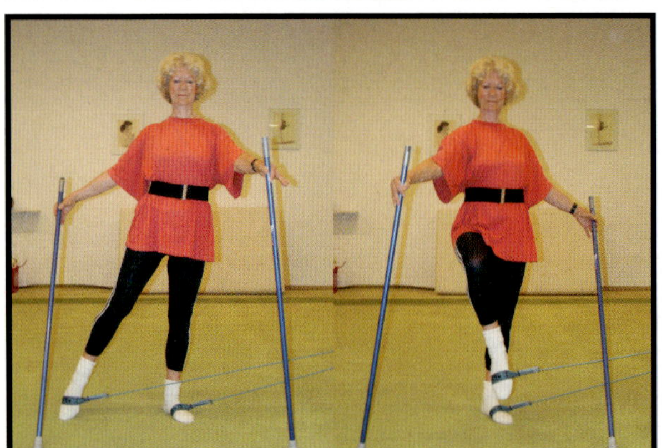

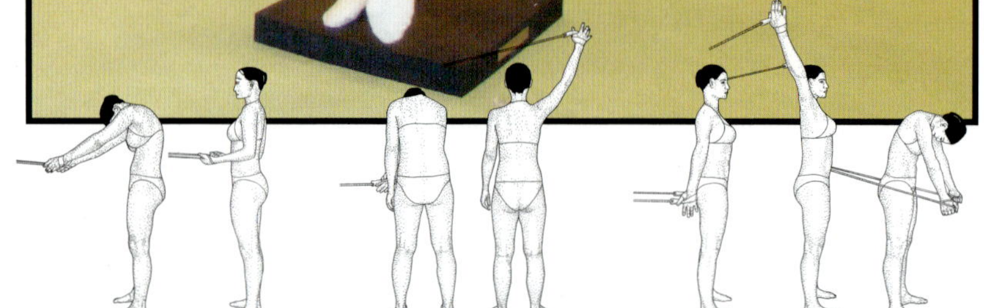

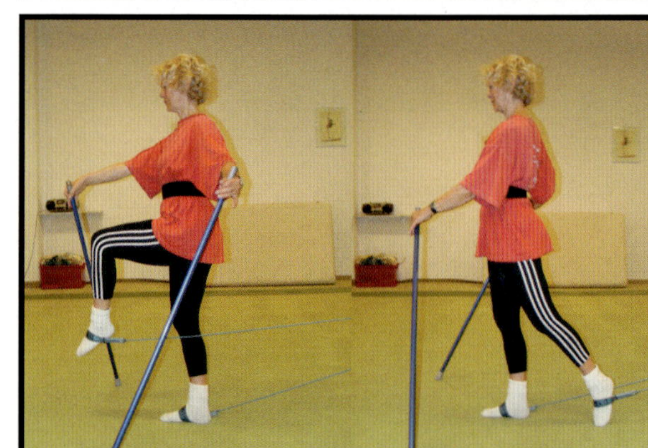

Die Behandlung der Hüft- und Kniegelenkarthrose, die Vorbereitung auf die Totalendoprothese und die folgende Behandlung hat die gleichen Grundprinzipien. Wir beginnen mit dem Üben im Sitzen, bilden ein Muskelkorsett im Bauchbereich und eine Muskelharmonie im Schultergürtel. Die gleichen Übungen setzen wir im Stehen auf beiden Beinen fort und bilden eine Achse im Rumpf mit ausgeglichener Beckenstellung. Später kommen noch Übungen auf einem Bein dazu, damit ein stabiler Stand erreicht wird. Zum Schluss führen wir die Beinübungen durch und bilden eine Muskelharmonie im Beckengürtel. Die Grundprinzipien der Koordination und der Bewegungsstabilisation, die wir durch das Üben gelernt haben, werden wir auch beim Gehen anwenden. Wir beginnen 6 Monate vor der Operation mit dem Üben und üben auch danach 6 Monate weiter.

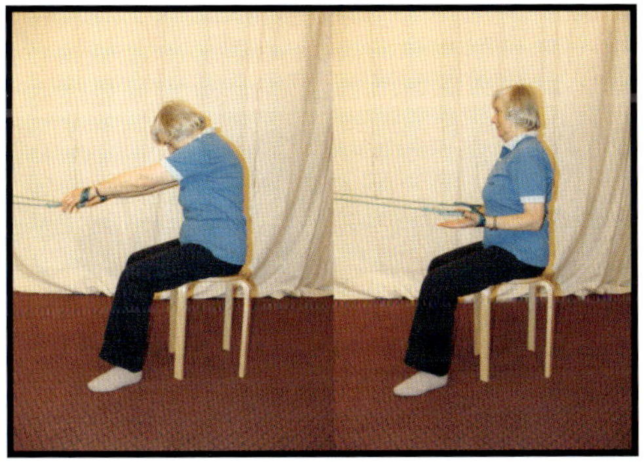

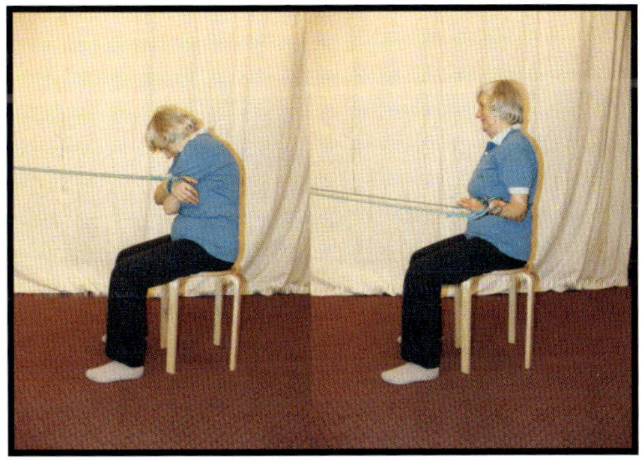

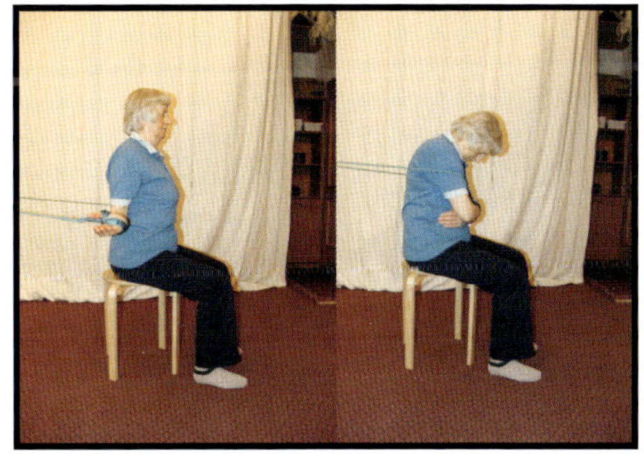

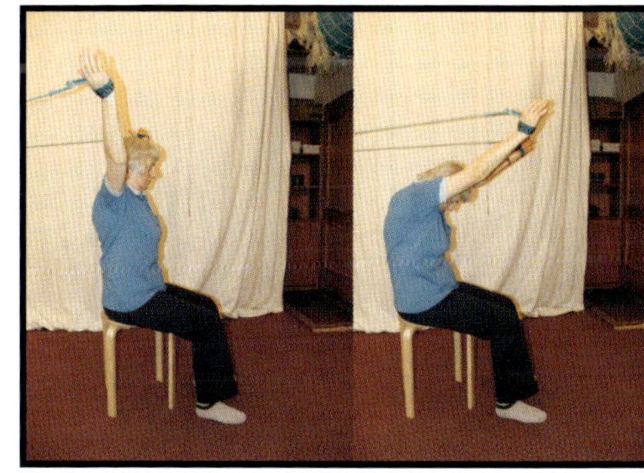

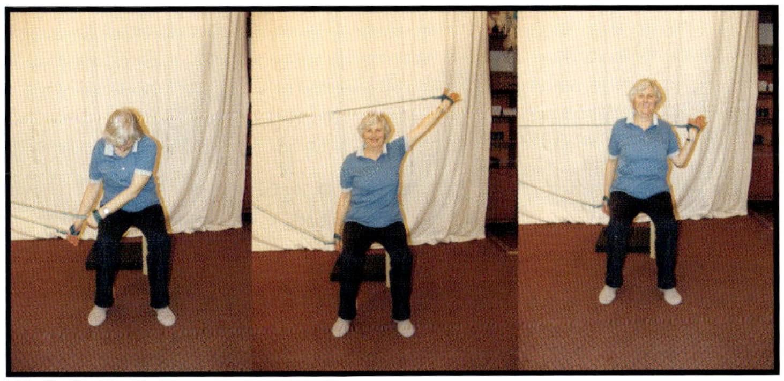

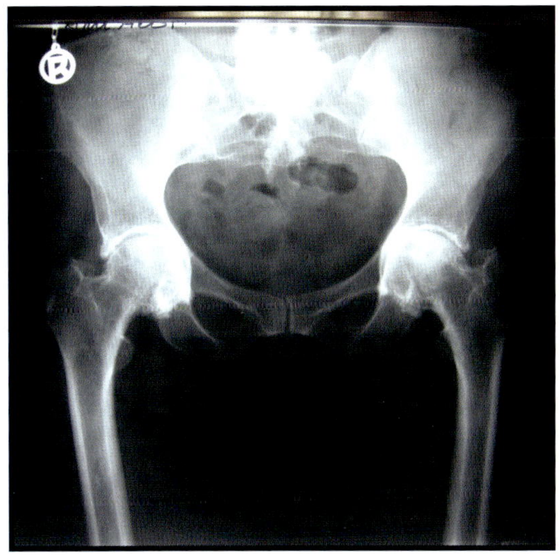

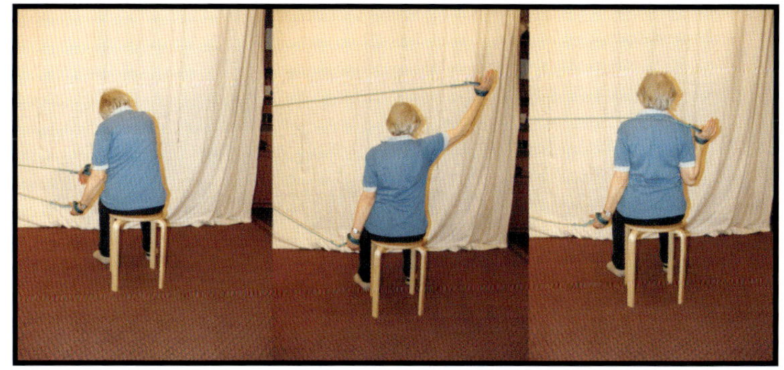

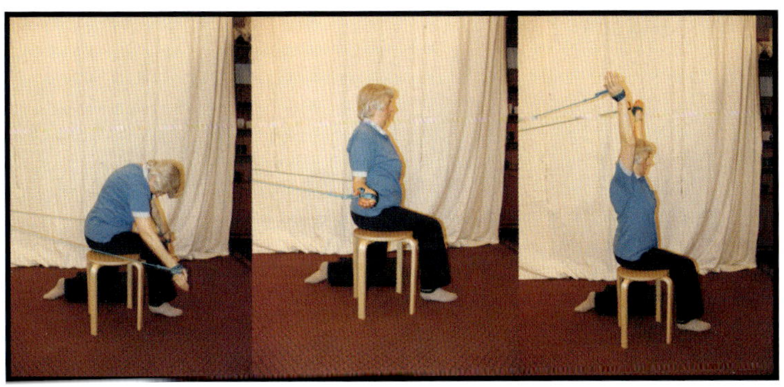

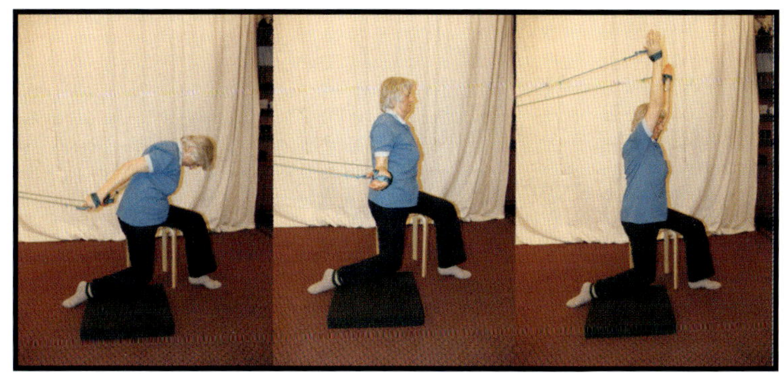

Die Vorbereitung auf die Operation des Hüftgelenks fängt im Sitzen an. In dieser Position sollte der Patient schon am dritten Tag nach der Operation weiterüben. Durch diese Übungen erreichen wir die Achse des Rumpfs und des Kopfs, eine Dehnung der vorderen Gruppe des Schultergürtels, sowie die Entspannung und Dehnung des Nackens. Hauptziel ist aber die Kräftigung der Bauchmuskeln und ihre Eingliederung in die spiralen Stabilisationsketten. Weiterhin ist auch die Kräftigung der Arme und des Schultergürtels notwendig, weil der Patient eine bestimmte Zeit nach der Operation an Krücken gehen wird.
Nach der Hüftoperation und während des Gehens an Krücken kommt es bei den nicht vorbereiteten Patienten regelmäßig zur Überlastung der Halswirbelsäule und der Schultern, zur Entstehung des schmerzhaften Zervikobrachialen Syndromes sowie Schmerzen im Schultergelenk. Bei dem Patient, der sich richtig vorbereitet hat und rechtzeitig nach der Operation mit dem Üben beginnt, kommt es zu dieser Komplikation nicht. Die entstandene Belastung wird durch das Üben genügend regeneriert.

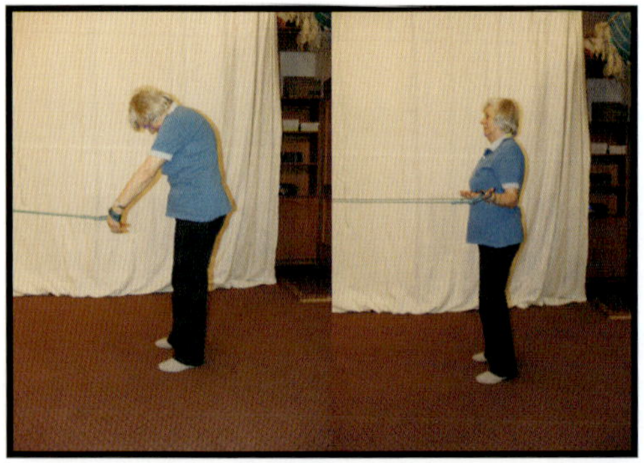
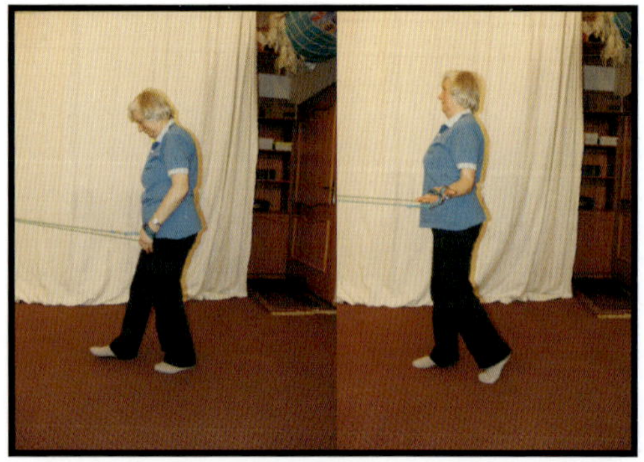
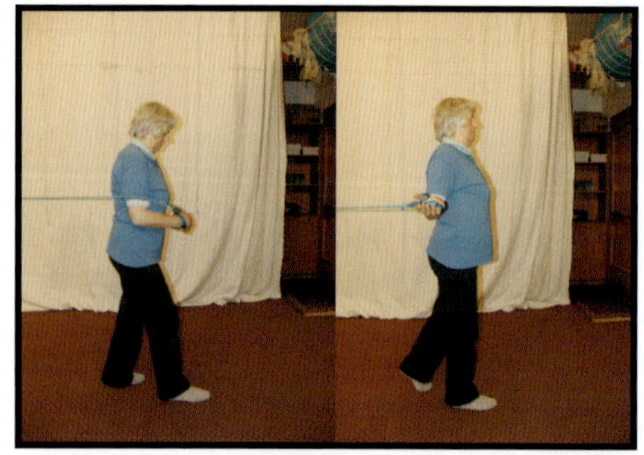
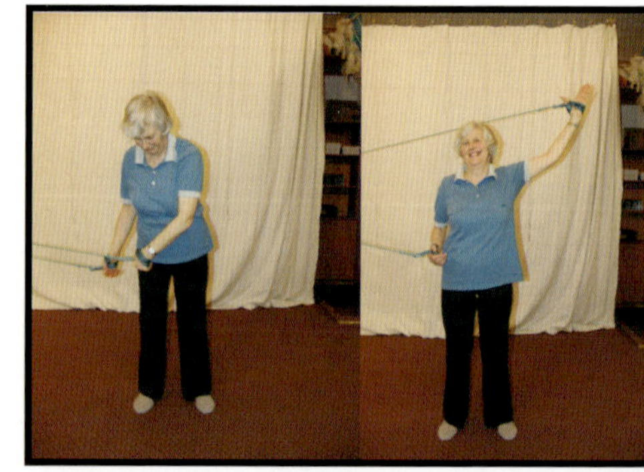
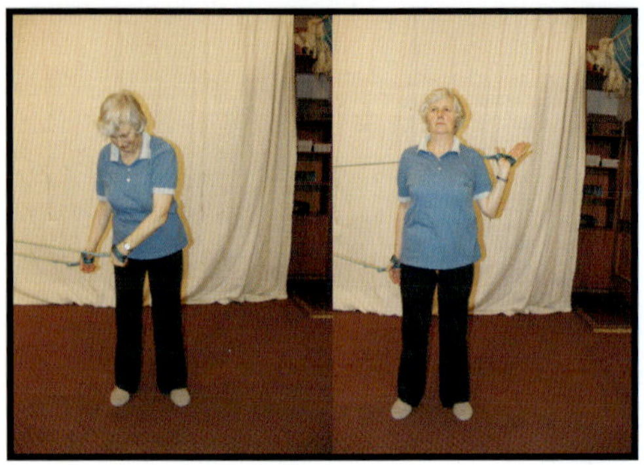
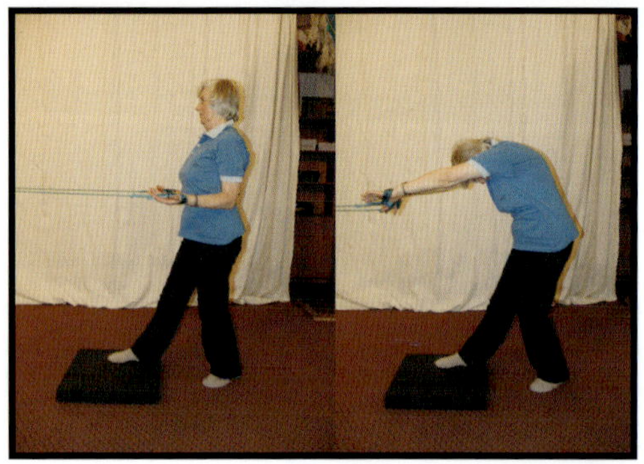
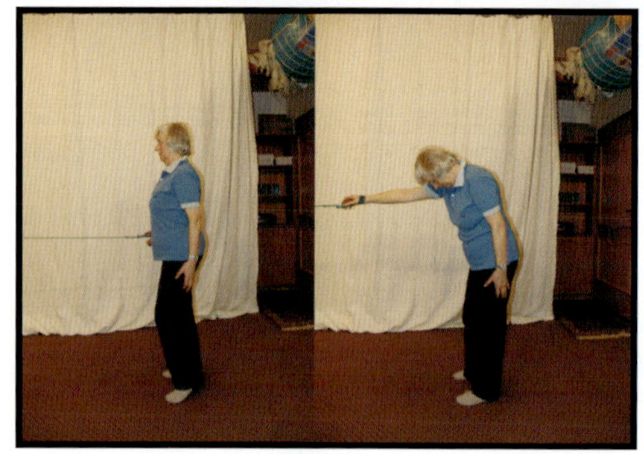
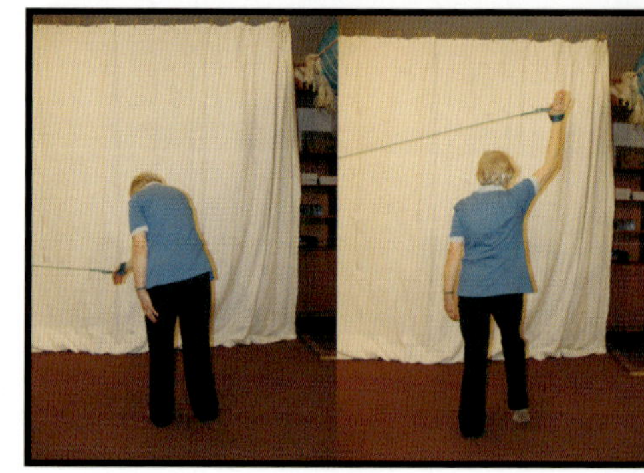
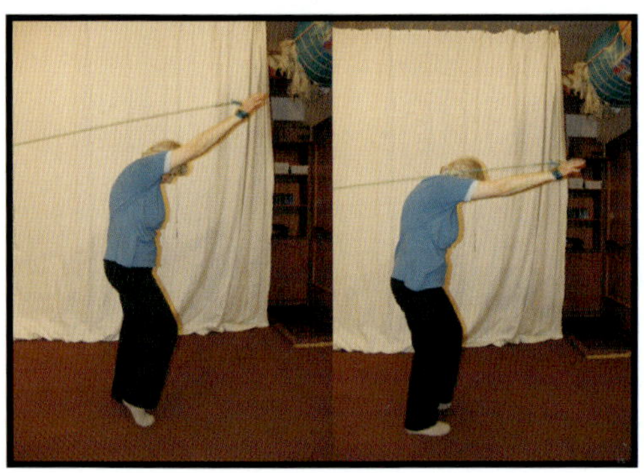
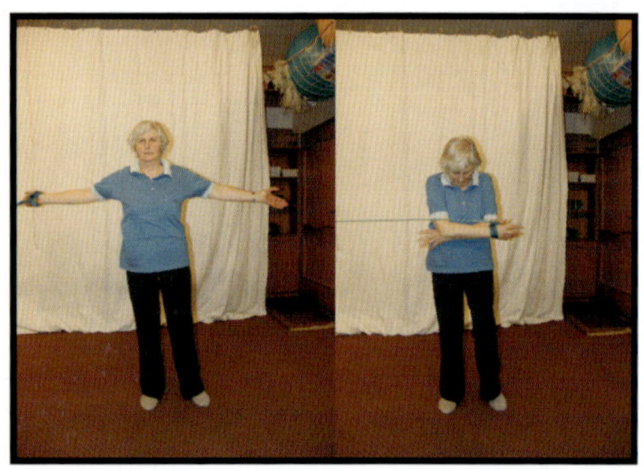
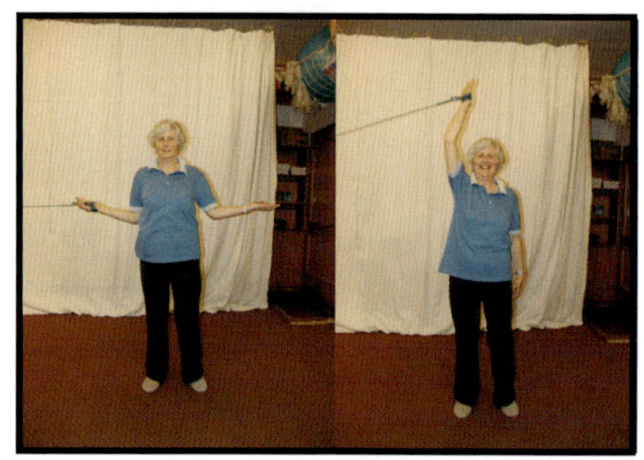
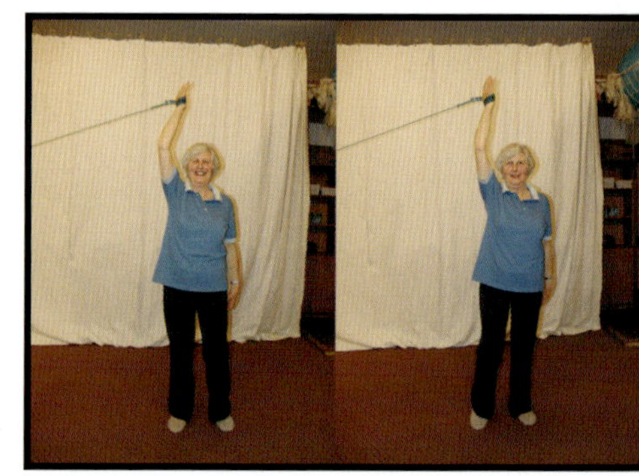

Wir machen weiter mit den Übungen im Stehen. Zuerst stehen wir auf beiden Beinen, später heben wir abwechselnd die Fersen an. Diese Übungen bilden durch die Muskelspiralen die Stabilität des Rumpfs sowie der Beine für den Gang, gleichen den Körper in der Achse aus und mobilisieren die ganze Wirbelsäule.

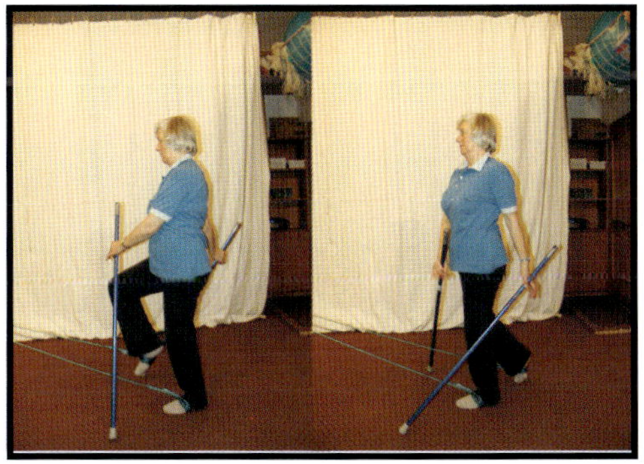
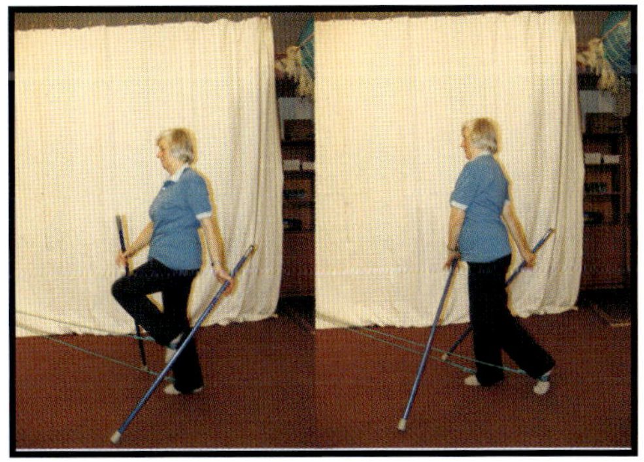
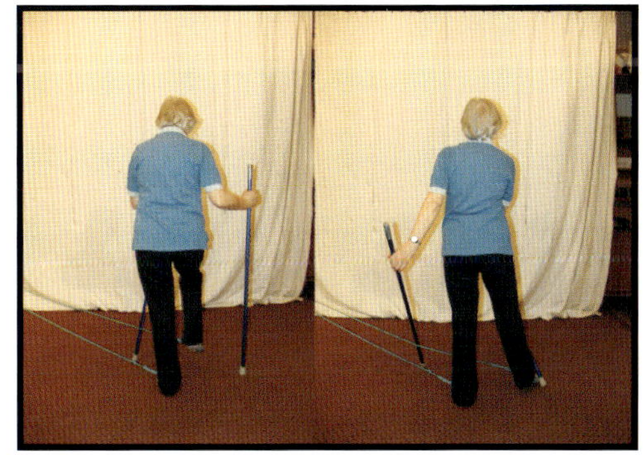
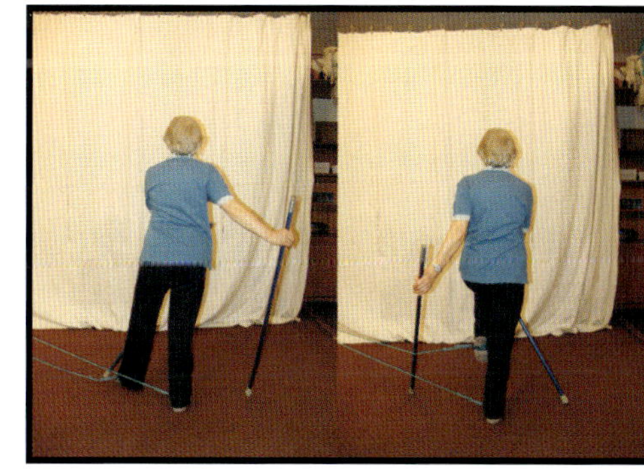
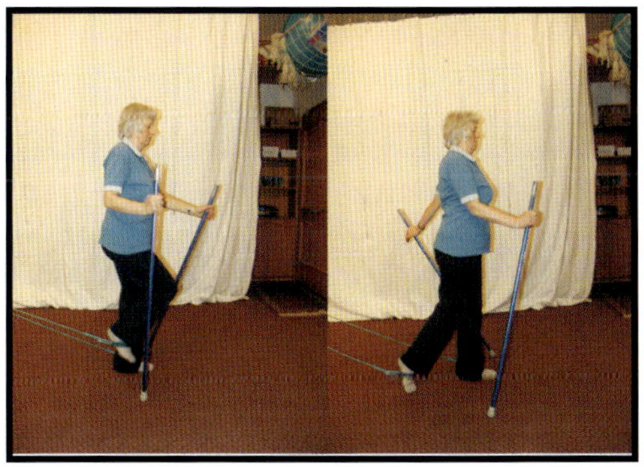
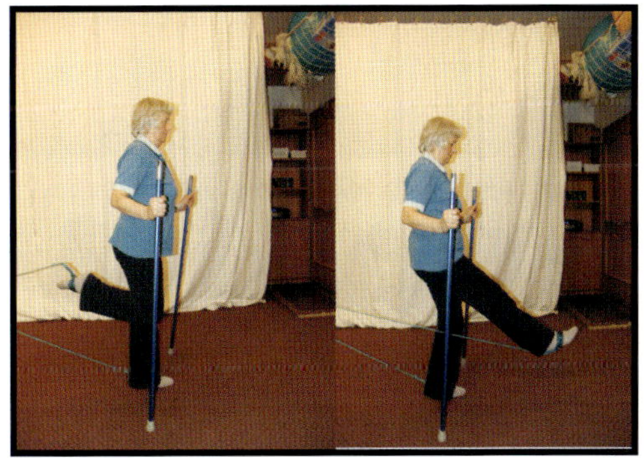
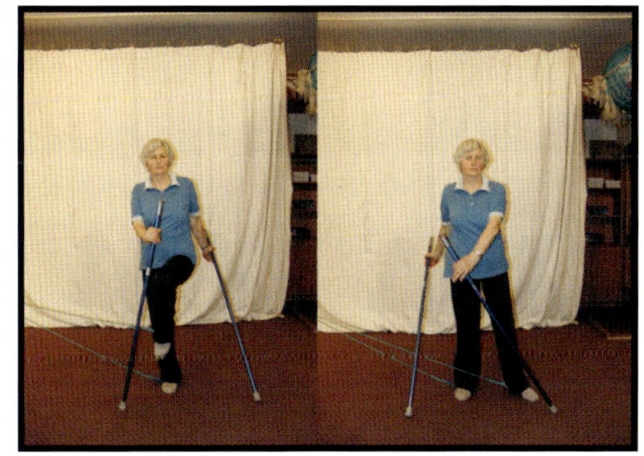
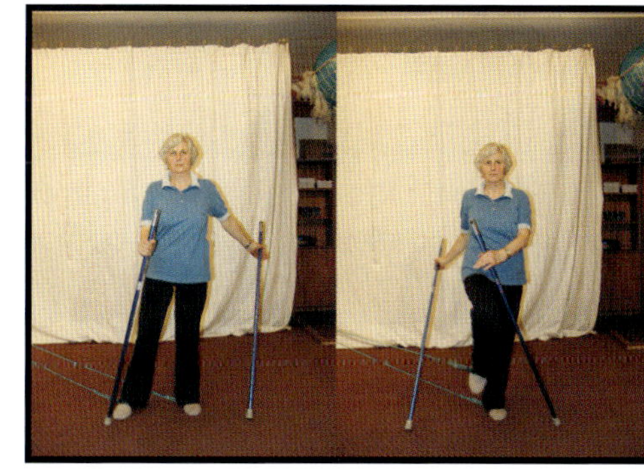
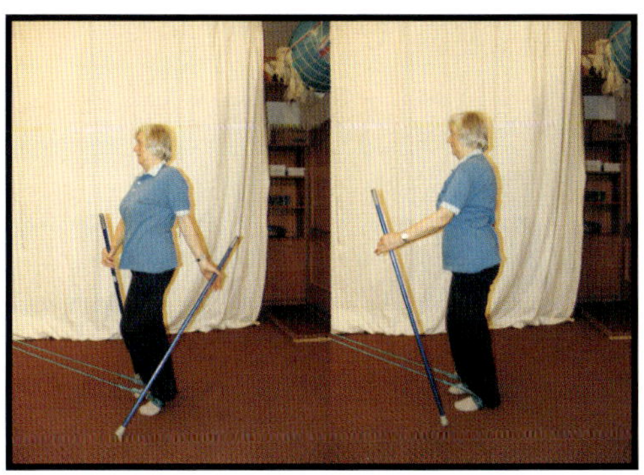
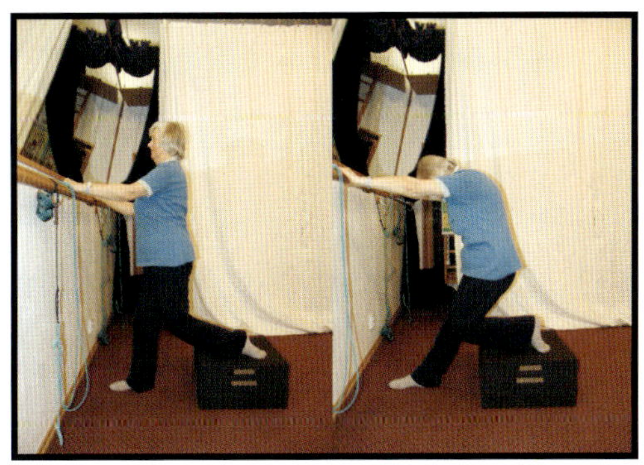
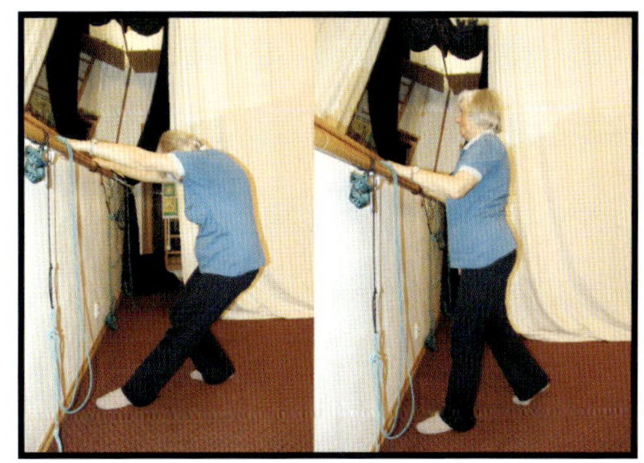
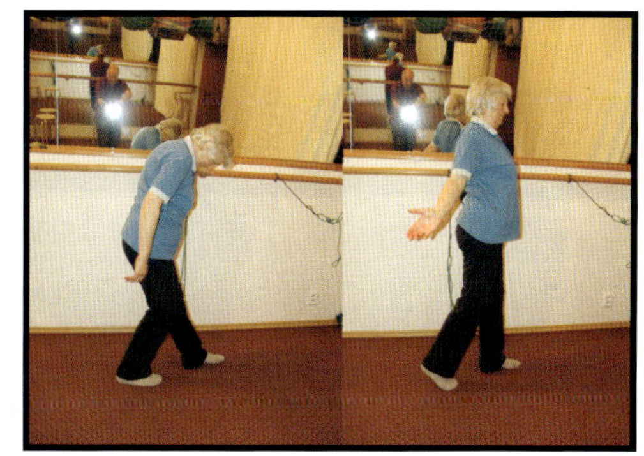

Folgende Übungen sind für die Beine bestimmt. Das Ziel ist die Kräftigung und Dehnung aller Muskeln der Beine. Hauptziel ist aber eine Kräftigung des Muskels gluteus maximus und die Dehnung der Hüftflexoren (Beuger). Wichtig ist auch die Dehnung der Adduktorengruppe (Anzieher) der Hüfte in aktiver Inhibition. Dieses Ziel unterstützen wir mit den Hilfsübungen ohne elastisches Seil.

Das o.g. Programm haben wir mit unserer Patientin während ihres einwöchigen Aufenthalts bewältigt. Ihre Nachtschmerzen sind verschwunden, das Gehen hat sich verbessert und sie konnte jeden Tag 3 Stunden auf den harten Oberflächen Prags schmerzfrei laufen.

Meistens erreichen wir durch das regelmäßige Üben innerhalb von 3 Monaten eine gute Muskelharmonie und Koordination der Bewegung. Der Druck auf das Hüftgelenk vermindert sich und die Schmerzen lassen nach. In diesem Fall ist eine Verschiebung der O.P. möglich.

Wir haben das Übungsprogramm in vollem Umfang gezeigt. Es können jedoch auch nur 4 - 6 Übungen verwendet werden.

Plattfuß, hallux valgus

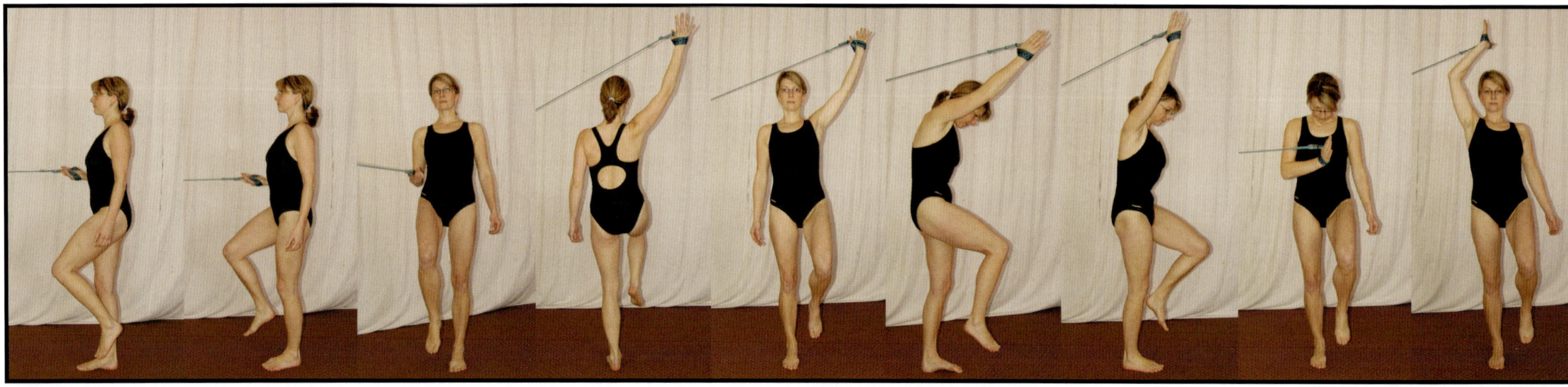

Plattfuß und hallux sind prinzipiell eine Störung der Spiralstabilisation. Deshalb müssen sie durch die Wiederherstellung der Spiralstabilisation behandelt werden

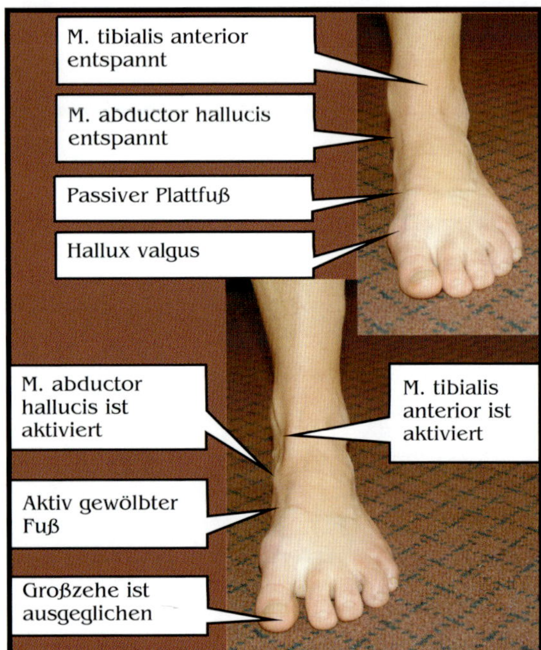

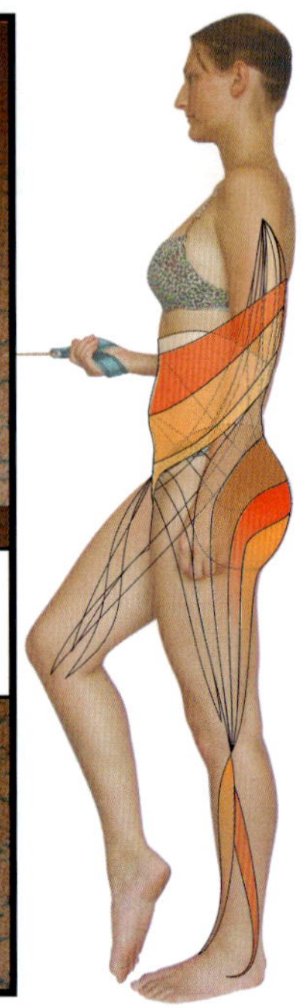

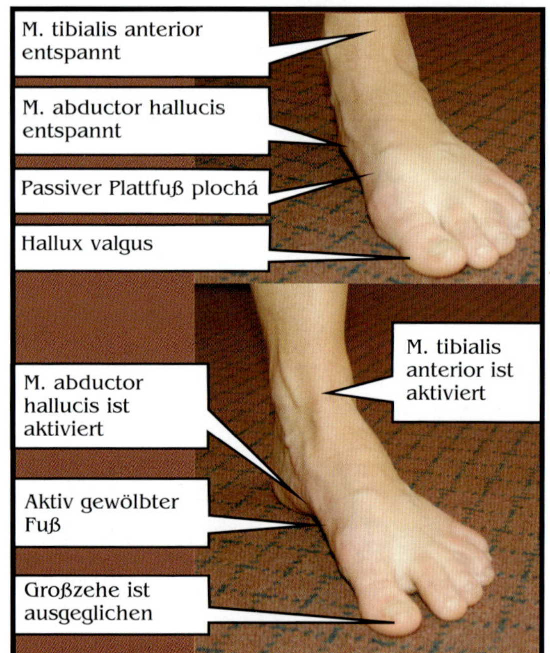

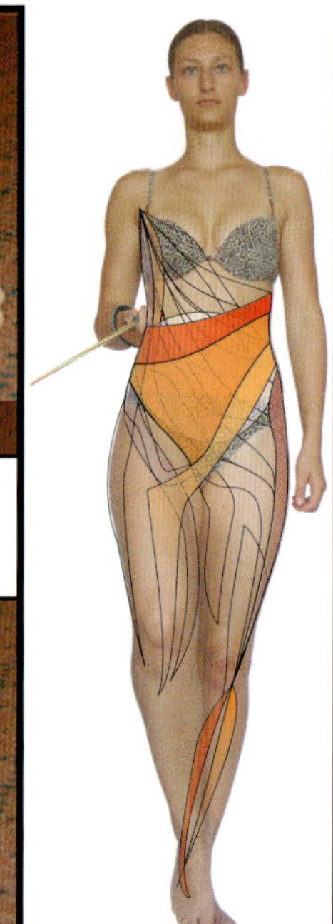

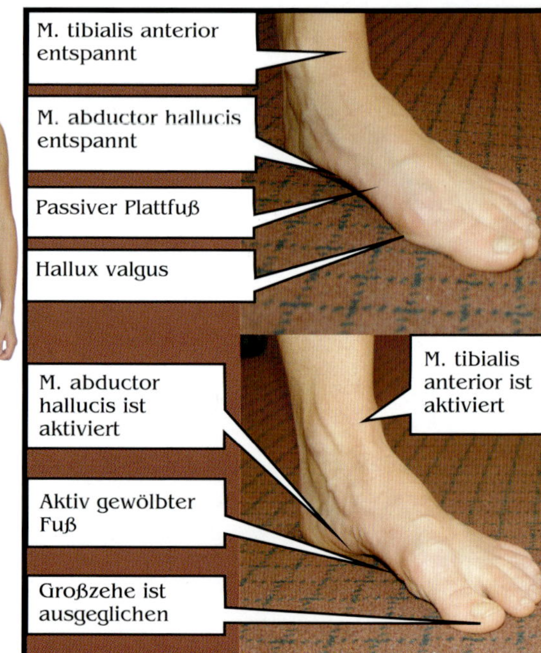

Eine Störung der Spiralstabilisation im Bein äußert sich durch den Plattfuß und hallux valgus. Alle drei Spiralen verbinden die Armbewegung mit den schrägen Bauchmuskeln.
Sie schließt die Tätigkeit des M. gluteus maximus ein und so kommt es zur Spannung der Fascia lata. Die Fascia lata tonisiert den M. tibialis anterior und hebt das Fußgewölbe an.
Beim Anheben des Fußgewölbes schaltet sich der M. adduktor hallucis ein und bringt die Großzehe zurück in die ausgeglichene Position. Das Fußgewölbe bildet sich beim optimal koordinierten und stabilisierten Gang, wenn ein Fuß angehoben wird. Die Spiralstabilisation wird auch durch die Armbewegung aktiviert und das Fußgewölbe gebildet.
Die Funktion des Fußgewölbes ist also auf die ganzkörperliche und nicht auf die lokale Funktion zurückzuführen und kann deshalb nicht lokal behandelt werden.
Im Prinzip muss die komplexe Wiederherstellung der Spiralstabilisation durch die Behandlungsübungen erfolgen. Ein gesenktes Fußgewölbe (Plattfuß) ist beim Gehen sehr unstabil.

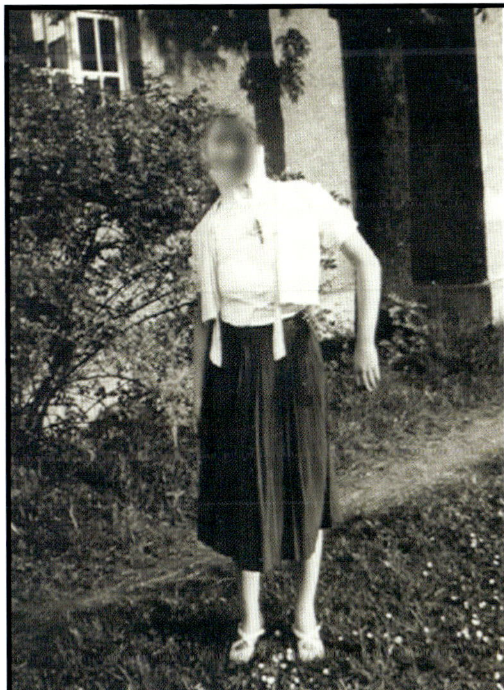
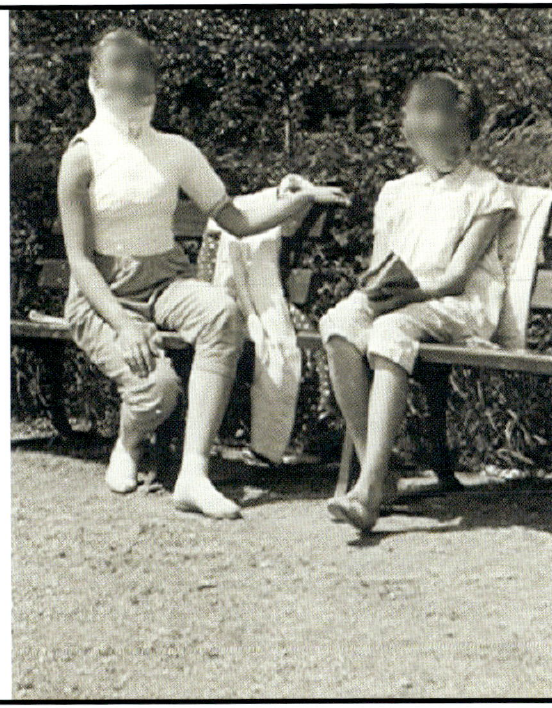
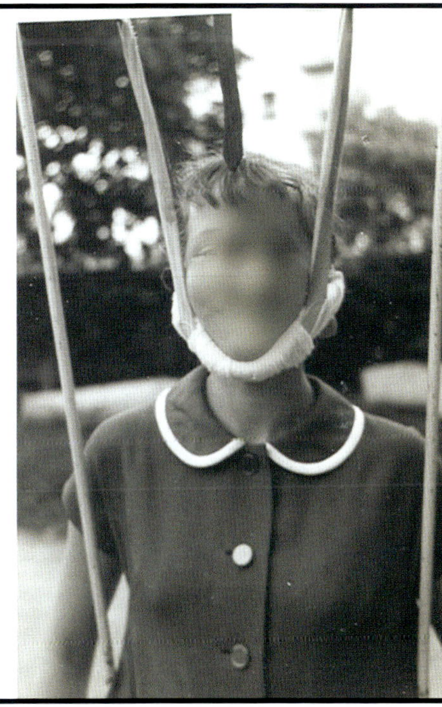
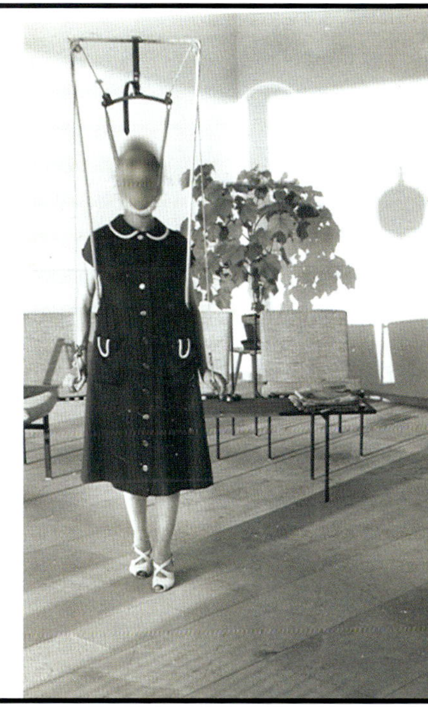

Im Alter von 12 Jahren während der Wachstumsperiode ist bei unserer Patientin eine unstrukturelle skoliotische krumme Linie entstanden. Diese hat sich allmählich vergrößert. Ohne irgendwelche Rehabilitationsbehandlung haben ihr die Ärzte ein Korsett verordnet. Später haben sie sich für eine Knochenspan-Operation entschieden, um die Skoliose zu stabilisieren. Die Aufnahmen hier oben sprechen für sich und Sie können sich bestimmt das Leiden des jungen Mädchens vorstellen. Das Leiden hat ein ganzes Jahr gedauert, aber Ihre Behinderung und auch das seelische Leiden waren ein ganzes Leben lang ihre Begleiter. Die Diagnose hieß Idiopatische Skoliose.

Idiopatische Skoliose bedeutet: unbekannter Ursprung. Wir betrachten den Krankheitserreger nicht als unbekannt, sondern unserer Meinung nach ist die Skoliose eine Störung der Bewegungskoordination und Stabilisation und somit eine Störung der Steuerung. Durch die fehlerhafte ZNS-Steuerung entwickelt der periphere Bestandteil eine komplizierte ganzkörperliche Muskeldysbalance. Ihre fehlerhafte Bewegung modelliert auch fehlerhafte Strukturen - die Wirbelsäule, der Brustkorb, das Becken, die Gelenke, die unteren Gliedmaßen, das Fußgewölbe (ein Vergleich der Störung Software und Hardware passt). Während der schnellen Wachstumsperiode bildet diese Situation die skoliotische Linie. In dieser Zeit konnte man sagen, dass die Skoliose eine akute Erkrankung war und deshalb dringend Hilfe gebraucht wurde.

Der Hauptfehler bei der Skoliose besteht in der unzureichenden Aktivität der Muskelspiralen, die nicht funktionieren und dadurch auch keine Traktionkraft nach oben bilden. Die fehlende Dehnung der Wirbelsäule nach oben und die Kräfte der Muskelvertikalen ziehen die Wirbelsäule zusammen und nach unten. Aus dem Grund vertiefen sich auch die skoliotischen Linien. Darüber hinaus verhindert die fehlerhafte Position und Funktion (meistens) des rechten Schulterblatts den Effekt der Spiralen, die die Wirbelsäule zentrieren. Das hoch und nach vorn gezogene rechte Schulterblatt ist unserer Meinung nach der Schlüssel der entstandenden Störung. Der negative Haupteinfluss ist die Überlastung der rechten Hand beim Schreiben in der Schule. Die P.C. Maus übt den gleichen schlechten Einfluss aus.

Unsere Erfahrungen mit der Bewegungsbehandlung durch die Aktivierung der Muskelspiralen ist folgende: Die unstrukturelle Linie (ohne Deformierung der Wirbel und der schwereren degenerativen Änderungen) kann bei einzelnen Jugendlichen innerhalb von 1 bis 3 Monaten durch das Üben kompensiert werden. Für das Üben werden 2x30 min. am Tag gebraucht. Selbstverständlich ist die richtige Durchführung der Übungen sehr wichtig. Während der Wachstumsperiode ist schon wegen der Kompensation der krummen Linie das regelmäßige Üben von 10 bis 15 min. täglich notwendig, weil die Tendenz zur Dekompensation bleibt.

Der o. g. orthopädische Vorgang kann die Ursache aber nicht lösen. Die Ursache ist nicht in der Wirbesäule, sondern in der Steuerung, d.h. in der Art der Bewegungsdurchführung zu suchen. Eine große Rolle spielt auch der formende Einfluss der Bewegung auf die Struktur. Leider entwickelt sich die skoliotische Linie bei unserer Patientin weiter und die nach dem fünfzigsten Lebensjahr eingetretene Abschwächung des Muskelapparats führt zur Entwicklung der schweren Degeneration der Wirbelscheiben, der Zwischenwirbelgelenke und zum strukturellen Umbau der Wirbelkörper - Keilwirbel. Das Resultat ist die Verengung des Wirbelkanals - Spinalstenose. Die Überlastung herrscht auf allen Ebenen der Wirbelsäule (Hals,Brust, Lende) vor. Im Halsbereich führt die Überlastung zur Entwicklung des zervikobrachialen Syndroms, im Brustbereich zur Überlastung des Herzens - cor kyphoskolioticum, zur Einschränkung der Atmung und zur Entwicklung der Spinalstenose im Lendenbereich.

Unsere Behandlung durch ein Bewegungsprogramm beweist, dass man auch im Alter von 67 Jahren und innerhalb von 4 Monaten seine Lebensqualität und alles was die Funktionen und Schmerzen betrifft wesentlich verbessern kann. Die Verbesserung des Gesundheitzustands führt natürlich auch zum besseren psychischen Zustand.

Skoliose hat eine sehr klare und gemeinsame Ursache - Störung der Spiralstabilisation

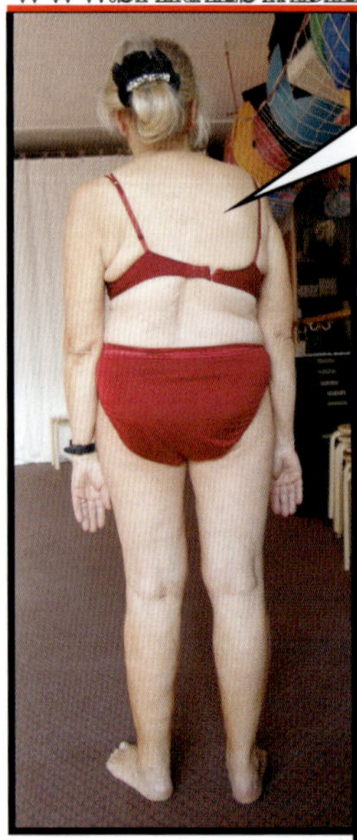

1a/ Die Funktionsstörung des rechten, hinteren Schulterblatts führt zur Entstehung der Brustkurve (Muskelabschwächung)

Die Patientin ist 67 Jahre alt und ist um 5 cm kleiner geworden als sie nach beenden ihres Wachstums gewesen ist. Skoliose ist eine Störung der Traktionskraft, die von den Muskelspiralen gebildet wird.

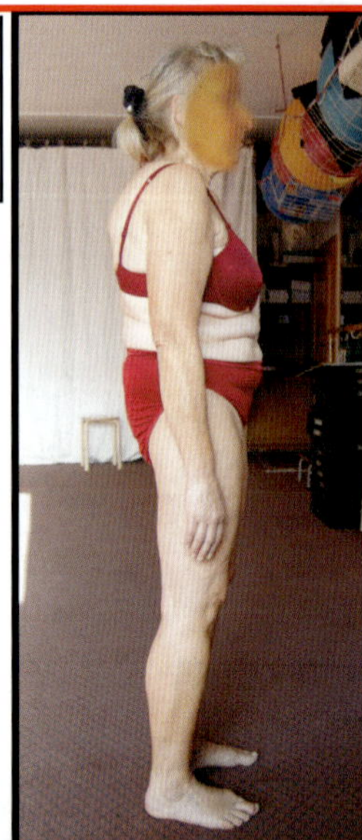

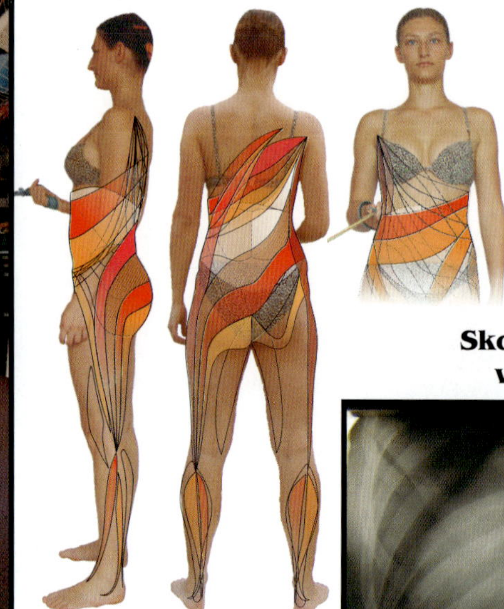

Die Ursache der Skoliose ist meistens eine Störung der Funktion des rechten Schulterblatts. Es folgt die Störung der Aktivierung der Latissimus dorsi und der Serratus anterior Spiralen. Auf diese Weise ensteht auch die Dysfunktion der schrägen Bauchmuskeln und des M. gluteus maximus und darüber hinaus die Störung der Statik des Lendenbereichs, des Beckens, des Kniegelenks und des Fußgewölbes. Die kausale Behandlung regelt die Funktion des rechten Schulterblatts und aktiviert die Latissimus dorsi und Serratus anterior Spiralen. Die Störungen in den o.g. Bereichen lassen sich nach und nach mit regelmäßigem Üben beheben.

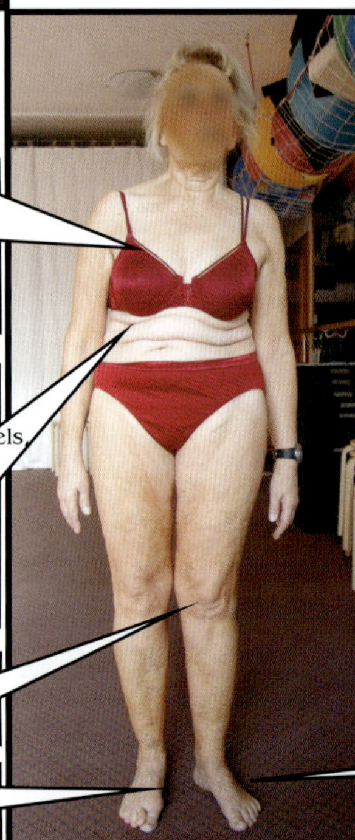

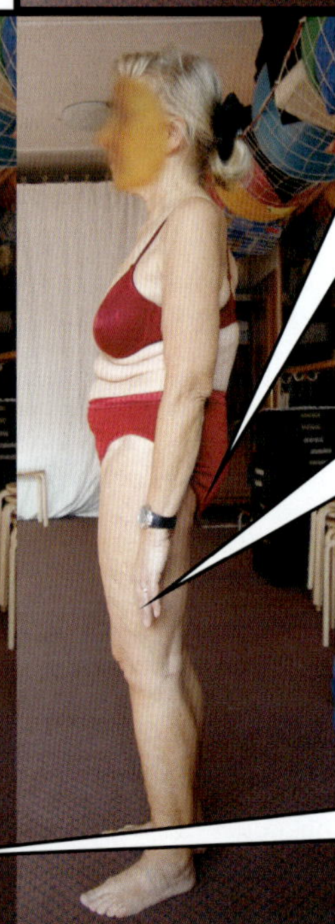

1b/ Funktionsstörung des rechten Schulterblatts, Muskelverkürzung vorn, Entstehung der Brustkurve

2/ Funktionsstörung der schrägen Bauchmuskeln und des Querbauchmuskels, Funktionsstörung in der Stabilisation der Lendenwirbelsäule, Entstehung der Lendenkurve, Traktionskraft fehlt, der Körper wird kleiner

4/ Statikstörung der Kniegelenke

5/ Störung des Fußgewölbes

3/ Funktionsstörung des M. gluteus maximus, das Becken ist hinten unstabil, Die Patientin hängt sich auf M. iliopsoas, M. rectus femoris und M. tensor fascie latae an.

7/ Die Innenrotation der Hand zeigt die Übermacht der inneren Rotatoren im Schultergürtel an

6/ Die Außenrotation des linken Beins zeigt die Übermacht der Außenrotatoren des Beins an. Ihre Hyperaktivität bildet sich als Folge der Hypertonie des M. erector spinae links und der folgenden verketteten Hyperaktivität des M. piriformis und M. biceps femoris.

Skoliotische Kurve vor 37 Jahren

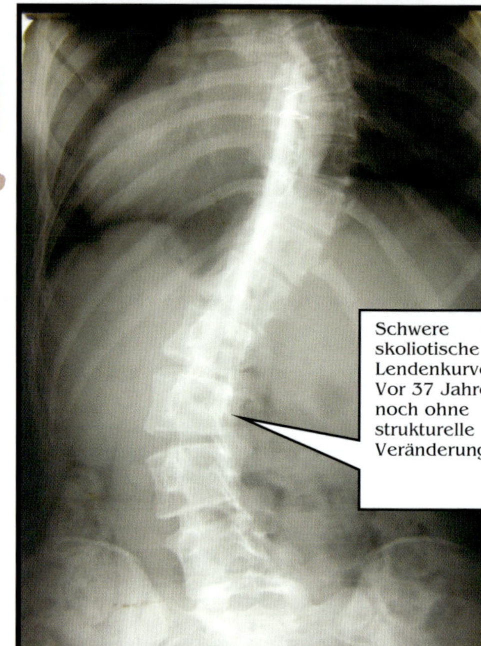

Schwere skoliotische Lendenkurve. Vor 37 Jahren noch ohne strukturelle Veränderungen.

Jetzige strukturelle Veränderung degenerative Dekompensation

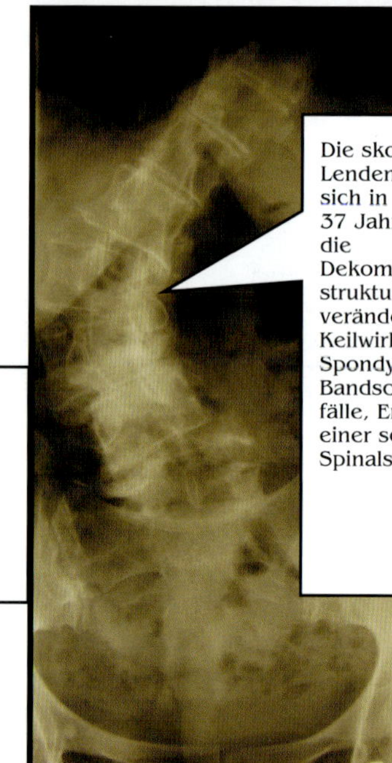

Die skoliotische Lendenkurve hat sich in den letzten 37 Jahren durch die Dekompensation strukturell verändert - Keilwirbel, Spondylarthrose, Bandscheibenvorfälle, Entwicklung einer schweren Spinalstenose.

Verengung des Spinalkanals

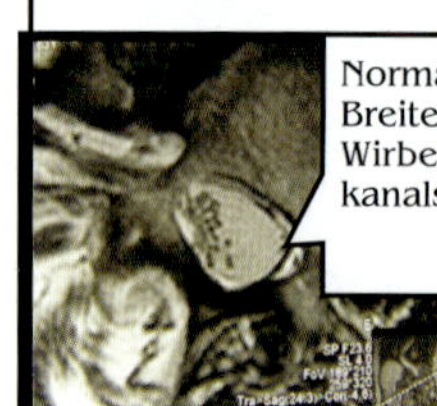

Normale Breite des Wirbelkanals

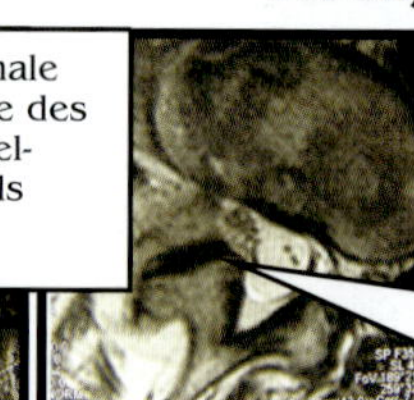

Verengung des Wirbelkanals um 40% durch die einseitige Degeneration der Zwischenwirbelgelenke und den Bandscheibenvorfall

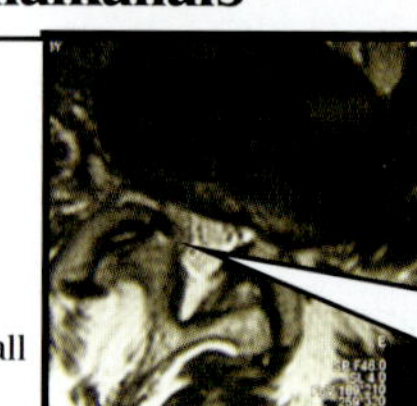

Verengung des Wirbelkanals um 80% durch die beidseitige Degeneration der Zwischenwirbelgelenke und den Bandscheibenvorfall

Die Patientin kann aufgrund starker Schmerzen im Lendenbereich nicht weiter als 20 m gehen.

Die Skoliose ist eine Funktionsstörung des rechten Schulterblatts. Deshalb entsteht während der Bewegung auch keine Aktivität der Latissimus dorsi Spirale. Die Grundlage der Behandlung ist die Wiederherstellung der LD Spiralfunktion. Das Schulterblatt setzt die Brustlinie in die Zentralposition zurück und dehnt die Lendenkurve nach oben.

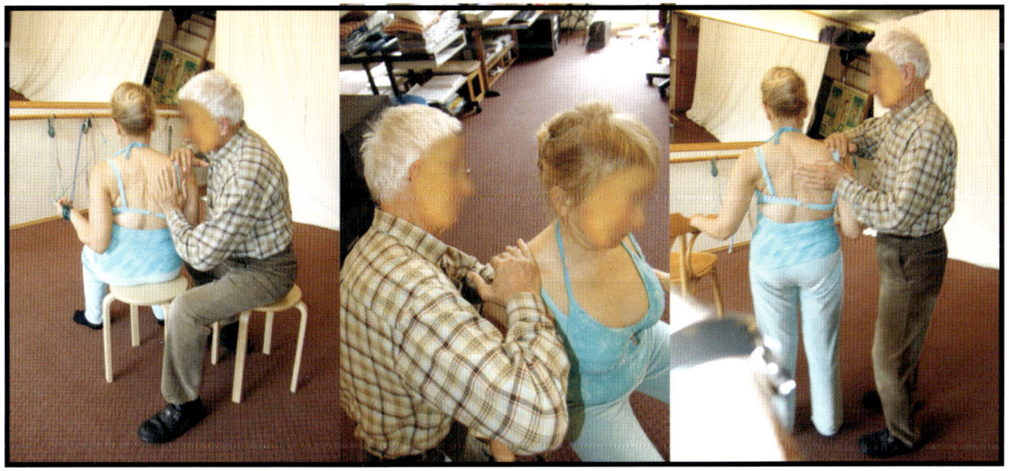

1. Übung mit Hilfe des Ehemanns. Während des Ziehens nach hinten führen wir das Schulterblatt schräg nach hinten und unten zur gegenüberliegenden Taille. Die vordere Hand drückt die Schulter nach hinten und die hintere Hand drückt das Schulterblatt zum Brustkorb heran. Der Unterarm der vorderen Hand bleibt in Richtung der Bewegung und der Ellbogen wird hochgehoben.

Das Ziel der Übung ist die Bildung der optimalen Bewegung des Schulterblatts nach hinten, nach unten und schräg zur gegenüberliegenden Taille - in Richtung der Muskelfasern des M. latissimus dorsi.

Wir dehnen die vordere Muskelgruppe des Schultergürtels und aktivieren die Latissimus dorsi Spirale.

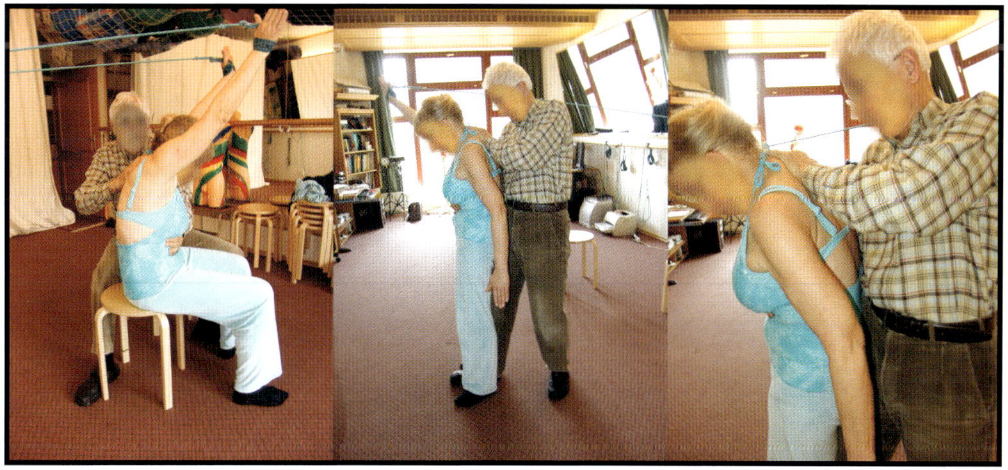

3. Übung mit Hilfe. Während des Abrollens nach vorn stützt eine Hand die unteren Rippen ab und bildet somit die horizontale Achse der Bewegung. Die zweite Hand ist höher im Bereich der oberen Brustwirbelsäule und unterstützt langsam das Abrollen des Körpers nach vorn und die Dehnung nach oben.

Das Ziel der Übung ist die Dehnung der ganzen Wirbelsäule mit Hilfe des aktiven Bauchs.

Auf diese Weise aktiviert sich auch die Serratus anterior Spirale.

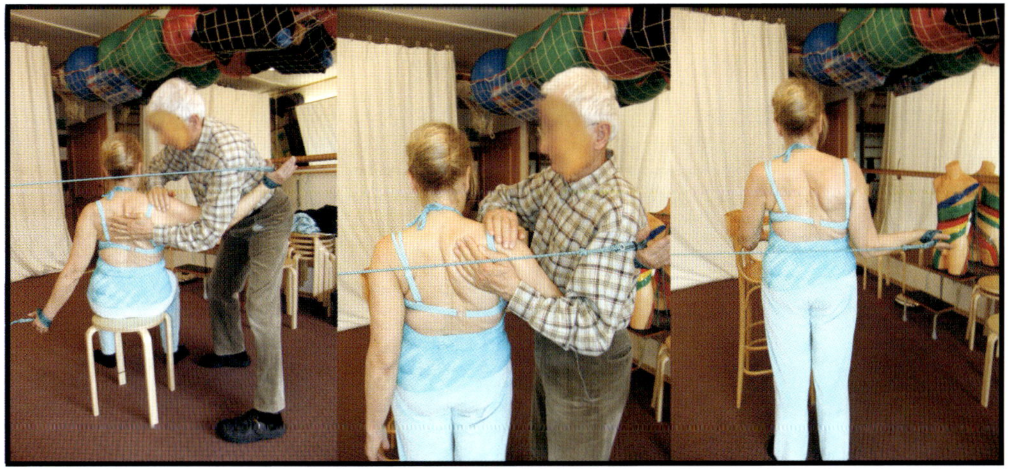

2. Übung mit Hilfe. Während des seitlichen Ziehens führen wir mit der hinteren Hand das Schulterblatt schräg nach unten zur gegenüberliegenden Taille. Die vordere Hand drückt die Schulter nach hinten und nach unten. Der Unterarm des vorderen Arms bleibt in Richtung der Bewegung.

Das Ziel der Übung ist die Bildung der optimalen Bewegung des Schulterblatts nach hinten, nach unten und schräg zur gegenüberliegenden Taille, in Richtung der Muskelfasern des M. latissimus dorsi. Gleichzeitig dehnen wir intensiv die vordere Muskelgruppe des Schultergürtels.

Auf diese Weise aktiviert sich die Latissimus dorsi Spirale.

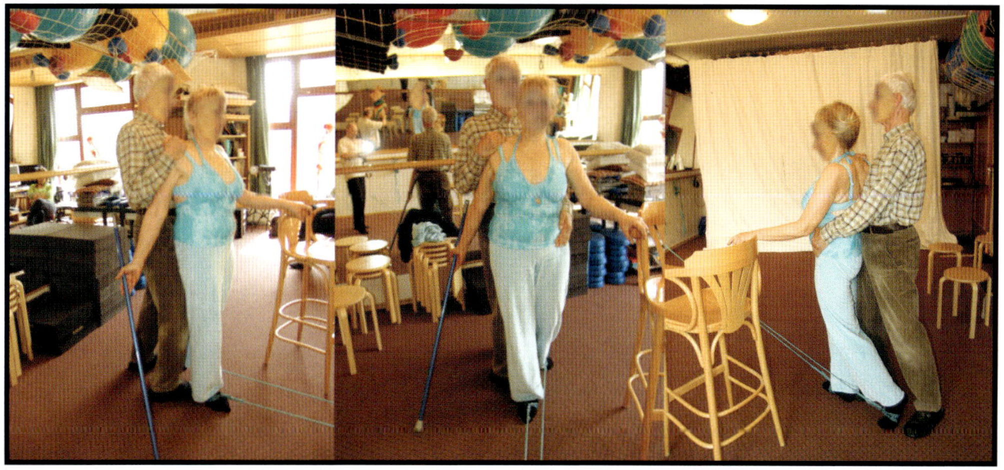

11. Übung mit Hilfe. Während des Ziehens des linken Beins nach hinten, zieht der Therapeut mit der linken Hand das Becken nach hinten bis in die Rotationsstellung. Mit der zweiten Hand führen wir das Schulterblatt nach hinten. Das Becken des Therapeuten stabilisiert von hinten das Kreuzbein des Patienten. Der Patient schaltet die Bauchmuskeln intensiv ein und aktiviert durch die Ausatmung den Unterleib. Damit entsteht vorn eine Stabilität zwischen dem Becken und dem Brustkorb.

Das Ziel der Übung ist die Dehnung der vorderen Muskelgruppe des Becken- und Schultergürtels.

Auf diese Weise aktiviert sich auch die Latissimus dorsi Spirale.

Die Hilfe beim Üben beschleunigt den Unterricht und verbessert die Qualität des Übens. Durch die Unterstützung werden gleichzeitig die verkürzten Muskeln viel mehr gedehnt als bei der Übung allein. Die Hilfe wird von einem Therapeuten oder einem geübten Familienmitglied geleistet. Bei einer so komplizierten Situation wie die schwere Skoliose, ist die Hilfe beim Üben ein Weg, der die Bewegungsbehandlung ermöglicht und beschleunigt.

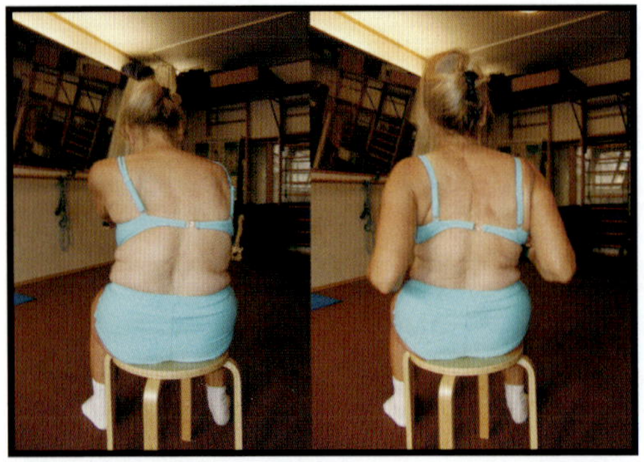

Die Behandlung beginnt mit der 1. Übung im Sitzen. Wir kräftigen die Zwischenschulterblattmuskeln und aktivieren den Bauch durch die LD Spirale

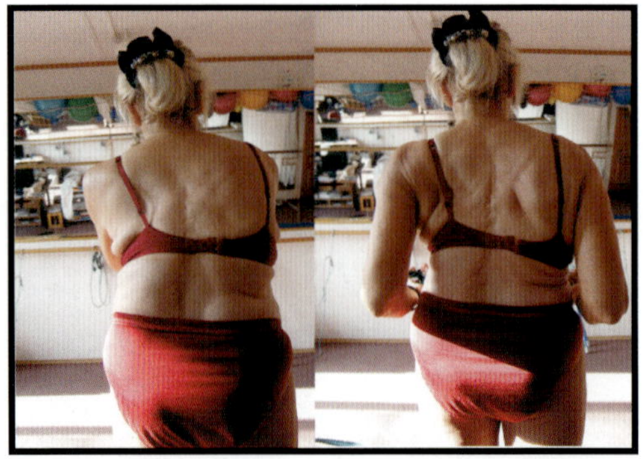

1. Übung wird im Stehen durchgeführt um die Stabilität des Beckens zu erreichen. Die Spirale LD aktiviert die Verbindung mit dem M. gluteus maximus und der Fascia lata bis in die Fußsohle.

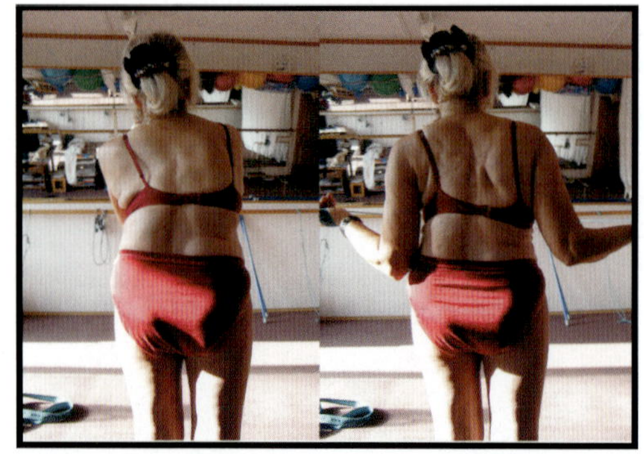

1. Übung führen wir im Stehen durch. Damit wird die vordere Schultermuskelgruppe gedehnt und in die äußere Rotation geöffnet. Spirale LD wird auf Weise noch mehr gekräftigt.

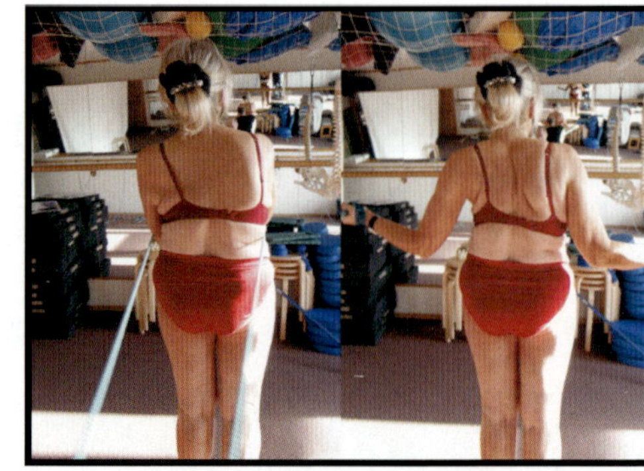

3. Übung wird im Stehen durchgeführt. Mit dieser Übung ergänzen wir die Dehnung der vorderen Schultermuskelgruppe. Die LD Spirale ist auch hier aktiv.

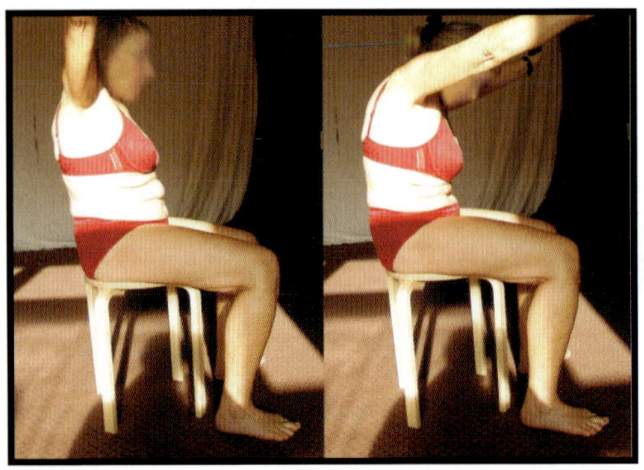

6. Übung kräftigt die schrägen Bauchmuskeln durch die Serratus anterior Spirale. Gleichzeitig inhibiert (hemmt)und dehnt sie die Rückenmuskeln.

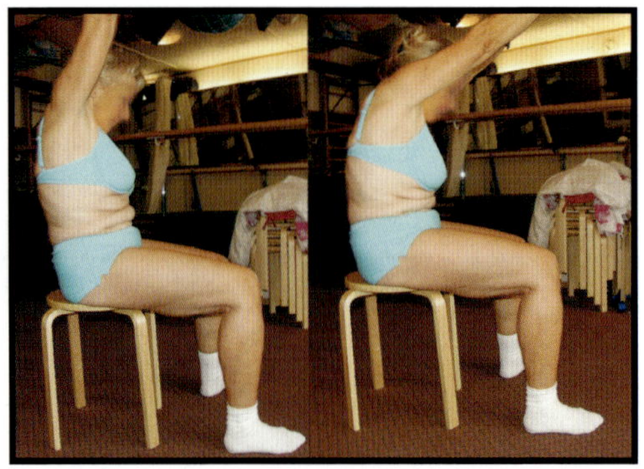

Nach 6 Monaten des Übens ist die Dehnung des Rückens sehr deutlich.

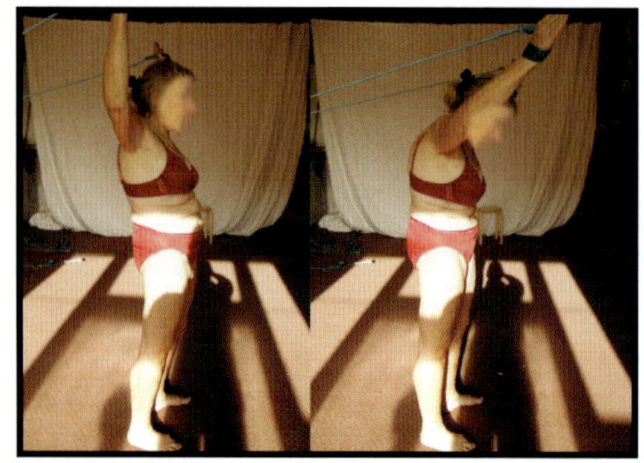

6. Übung wird auch im Stehen durchgeführt und die Spirale aktiviert die Verbindung bis in die Fußsohle.

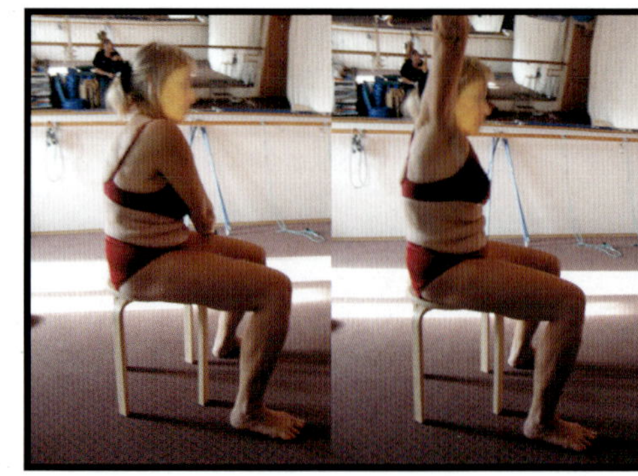

2. Übung wird zuerst im Sitzen durchgeführt. Wir erreichen damit eine sehr intensive Traktion der Wirbelsäule. Diese Übung aktiviert die LD Spirale.

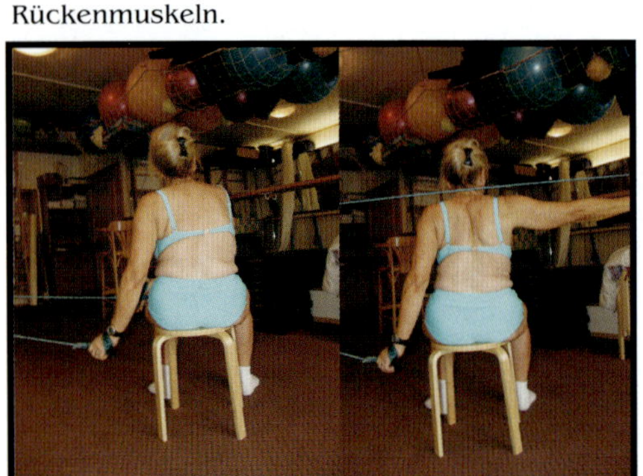

2. Übung zentriert intensiv die Wirbelsäule und modelliert den Brustkorb durch die Schulterblatt-bewegung in Richtung der Wirbelsäule. An der Zentrierung beteiligt sich die Zugkraft der ganzen LD Spirale und die Funktion der kurzen Rotatoren.

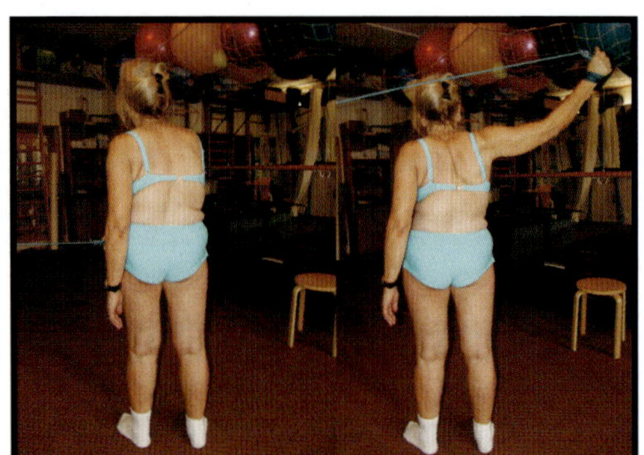

Im Stehen kommt es wieder zur Verbindung der ganzen LD Spirale. Wir müssen die Höhe der Armbewegung finden, in der die Wirbelsäule mit der maximalen Zentrierung reagiert und die Übung in dieser Position wiederholen.

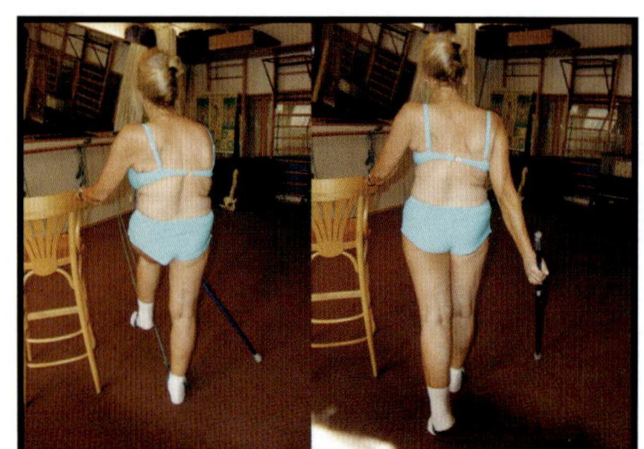

11. Übung aktiviert die ganze LD Spirale, kräftigt wesentlich den M. gluteus maximus und entspannt die vordere Muskelgruppe des Beckengürtels.

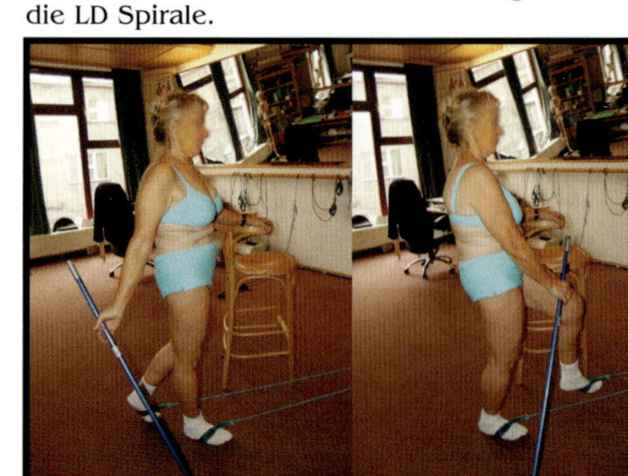

Der Blick von der Seite zeigt die Arbeit des Schulterblatts und die Dehnung der Brustmuskeln, des Sägemuskels und des Unterschlüsselbeinmuskels.

Skoliose - Vergleich des Befunds: Ausgangsbefund, nach einwöchiger, und nach viermonatiger Behandlung

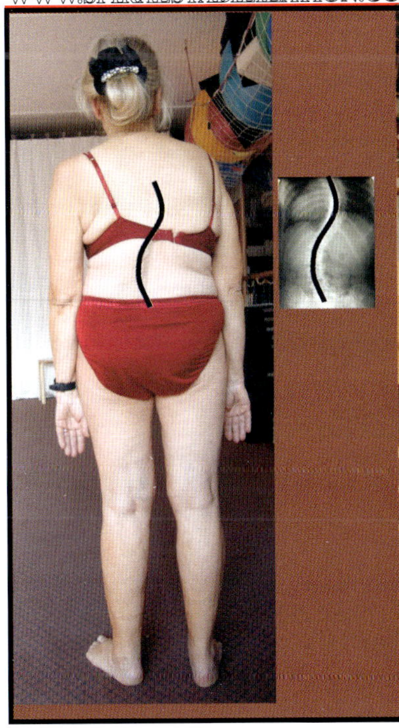

Ausgangsposition
sehr tiefe skoliotische Kurve

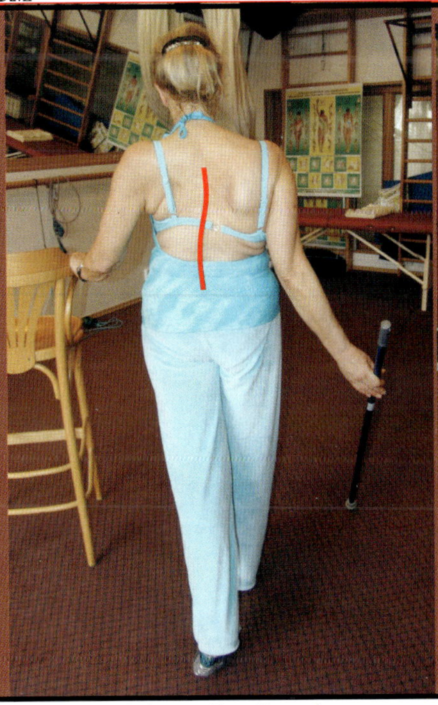

nach 4 monatiger Therapie
Zentrierung u. Traktion der Kurve in die aktive Spiralstabilisation

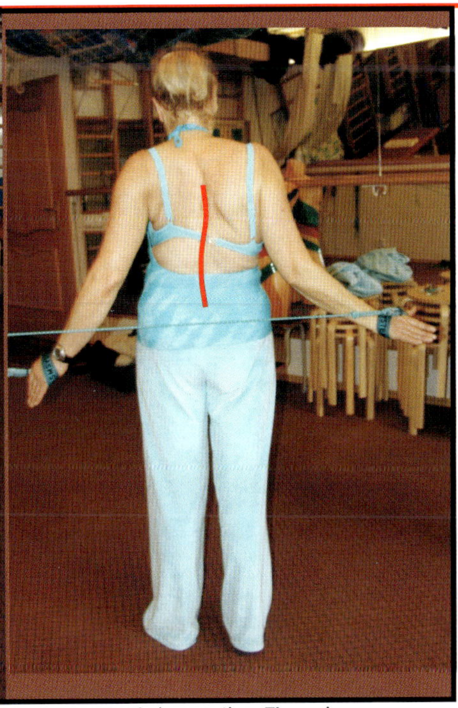

nach 4 monatiger Therapie
Zentrierung u. Traktion der Kurve in die aktive Spiralstabilisation

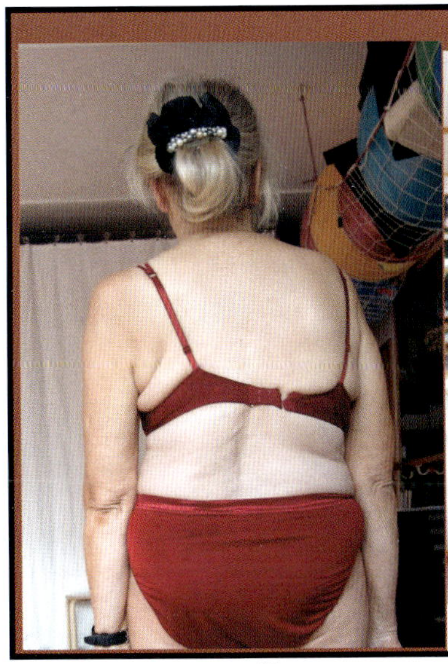

Ausgangsposition
sehr tiefe skoliotische Kurve

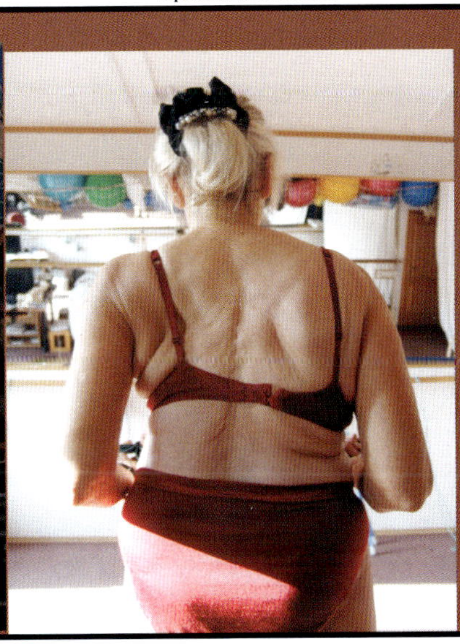

nach dem 1. Tag
Zentrierung u. Traktion der Kurve in die aktive Spiralstabilisation

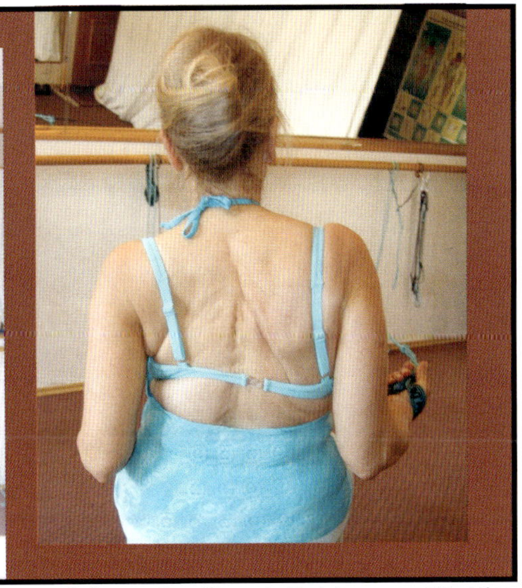

nach 4 monatiger Therapie Zentrierung und Traktion der Kurve in die aktive Spiralstabilisation
Kräftigung ist sichtbar

Die Ursache liegt außerhalb der Wirbelsäule.

Störung liegt auf der Ebene des Muskelapparats und der Bewegungssteuerung. Mit einem gezielten Rehabilitationsplan kann die Störung beseitigt werden.
Ursache der Skoliose ist meistens eine Funktionsstörung des rechten Schulterblatts. Die gestörte Bewegung des Schulterblatts nach hinten verhindert eine Verknüpfung der einzelnen Muskeln und dadurch die Bildung der aktiven Latissimus dorsi Spirale. Die Spirale kann deshalb ihre Hauptfunktion, Traktion und Zentrierung der Wirbelsäule, nicht erfüllen.

Die Behandlung ist die Korrektur der Bewegung des rechten Schulterblatts und der LD Spiralfunktion. Das Schulterblatt bringt die Brustkorblinie in die Zentralposition zurück und dehnt die Lendenlinie nach oben.

Hier sehen wir den Vergleich nach einwöchiger und nach viermonatiger Behandlung.
Wegen der starken Schmerzen im Lendenbereich kann die Patientin am Anfang nicht mehr als 20 m gehen. Nach vier Monaten Übungsprogramm läuft sie schon schmerzfrei 1 bis 2 km.

Die Behandlung muss die Ursache respektieren und auf diese Weise vorgehen.

1. Dehnung der vorderen Muskelgruppe des Schultergürtels
2. Kräftigung der hinteren Muskelgruppe des Schultergürtels
3. Verknüpfung der Schulterblattbewegung mit der Stabilisation durch die LD Spirale im abdominalen Bereich und im Becken Wir üben im Sitzen und im Stehen.
4. Bildung einer Traktionskraft im Bereich der Lendenlinie durch die Spiralstabilisation der LD und SA
5. Mobilisation des Brustkorbs durch asymetrische Übungen
6. Korrektur der Beckenposition und der Muskeldysbalancen im Beckengürtel
7. Entspannung der Halsmuskeln
8. Verknüpfung der LD und SA Spirale bis in die Fußsohle durch die Übungen auf einem Bein, Bildung des Fußgewölbes und der stabilen Fußsohle.
9. Wiederherstellung der Koordination des Gangs.

Möglichkeiten der viermonatigen Behandlung

1. Beeinflussung des Muskelapparats
- Muskelkräftigung, Muskeldehnung
2. Beeinflussung der Koordination und der Bewegungssteuerung, Verbesserung der Koordination und Stabilisation des Gangs
3. Beeinflussung der Strukturen
- Ausgleich der skoliotischen Linie in der aktiven Übungsphase, Streckung des Körpers nach oben

Patient verspürt eine Besserung
1. Beeinflussung der Schmerzen
Schmerzen - in der Ruhephase und in der Nacht verschwinden
- Schmerzen in der Bewegungsphase verringern sich, die schmerzfreien Intervalle während des Gehens werden immer größer
2. Psyche
- mehr Lebensfreude
- größere Selbstständigkeit

Skoliose - Traktion des Rumpfs auf dem Weg der Aktivierung der Serratus anterior Spirale

Passiver Stand am ersten Tag der Behandlung

Aktives Sitzen am ersten Tag der Behandlung

Aktives Vorziehen am ersten Tag der Behandlung

Aktives Vorziehen am 6. Monat der Behandlung

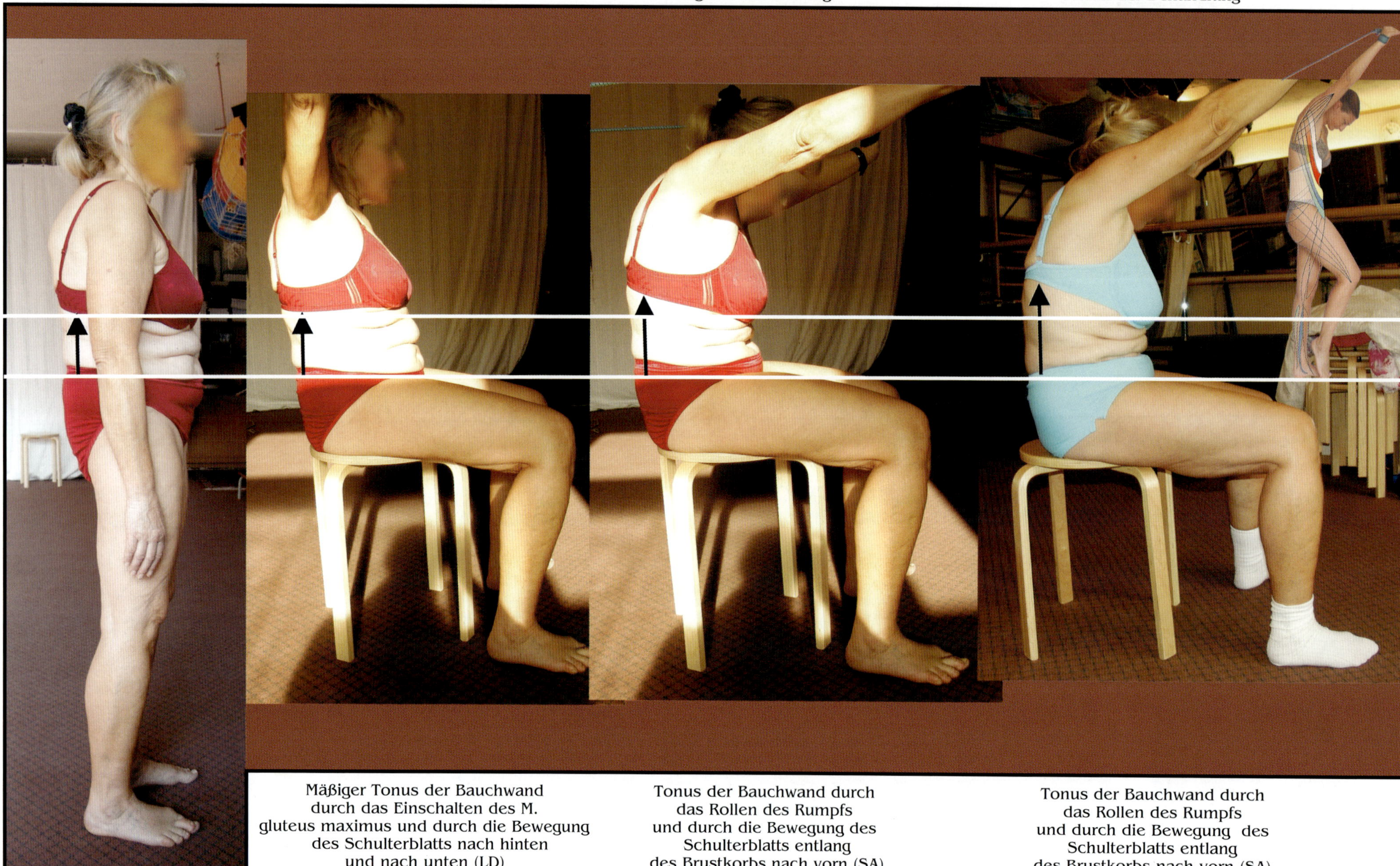

Bauchmuskeln stabilisieren den Stand nicht

Mäßiger Tonus der Bauchwand durch das Einschalten des M. gluteus maximus und durch die Bewegung des Schulterblatts nach hinten und nach unten (LD)

Mäßige Traktion im Bereich der Wirbelkörper 1cm.

Tonus der Bauchwand durch das Rollen des Rumpfs und durch die Bewegung des Schulterblatts entlang des Brustkorbs nach vorn (SA)

Beträchtliche Traktion im Bereich der Wirbelkörper 2 cm.

Tonus der Bauchwand durch das Rollen des Rumpfs und durch die Bewegung des Schulterblatts entlang des Brustkorbs nach vorn (SA)

Sehr beträchtliche Traktion im Bereich der Wirbelkörper 3 cm.

Skoliose - Traktion und Zentrierung der Wirbelsäule durch die Aktivierung der Latissimus dorsi Spirale

Traktion des Rumpfs durch die Aktivität der Latissimus dorsi Spirale

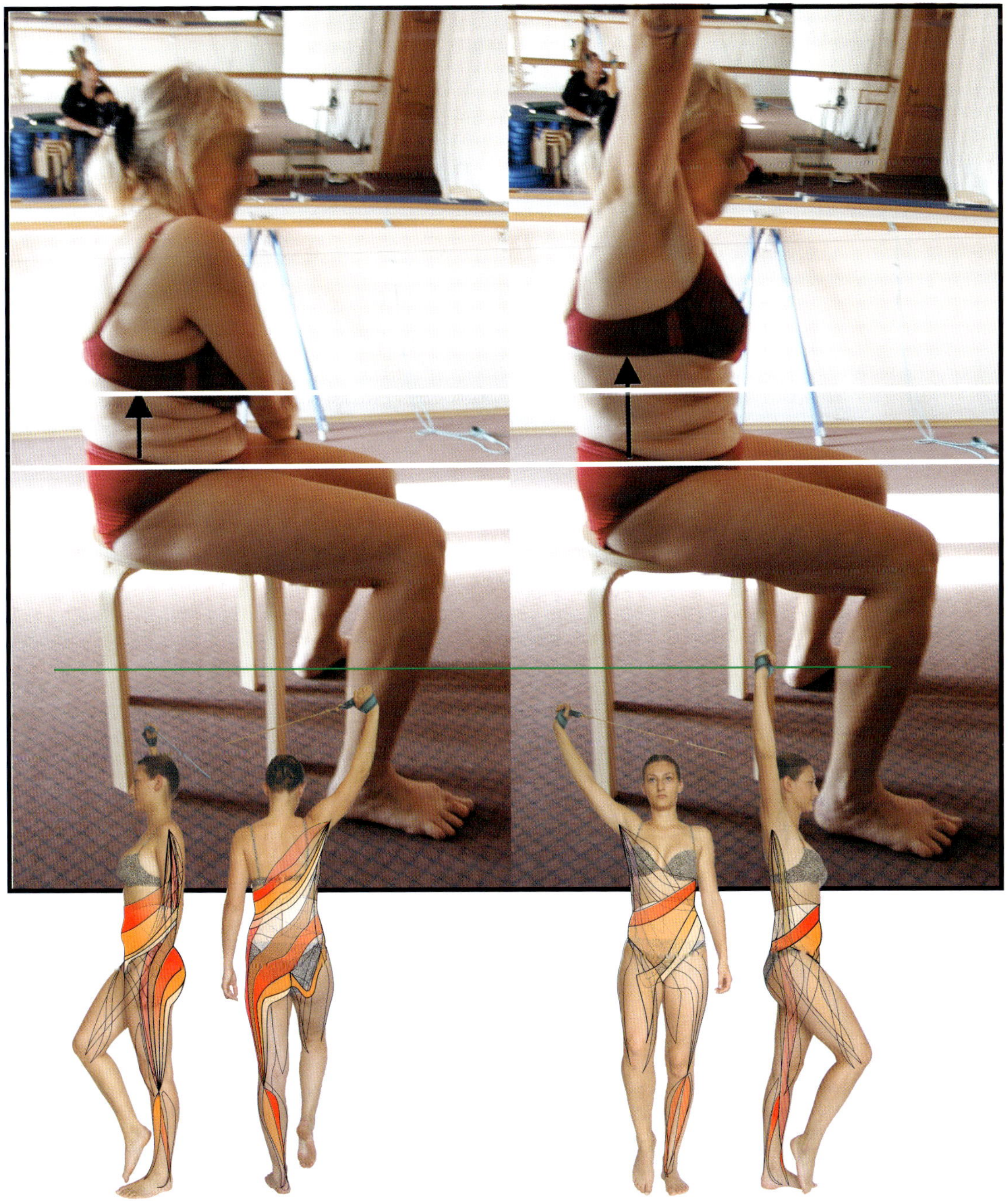

Zentrierung der Wirbelsäule durch die Aktivität der Latissimus dorsi Spirale

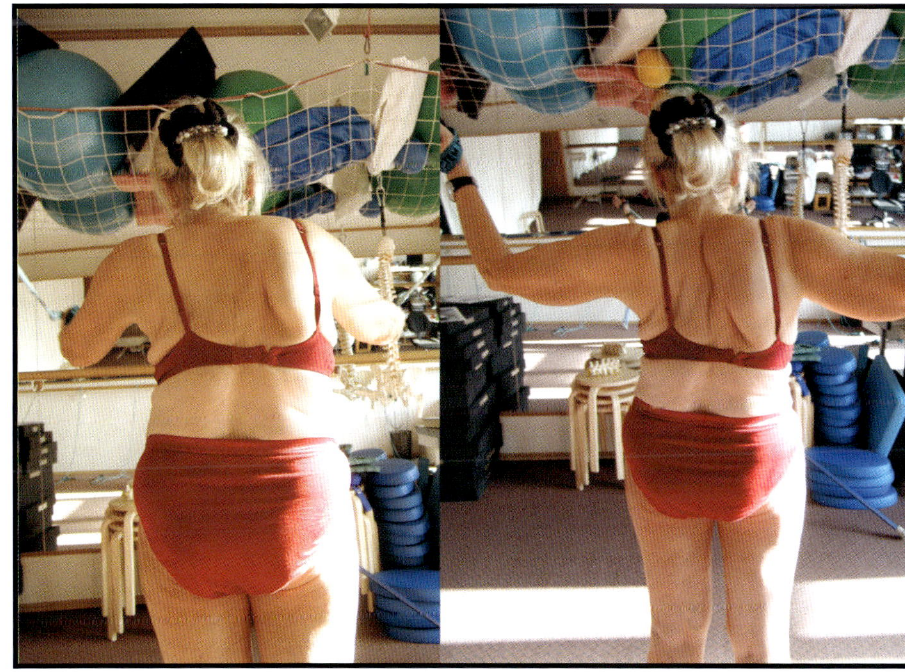

Zentrierung der Wirbelsäule durch die Aktivität der Latissimus dorsi Spirale

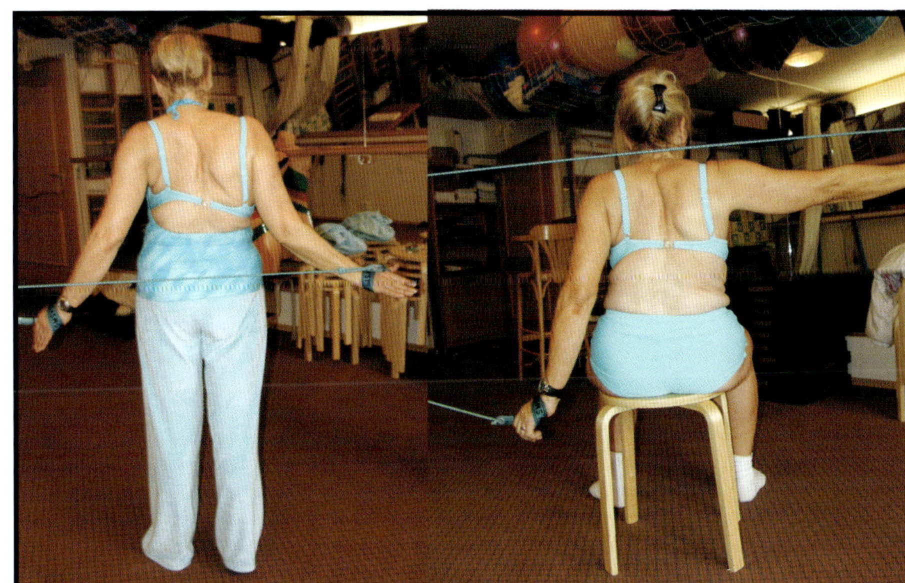

Wiederherstellung der Koordination und der Stabilisation des Gangs
Beim Gehen arbeiten alle drei Muskelspiralen LD, SA und PM zusammen

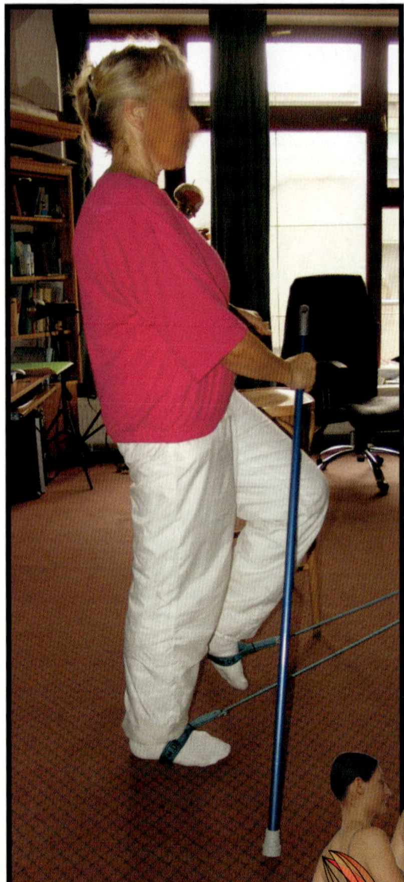

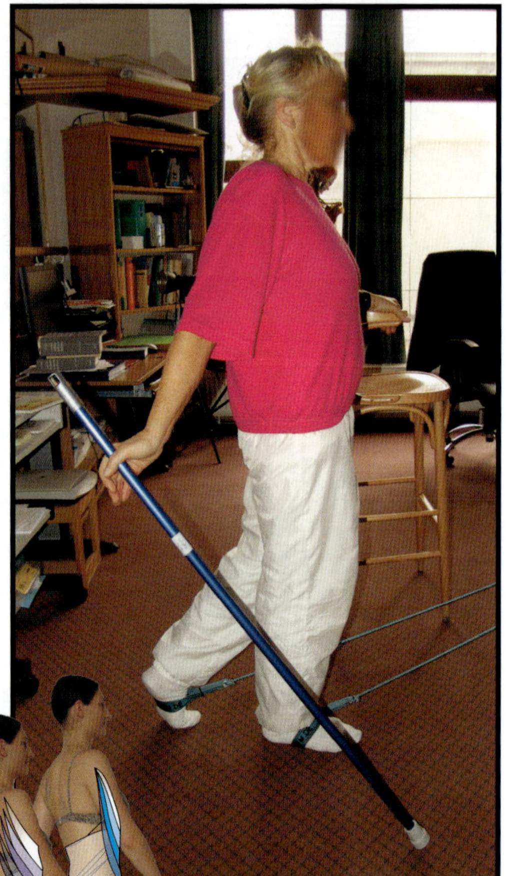

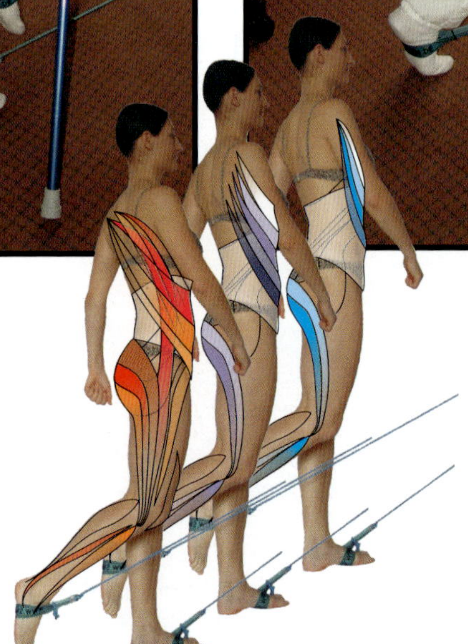

Nachwort:

Idiopathische Skoliose - Skoliose ohne die primäre Entwicklung von strukturellen Schäden der Wirbel.
Unserer Meinung nach ist die skoliotische Linie der Wirbelsäule nur eine sekundäre Manifestation. Die Ursache liegt nicht nur in der Wirbelsäule. Die primäre Erkrankung liegt im Steuerungsbereich und in der Bewegungsstabilisation, d.h. höchstwahrscheinlich Störung der Kleinhirnfunktion. Dort befindet sich, unserer Meinung nach, auch das Programm für die Aktivierung und Inhibition der Muskelketten. Hier ist die Ursache der Krankheit und hier muss auch durch die Aktivierung der stabilisierenden Muskelketten behandelt werden. Die Schlüsselstellung für die Aktivierung der Spiralketten bilden der Arm und das Schulterblatt. Hier wurde die Störung gefunden. Die Zusammenarbeit des Arms, des Schulterblatts, des Brustkorbs und der Wirbelsäule ist gestört. Die fehlerhafte Bewegung hat einen negativ formativen Einfluss auf die Wirbelsäule und auf den Brustkorb. Gleichzeitig kommt es zur Entstehung und Fixierung einer ganzkörperlichen Muskeldysbalance, die dann die Bewegungssteuerung weiter stört.

Skoliose kann als Störung der Schulterblattfunktion (Bildung der Brustlinie) und der Traktionskraft (Bildung der Lendenlinie) definiert werden. Gemeinsamer Nenner ist die Störung der Spiralstabilisation, der Koordination und der Stabilisation des Gangs.
Die Behandlung muss in einer komplexen Form verlaufen - Lösung der Ursache und der sekundären Erscheinungen. Da die Störung ganzkörperlich ist, darf nicht nur auf der Ebene der Muskelketten und deren zentraler Steuerung behandelt werden. Sondern auch auf der Ebene der peripheren Muskeldysbalancen. Muskelspannung, die eine optimale Bewegung verhindert, bekämpfen wir am effektivsten durch die reziproke Inhibition. Primär ist die Kräftigung durch Muskelaktivität mit einer geringen Kraft, sekundär ist die Dehnung.
Eine ganze Reihe von Therapeuten sollte die eigene Denkweise ändern, falls sie einen therapeutischen Erfolg bei den Skoliosepatienten haben wollen. Die sogenannte unheilbare Krankheit könnte dann, bei den Patienten, die aktiv zusammenarbeiten wollen, ganz einfach geheilt werden.
Die systematische Behandlung der Skoliose sollte aus diesen Faktoren bestehen:
- **Prävention** - Eltern, Sportlehrer in der Schule, Trainer, Kinderarzt (erhöhte Beobachtung bei den Kindern mit Störung der Motorik - Kinderzerebrallähmung u.a.)
- **Behandlung**
- **Früherkennung einer skoliotischen Haltung !!! Vorsicht bei schneller Dekompensation der Linie während der Wachstumsperiode.** Notwendigkeit einer Korrektur durch das Üben (Zusammenarbeit des Arztes, des Rehabilitationspersonals, des Sportlehrers und der Eltern). Wir weisen nachdrücklich darauf hin, dass ein langjähriges und regelmäßiges Üben in der Schule (gesundes Üben) während der ganzen Wachstumsperiode notwendig ist.
- Behandlung der entwickelten Linie, Prävention von Komplikationen, Zusammenarbeit zwischen Rehaklinik (intensive wöchentliche Aufenthalte 4x jährlich), Arzt, Rehabilitationspersonal, Sportlehrer, Eltern, Sportorganisationen - gesunder Sport, Rehabilitationssport.
- Behandlung von Komplikationen: - Bewegungsapparat - Bandscheibenvorfall im Lenden- und Halsbereich, Spinalstenose, Plattfuß, hallux valgus.
- Innere Organe - Störungen der Herztätigkeit und der Lungentätigkeit. Verdauungsprobleme, sowie gynäkologische und urologische (häufige Entzündungen).

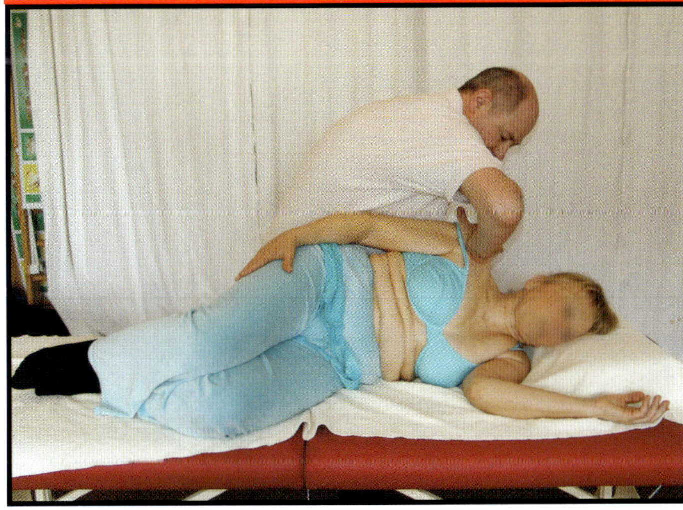

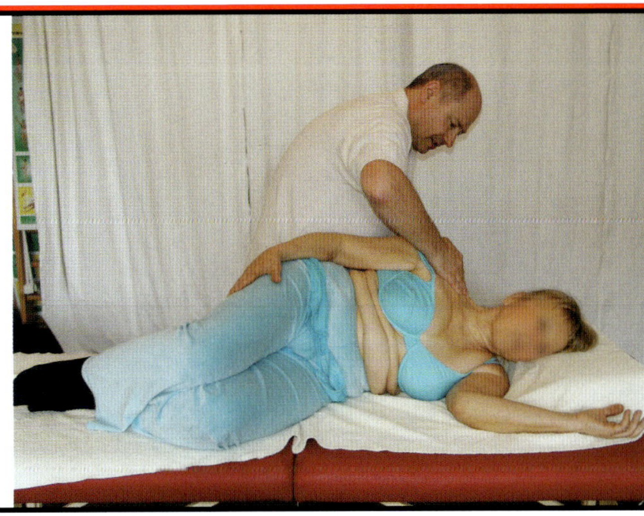

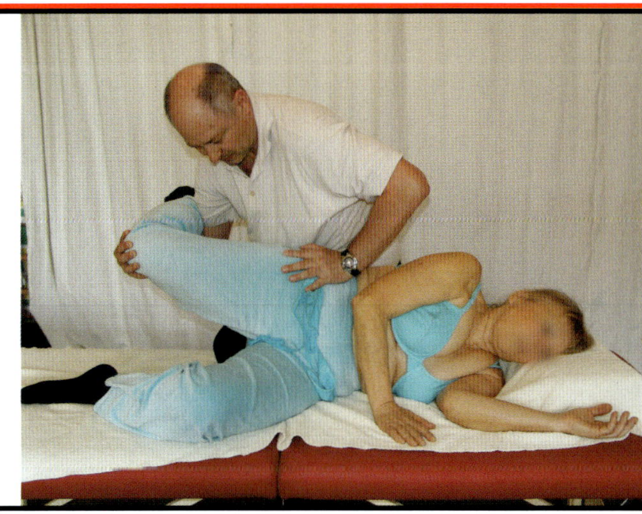

Die erste manuelle Technik erleichtert die Ausführung der 1. Übung und lockert das Schulterblatt für eine Bewegung nach hinten. Wir massieren die vordere Muskelgruppe des Schultergürtels und dehnen sie mit der Bewegung des Schulterblatts nach hinten.

Die zweite manuelle Technik erleichtert ebenso die Ausführung der 1. Übung und lockert das Schulterblatt für eine Bewegung nach unten. Wir massieren die Nackenmuskeln und dehnen sie mit einer Bewegung des Schulterblatts nach hinten und nach unten.

Die dritte manuelle Technik erleichtert die Ausführung der 11. Übung und lockert die Bewegung des Oberschenkels nach hinten ohne Entstehung der pathologischen Hyperlordose. Wir massieren die Muskeln der vorderen Gruppe des Beckengürtels und dehnen sie mit der Bewegung des Beins nach hinten.

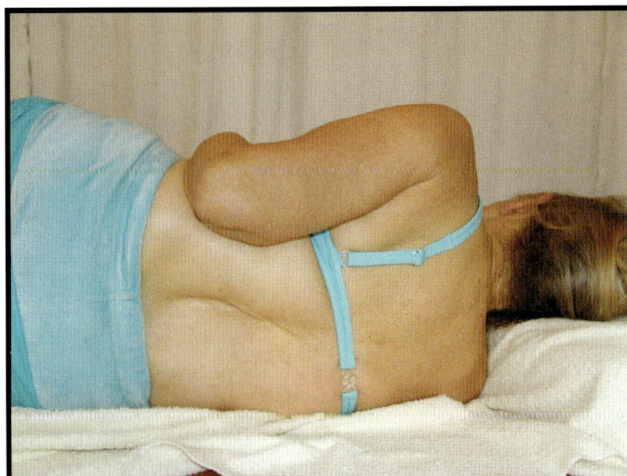

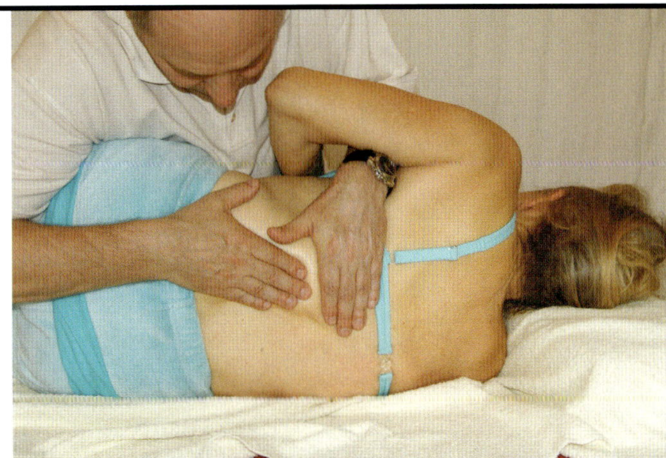

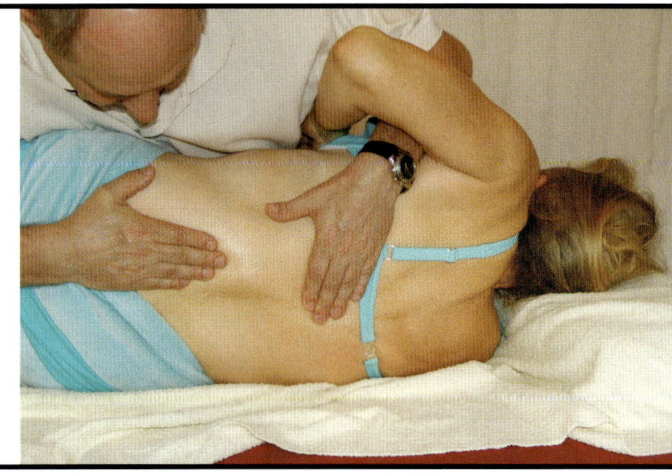

Die vierte manuelle Technik erleichtert eine Dehnung der Wirbelsäule (Traktion) in allen Übungen.

In langsamen Zügen mit einer mittelgroßen Kraft massieren wir die Muskeln entlang der Wirbelsäule.

Nach dem Massieren der paravertebralen Muskeln, dehnen wir die Wirbelsäule durch eine manuelle Traktion. Diese Technik ermöglicht während des Übens ein schnelleres Erreichen des Traktionseffekts und einen schmerzfreien Gang. Auf dem Bild sehen wir den Ausgleich der skoliotischen Lendenlinie.

Die manuellen Techniken machen die Entspannung der Muskeln möglich, die eine Ausführung der optimalen Bewegung während des Übens verhindern. Deshalb kommen wir mit dem Übungsprogramm schneller voran. Man kann behaupten, dass während der intensiven wöchentlichen Übungsbehandlung, die mit den manuellen Techniken kombiniert ist, mehr Fortschritte erreicht werden als bei der klassischen monatlichen Behandlung in einer Rehaklinik. Wir bestehen auf Qualität und auf präzise Durchführung. Die Techniken sind nicht kompliziert und ein geübter Therapeut kann sie innerhalb von zwei Tagen erlernen.

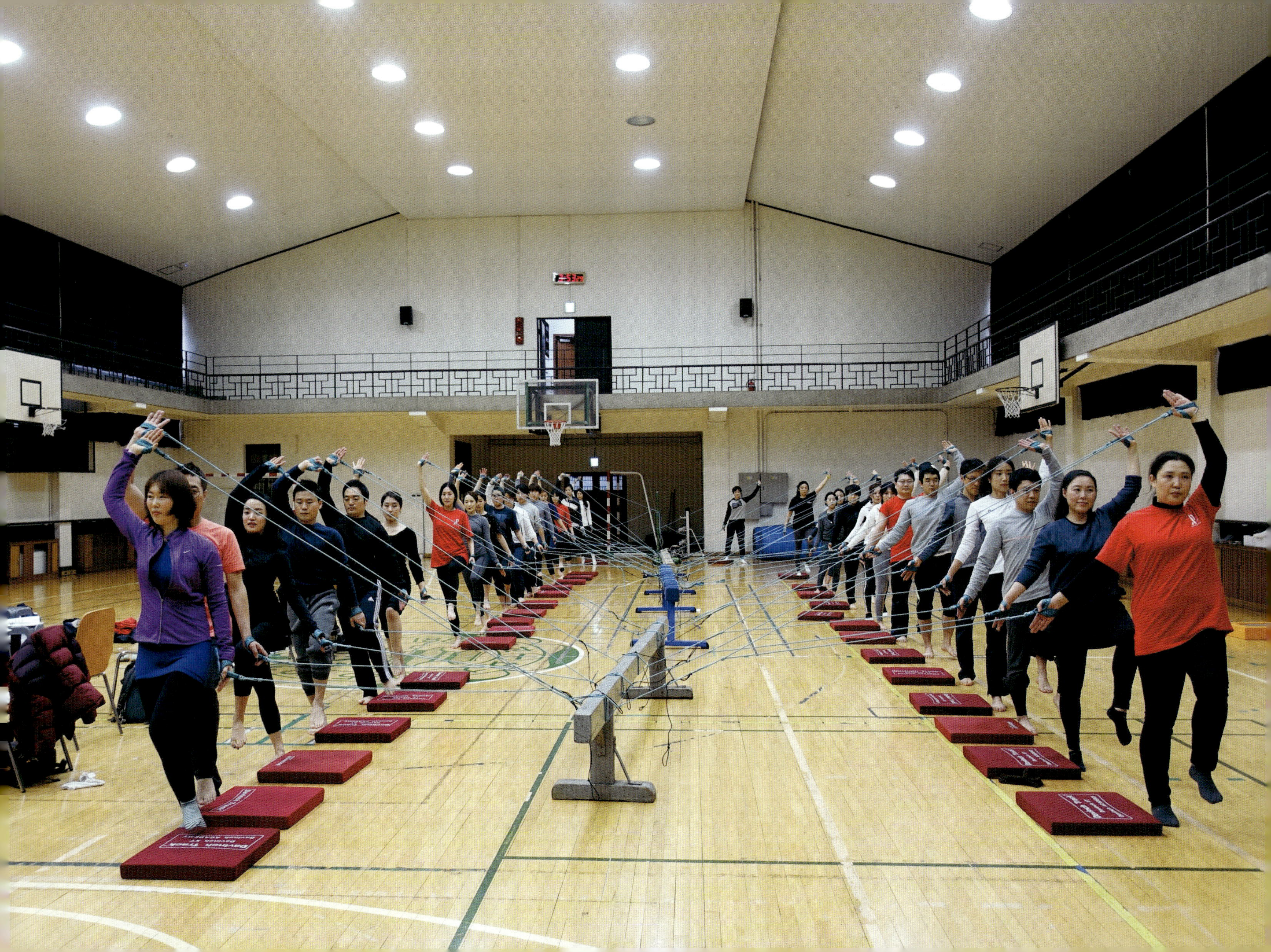

IX.
Die Entstehung der Spiralstabilisation, Stabilisation des Gehens und des Laufs

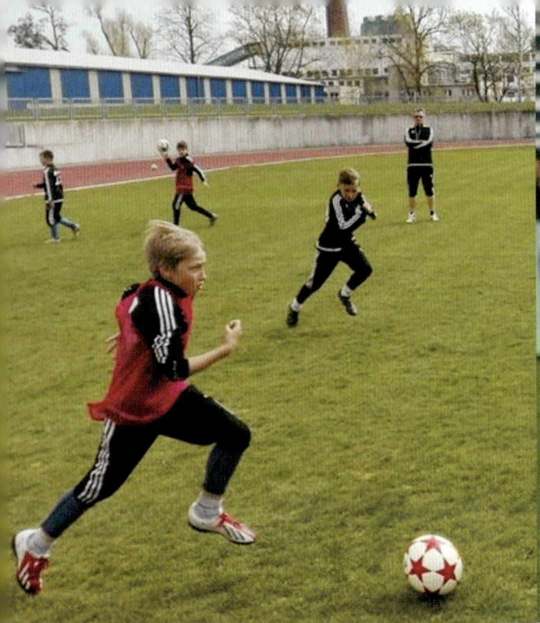
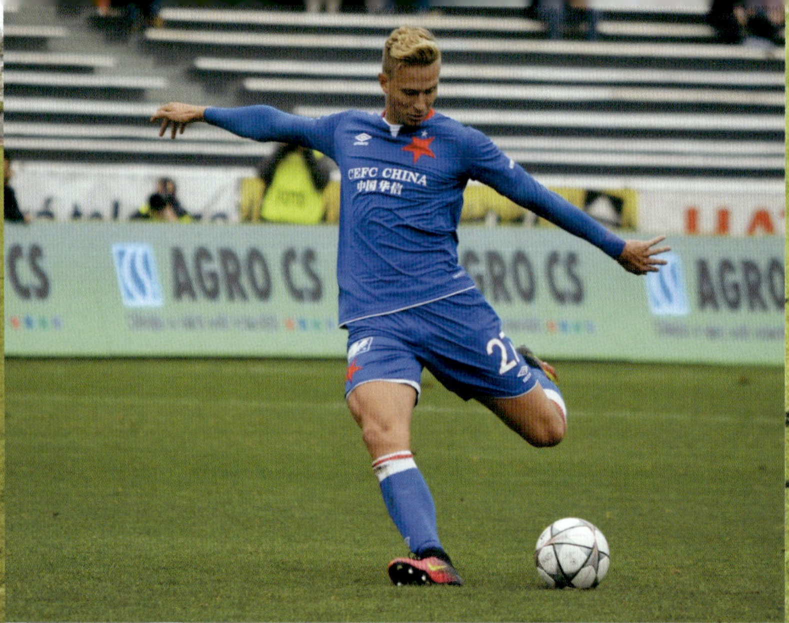
CEFC CHINA
AGRO CS
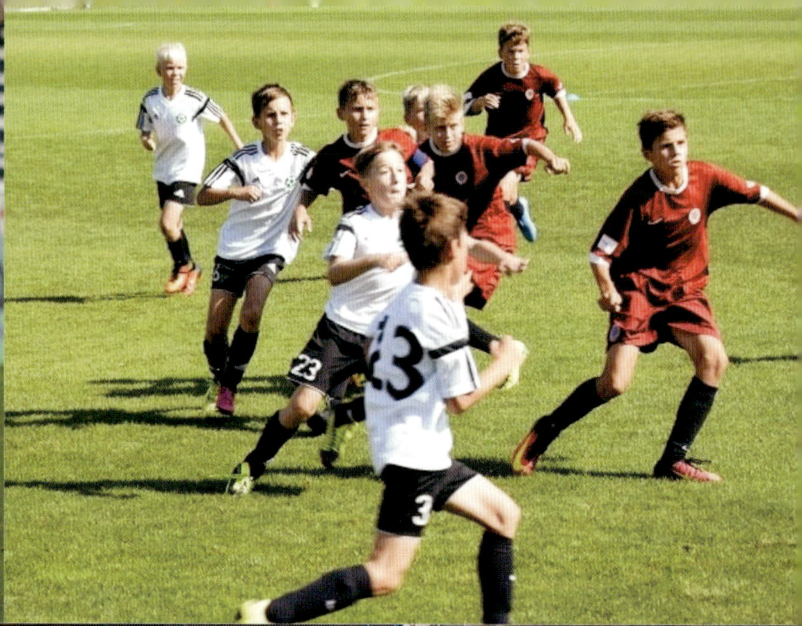
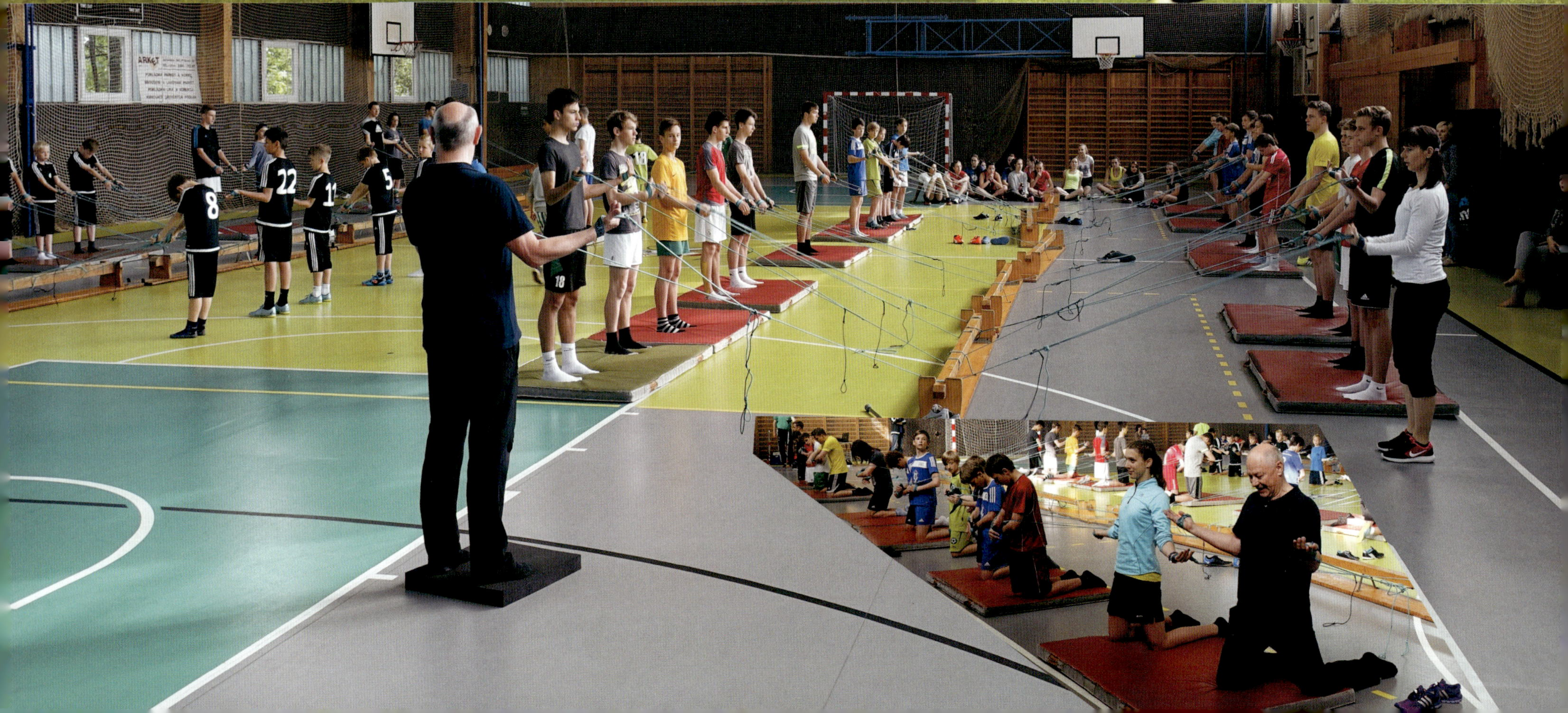

Entstehung der Spiralstabilisation während der Entwicklung des Kindes

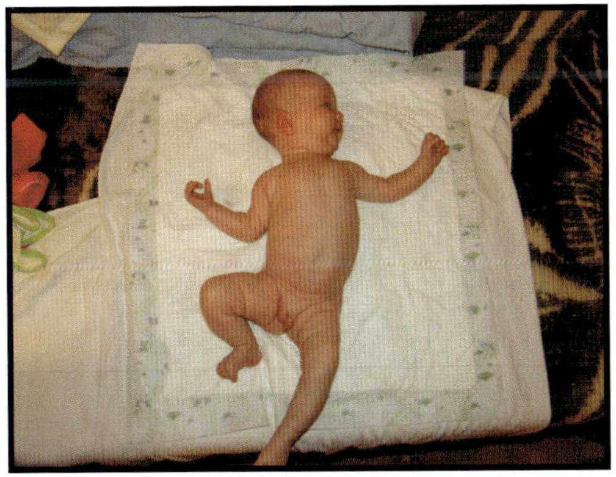

Die LD Spirale ist aktiviert durch die beiderseitige Bewegung des Schulterblatts in der Extension schon in der 6. Lebenswoche.

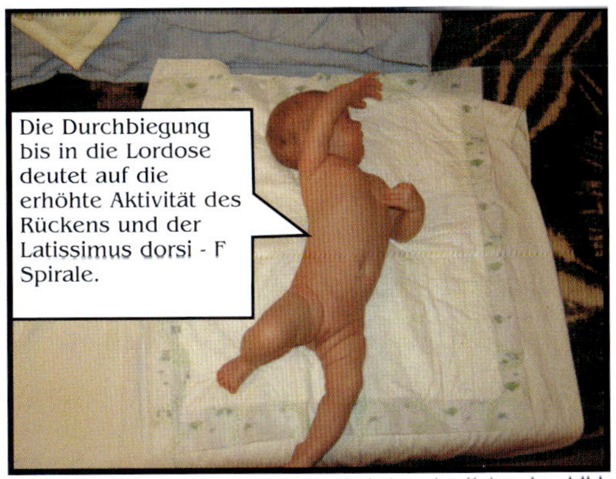
Die Durchbiegung bis in die Lordose deutet auf die erhöhte Aktivität des Rückens und der Latissimus dorsi - F Spirale.

Einseitige Aktivität der LD Spirale (links) in der Extension bildet die Bewegungsmöglichkeit des rechten Arms auf die gegeüberligende Seite durch die Aktivität der SA u. PM Spirale in die Flexion. Die beiderseitige Aktivität des M. gluteus maximus gibt der Bewegung die Stabilität.

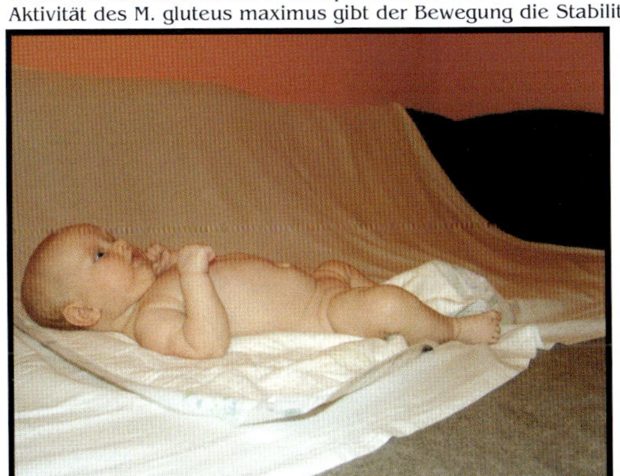

Beiderseitige Extension der oberen und unteren Gliedmaßen aktiviert die ganze LD Spirale und entwickelt einen Bauchtonus (3. Monat).

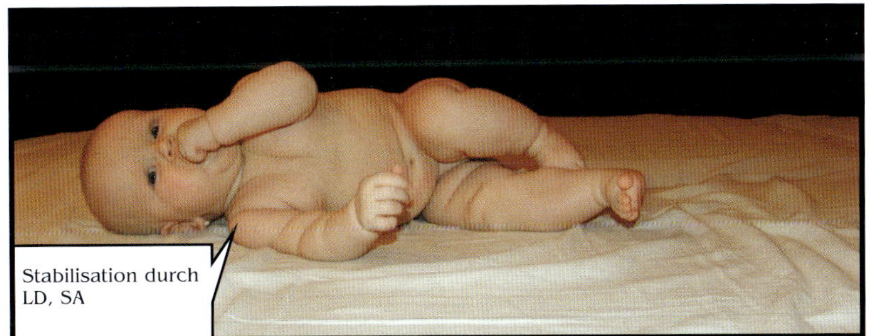

Beim Umdrehen ist die Aktivität des unteren (rechten) Arms in der Extension (LD) eine wichtige Unterstützung. Gleichzeitig aktiviert der rechte Arm die Bauchmuskeln durch LD. Der linke Arm, kann sich frei bewegen (SA) und leitet die Drehung ein.

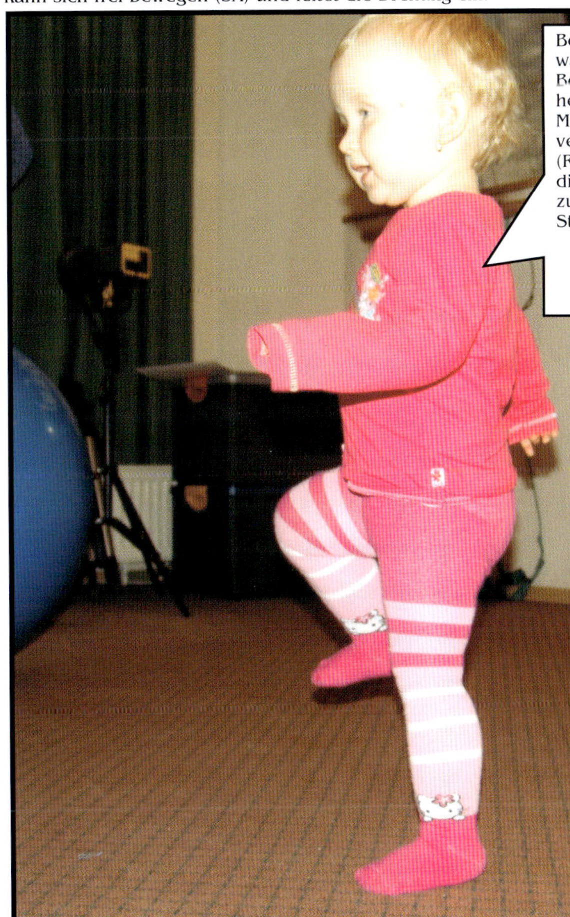
Beim Stehen in der Achse während der optimalen Bewegung des Arms, hemmen die Muskelspiralen die vertikalen (Rückenmuskeln). Auf diese Weise kommt es zum Wechsel der Stabilisationssysteme.

In der Achse verleiht die vollkommene Arbeit der SA Spirale links und LD rechts dem Gang und dem Lauf die Stabilität und bildet die Fußwölbung (17.Monat).

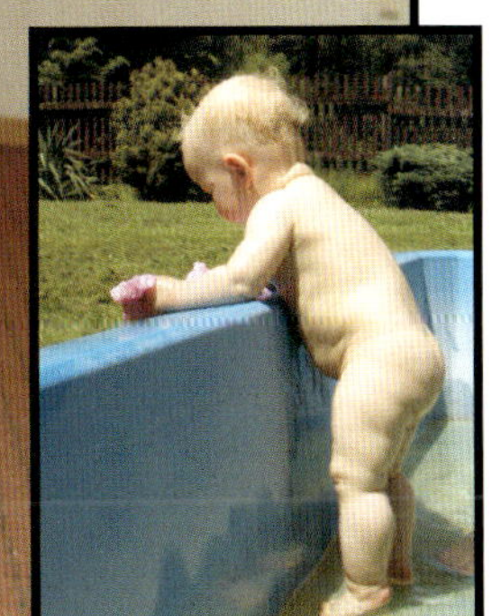

Die ersten Aufrichtungsversuche. Der M. gluteus maximus hat noch keine ausreichende Kraft, um das Becken auszugleichen, deshalb ist eine Stütze notwendig (9. Monat).

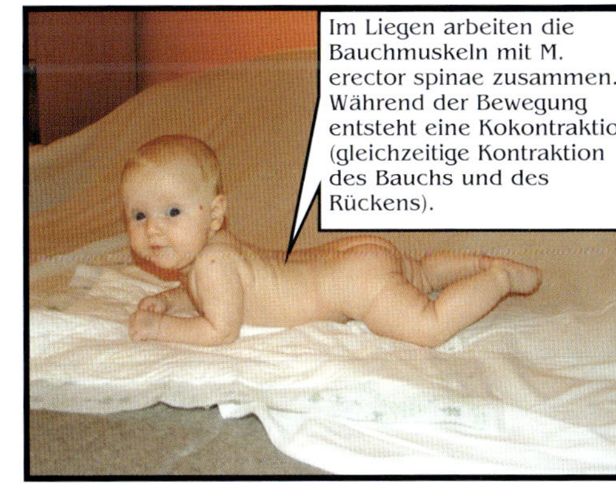
Im Liegen arbeiten die Bauchmuskeln mit M. erector spinae zusammen. Während der Bewegung entsteht eine Kokontraktion (gleichzeitige Kontraktion des Bauchs und des Rückens).

Im Liegen auf dem Bauch setzt sich die LD Aktivität mit der unteren Fixierung der Schulterblätter durch und ermöglicht die Anhebung und die Drehung des Köpfchens.

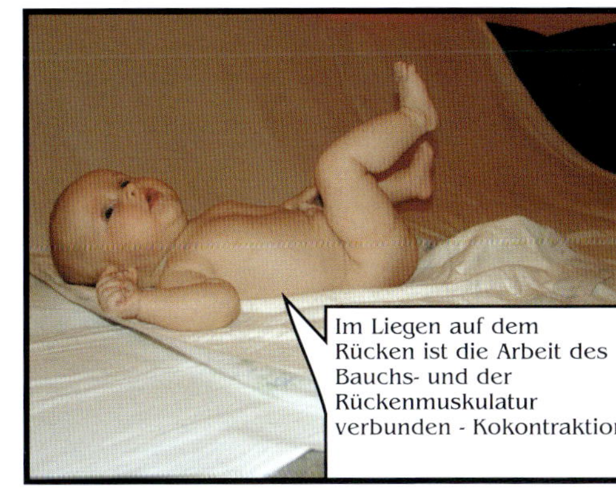
Im Liegen auf dem Rücken ist die Arbeit des Bauchs- und der Rückenmuskulatur verbunden - Kokontraktion

Die Aktivität der LD - beiderseitiges Zusammenziehen der Schulterblätter stabilisiert den Körper und ermöglicht die Kräftigung des Bauchs durch die Flexion der Beine (3. Monat).

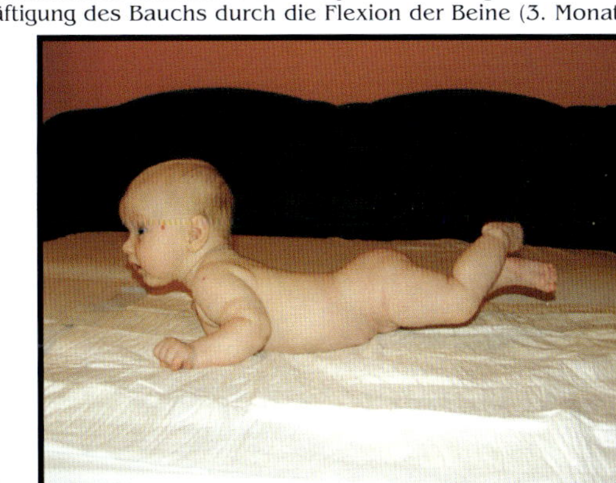

Extension in der Hüfte ist möglich bei guter Fixierung der Schulterblätter hinten und gutem Einsatz der schrägen Bauchmuskeln vorn. Zusammenarbeit den LD und SA (3. Monat).

Die Entstehung der Spiralstabilisation während der Entwicklung des Kindes

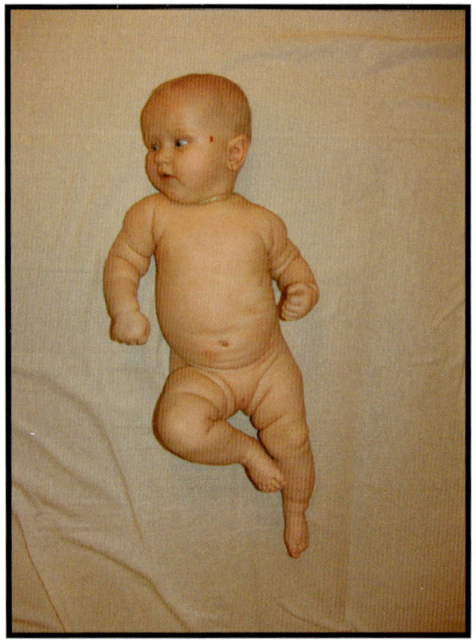

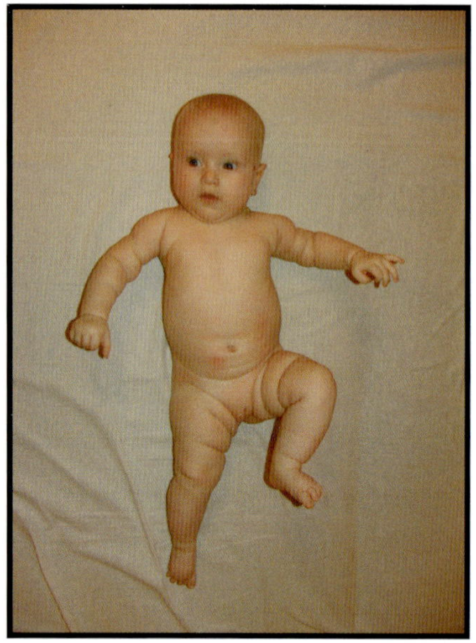

Aktivierung der LD Spirale in der achten Lebenswoche durch die Extension der oberen und unteren Gliedmassen ermöglicht die Flexion der gegenüberliegenden Gliedmaßen.

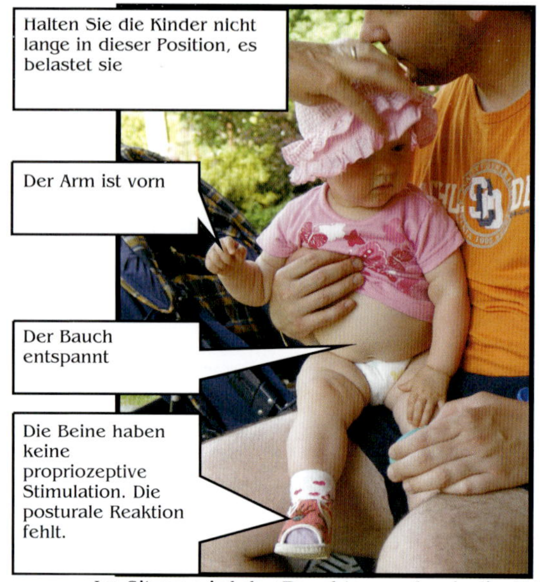

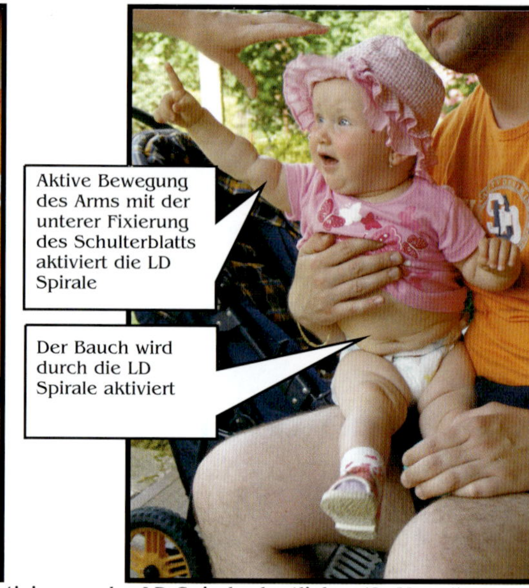
Aktive Bewegung des Arms mit der unterer Fixierung des Schulterblatts aktiviert die LD Spirale
Der Bauch wird durch die LD Spirale aktiviert

Im Sitzen wird der Bauchtonus durch die Aktivierung der LD Spirale deutlicher (9. Monat).

Bei den liegenden Kindern (horizontale Körperachse) ist während der Bewegung die Kokontraktion (gleichzeitige Aktivierung) der Bauch- und Rückenmuskeln charakteristisch. Bei einem laufenden Menschen mit vertikaler Körperachse und optimaler Koordination ist die Wechselarbeit der Spiralen und Vertikalen charakteristisch.

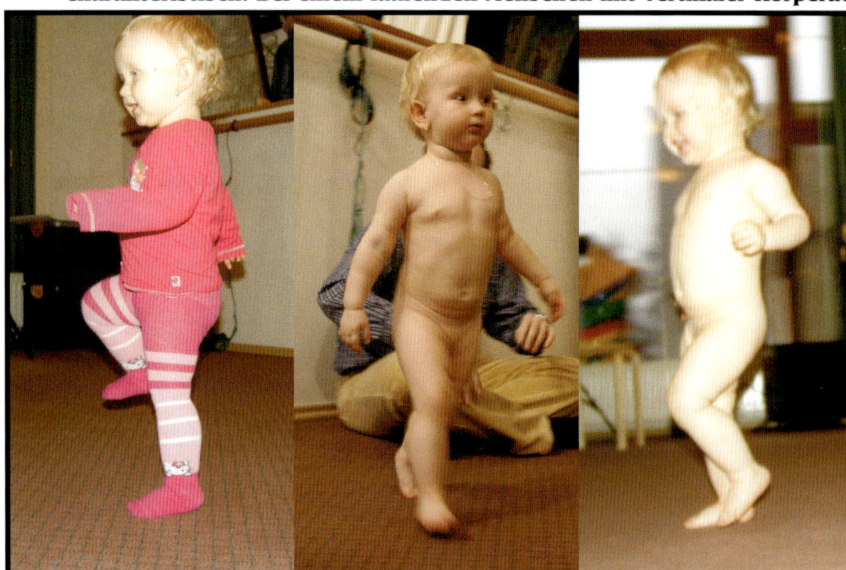

Die vorangegangene motorische Entwicklung ermöglicht einen durch die Spiralstabilisation optimal stabilisierten Gang (17. Monat).

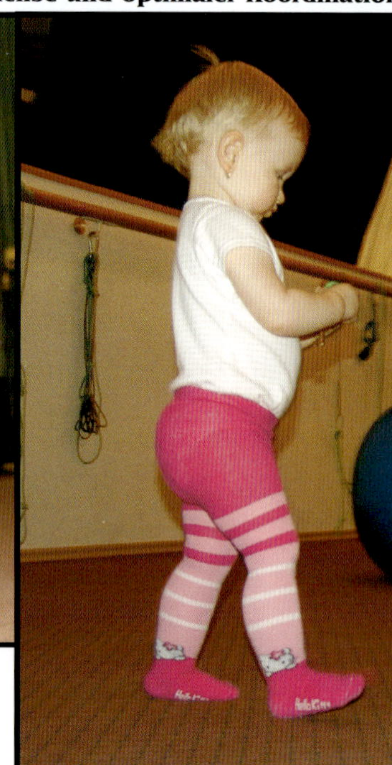

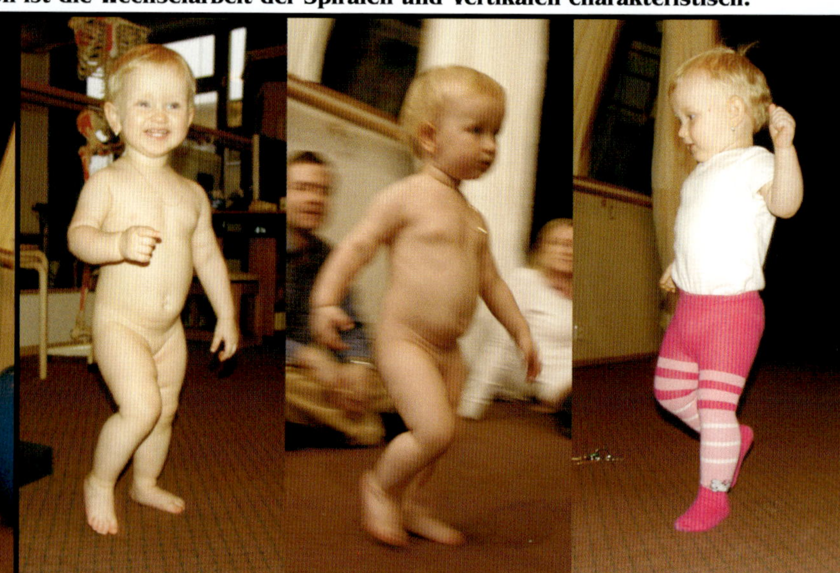

Ein vor dem Körper gehaltener Gegenstand führt zur Abschwächung der LD Aktivität, der Bauchtonus sinkt und die Lendenlordose vertieft sich. Die Überlegenheit dieser Tätigkeit wird später zu den Wirbelsäulenbeschwerden führen. Lassen Sie Ihre Kinder laufen.

Der Gang - Bewegungskoordination

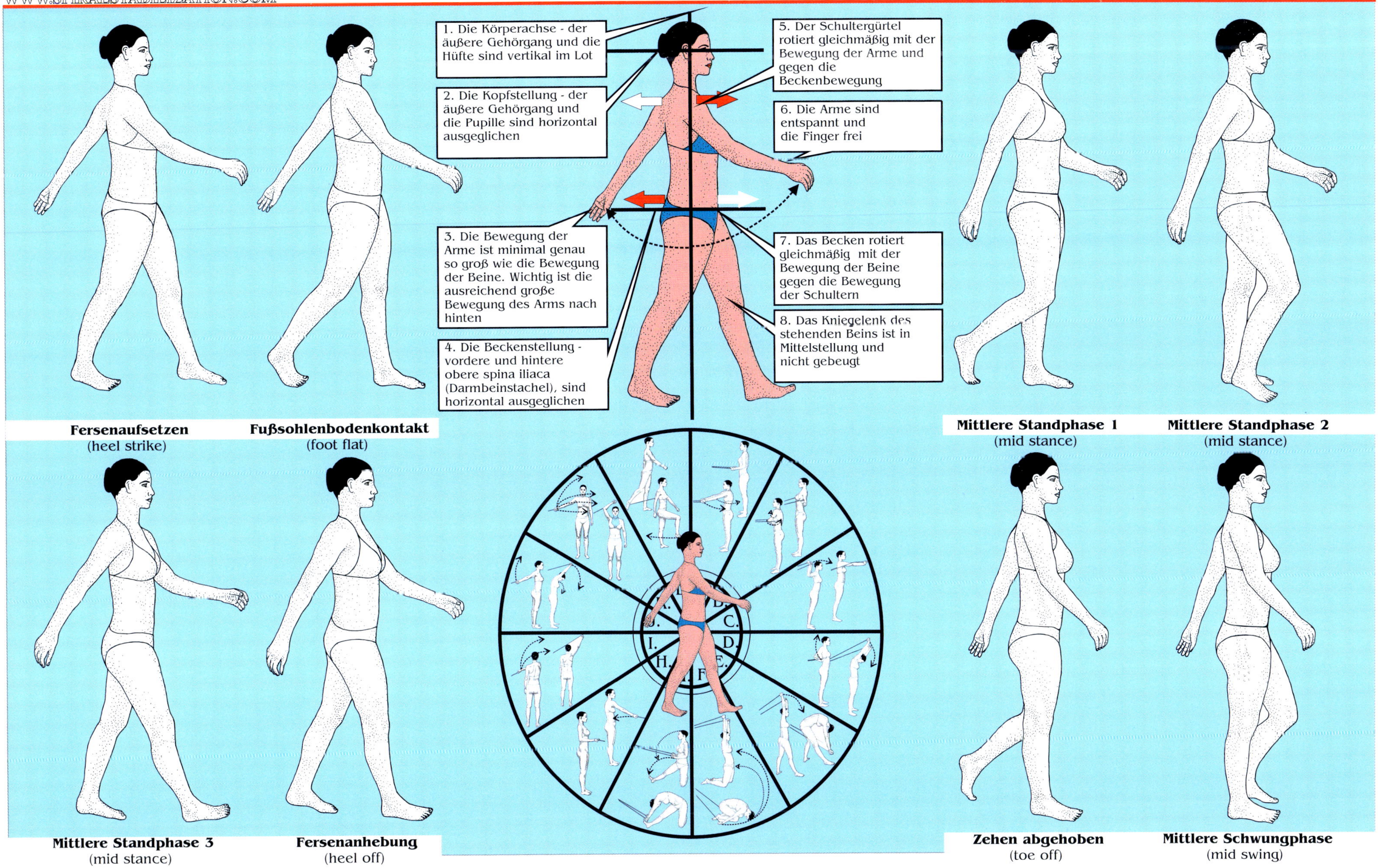

Das Ziel des Übens ist die Bildung der optimalen Koordination des Gangs. Wir achten auf die Achse des Körpers, eine ausgeglichene Stellung des Beckens und des Kopfs, gleichmäßig angemessener Umfang der Schulter- u. Armbewegung, ausgeglichene Stellung des Kniegelenks auf dem stehenden Bein und auf die Rotation des Schultergürtels gegen den Beckengürtel. Der auf diese Weise koordinierte Gang ist auch richtig stabilisiert. Die 11 Übungen korrigieren die o.g. Parameter falls sie gestört sein sollten. Der Gang wird zum wichtigsten Teil der Rehabilitation und muss einen entspannten und fließenden Bewegungscharakter haben. Das ist nur möglich, wenn die Spiralstabilisation zur Geltung kommt.

Der Gang - Bewegungsstabilisation

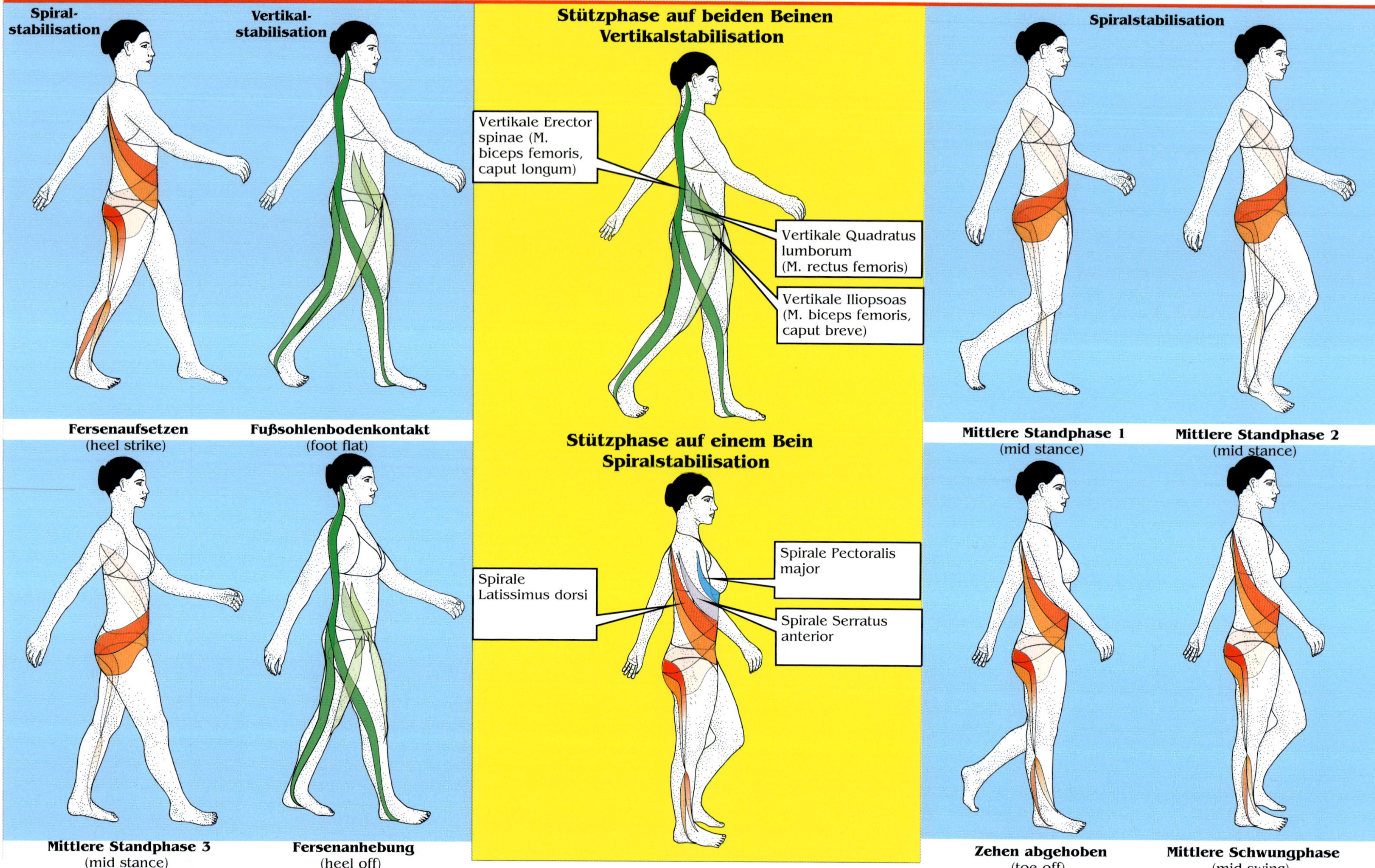

Während des Gehens wechselt sich die Vertikalstabilisation mit der Spiralstabilisation ab. Die Vertikalstabilisation setzt während der Stützphase auf beiden Beinen ein und die Spiralstabilisation stabilisiert die Stützphase auf einem Bein. Die ausholende Bewegung der Arme aktiviert alle 4 Muskelspiralen gleichzeitig, TR, LD durch die Bewegung nach hinten, SA u. PM durch die Bewegung nach vorn. Die Spiralstabilisation hebt den Körper hoch, ermöglicht die Beweglichkeit der Wirbelsäule und eine Gegenrotation des Rumpfs und des Beckens. Die vertikale Stabilisierung in beiden Phasen des Gangs überlastet die Wirbelsäule und bildet eine Voraussetzung für die Entstehung der schmerzhaften und degenerativen wirbelsäulenbezogenen Syndrome.

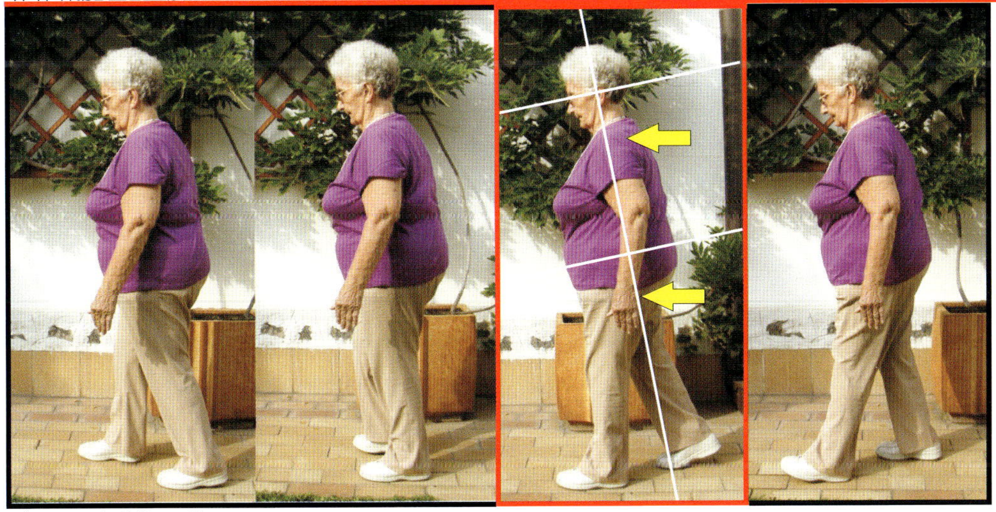

Ein unstabiler Gang

Die Körperachse ist nach vorn gekippt, Kopf nach unten gebeugt, Becken nach vorn gekippt, Schulterblatt und Arm bewegen sich nicht ausreichend nach hinten. Flexionsstellung des Hüft,- und Kniegelenks.

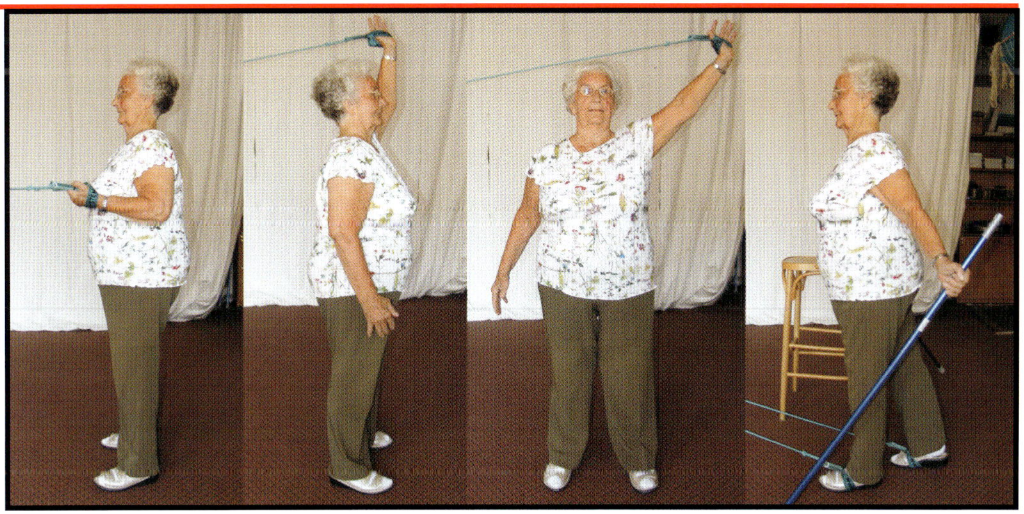

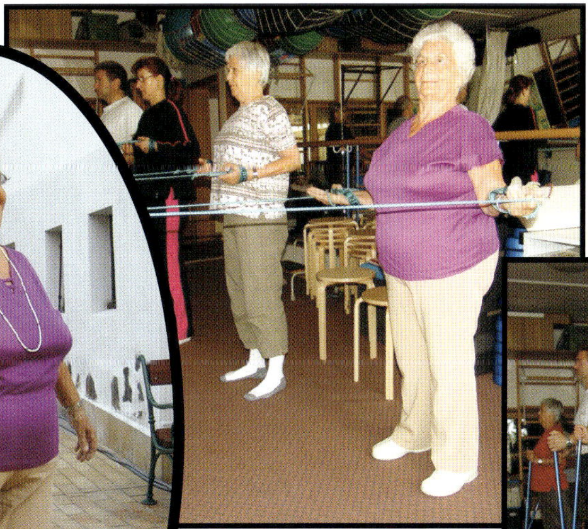

Das individuelle Üben sorgt für die Qualität der Übungen und für die präzise Ausführung von Details.

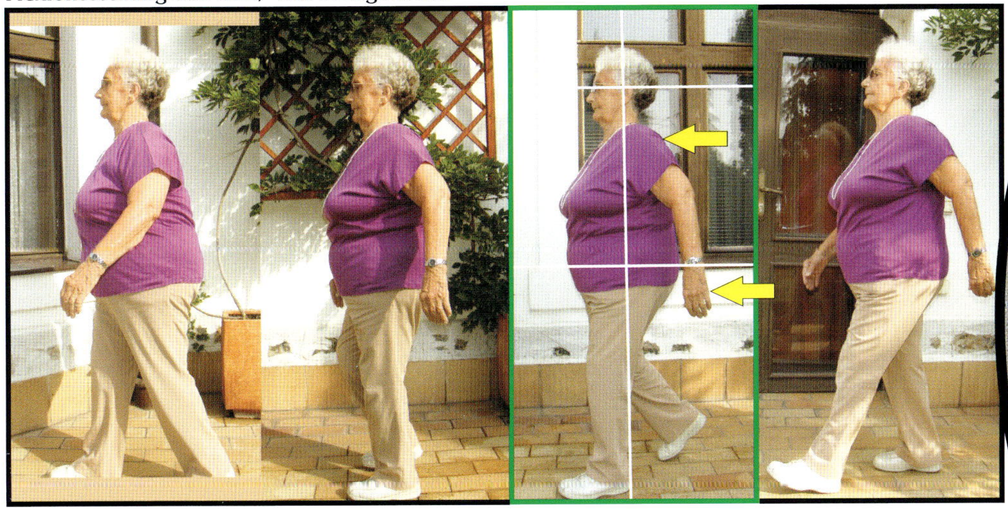

Ein stabiler Gang

Die Körperachse ist ausgeglichen, Kopfstellung zur Körperachse, Linie Auge - Ohr ist horizontal, Schulterblatt bewegt sich nach hinten und nach unten, Bewegung des Arms nach hinten ist ausreichend groß, horizontale Lage des Beckens, Stellung des Hüft- und Kniegelenks ist vor der Schwungphase des Spielbeins ausgeglichen.

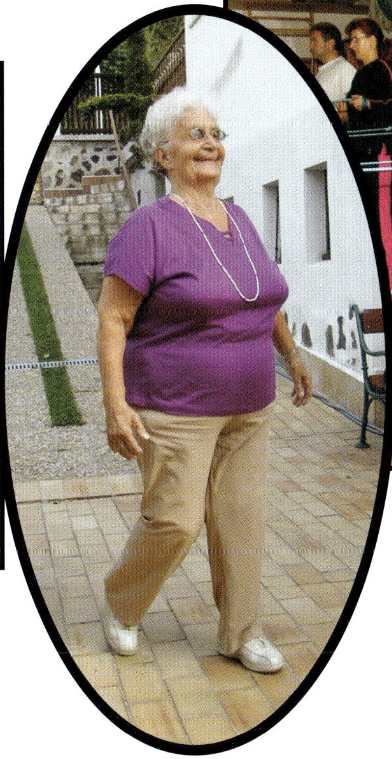

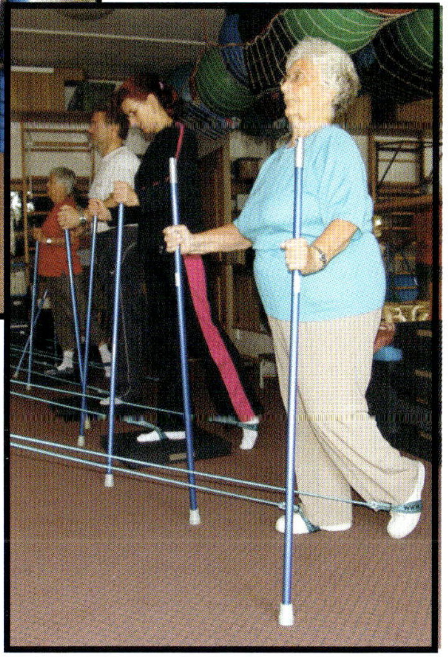

Beim gemeinsamen Üben werden die Übungen wiederholt und die Bewegung automatisiert. Das Üben in der Gruppe und mit Musik macht richtig Spass.

“Ich bin 87 Jahre alt und möchte gerne die Stabilität meines Gangs verbessern, weil ich immer einen Sturz befürchte” sagt unsere Klientin. Wir können ihr diesen Wunsch erfüllen. In einem individuellen sieben Tage Programm gleichen wir den Körper zur Mittelachse aus und verbessern die Bewegung des Schulterblatts nach hinten und nach unten. Demzufolge entsteht die Stabilität des Rumpfs durch die Latissimus dorsi Spirale. Wir kräftigen den großen Gesäßmuskel und verbessern die Stabilität des Beckens. Nach einer Woche sehen wir schon die klaren Fortschritte. Der Körper ist gerade, das Schulterblatt bewegt sich nach hinten und nach unten, der Gang ist stabil. Üben ist in jedem Alter möglich.

Ein optimal koordinierter und stabilisierter Lauf - Konditionstraining

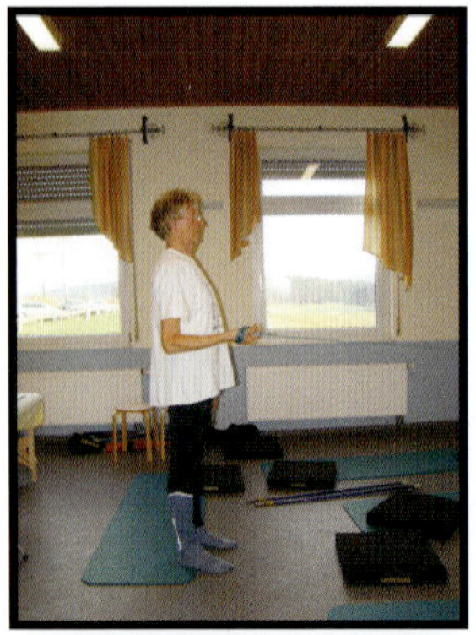
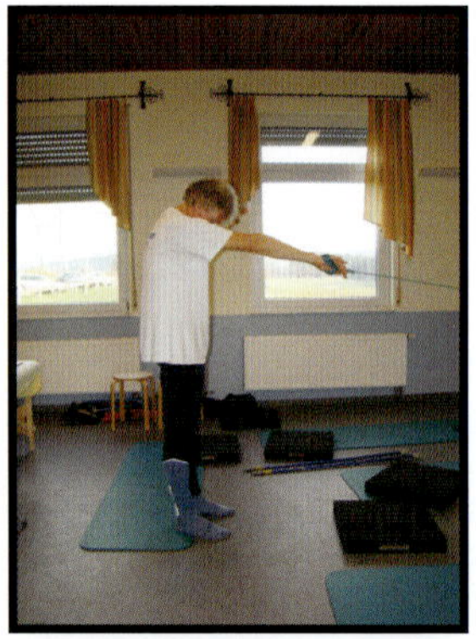

Ziehen des Schulterblatts nach hinten u. nach unten in die Körperachse

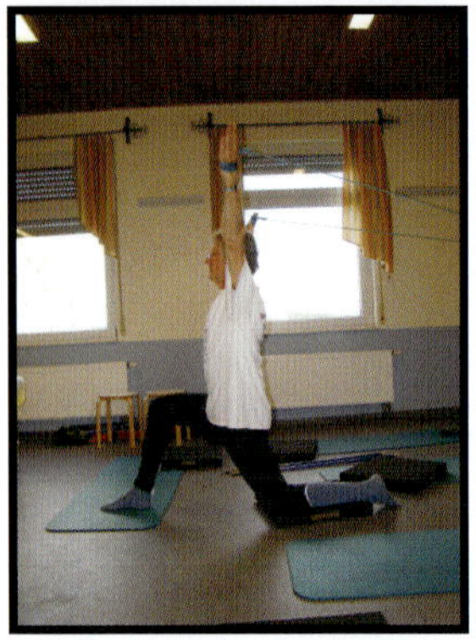
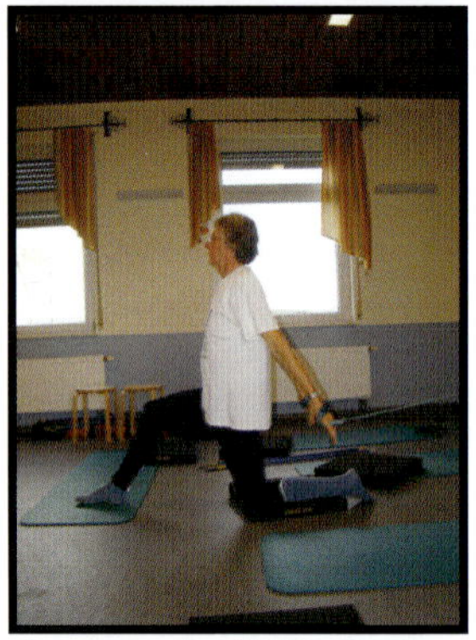

Dehnung der vorderen Muskelgruppe des Hüftgelenks

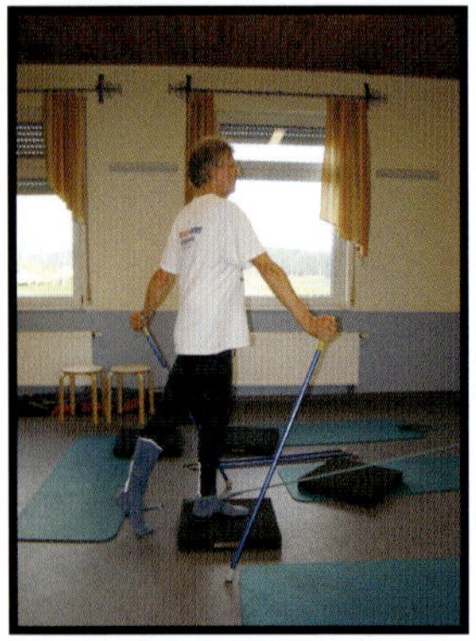
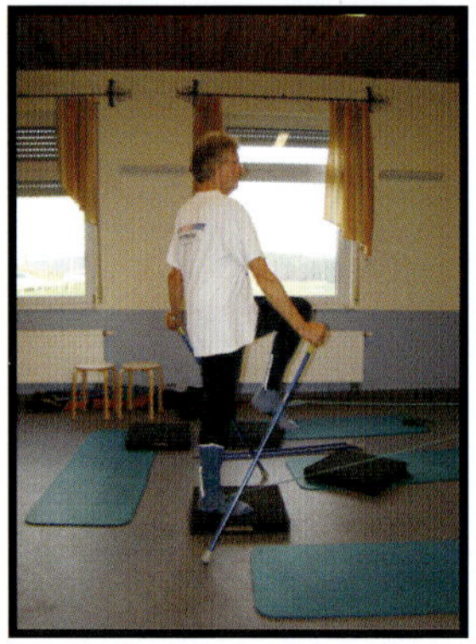

Gegenbewegung des Becken,- und Schultergürtels bei gleichzeitiger Wirbelsäulentraktion.

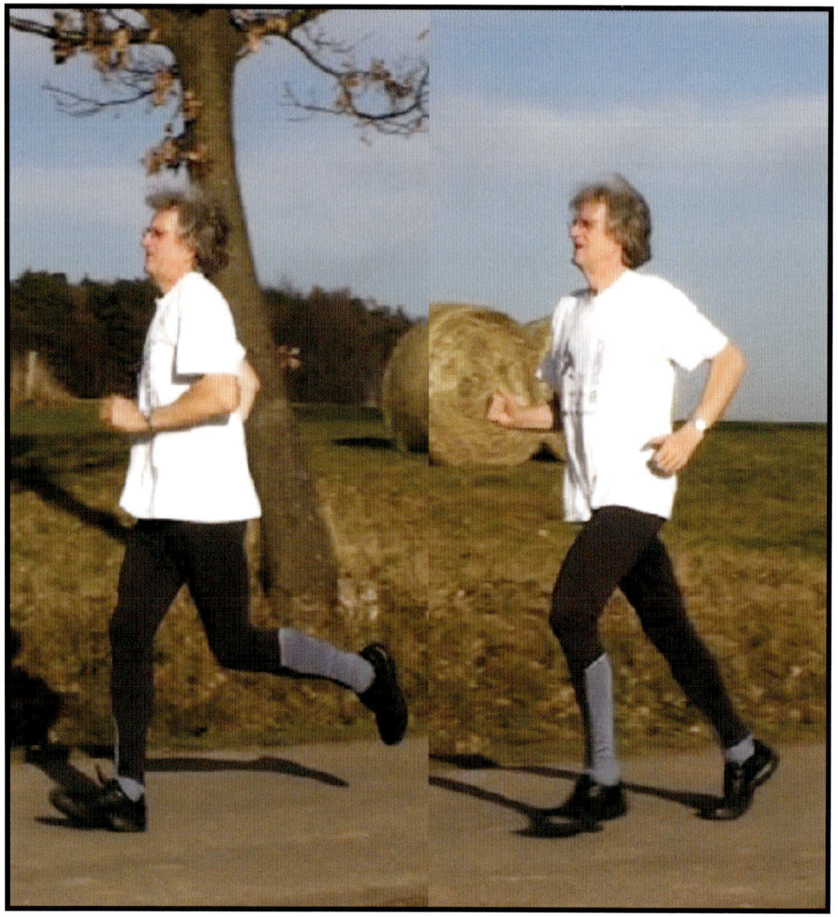

Von größter Bedeutung für den optimal koordinierten Lauf ist die Achselstellung des Körpers. Die vertikale Achse läuft durch die Körpermitte. Es sind folgende Bewegungskomponenten zu unterscheiden:

1. Die Vor- und Rückbewegung im Schultergelenk.
2. Die Bewegung des Schulterblatts nach vorn und hinten zwischen Schulterblatt und Brustkorb.
3. Die Rotationsbewegung der Brustwirbelsäule und des Brustkorbs.

Die unteren drei Bewegungskomponenten befinden sich im Beckengürtel.

1. Im Hüftgelenk
2. Im Iliosakralgelenk
3. Die Rotation des Beckens mit der funktionellen skoliotichen Kurve der Lendenwirbelsäule. Ohne die Spiralstabilisation des Körpers während des Laufs ist die Rotation des Beckens gegen den Brustkorb nicht möglich.

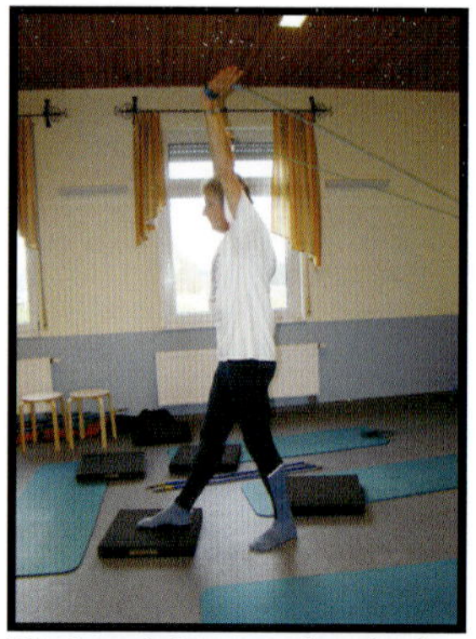
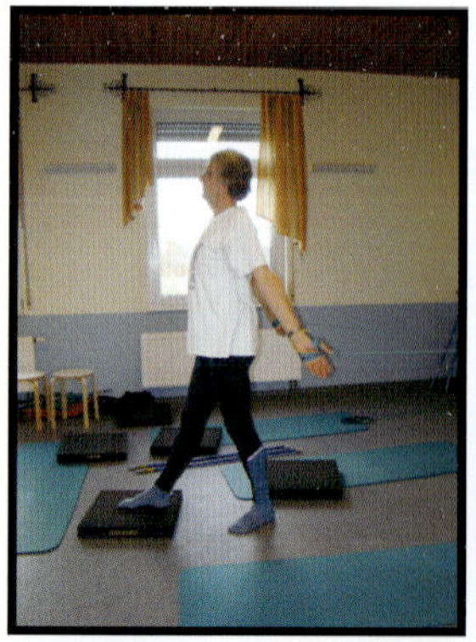

Rückendehnung durch den aktiven Bauch - Vorbereitung

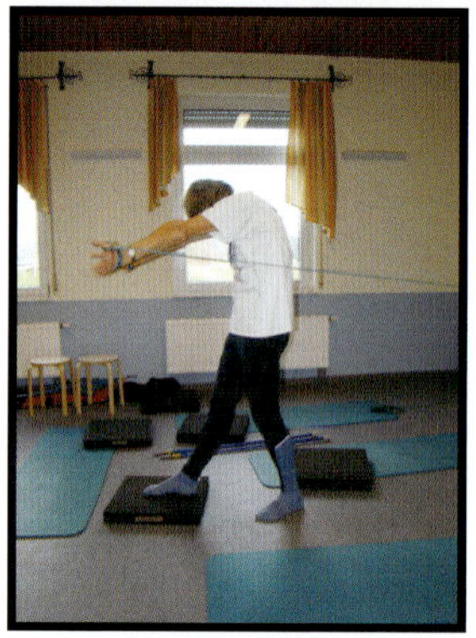

Ausführung

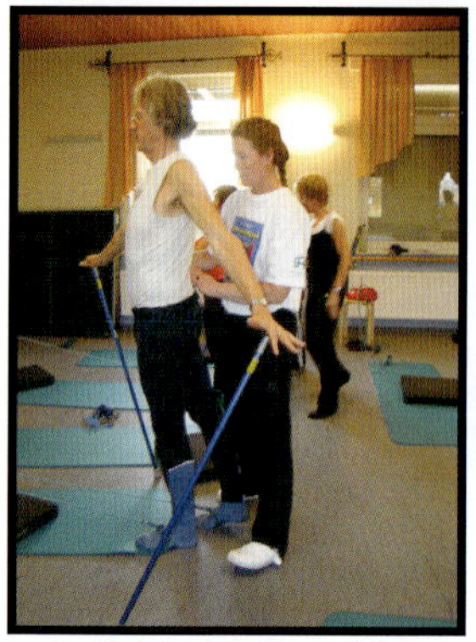

Individuelle Korrektur

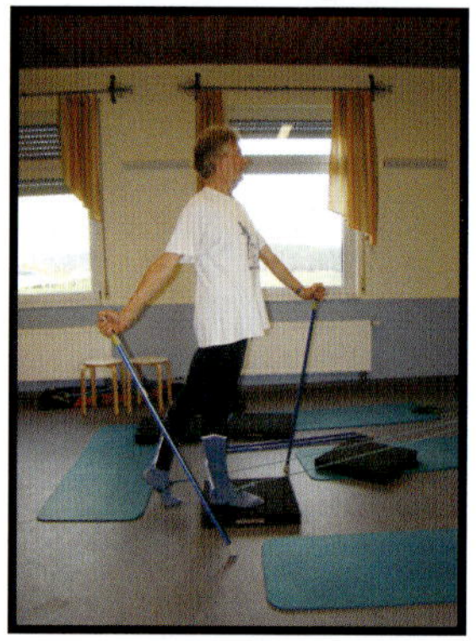
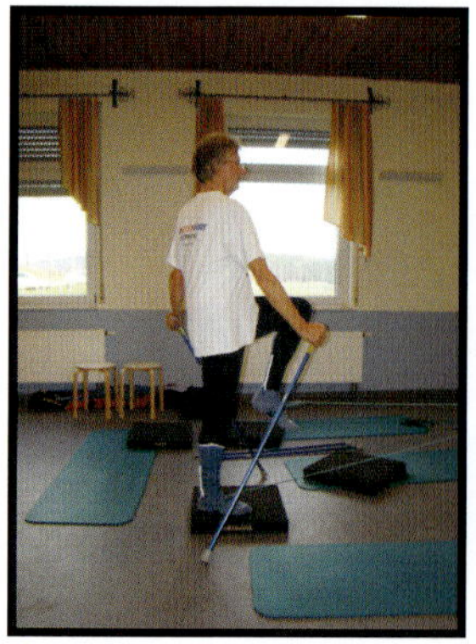

Kräftigung der hinteren Muskelgruppe des Beckengürtels, Dehnung der vorderen Muskelgruppe des Beckengürtels. Kräftigung der hinteren Muskelgruppe des Schultergürtels, Dehnung der vorderen Muskelgruppe des Schultergürtels.

Im Laufe des Kurses wurde ich von einem Teilnehmer über seine Beschwerden informiert. Er ist 60 Jahre alt und läuft täglich 10 km. Am Ende des Trainings leidet er aber meistens unter Schmerzen an der Wirbelsäule. Während des Marathonlaufs wird er in der zweiten Hälfte des Wettkampfs von Schmerzen gequält. Jetzt trainiert er schon seit 6 Monaten 2x täglich die o.g. Übungen. Die ganze Zusammensetzung von 11 Übungen 3x wöchentlich 30 min. mit maximaler Präzision und hat damit folgende Ergebnisse erreicht: Er kann 30 km schmerzfrei laufen, hat seinen Schritt wesentlich verlängert, der ihm ein schnelleres Laufen ermöglicht. Durch seine bessere Kondition hat sich auch seine sportliche Leistung verbessert und gleichzeitig das Risiko der Überlastung der Wirbelsäule sowie der Hüftgelenke verringert. Dieser Fall bestätigt wieder, dass die Anwendung der Spiralstabilisation bei jedem gesunden Sport zu Erfolgen führt.

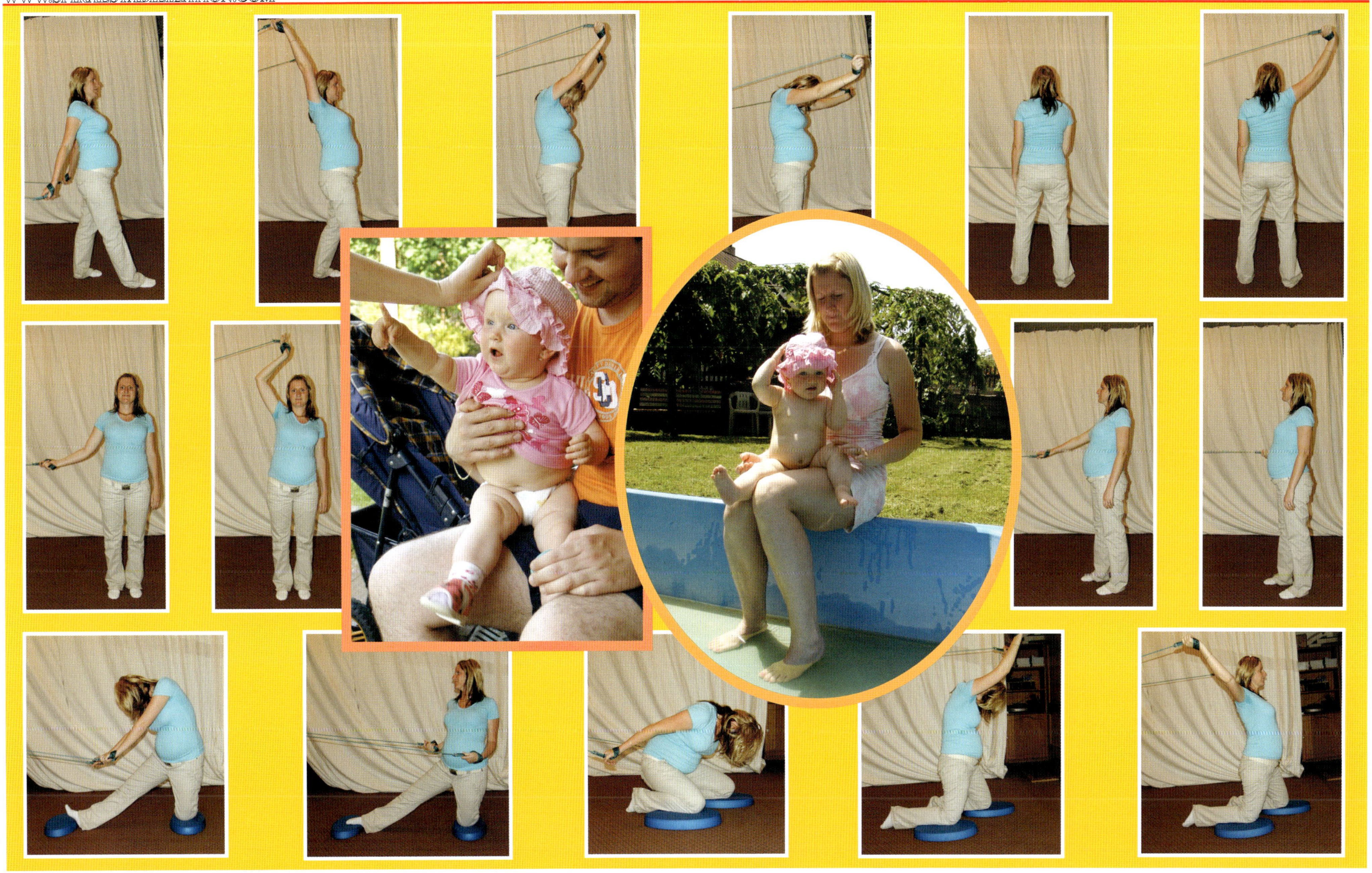

Das Üben während der Schwangerschaft kräftigt die Bauch- und Gesäß- und die Beckenbodenmuskeln. Es entspannt und dehnt den Rücken und verhindert das Entstehen der Spannung im Birnenmuskel. Die Entwicklung des Kindes wird durch die natürliche Mobilisierung des Bauchs unterstützt und nicht durch eine Rückenspannung gestört. Das Üben ist eine Prävention von Rückenschmerzen und vom vorzeitigen Öffnen des Muttermunds. Außerdem erleichtert und beschleunigt es die Entbindung. Dieser Weg führt zur Gesundheit von Mutter und Kind.

NATÜRLICHE ENTWICKLUNG DER SPIRALSTABILISATION KÖNNEN WIR SCHON BEI ZWEIJÄHRIGEN KINDERN FÖRDERN

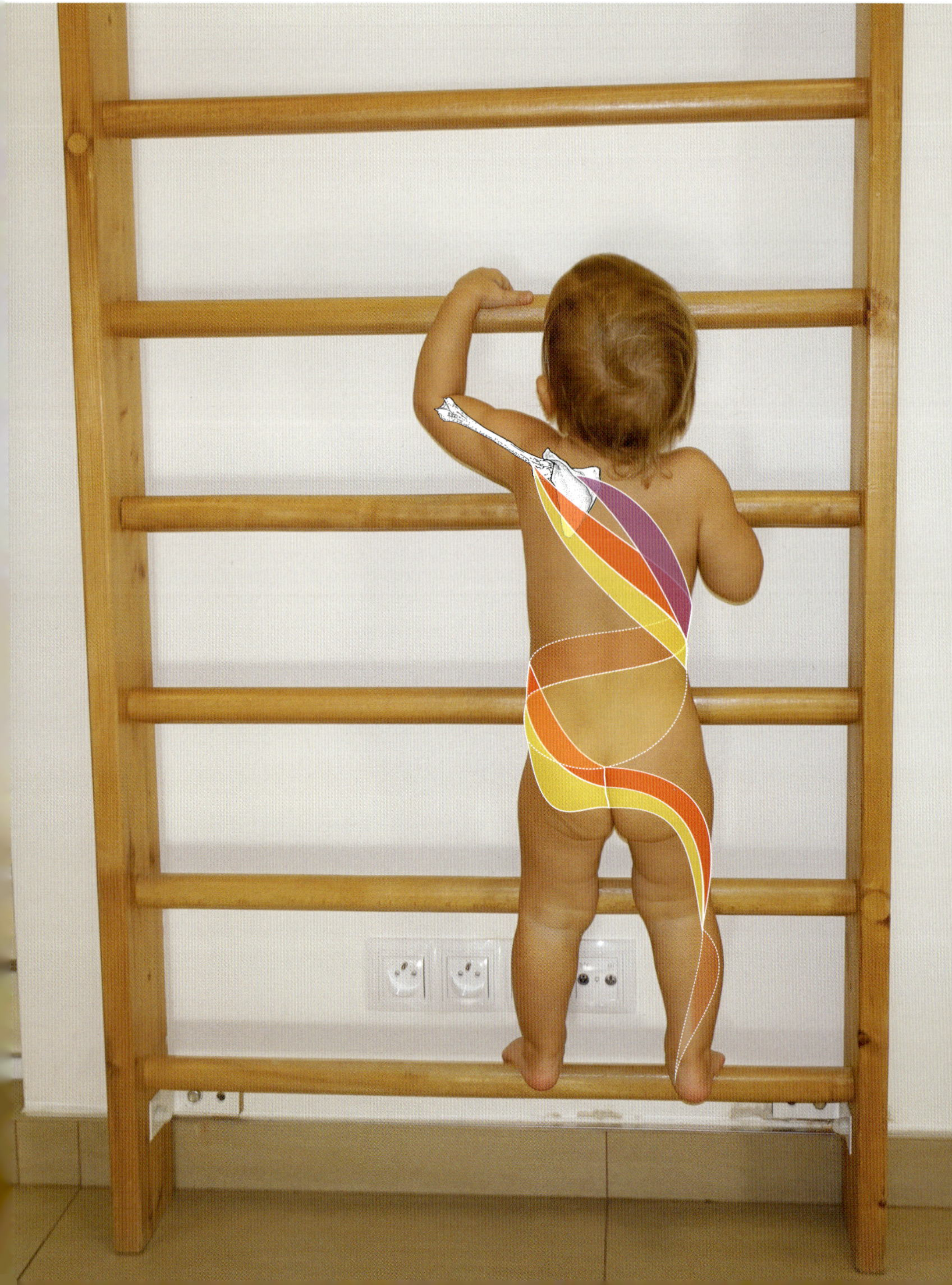

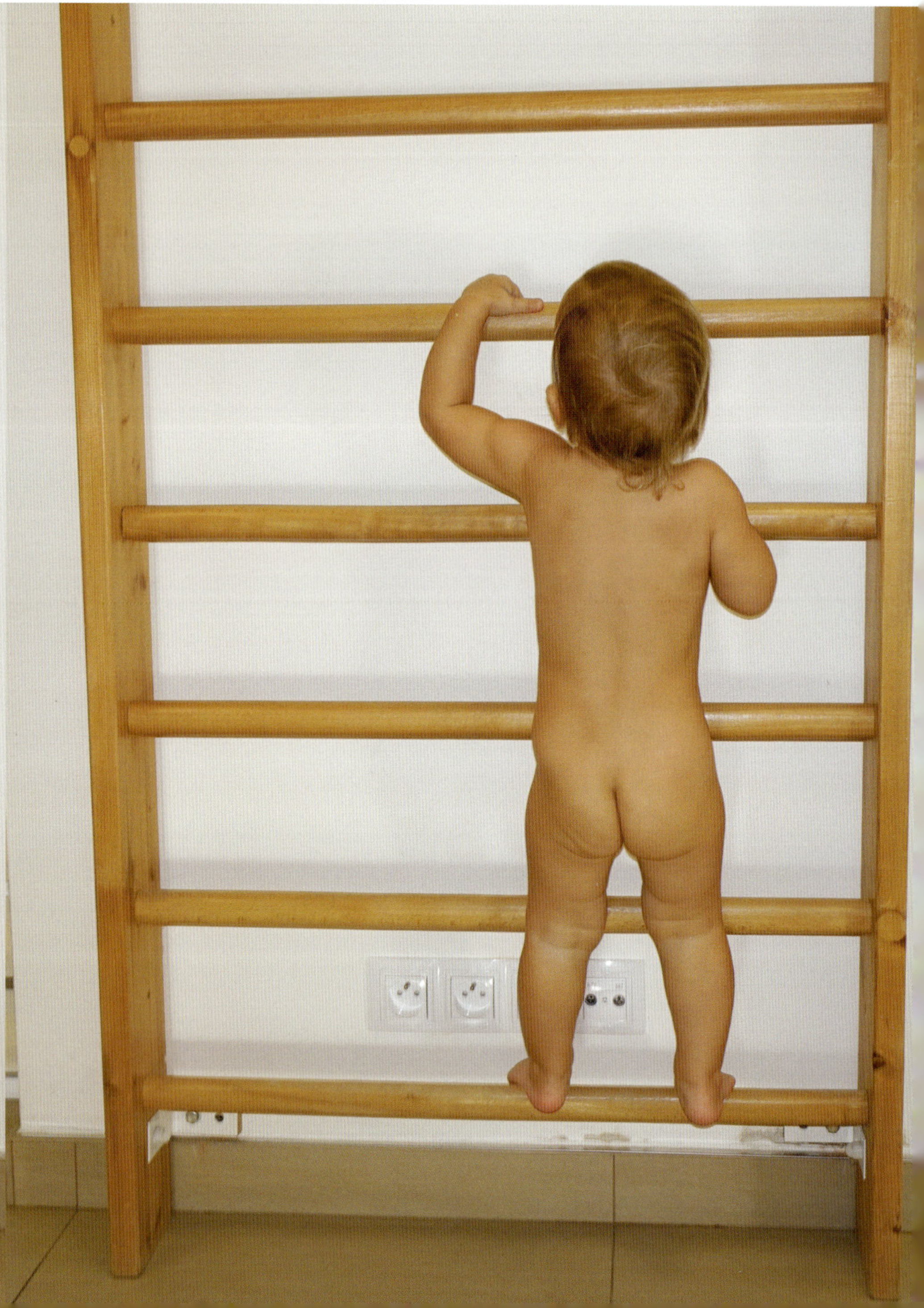

X.
Die Übungen der SPS Methode, fördern bzw. unterstützen die Spiralstabilisation der Bewegung

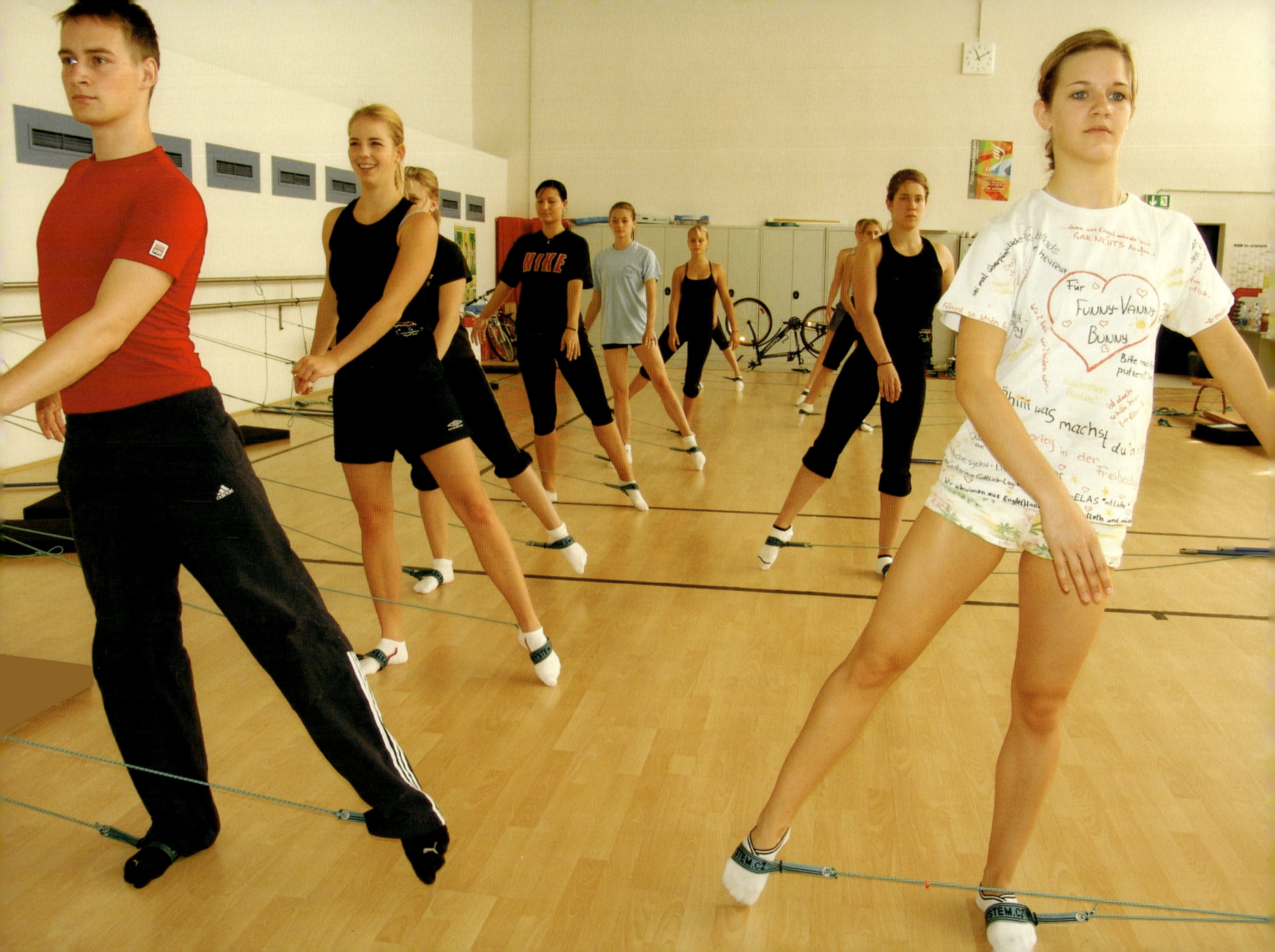
NIKE
Für
FUNNY-VANNY
BUNNY

Die Bewegung (Koordination, Steuerung) **Die Muskeln** (Bewegung, Stabilisation), **Die Wirbelsäule** (Zwischenwirbelscheiben, Gelenke)

Extension (Streckung)

Die Bewegung (Koordination, Steuerung)

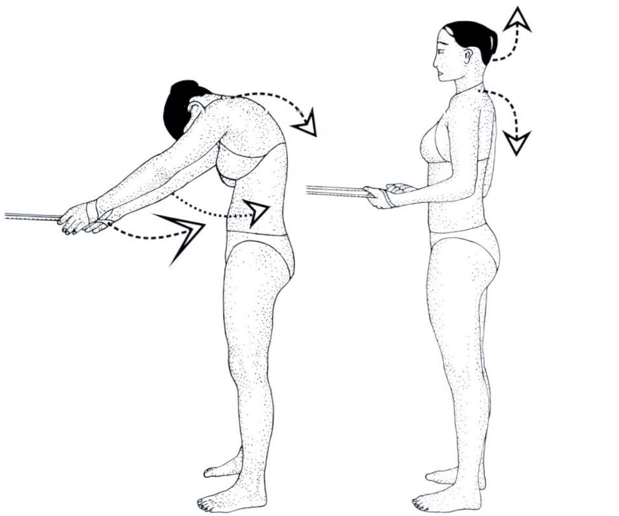

Die Muskeln (Bewegungsmuskeln, Stabilisationsm., Antigravitationsm.)

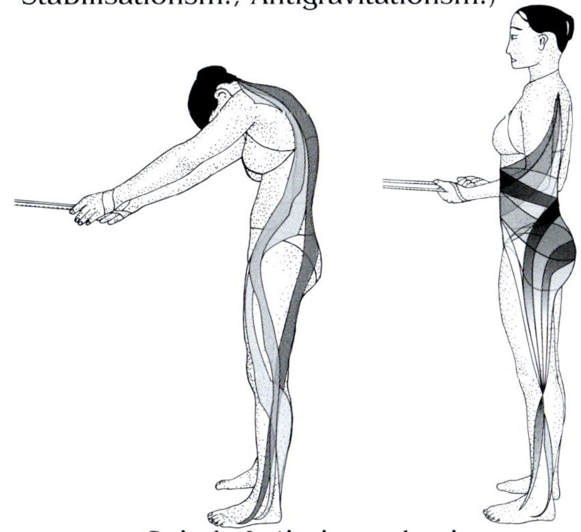

Spirale Latissimus dorsi

Die Wirbelsäule (Wirbelscheiben, Gelenke)

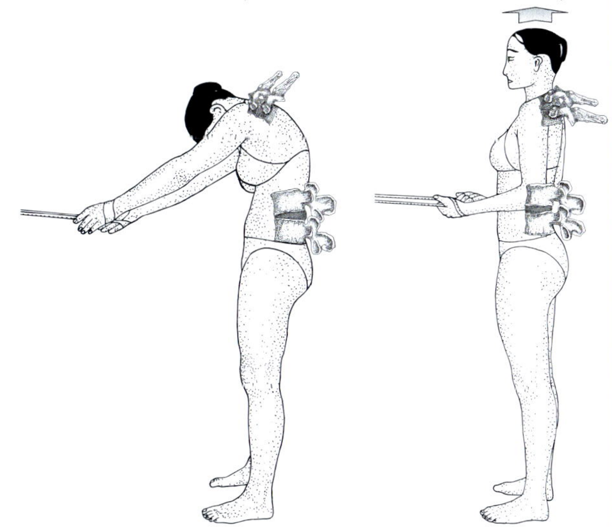

Flexion (Beugung)

Die Bewegung (Koordination, Steuerung)

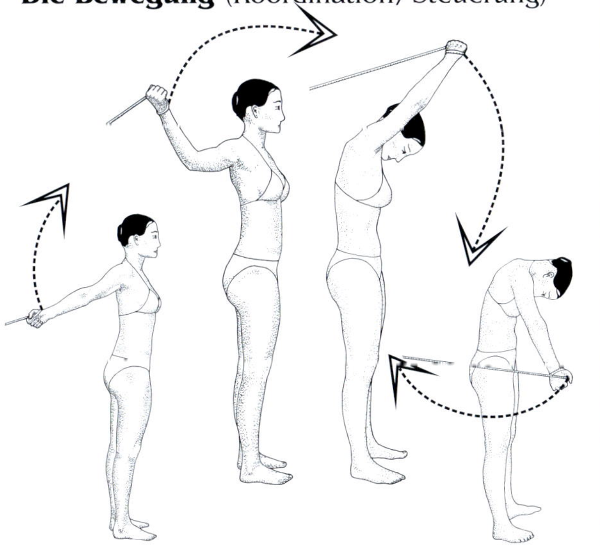

Die Muskeln (Bewegungsmuskeln, Stabilisationsm. Antigravitationsm.)

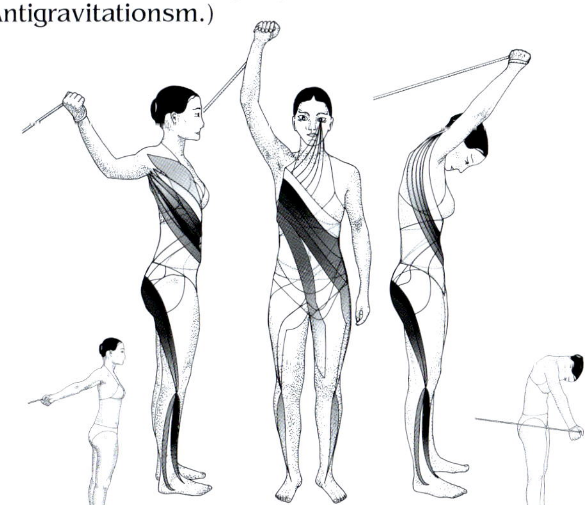

Spirale Serratus anterior

Die Wirbelsäule (Wirbelscheiben, Gelenke)

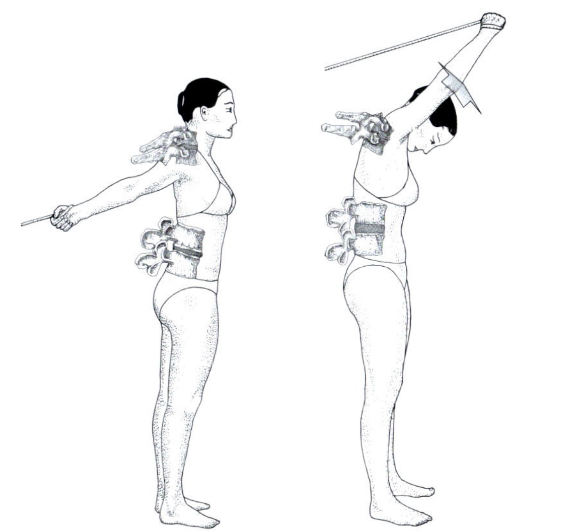

Während des Übens kontrollieren wir ständig die Qualität der Ausführung. 1. Die Koordination der Bewegung - die Bewegung in den einzelnen Gelenken und deren zeitliche Reihenfolge. 2. Das Einschalten der richtigen Stabilisationsmuskeln und deren Verkettung. Die Inhibition der antagonistischen Muskeln. 3. Die richtige Reaktion der Wirbelsäule - Traktion (Streckung nach oben, Abstand der Dornfortsätze, der Gelenke und die Erhöhung der Zwischenwirbelscheiben), Zentierung (Ausgleich der Wirbelsäule zur Mittellinie), Mobilisierung (Beweglichkeit in der Rotation, vor allem im Bereich des Brustkorbs).

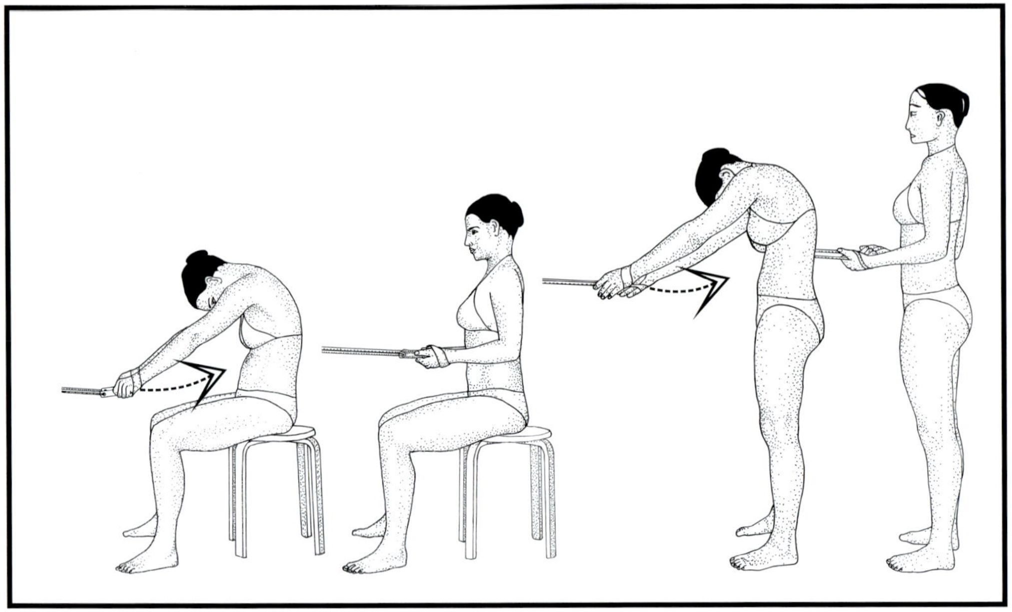

1

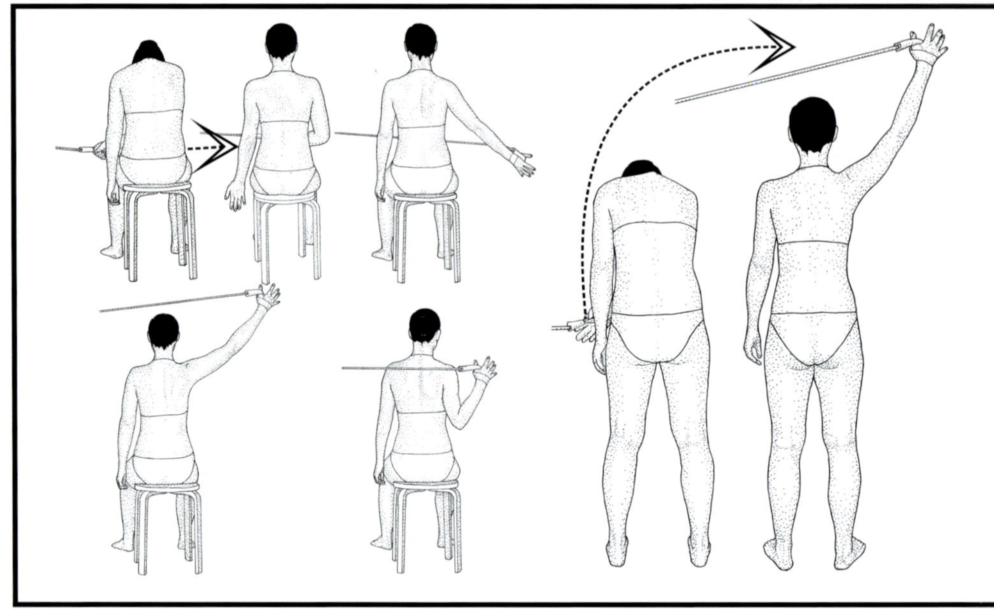

2

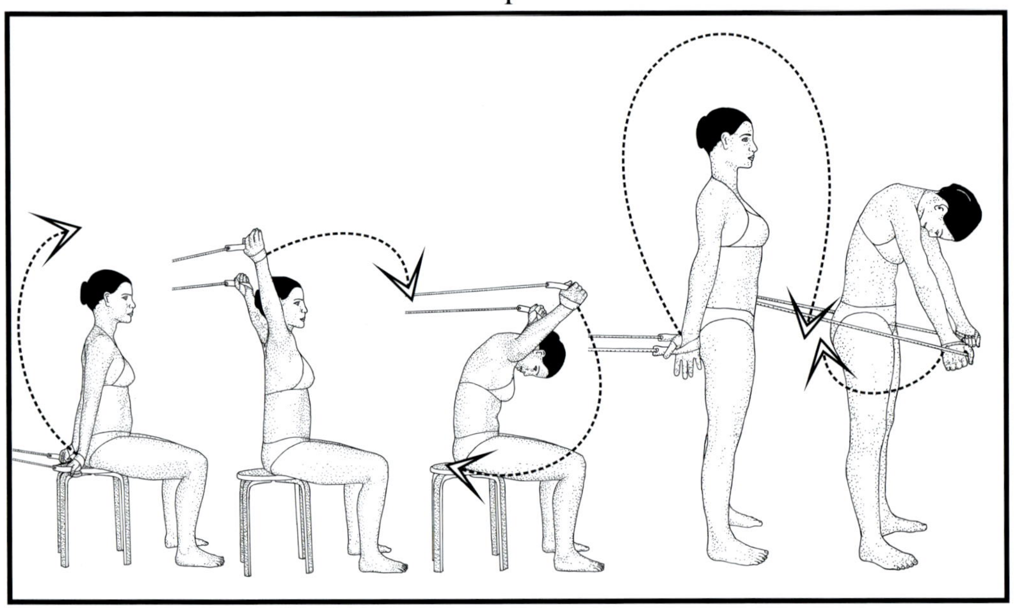

6

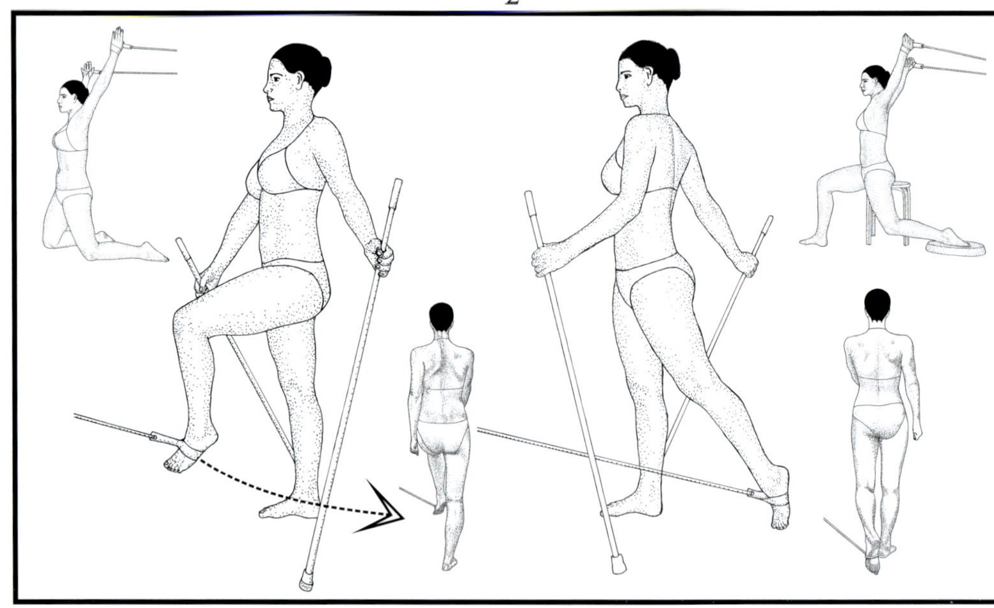

4, 11

5 Übungen, die zur Linderung der Schmerzen und der Ausfallerscheinungen bei den Patienten verwendet werden. Die Hauptmuskelbalance wird gebildet und die Spiralstabilisation aktiviert. Nachdem wir diese Probleme bewältigt haben, machen wir mit den 11 Übungen weiter, um die Koordinaton des Gehens bei den Patienten wieder herzustellen. Gleichzeitig wird er auf die alltägliche Belastung vorbereitet. Das ist die Phase der Rekonvaleszenz und der Regeneration.

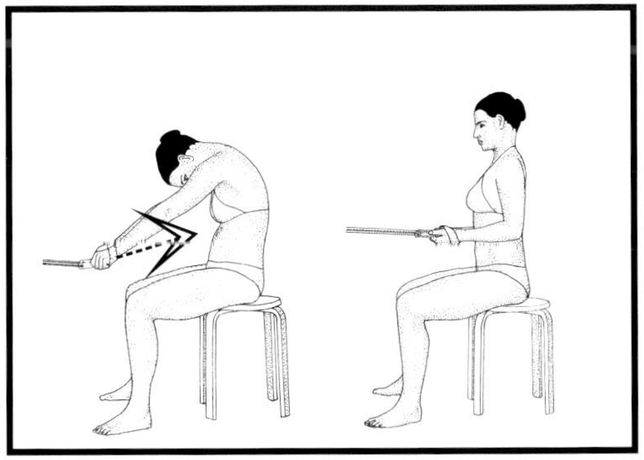

1/s

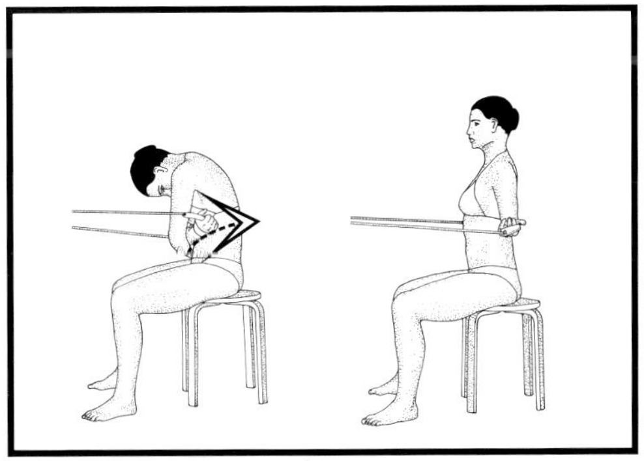

1/s

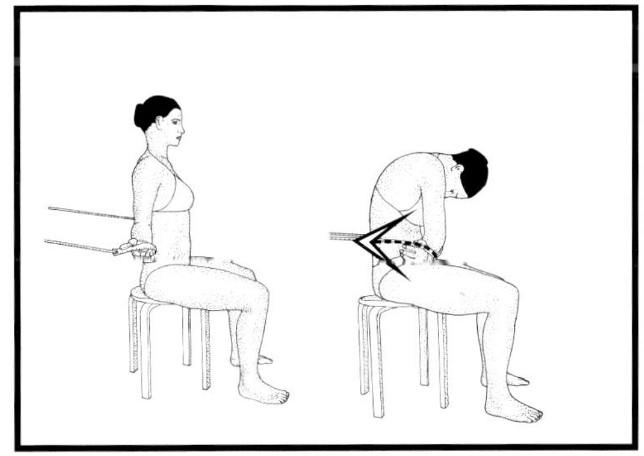

3/s

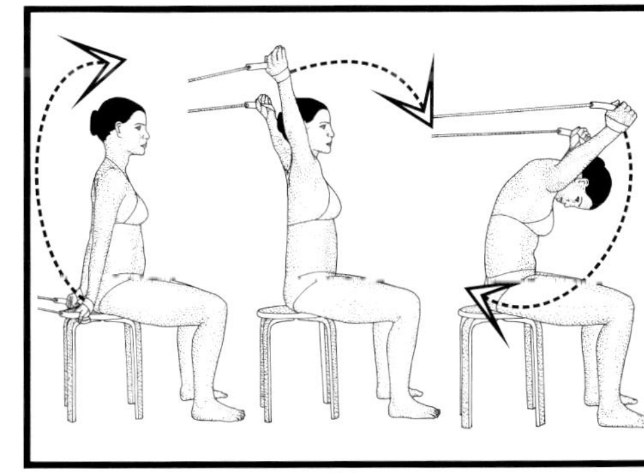

6/s

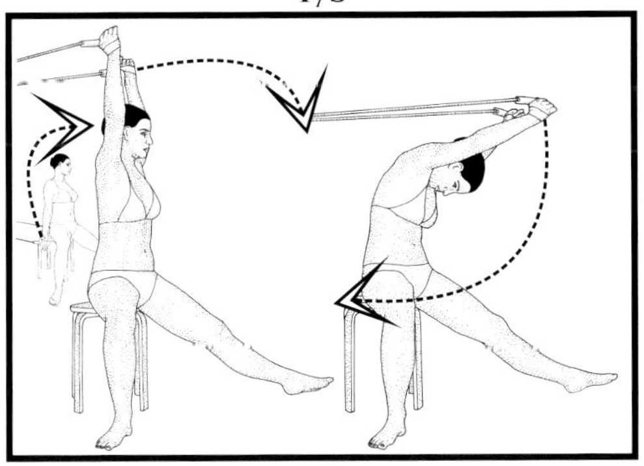

6/s

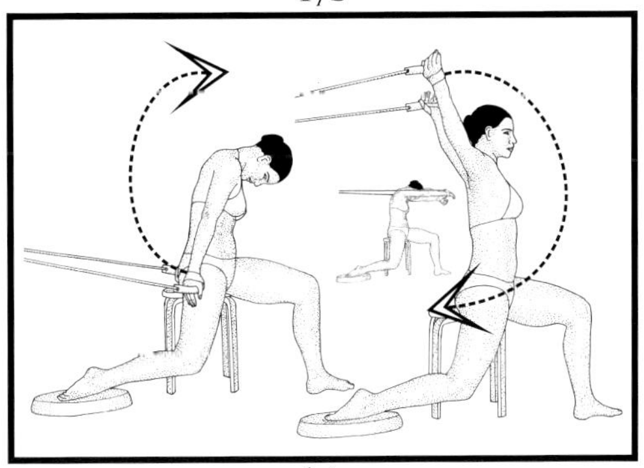

4/s

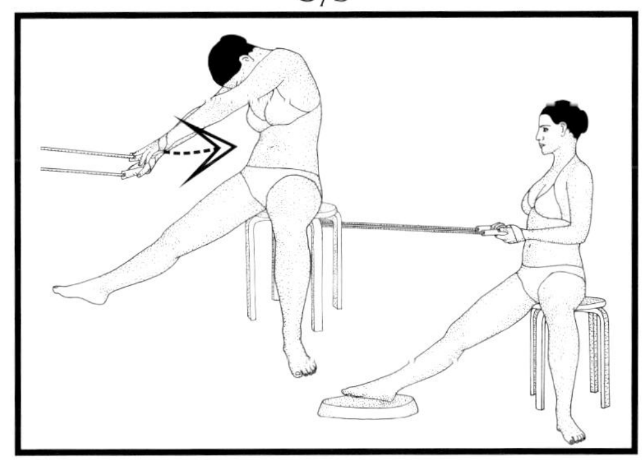

5/s

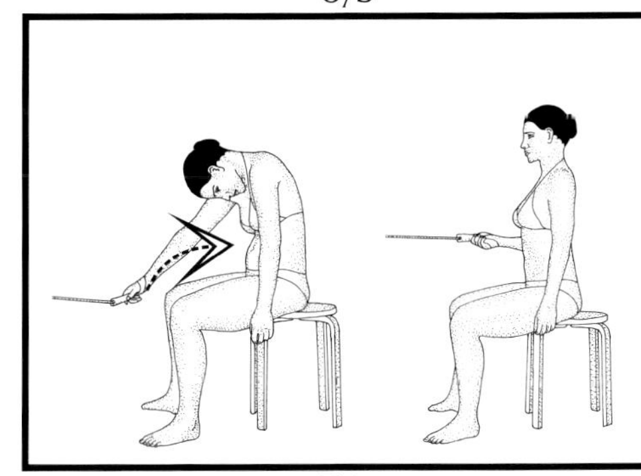

7/s

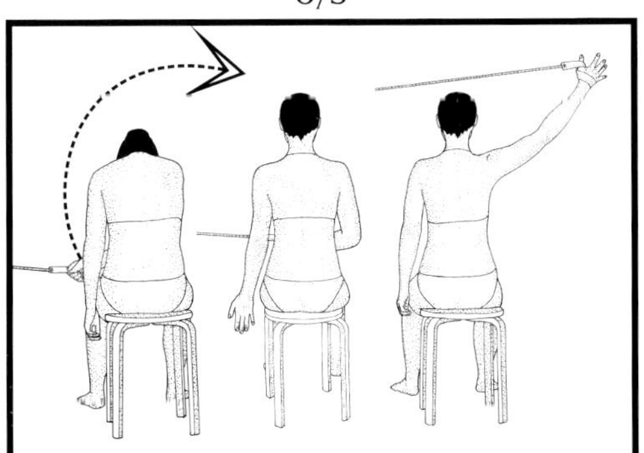

2/s

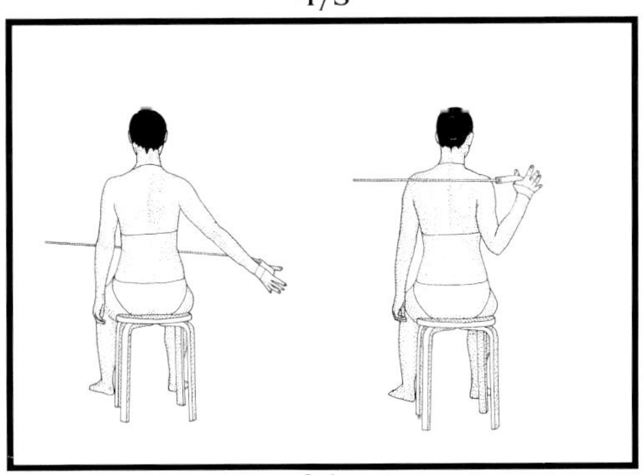

2/s

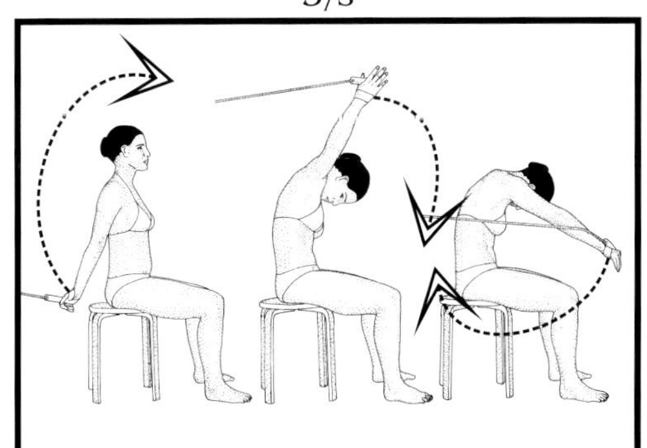

9/s

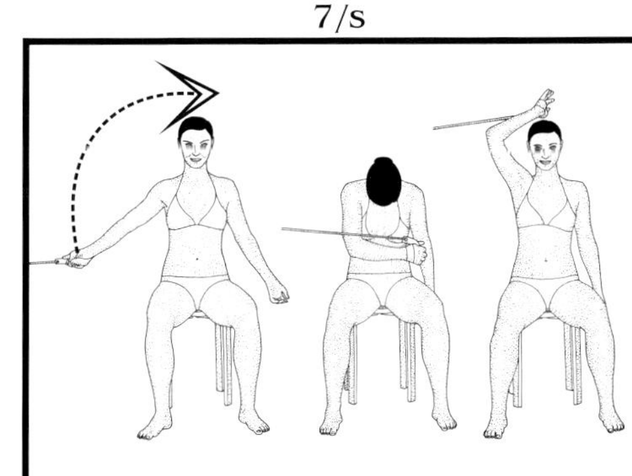

10/s

Die Übungen im Sitzen werden als Ersatzübungen angewendet, wenn das Üben im Stehen oder im Kniestand nicht möglich ist oder nicht richtig durchgeführt werden kann, oder wenn die Hauptfunktion und die Prinzipien des Übens dadurch beeinträchtigt sein sollten. Das Üben im Sitzen ist meist eine vorübergehende Maßnahme und mit der Zeit gehen wir auf die Übungen im Stehen über. Die Koordination dieser Übungen ist die gleiche wie bei den Übungen im Stehen.

11 Übungen im Stehen - eine Behandlungsvariante

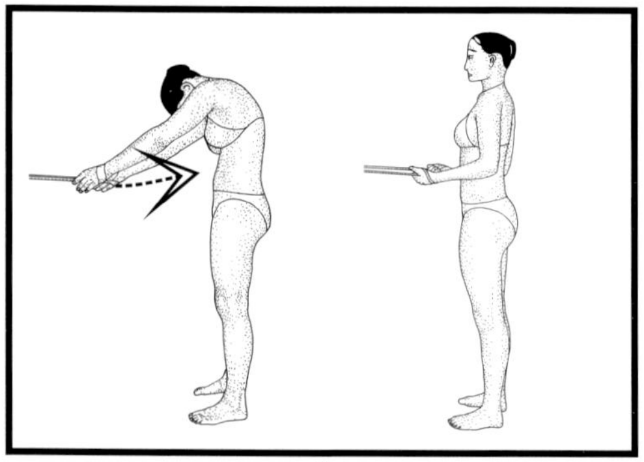

1

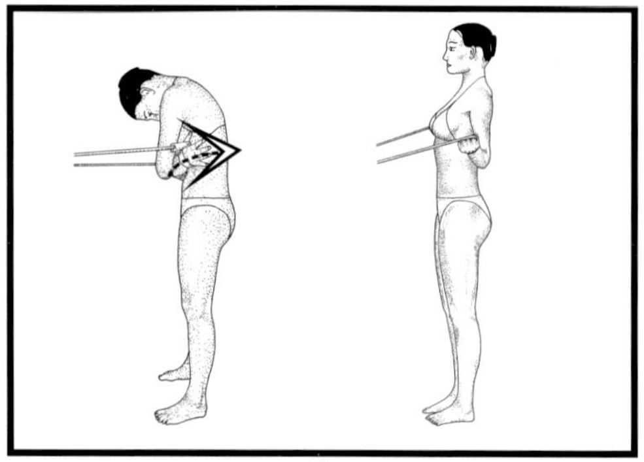

1

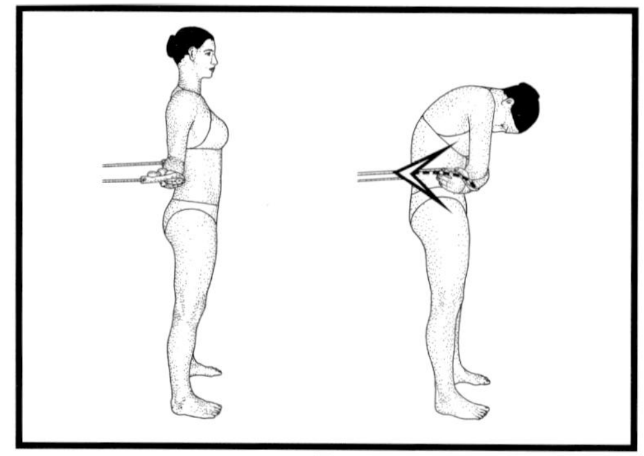

3

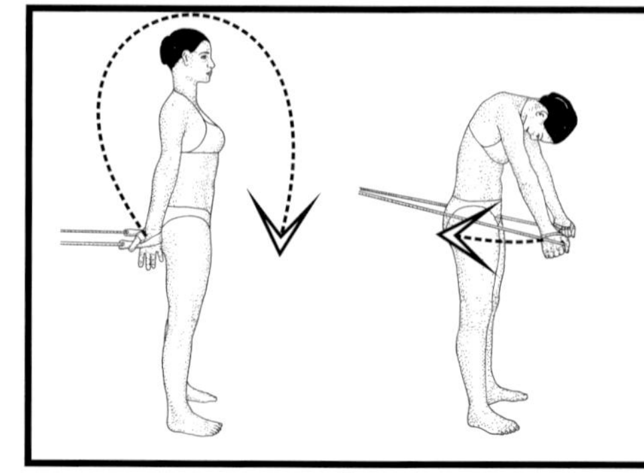

6

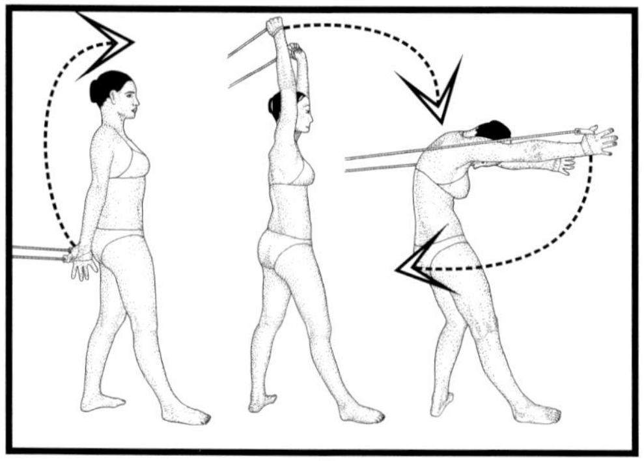

6

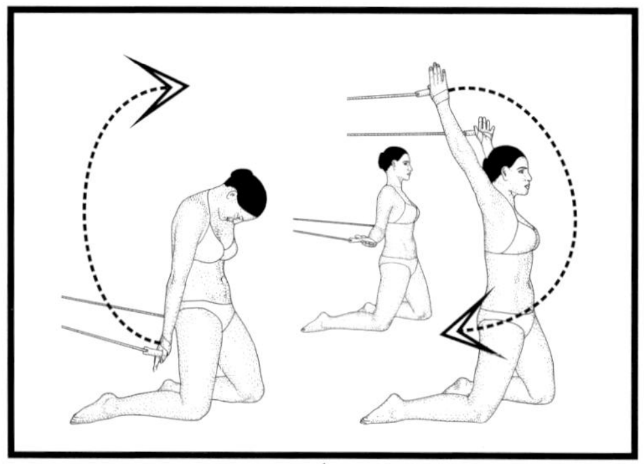

4

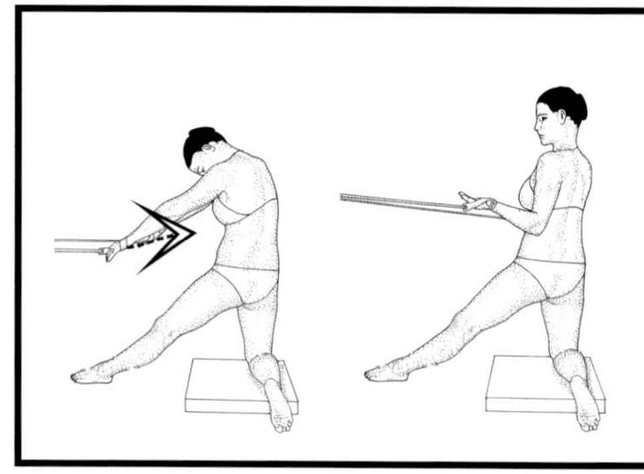

5

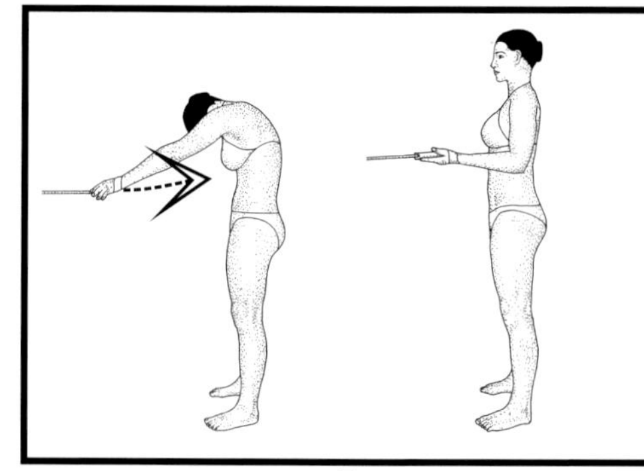

7

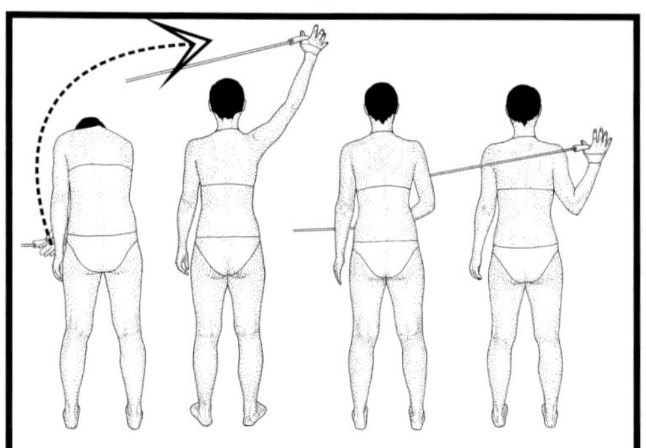

2, 8

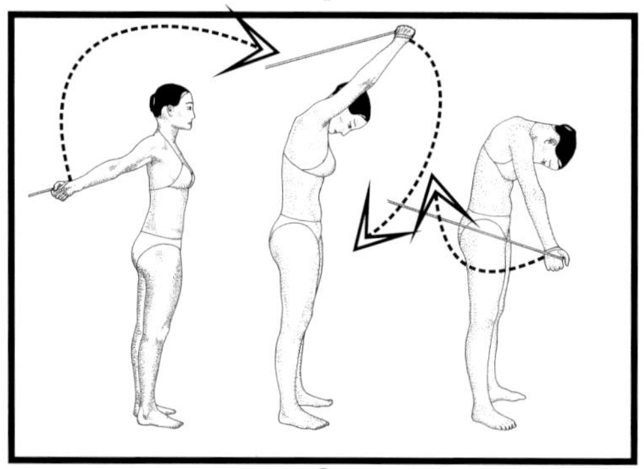

9

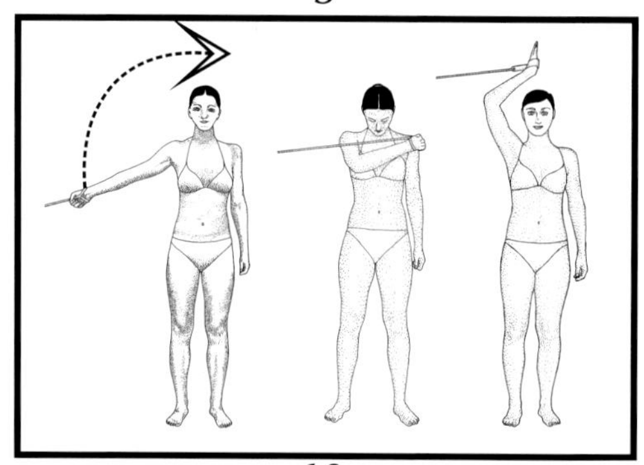

10

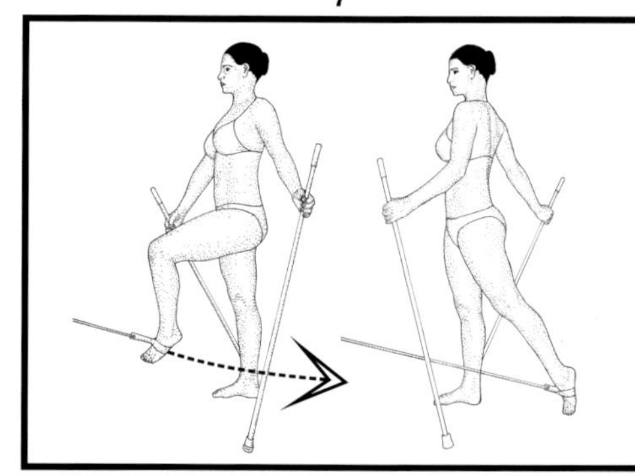

11

Die 11 Übungen im Stehen auf beiden Beinen sind eine Zusammenstellung von Grundübungen, die alle wichtigen Muskeln des Körpers strecken und kräftigen. Weiterhin bilden sie die Achse des Körpers und stellen die optimale Koordination des Gehens wieder her. Die Behandlungsvariante der Übungen hält den Rumpf deutlich im Beckenfundament und geht nicht hinaus. Auf diese Weise werden die Antigravitationsfunktionen des M. erector spinae nicht aktiviert und die Zwischenwirbelscheiben können besser regeneriert werden. Außerdem verläuft auch die Heilung nach einem Bandscheibenvorfall schneller und besser.

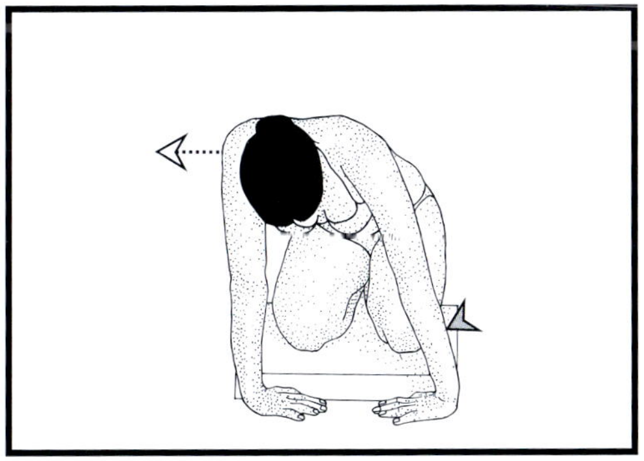

Dehnung der Handwurzelflexoren

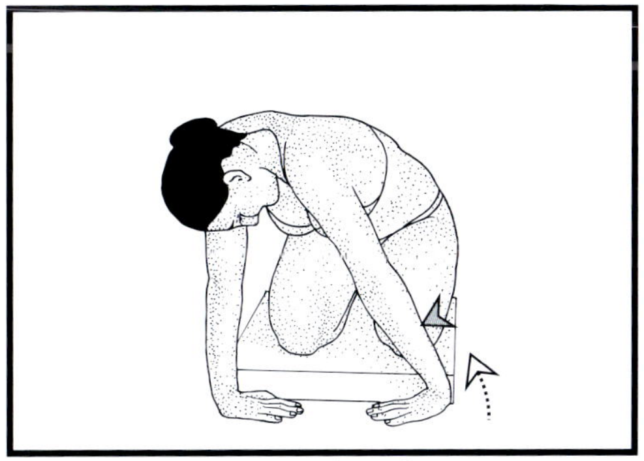

Dehnung der Fingerflexoren

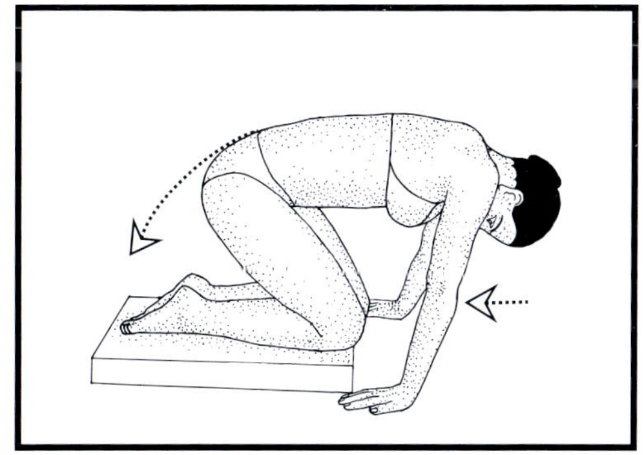

Dehnung der Handwurzelflexoren -Vorbereitung

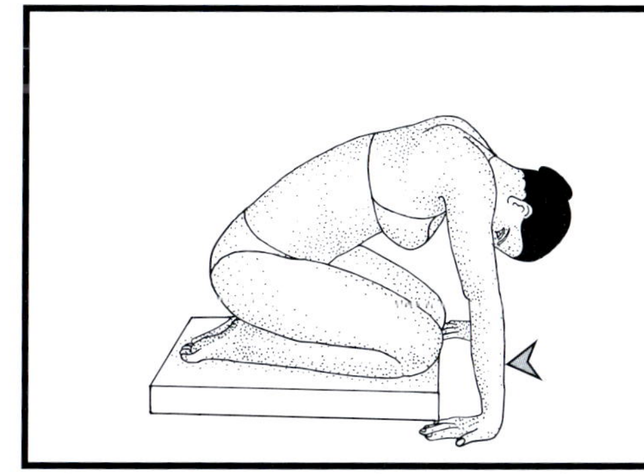

Dehnung der Handwurzelflexoren - Ausführung

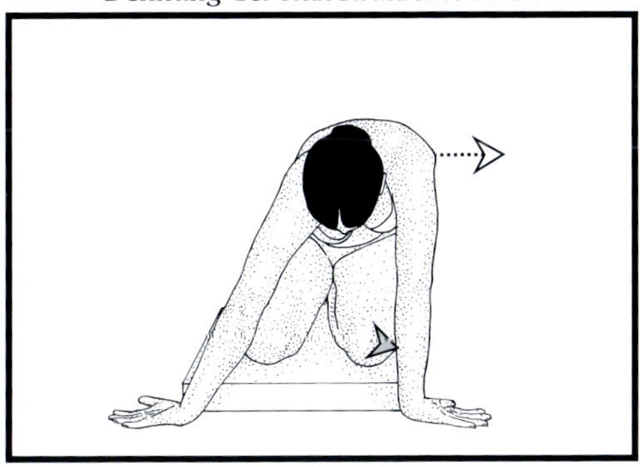

Dehnung der Handwurzelextensoren

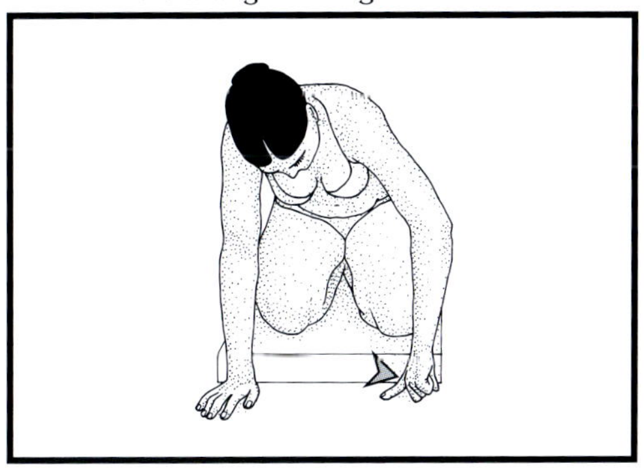

Dehnung der Fingerextensoren

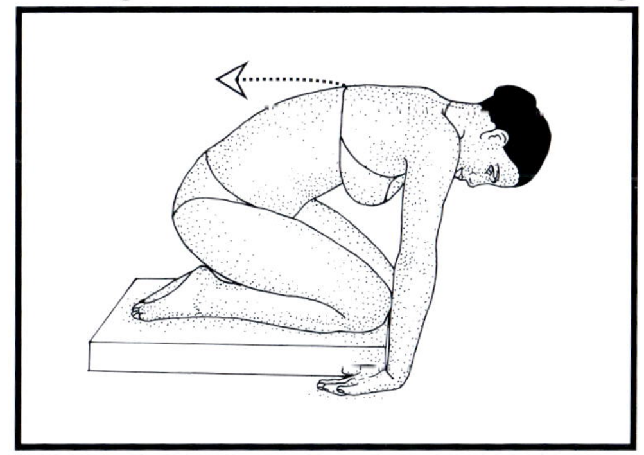

Dehnung der Handwurzelextensoren - Vorbereitung

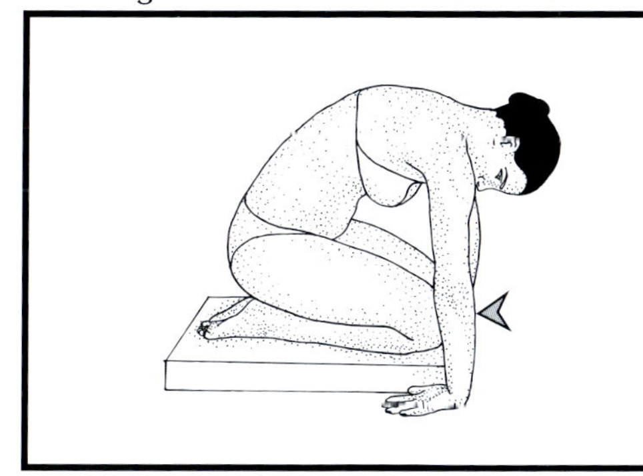

Dehnung der Handwurzelextensoren - Ausführung

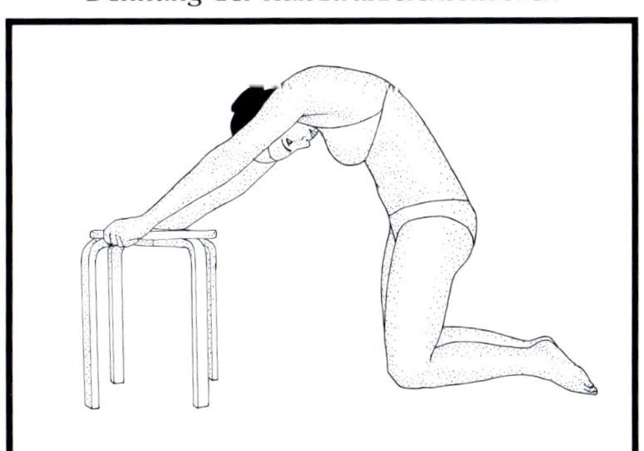

Dehnung des M. teres major, M. subscapularis -Vorbereitung

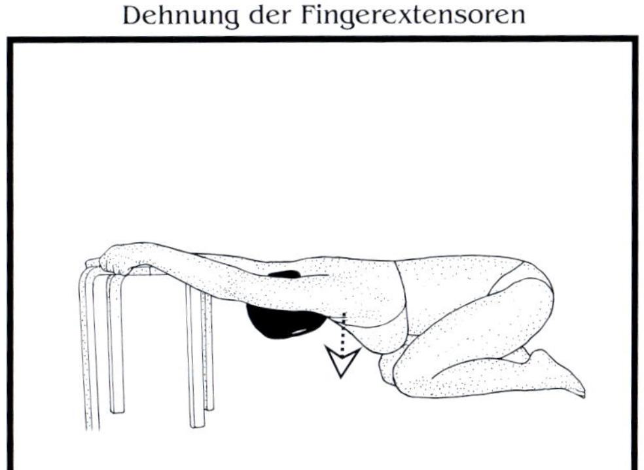

Dehnung des M. teres major, M. subscapularis - Ausführung

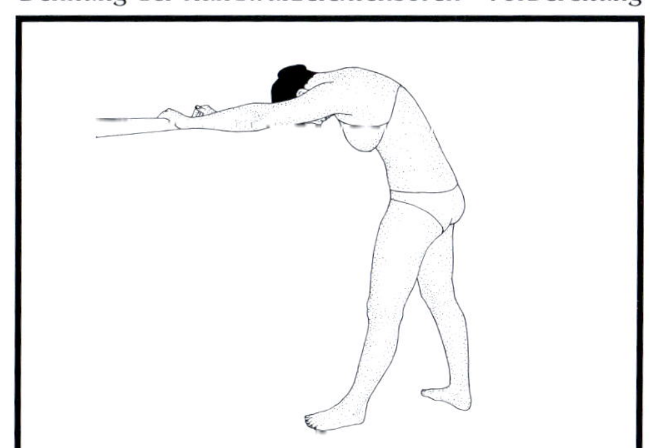

Dehnung des M. teres major, M. subscapularis - Vorbereitung

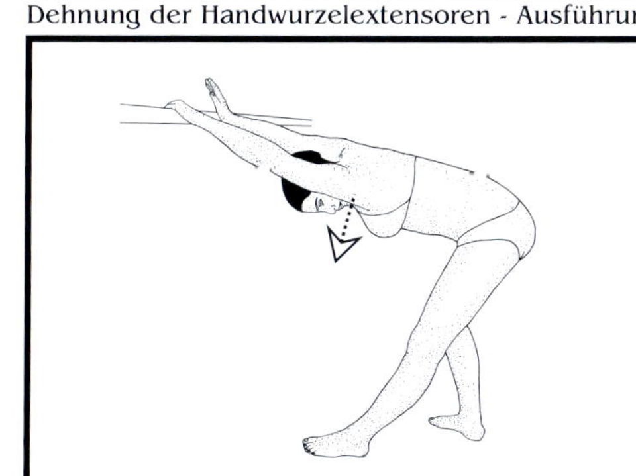

Dehnung des M. teres major, M. subscapularis - Ausführung

Die Dehnung der Beuger und Strecker der Hand und der Finger ist eine Prävention gegen die Entstehung des Karpaltunnels. Die andere Indikation ist epicondylitis radialis und ulnaris (Tennis-, Speerwerfer- und Golfellenbogen). Die Spannung der Handmuskeln erhöht die Spannung der Nackenmuskulatur. Mit der Dehnung bekommen wir zum Teil eine Erleichterung bei den Beschwerden im Bereich der Halswirbelsäule.

Die Dehnung des M. teres major (großer Rundmuskel) und des M. subscapularis (Unterschulterblattmuskel) ist Bestandteil der Prävention und der Behandlung von Schmerzen an der Halswirbelsäule sowie im Schultergelenk.

6 Übungen für die unteren Gliedmaßen

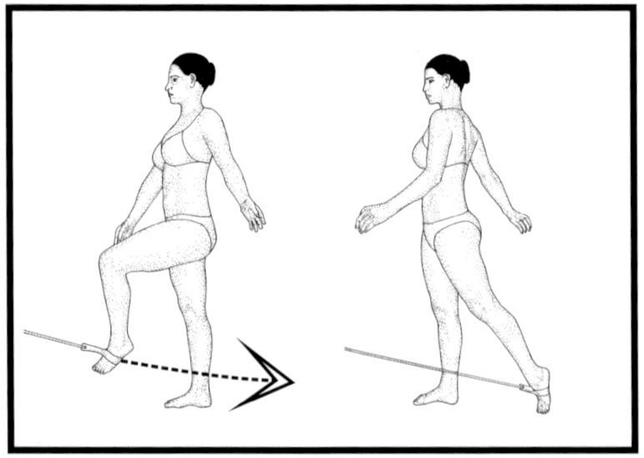

11

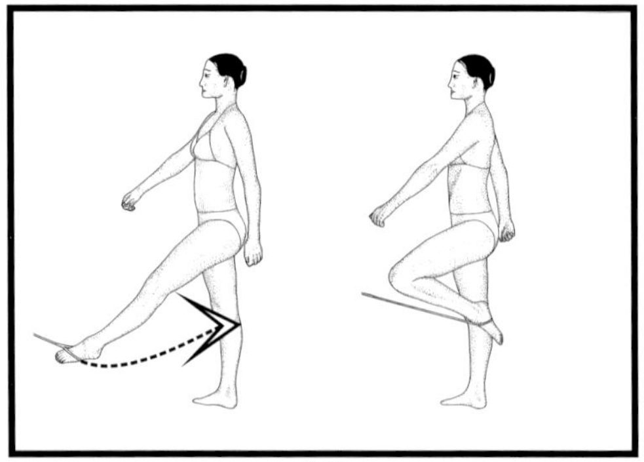

15

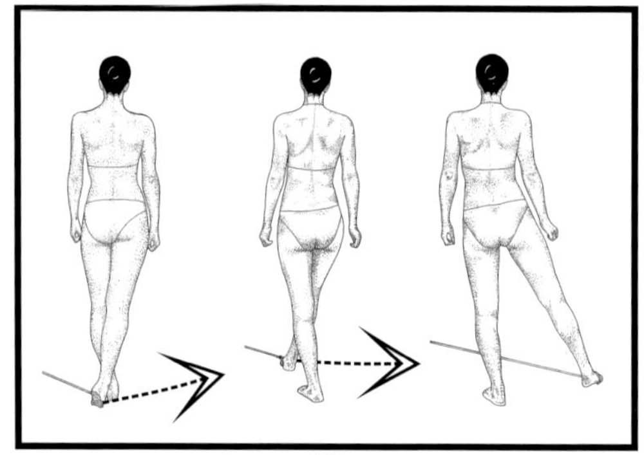

12

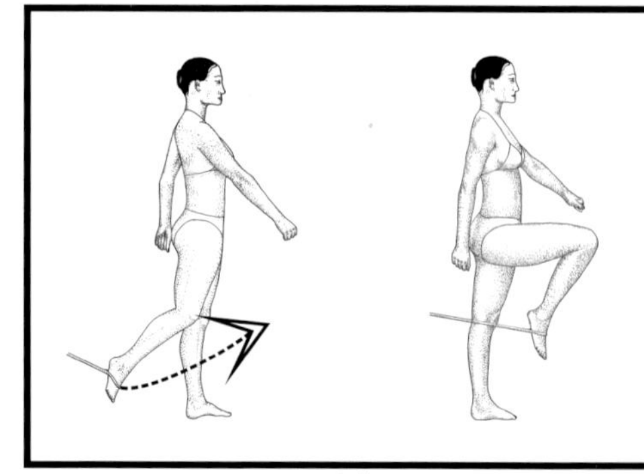

14

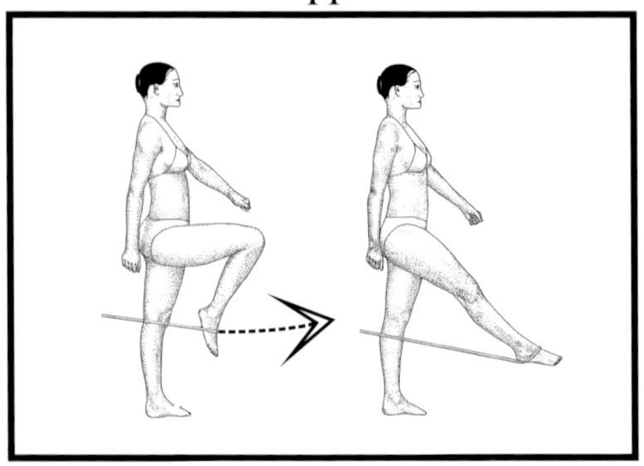

16

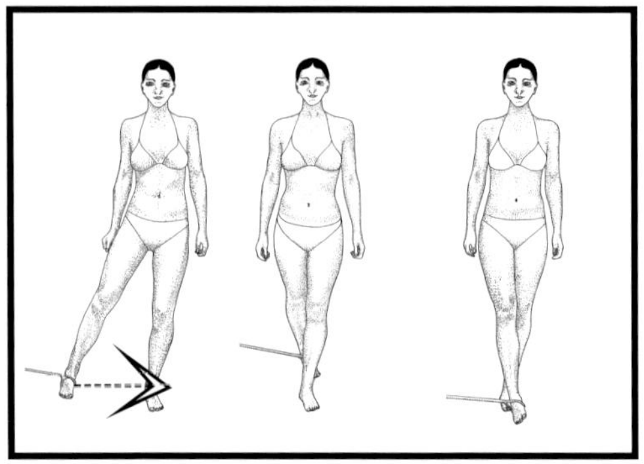

13

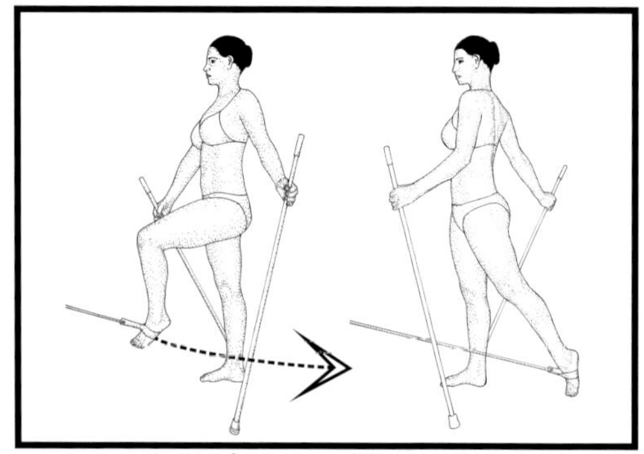

11 Variante mit Stöcken

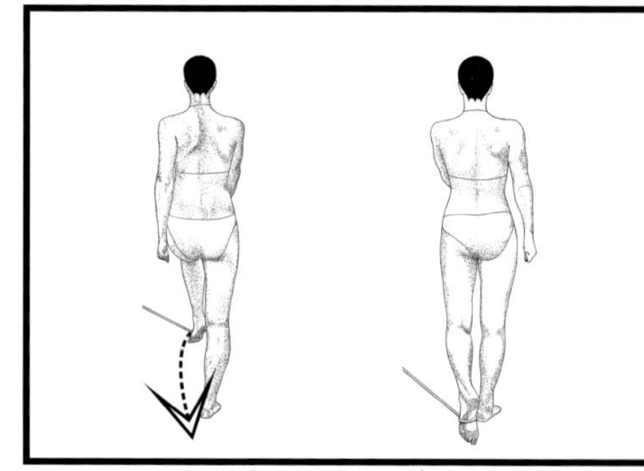

11 Rückansicht

Die Übungen für Gesunde und Fortgeschrittene

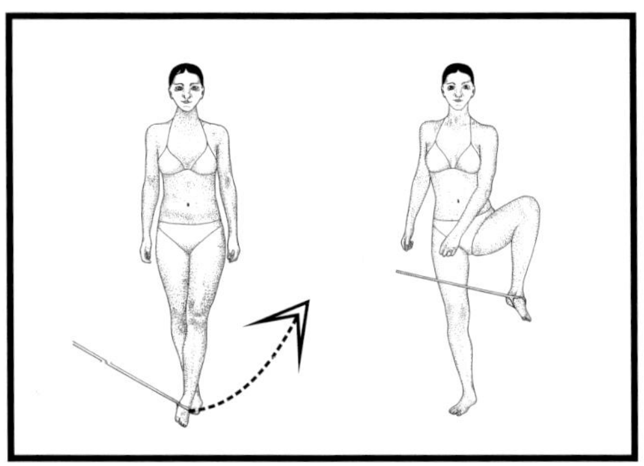

12+

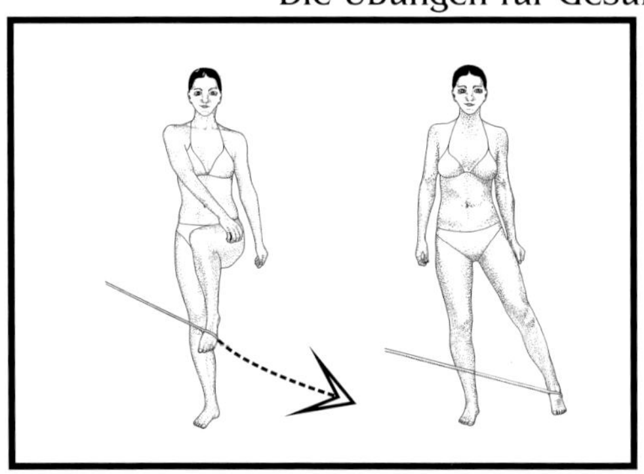

12+

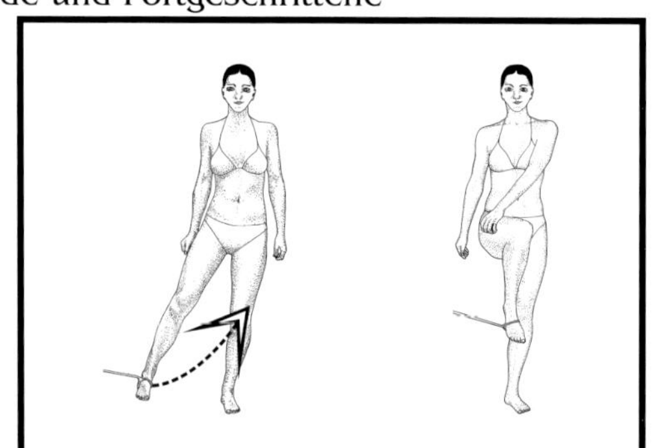

13+

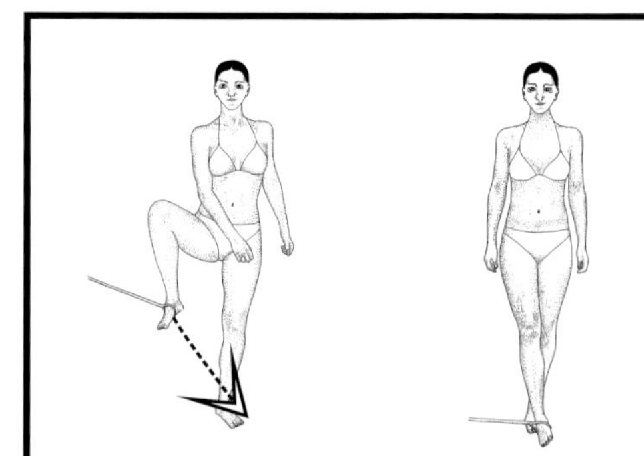

13+

Die Übungen für die unteren Gliedmaßen sind die Grundlage des optimal koordinierten Gangs. Wir wenden sie bei Störungen des Hüft- und Kniegelenks an. Die Übungen haben den Charakter der unbelasteten Bewegung, weil nur das unbelastete Bein bewegt wird. So kann der Gelenkknorpel regeneriert werden. Die Übungen stabilisieren durch den Muskelapparat auch sehr gut die Gelenke der Beine. Bei der ausholenden Gegenbewegung der Arme mit der unteren Fixierung der Schulterblätter, kommt es zur perfekten Mobilisation des Brustkorbs und der Halswirbelsäule. Die Übungen trainieren die großen Muskelgruppen und haben dadurch einen hohen Energieverbrauch. Deshalb ist deren weitere Anwendung auch bei den metabolischen Erkrankungen (Diabetes mellitus, Hyperlipoproteinemie, Obesität, Metabolisches Syndrom) vorteilhaft.

Stretching ohne Seil - untere Gliedmaßen, Füße

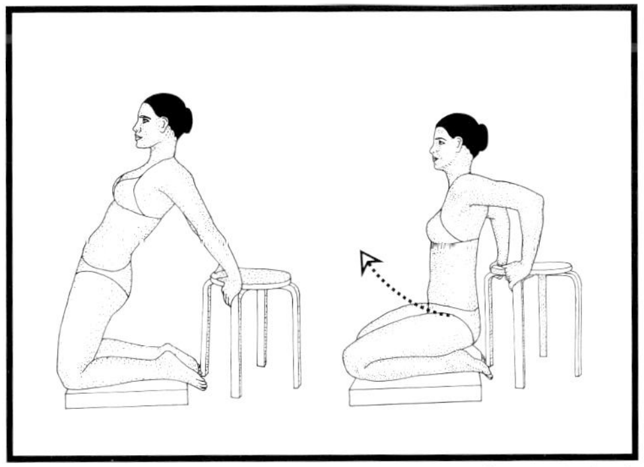

Dehnung vordere Muskelgruppe Hüfte u. Schulter

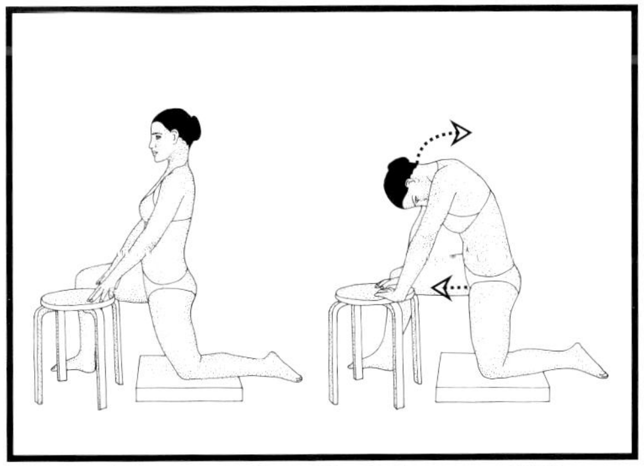

Dehnung vordere Muskelgruppe Hüfte

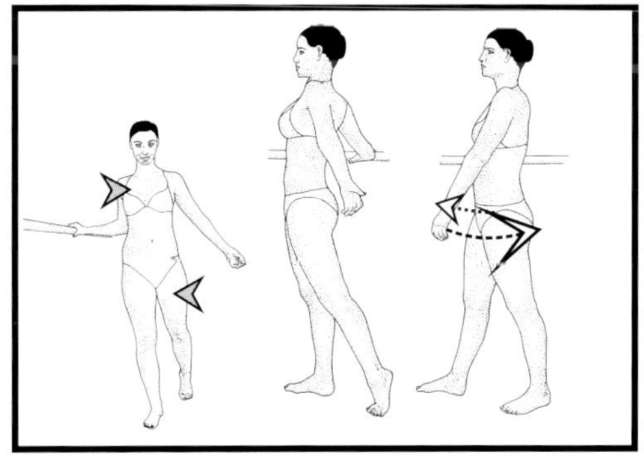

Dehnung vordere Muskelgruppe Hüfte u. Schulter

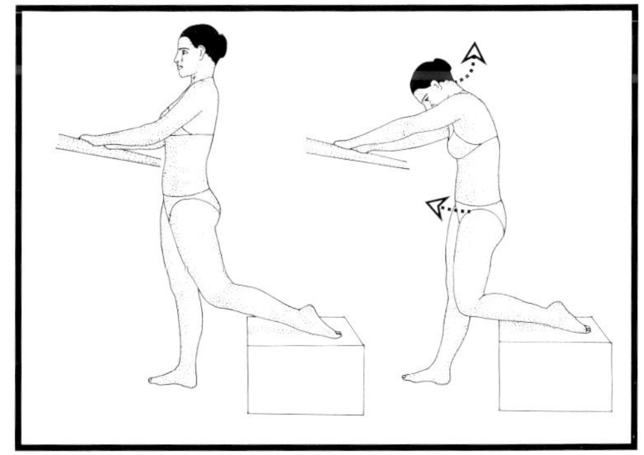

Dehnung vordere Muskelgruppe Hüfte

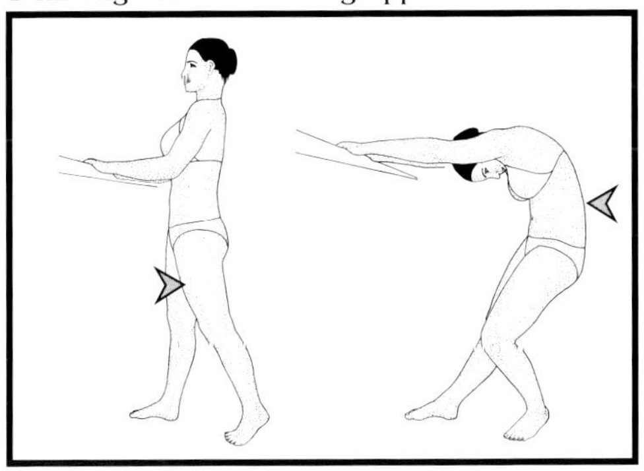

Dehnung vordere Muskelgruppe Hüfte u. Rücken

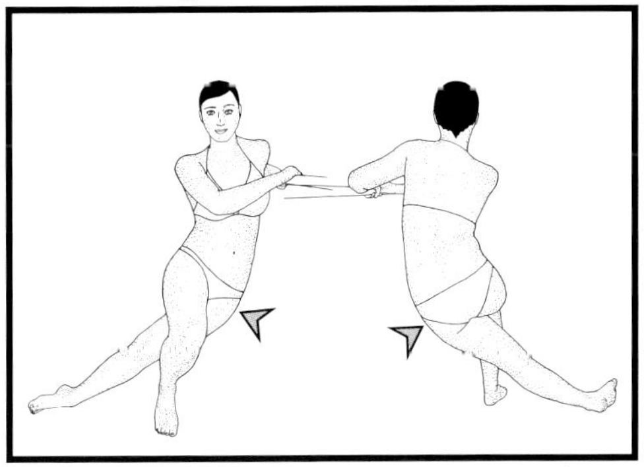

Dehnung seitliche Muskelgruppe Hüfte

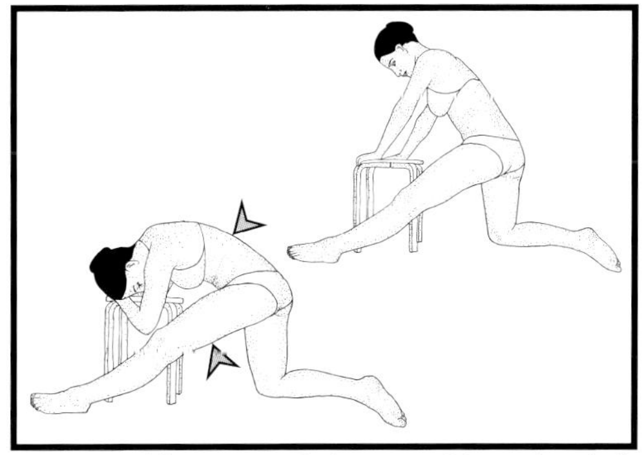

Dehnung hintere Muskelgruppe Oberschenkel

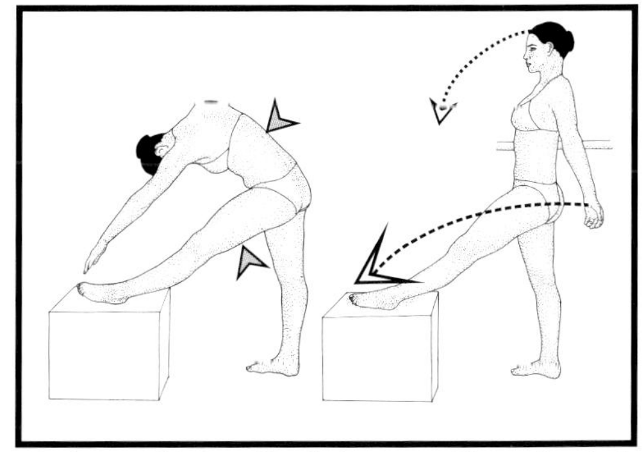

Dehnung hintere Muskelgruppe Oberschenkel

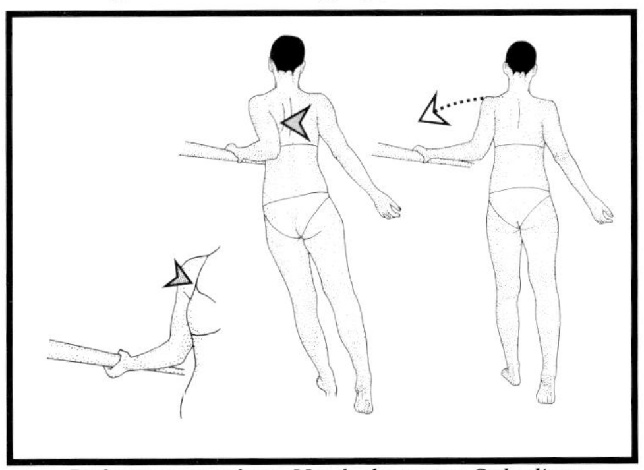

Dehnung vordere Muskelgruppe Schulter

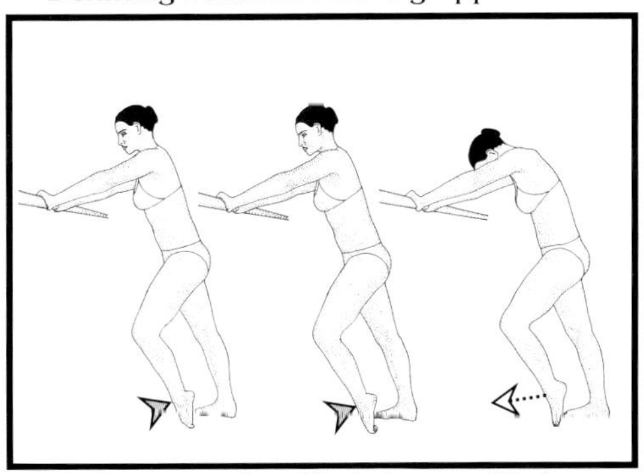

Dehnung vordere Muskelgruppe Waden

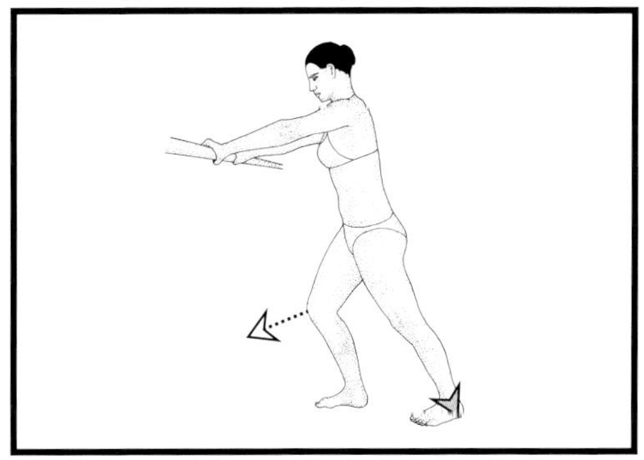

Dehnung hintere Muskelgruppe Waden

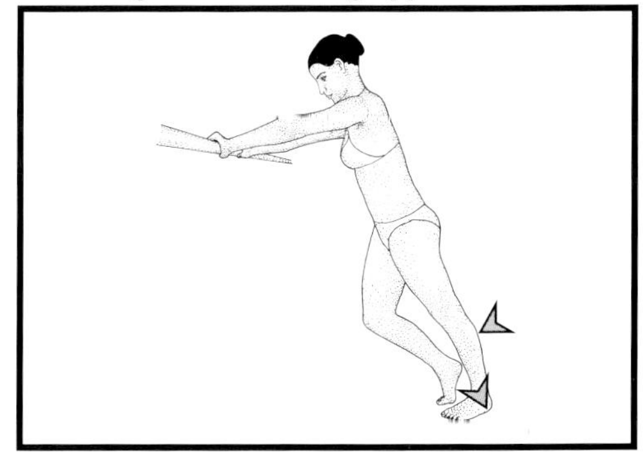

Dehnung hintere Muskelgruppe Waden

Mit der Dehnung der Muskeln, die sich auf der vorderen, hinteren, seitlichen und inneren Seite des Hüftgelenks und des Oberschenkels befinden, gewinnen wir eine bessere Beweglichkeit des Hüftgelenks. Diese Muskeln sind mit der Funktion der Lendenwirbelsäule eng verbunden. Deshalb ist es notwendig bei Schmerzen im Lendenbereich, diese Muskeln zu entspannen und zu dehnen.

Die Fußsohle und das Schienbein sind wichtige Sensoren (Sinnesorgane), die den Druck bei Belastung wahrnehmen. Die vom Fuß kommenden Informationen werden in das Zentralnervensystem geleitet. Bei Belastung aktiviert dieser Reiz eine Reaktion, die die Spannung der posturalen Muskeln erhöht. Die wichtigsten posturalen Muskeln sind die Bauchmuskeln. Verkürzungen der Beinmuskeln, Einschränkung der Beweglichkeit und Deformierungen der Fußsohle beeinträchtigen wesentlich die Fähigkeit des Beins den Druck und die Form des Bodens wahrnehmen zu können. Die posturale Reaktion wird nicht ausreichend aktiviert und die Spannung der Bauchmuskeln sinkt. Die Abschwächung der Bauchmuskeln führt zur Entstehung des Schmerzsyndroms der Lendenwirbelsäule und zur Störung der Trittfestigkeit. Deshalb empfehlen wir, die Beine regelmäßig zu dehnen und zu mobilisieren.

Dehnung, Entspannung und Mobilisation des Nackens

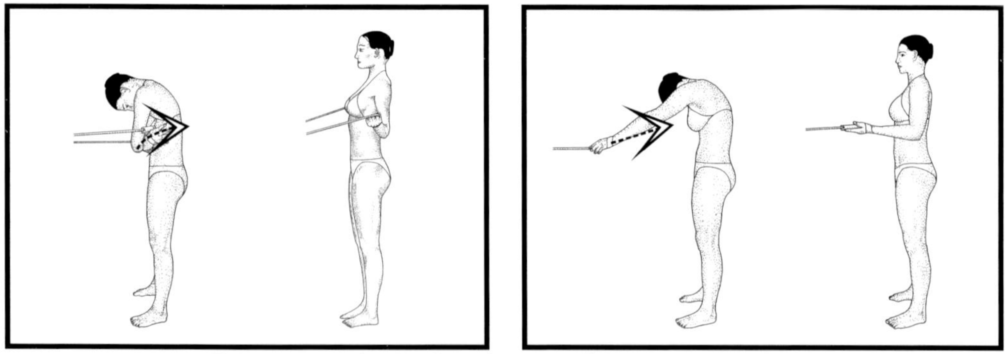

Entspannung des Nackens in ausgeglichener Körperachse

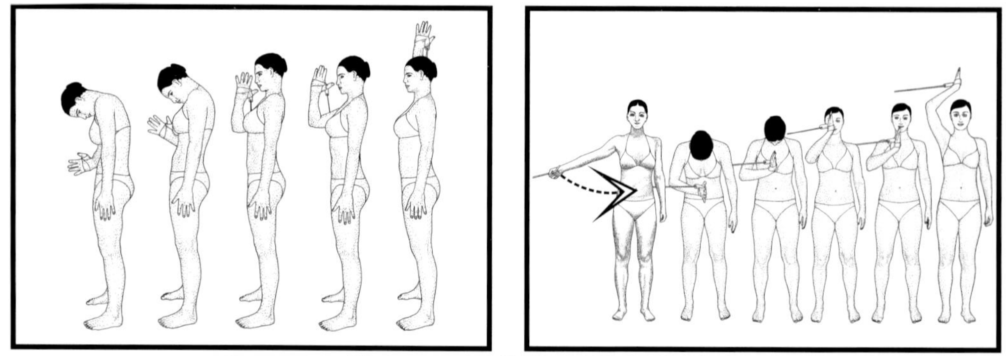

Segmentmobilisierung des Nackens bis in die Vorbeuge

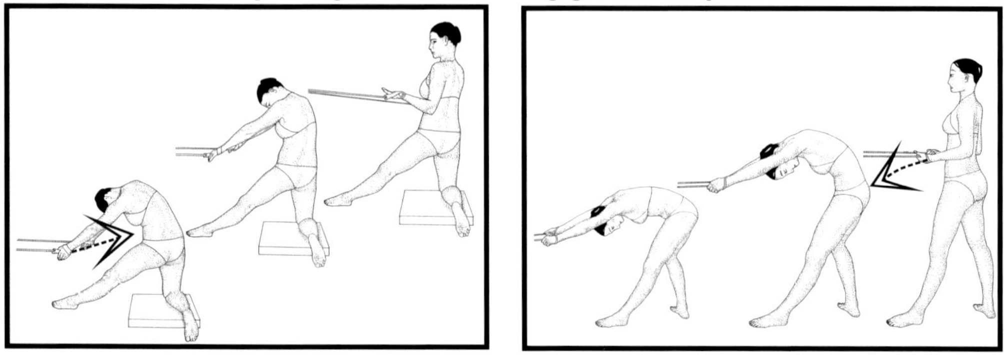

Dehnung der hinteren Muskelgruppe des Nackens und des Rückens

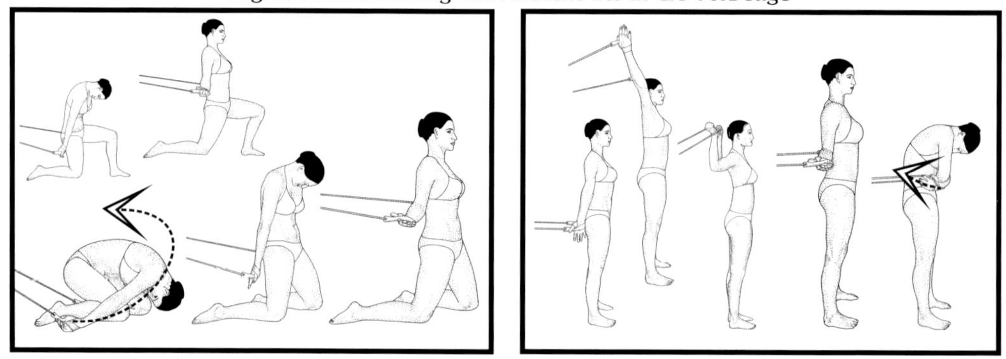

Dehnung der vorderen Muskelgruppe des Brustkorbs und des Nackens

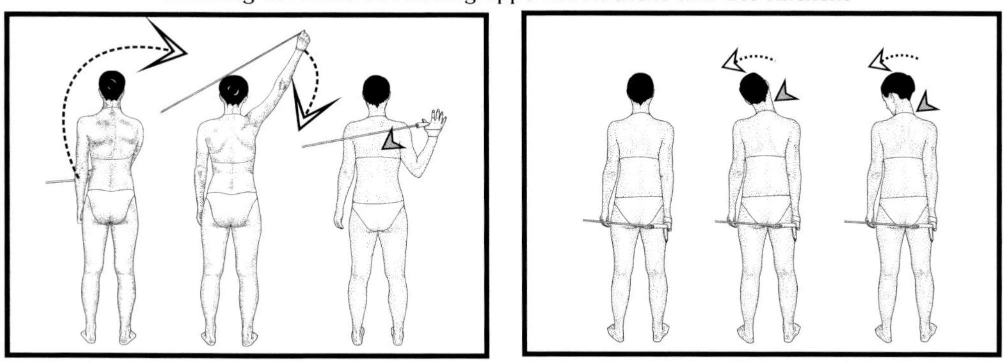

Dehnung der seitlichen Muskelgruppe des Nackens

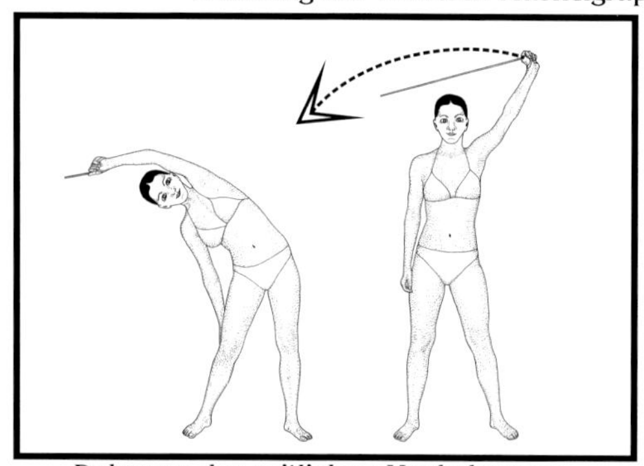

Dehnung der seitlichen Muskelgruppe des Rumpfs und der Schulter

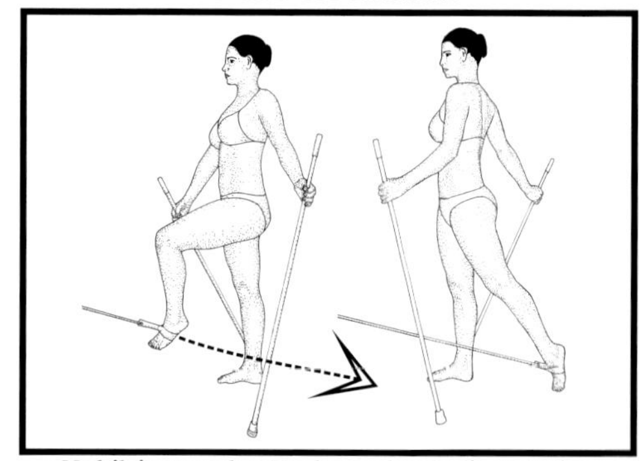

Mobilsierung des Nackens durch die Rotation des Rumpfs

Stretching und Mobilisierung des Nackens erfordern die Stabilisation von Becken, Abdominalbereich und Rumpf in der Achse. Die Muskeln der vorderen Gruppe des Schultergürtels werden passiv und aktiv gedehnt. Wir dehnen die parevertebralen Muskeln der vorderen und hinteren Gruppe und anschließend die seitliche Muskelgruppe des Nackens. Wir mobilisieren die Wirbelsäule durch die Übungen für die Beine mit den Stöcken. Die Gegenrotation des Beckens und der Schultern muss sehr konsequent durchgeführt werden. Der Kopf bleibt in gerader Position. Auf diese Weise ensteht von unten eine intensive Mobilisation des Nackenbereichs. Bedingung dafür ist die konsequente Einhaltung der Achse des Rumpfs und des Kopfs.

Unsere Beobachtung: Fast alle Menschen die unter Spannung im Nackenbereich leiden, haben ein unstabiles Becken (Abschwächung des M. gluteus maximus). Deshalb muss dieser Muskel gekräftigt werden.

Übungen im Stehen auf einem Bein

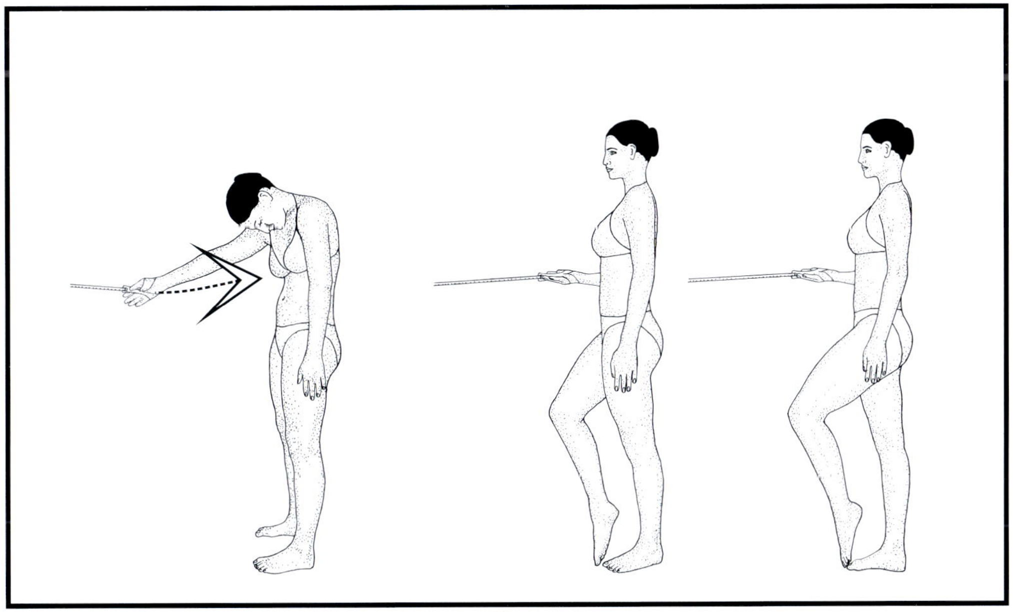

7+

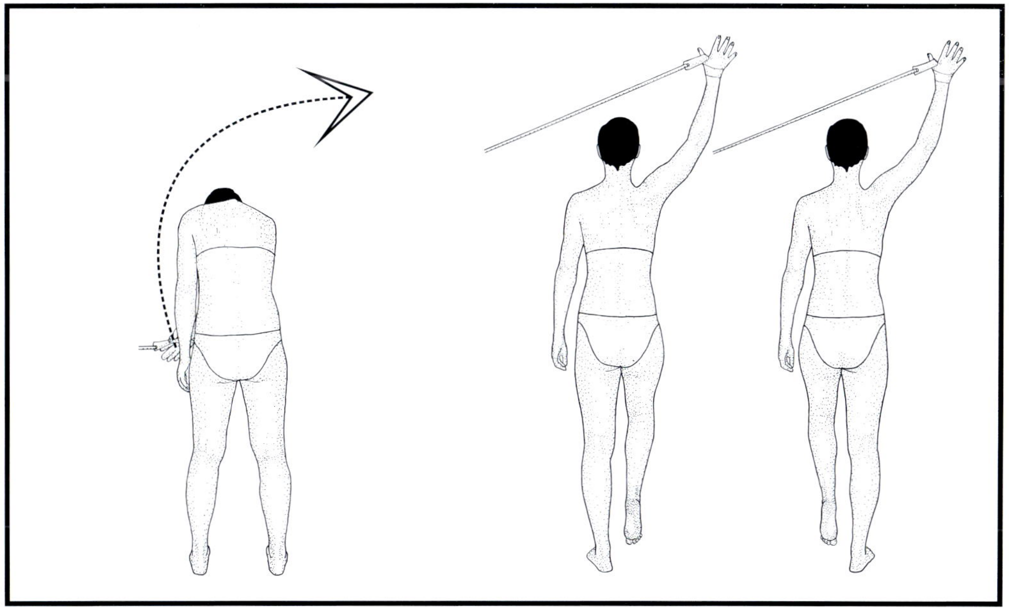

8+

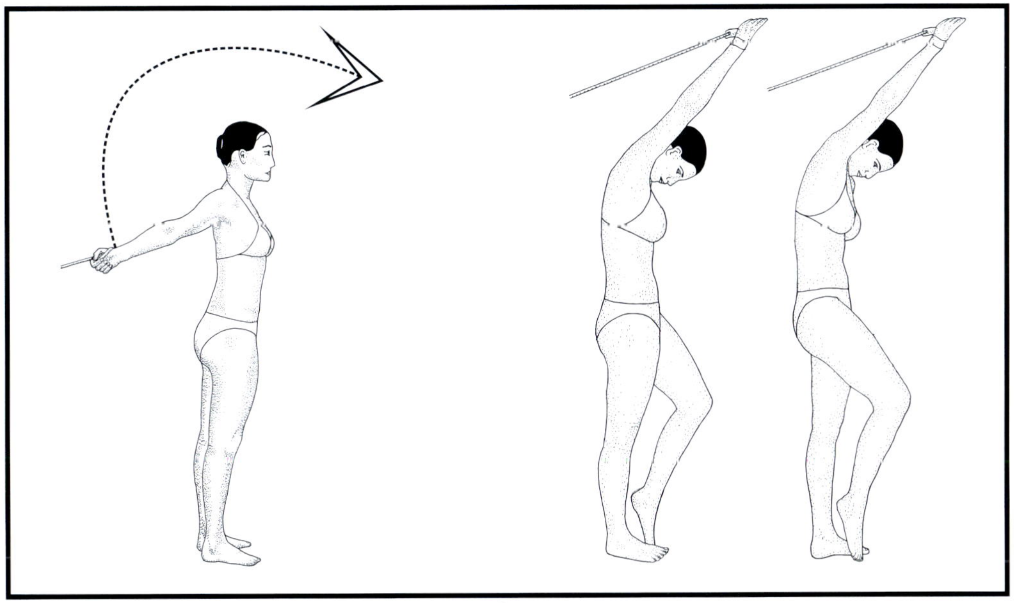

9+

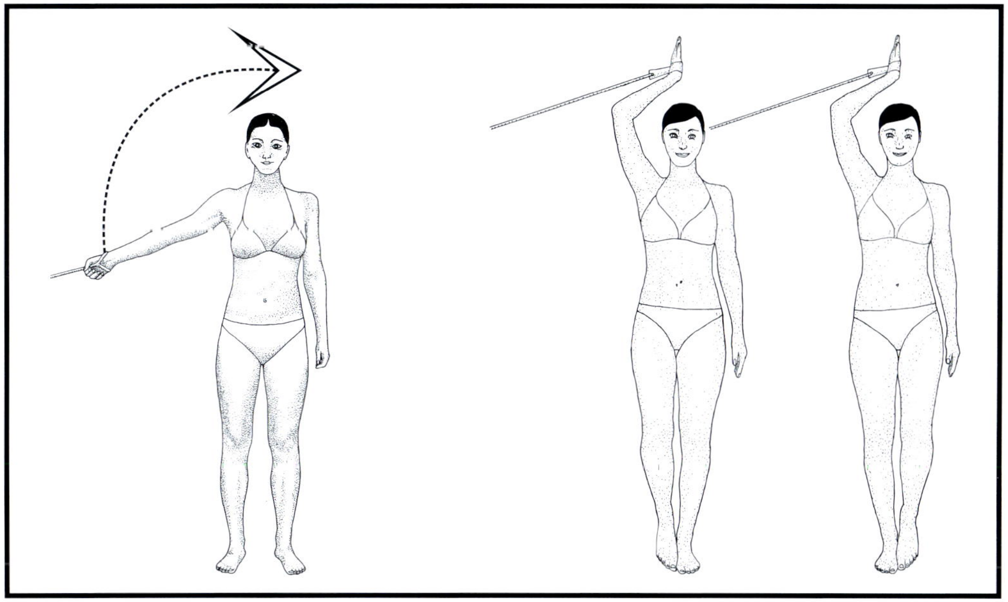

10+

Das Üben mit Wechsel des Standbeins ist ein wichtiges Einüben des Standbeins für den Gang. Diese Übung kräftigt sehr intensiv M. glutaeus maximus und die Muskeln des Beckenbodens. Selbstverständlich werden auch alle anderen Muskeln des Körpers harmonisch gekräftigt. Weiterhin entwickeln diese Übungen ein Gleichgewichtsgefühl, das besonders wichtig als Vorbereitung auf den Sport ist. Eine intensive Muskelarbeit verbrennt Kohlenhydrate und Lipide. Die Übungen eignen sich auch sehr gut als kardiovaskuläres Training.

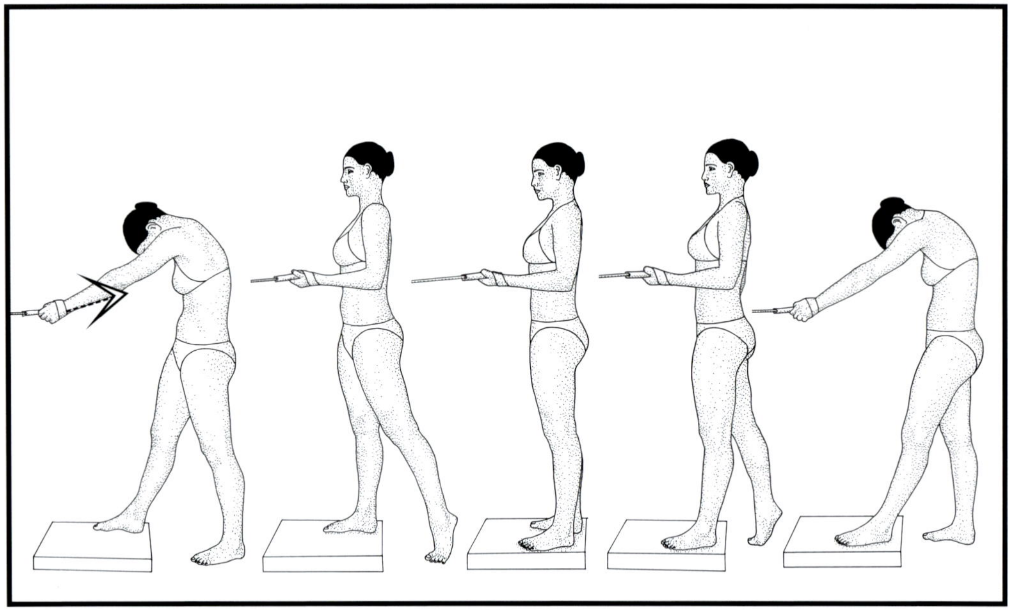

7++

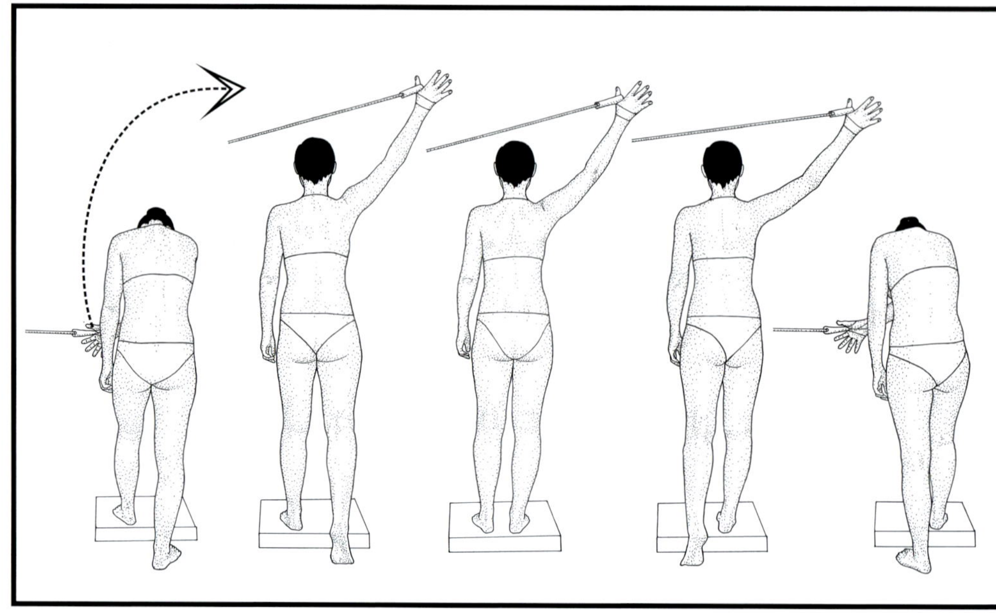

8++

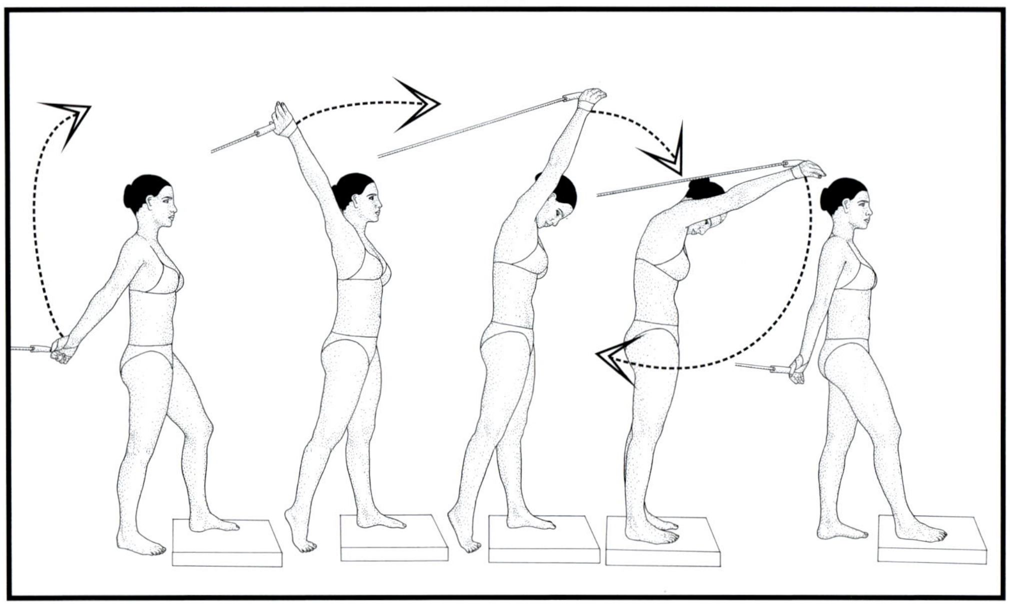

9++

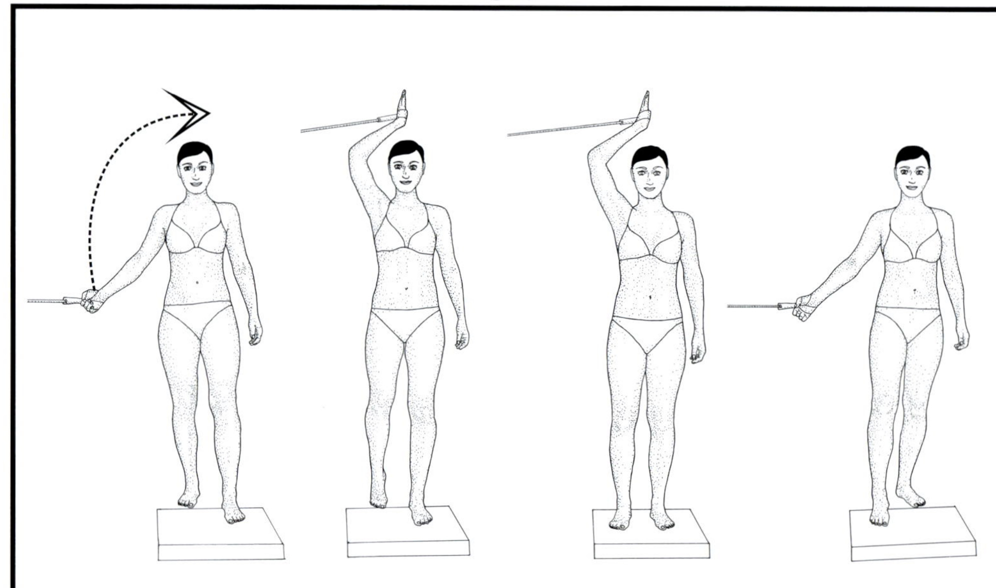

10++

Das Aufsteigen auf den Step führen wir in 2 Varianten aus. Zuerst übertragen wir das Gewicht vom hinteren Bein auf das vordere, später steigen wir ganz auf den Step mit Beinwechsel (Rumba Tanzschritt). Mit diesen Übungen wird die Stabilität des stehenden Beins während des Gehens trainiert. Der schnelle Wechsel von Spannung und Entspannung beschleunigt wesentlich den Eintritt der Muskelkontraktion in allen Körperteilen. Der kleine Aufstieg auf die Matte bereitet uns auf das Treppensteigen vor und kräftigt den M. gluteus maximus. Das Gleichgewichtstraining dient der Sturzprävention und bereitet uns auf den Sport vor.

DIE UNTERSUCHUNG DER EXTENSION (STRECKUNG)

WWW.SPIRALSTABILIZATION.COM

DIE EXTENSION (Streckung) IM **SCHULTERGÜRTEL**

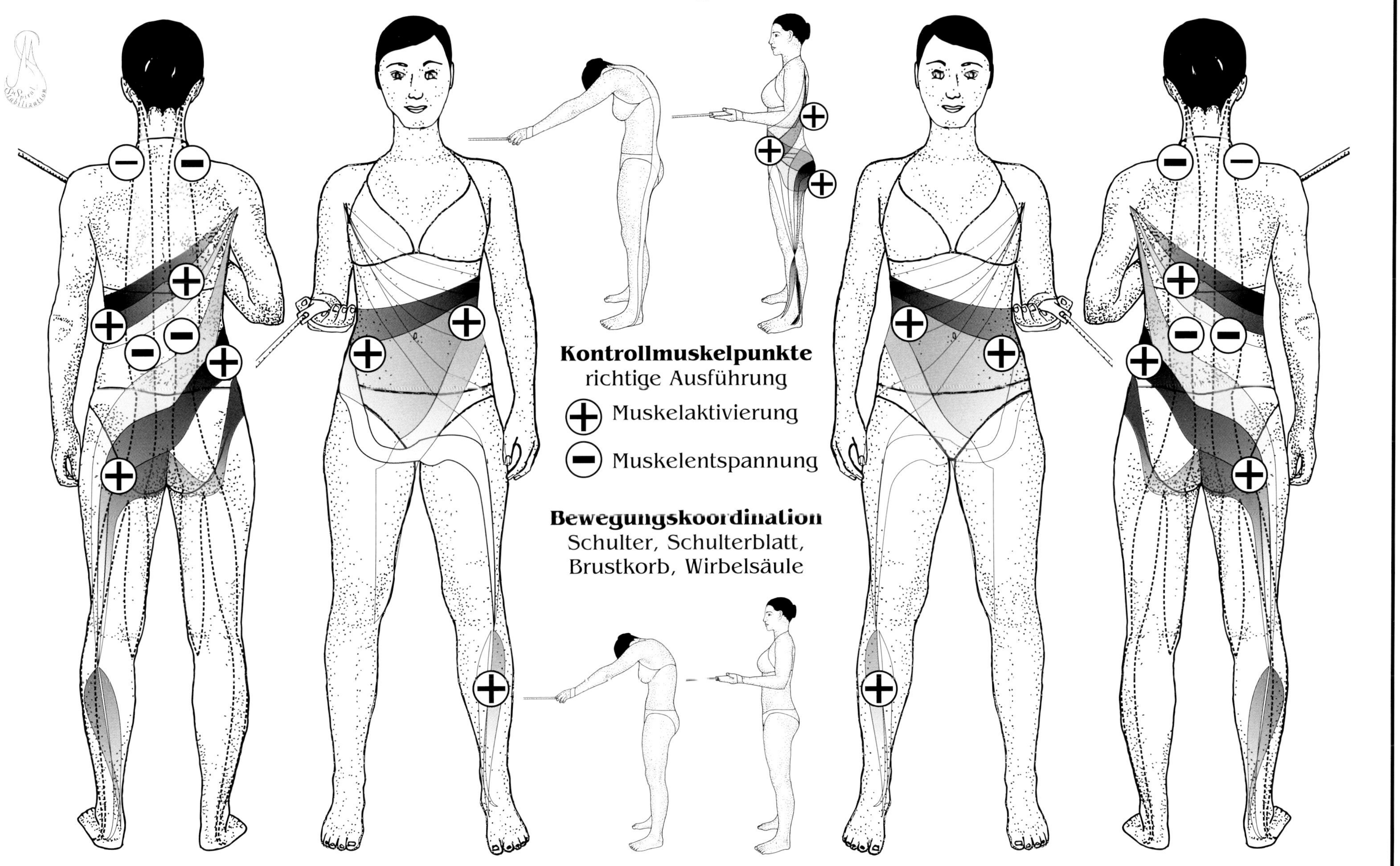

DIE UNTERSUCHUNG DER EXTENSION

DIE EXTENSION (Streckung) IM SCHULTERGÜRTEL UND **BECKENGÜRTEL**

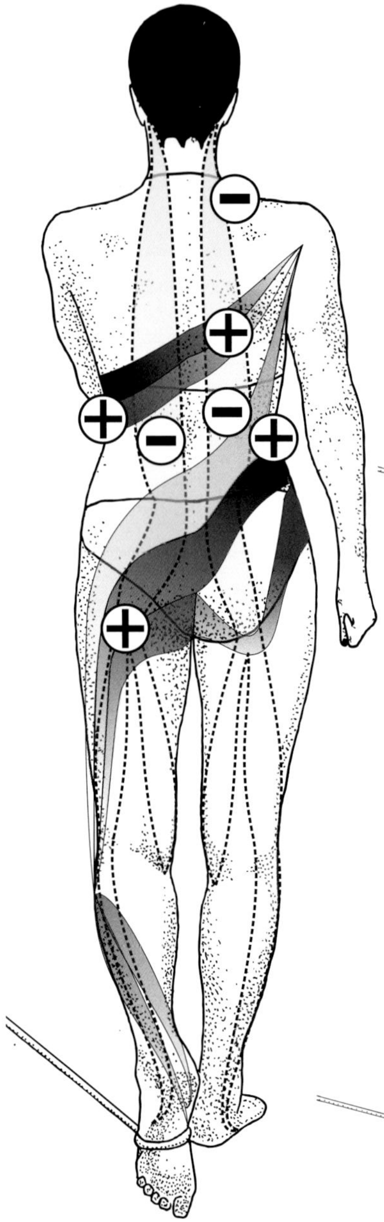

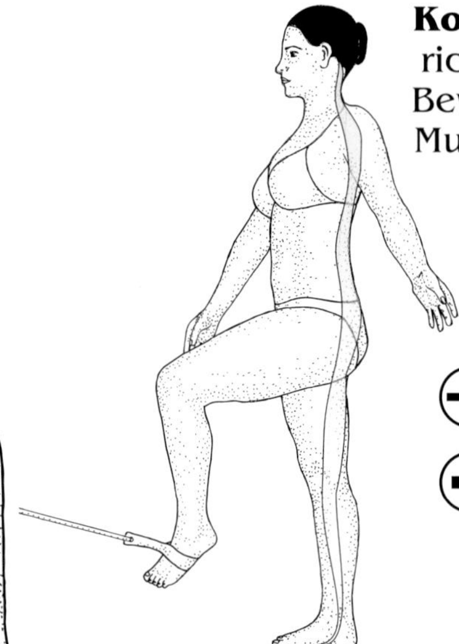

Kontrollmuskelpunkte
richtige Ausführung der
Bewegungskoordination,
Muskelkettenaktivierung

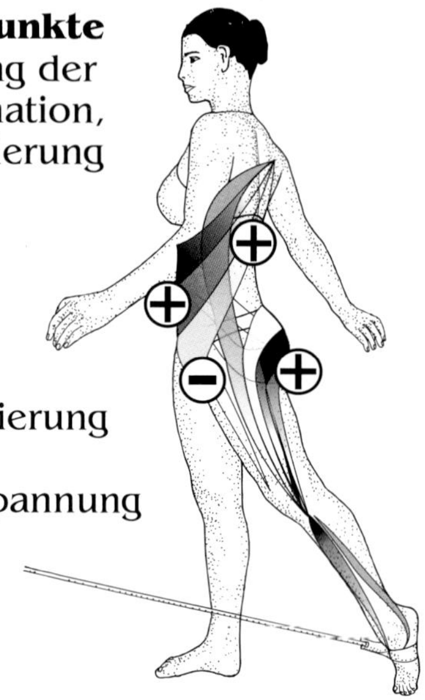

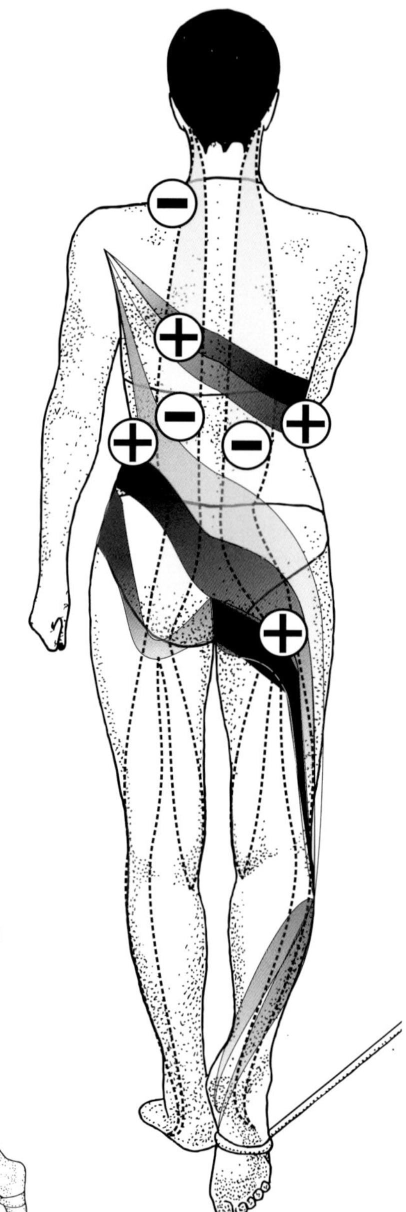

+ Muskelaktivierung

− Muskelentspannung

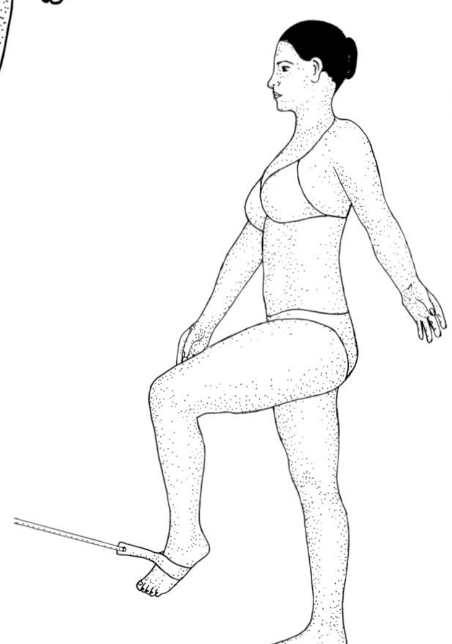

Bewegungskoordination
Schulter, Schulterblatt
(Thoracoscapulargelenk),
Brustkorb, Wirbelsäule
BWS und HWS

Hüftgelenk,
Iliosacralgelenk
LWS

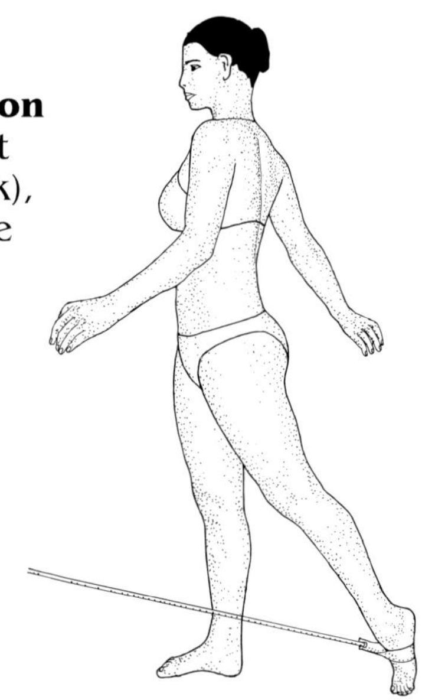

XI.
Ausbildung in der SPS Methode

Grundausbildungskurse für Therapeuten, Übungsleiter und Masseure - Übungen und Manuelle Techniken

Ausbildungskurse von 2, 4 oder 6 Tagen

1. Kurs A, B, C, D (2x2 Tage, 2x16 UE. oder 6 Tage)
Übungen und Manuelle Techniken der SPS Methode
Ziel des Kurses ist es, den Teilnehmern die **Übungen** und **Manuelle Techniken** die zur Behandlung, Prävention, Regeneration sowie zur Steigerung der Kondition und Körpermodelierung dienen beizubringen.
Außerdem erörtern wir die **Grundprinzipien der optimal koordinierten und stabilisierten Bewegung, vorallem des Gangs und des Laufs.** Wir zeigen Ihnen einige Möglichkeiten, w**ie Sie die negativen Faktoren,** die die Wirbelsäule und Gelenke überlasten und die optimale Funktion der inneren Organe verhindern, **beseitigen können.** Wir helfen Ihnen einen optimalen individuellen Behandlungsplan für die Therapie, Prävention sowie Regeneration zu erstellen. Dieser Plan erfolgt auf der Basis der Muskelanalyse und der damit verbundene Körperhaltung sowie Kinesiologie des Gangs, des Laufs und der Übungen.
Der Teilnehmer des Kurses kann die SPS-Methode zur Behandlung und Prävention von o.g. Beschwerden nutzen und das je nach seiner professionellen Ausbildung, Orientierung und Berechtigung zur Berufausübung.
Absolvierung dieses Kurses ist Voraussetzung für die Teilnahme an den thematischen Kursen.

Thematiche Kurse - Behandlungsvorgänge für Therapeuten, Präventionsmaßnahmen für Trainers

Ziel des Kurses ist es: die Übungen und Manuellen Techniken zu wiederholen, detaillierte Ausführung zu präzisieren und vorhandenes Wissen sowie die Kenntnisse über Fachthemen zu erweitern

2. Kurs A, B - Lenden- und Halswirbelsäule (2x2 Tage, 2x16 UE. oder 6 Tage)
Das Ziel des Kurses ist es: Kennenlernen von Prinzipien der Behandlung und Prävention des **Bandscheibenvorfalls** und vom Entstehen der weiteren Störungen im **Hals,- Brust - und Lendenwirbelsäulenbereich.**

3. Kurs A, B - Obere und untere Gliedmaße (2x2 Tage, 2x16 UE. oder 6 Tage)
Ziel des Kurses ist es: Kennenlernen von Behandlungsprinzipien und Prävention der Störungen und vom Entstehen der weiteren Störungen im Bereich der **oberen und unteren Gliedmaßen**
(Hüftgelenk, Kniegelenk, Sprunggelenk, Bein, Schultergelenk, Ellbogengelenk und Handgelenk).

4. Kurs A, B - Muskelketten 1 (2x2 Tage, 2x16 UE. oder 6 Tage)
Ziel des Kurses ist es: Anatomie der **Muskelketten** und deren Funktion die durch Aktivierug ensteht richtig kennenlernen, weil nur auf diese Weise besteht die Möglichkeit eine Bewegungsfehlsteuerung zu erkennen und durch gezielten Übungen die außerdem zur Therapie, Prävention, Regeneration und gute Kondition führen behandeln zu können.

5. Kurs A, B - Skoliose (2x2 Tage, 2x16 UE. oder 6 Tage)
Ziel des Kurses ist es: Kennenlernen von Prinzipien der Behandlung, Prävention sowie vom Entstehen der **Skoliose.**

6. Kurs A, B - Vertebroviszerale Beziehungen und Kopfschmerzen (2x2 Tage, 2x16 UE. oder 6 Tage)
Ziel des Kurses ist es: Kennenlernen von Prinzipien der Behandlung, Prävention von **Kopfschmerzen und Schwindel sowie Erkrankungen der inneren Organe** und vertebroviszerale Beziehungen.
(Herz-Kreislauf und Lungensystem, gastrointestinaler Trakt, Urogenitalsystem, ZNS - Zentralnervensystem).

7. Kurs A, B - Sport (2x2 Tage, 2x16 UE. oder 6 Tage)
Ziel des Kurses ist es: die SPS Methode auch **im Sport** richtig nutzen lernen um sie beim Konditionstraining, Steigerung der Leistungsfähigkeit, Kompensation von sportlichen Belastungen, Regeneration, Prävention im Sport und auch als Nachbehandlung nach Unfällen richtig einsetzen können.

8. Kurs A, B - Lehrer der SPS Methode - Muskelketten 2 (2x2 Tage, 2x16 UE. oder 6 Tage)
Lehrer der SPS Methode muß mindestens 256 UE absolviert haben und gute anatomische Kenntnisse besitzen. Außerdem muß er mindestens 3x als Assistent an einem Kurs der er selber als Lehrer führen möchte teilnehmen.
Ziel des Kurses ist es: Wiederholung des Lernstoffs sowie der Übungen und Manuellen Techniken. Wiederholung der Konditions-und Therapieübungen nach der Muskelanalyse. Der Kurs wird mit einer Prüfung abgeschlossen.

9. Kurs A, B - Wiederholung der Übungen (2x2 Tage, 2x16 UE. oder 6 Tage)
Ziel des Kurses ist es: Wiederholung der Konditions-und Therapieübungen nach der Muskelanalyse mit Betonung auf die Übungsdetails: Anatomie, gekräftigte und gedehnte Muskeln, sowie in reziproken Inhibition gehemmten Muskeln und Muskeln die durch die Aktivierung der Muskelketten stabilisiert werden.

10. Kurs A, B - Wiederholung der Manuellen Techniken und Massagen (2x2 Tage, 2x16 UE. oder 6 Tage)
Ziel des Kurses ist es: Wiederholung der Manuellen- und Massagentechniken mit Betonung auf die Techniken Details und Techniken auf dem Schlingentisch.

11. Kurs A, B - Kurs für Ärzte - Indikation der SPS Methode im Gesundheitswesen (2x2 Tage, 2x16 UE. oder 6 Tage)
Ziel des Kurses ist es:auf die Prinzipien der SPS Methode und auf die therapeutische Möglichkeiten die diese Methode bei den Erkrankungen der Wirbelsäule, des Bewegungsapparats und der inneren Organe bietet aufmerksam zu machen.

12. Kurs - Übungsleiter der SPS Methode auf dem Gebiet der Prävention und der gesunden Körpererziehung (20 Tage, 10 x16 UE) der Kurs ist durch das tschechische Ministerium für Schulwesen akkreditiert und dient zur Ausstellung des Gewerbescheins.
Ziel des Kurses ist es: Aneignung der gewöhnlichen Übungen sowie Konditions-und Therapieübungen nach der Muskelanalyse. Durchführung einer Bewegungstherapie als Nachsorge nach dem Abschluss der Behandlung und Übungen für Menschen mit Behinderung.

13. Kurs - Masseur der SPS Methode auf dem Gebiet der Prävention (20 Tage, 10 x16 UE), der Kurs ist durch das tschechische Ministerium für Schulwesen akkreditiert und dient zur Ausstellung des Gewerbescheins.
Ziel des Kurses ist es: Aneignung der Massagentechniken und Vorbereitung des Klienten (in Präsenz seines Trainers) auf die Konditions- Regenerations-und Präventionsübungen nach der Muskelanalyse und auf die Durchführung der Bewegungstherapie als Nachsorge nach dem Abschluss der Behandlung.

XII.
Dokumentationsformulare der SPS Methode

DIE UNTERSUCHUNG DER MUSKELN IN DER SPANNUNG UND ABCHWÄCHUNG

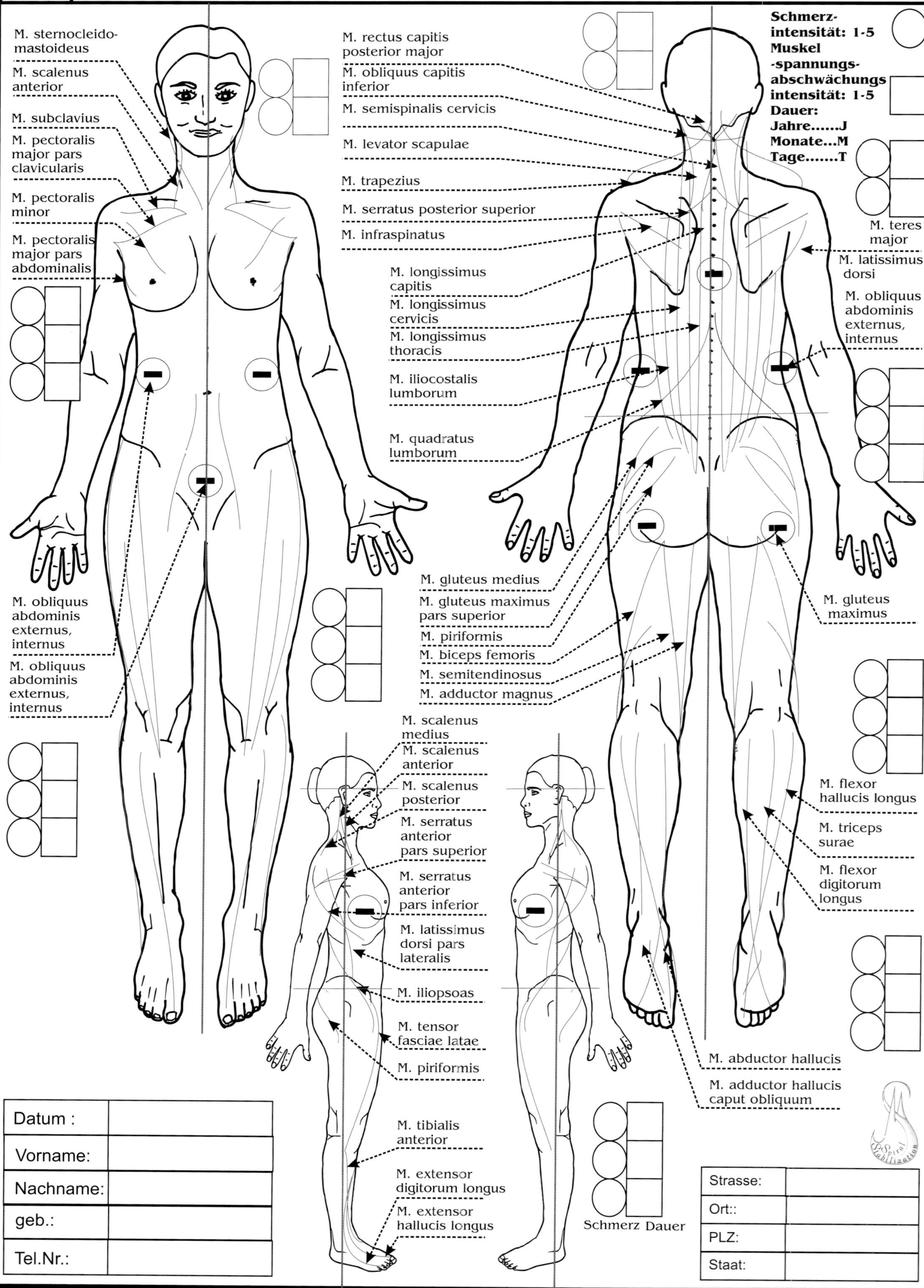

Datum :	
Vorname:	
Nachname:	
geb.:	
Tel.Nr.:	

Strasse:	
Ort::	
PLZ:	
Staat:	

DIE UNTERSUCHUNG DER EXTENSION

DIE EXTENSION (Streckung) IM **SCHULTERGÜRTEL**

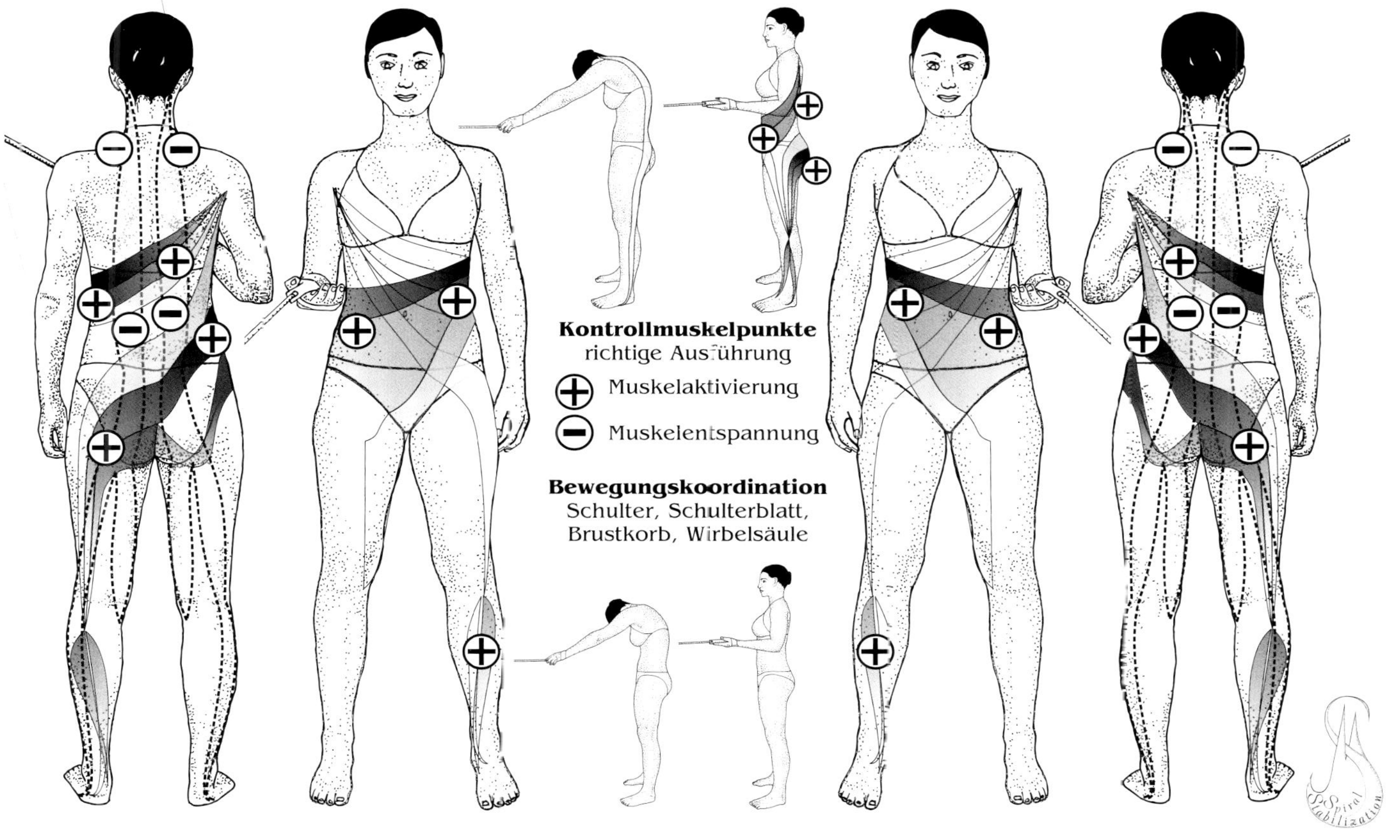

Kontrollmuskelpunkte
richtige Ausführung

⊕ Muskelaktivierung

⊖ Muskelentspannung

Bewegungskoordination
Schulter, Schulterblatt, Brustkorb, Wirbelsäule

WWW.SPIRALSTABILIZATION.COM

DIE UNTERSUCHUNG DER EXTENSION

DIE EXTENSION (Streckung) IM SCHULTERGÜRTEL UND **BECKENGÜRTEL**

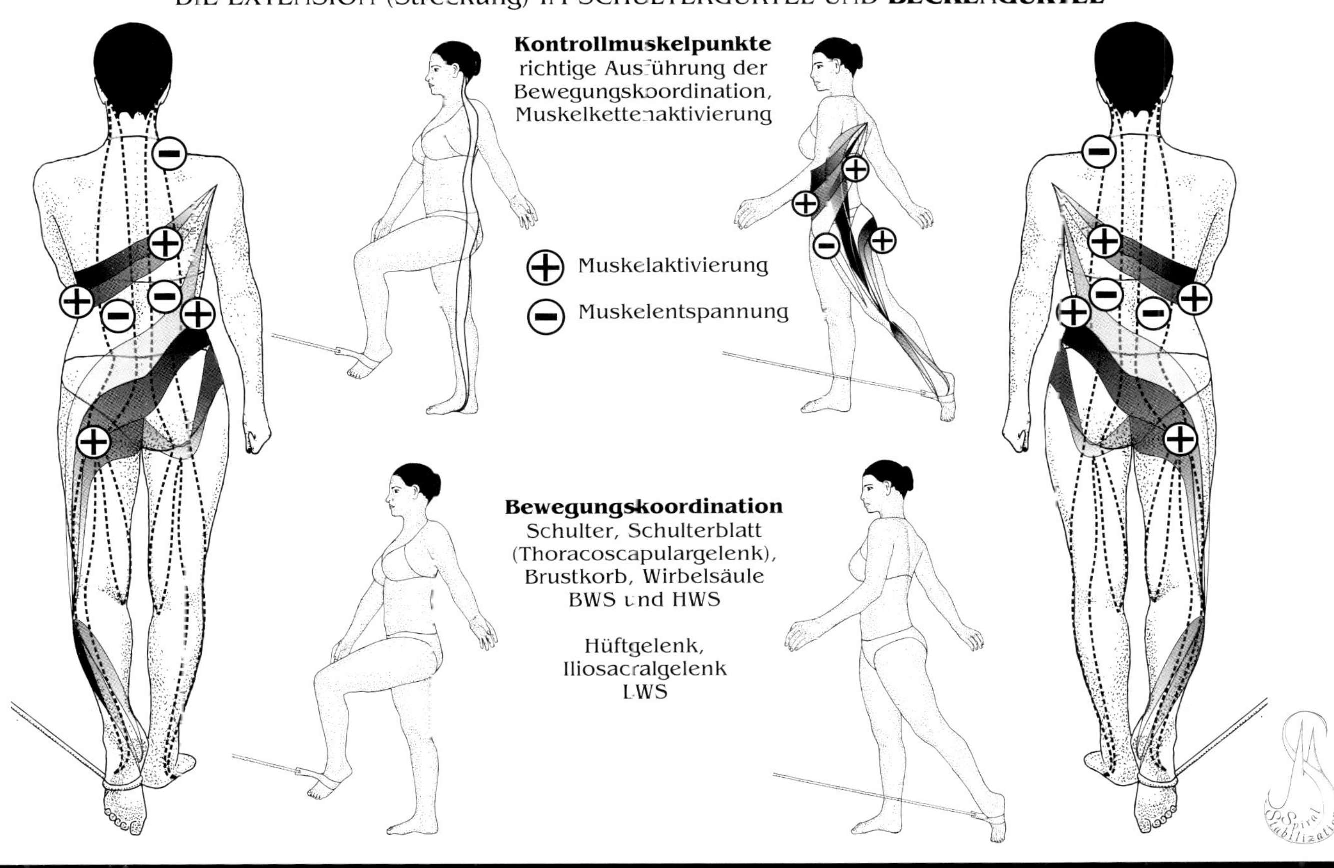

Kontrollmuskelpunkte
richtige Ausführung der Bewegungskoordination, Muskelkettenaktivierung

⊕ Muskelaktivierung

⊖ Muskelentspannung

Bewegungskoordination
Schulter, Schulterblatt (Thoracoscapulargelenk), Brustkorb, Wirbelsäule BWS und HWS

Hüftgelenk, Iliosacralgelenk LWS

Dr. med. Smíšek
Rehabilitation und Regeneration der Wirbelsäule
Tschechische Republik, 182 00 Prag 8, Na Úbočí 10, tel: 00420 284 810 231, www. spiralstabilization.com

Nachname:
Vorname:

Rehabilitationsplan
der SPS Übungen

Stärke des el. Seils: 6 mm, 8 mm

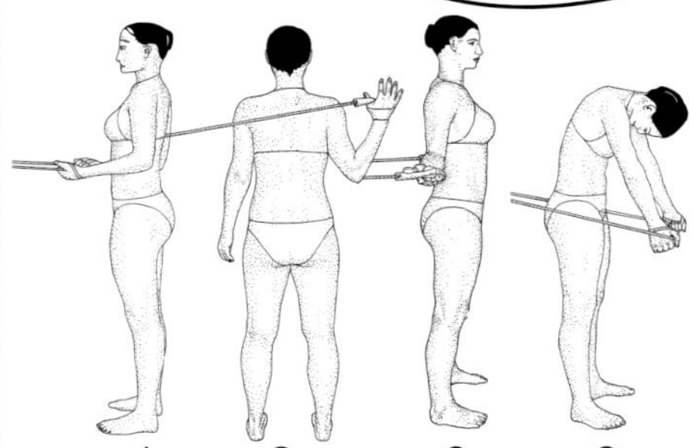

1 2 3 6

Übungen für beide Arme (symetrisch)

Seite	Übung	Serie 1 Wiederholung	Serie 2 Wiederholung	Serie 3 Wiederholung	
73, 50	1. Übung				
74, 59	2. Übung				
75, 52	3. Übung				
78, 53	6. Übung				

im Stehen	mit Stütze	auf beiden Beinen	auf beiden Beinen	auf beiden Beinen	
	ohne Stütze	auf einem Bein	auf einem Bein	auf einem Bein	
im Sitzen		Beine wechseln	Beine wechseln	Beine wechseln	

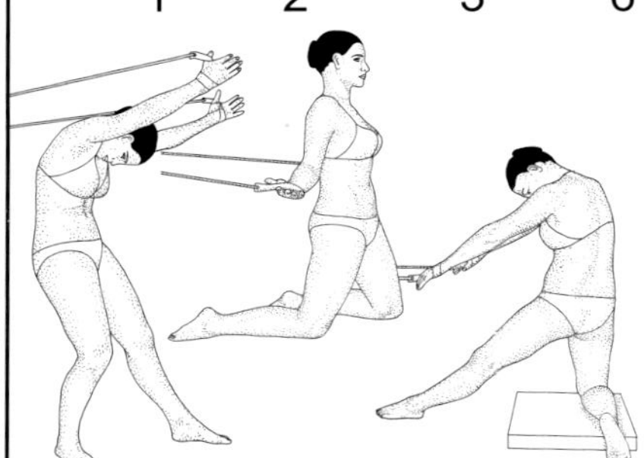

6+ 4 5

Stretching mit Anwendung des elastischen Seils

Seite	Übung	Serie 1 Wiederholung	Serie 2 Wiederholung	Serie 3 Wiederholung	
78, 54	6. Übung+				
		im Sitzen	im Stehen		

Seite	Übung	Serie 1 Wiederholung	Serie 2 Wiederholung	Serie 3 Wiederholung	
76, 55	4. Übung				
77, 56	5. Übung				
		Kniestand	im Sitzen	im Stehen	

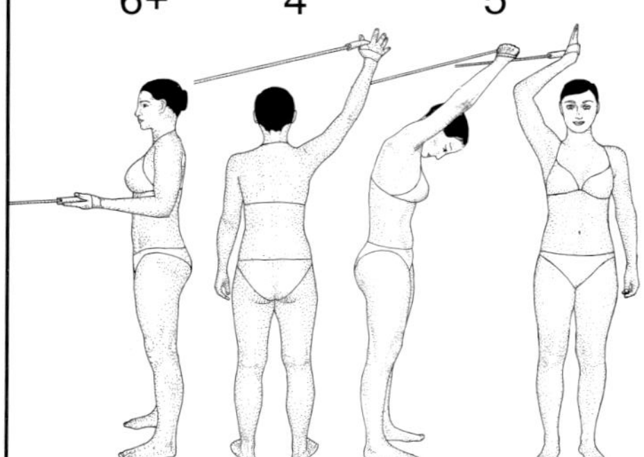

7 8 9 10

Übungen für einen Arm (asymetrisch)

Seite	Übung	Wiederholung	Wiederholung	Serie 1 Wiederholung	Serie 2 Wiederholung
79, 58	7. Übung				
79, 59	8. Übung				
79, 60	9. Übung				
79, 61	10. Übung				
		im Stehen	ohne Stütze	mit Stütze	im Sitzen

63, 195	7. Übung+				
64, 195	8. Übung+				
65, 195	9. Übung+				
66, 195	10. Übung+				
		auf einem Bein Beine wechseln	auf einem Bein Beine wechseln	auf einem Bein Beine wechseln	auf einem Bein Beine wechseln
		im Stehen	ohne Stütze	mit fester Stütze	mit Stütze - Stäbe

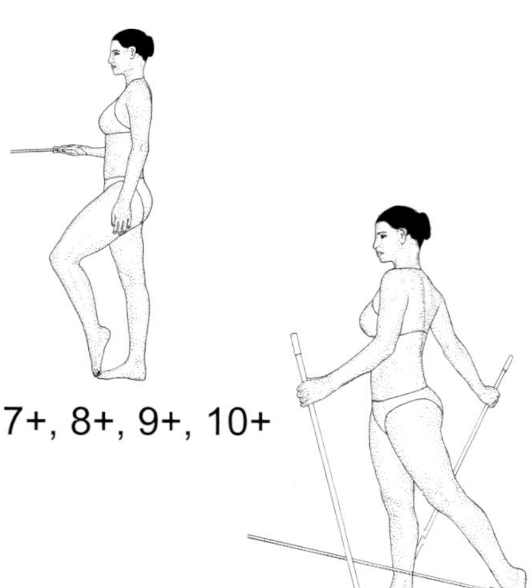

7+, 8+, 9+, 10+

11

Übungen für die Beine (asymmetrisch)

Seite	Übung	Serie 1 Wiederholung	Serie 2 Wiederholung	Serie 1 Wiederholung	Serie 2 Wiederholung
82, 67	11. Übung				
	im Stehen	mit fester Stütze	mit Stütze - Stäbe		ohne Stütze

SKOLIOSEBEHANDLUNG MIT EINEM SPIRAL STABILISIERTEN MUSKELKORSET

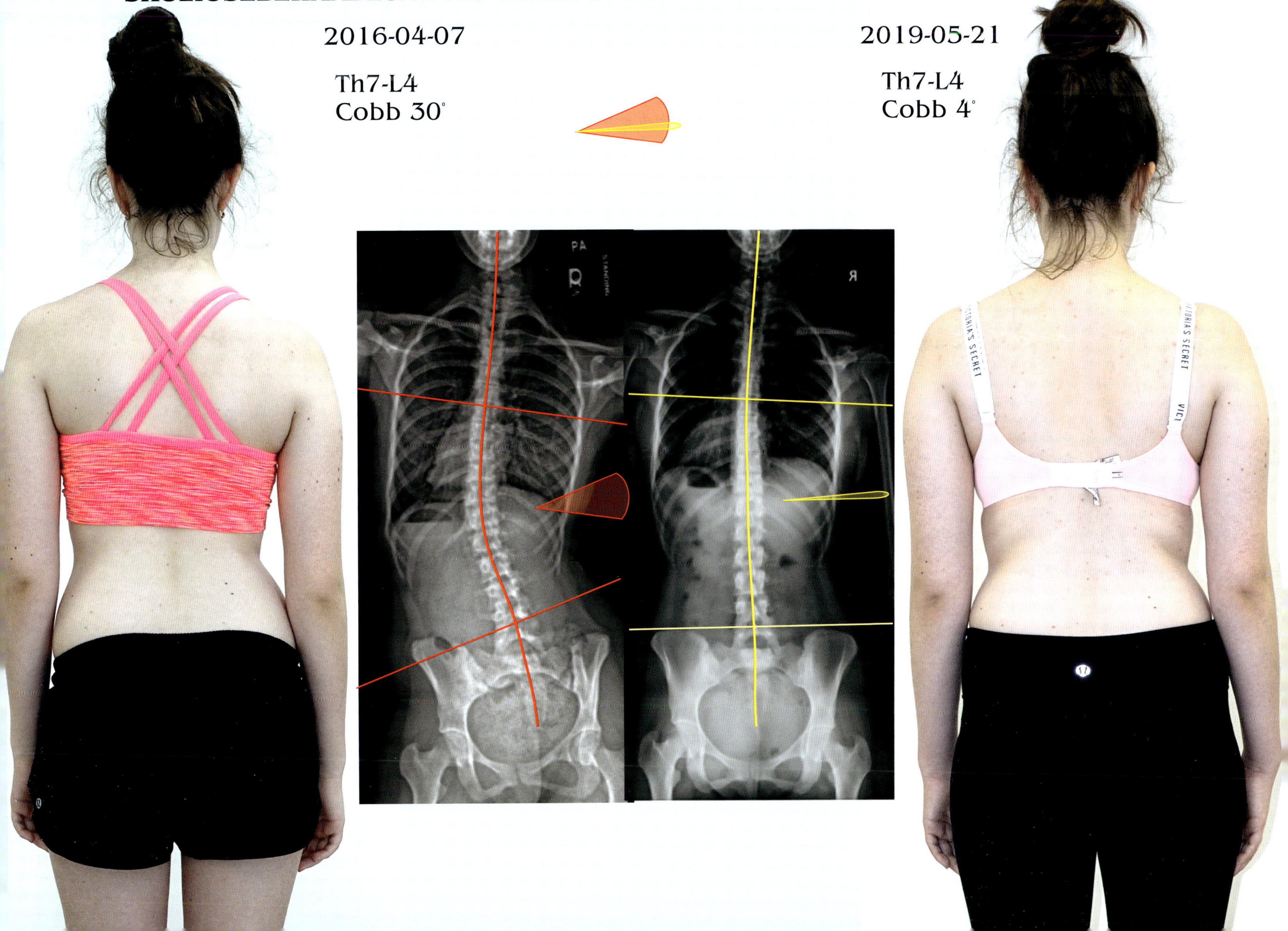

Untersuchung der Figur

Datum

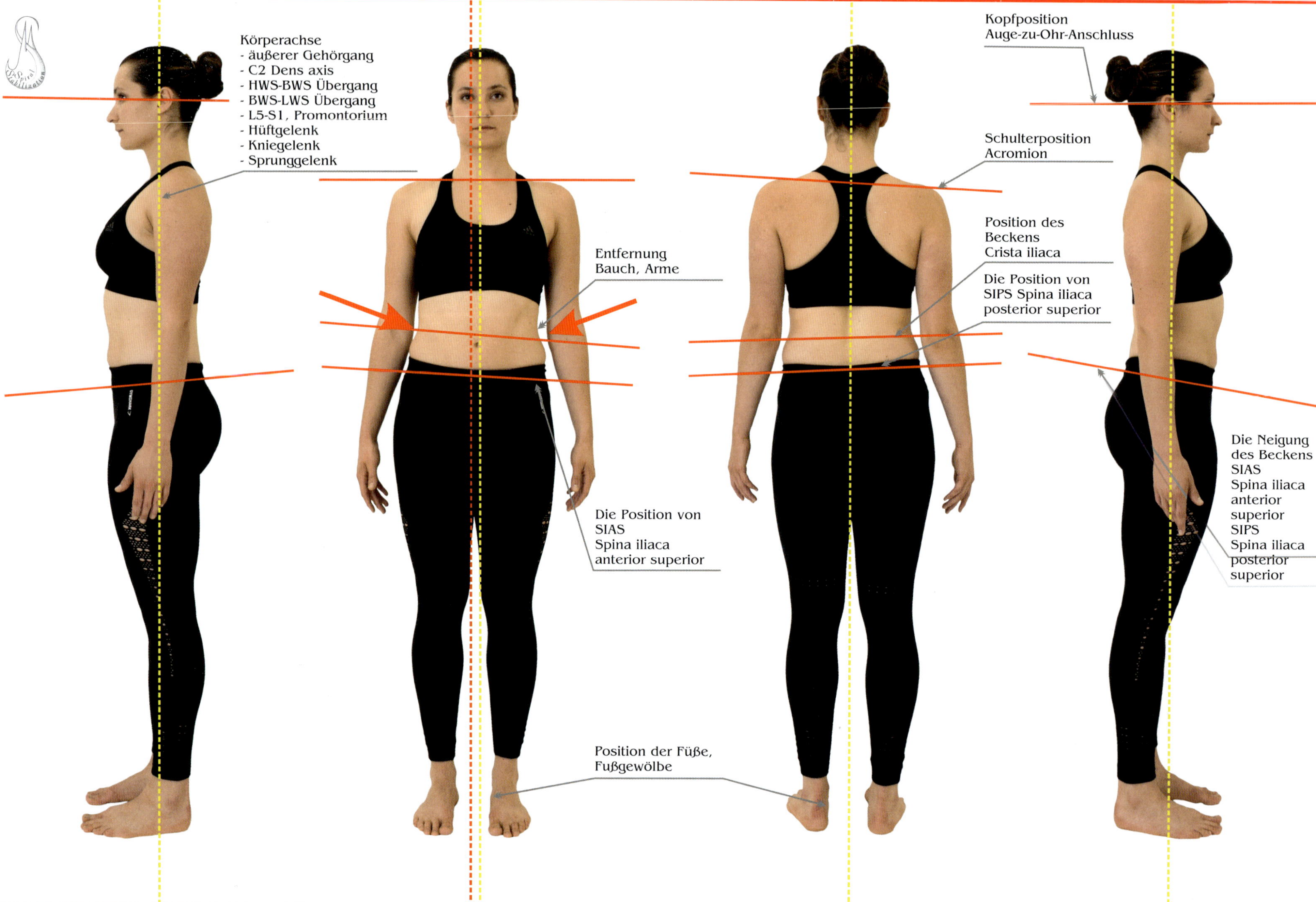

Datum

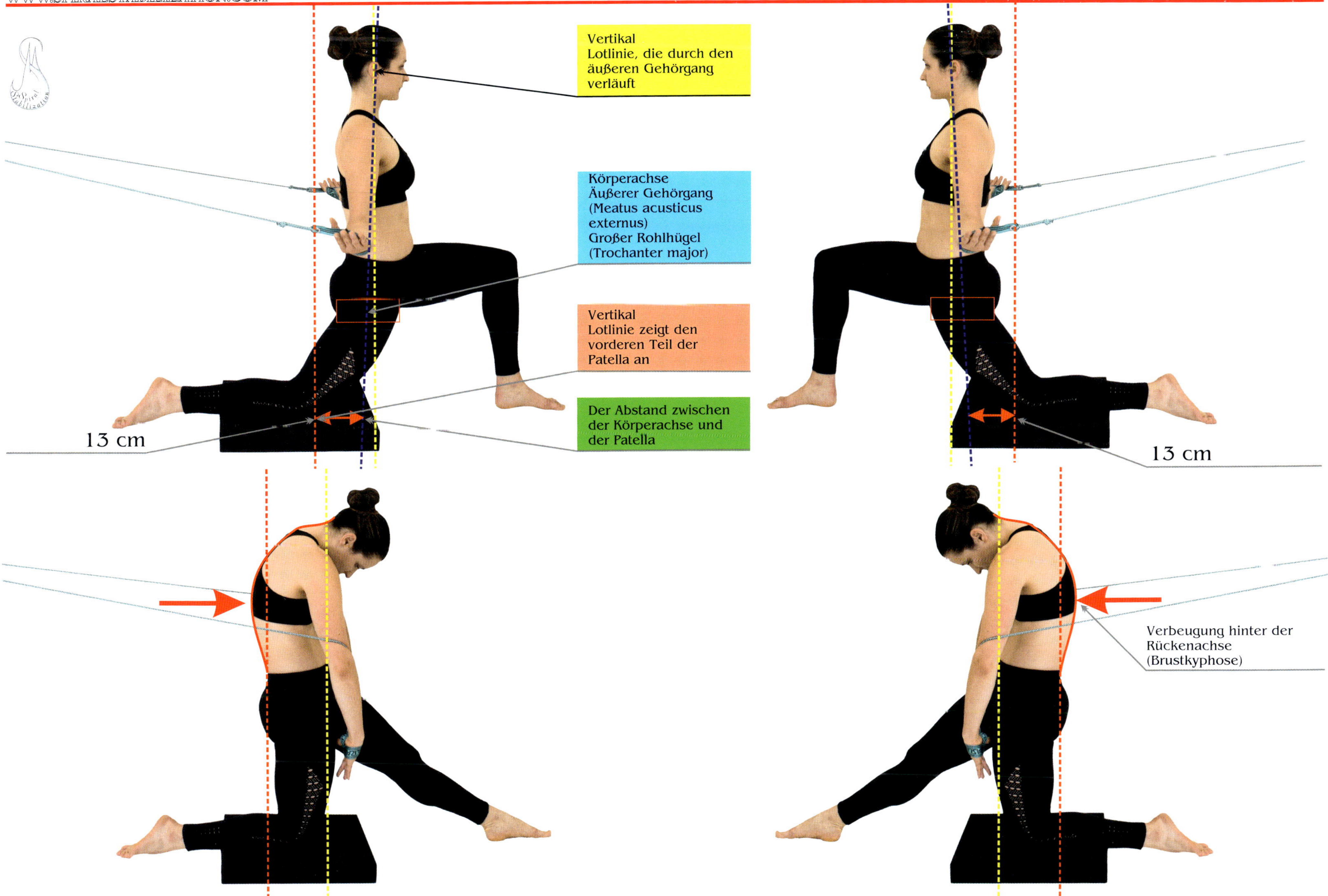
Vertikal
Lotlinie, die durch den äußeren Gehörgang verläuft
Körperachse
Äußerer Gehörgang (Meatus acusticus externus)
Großer Rohlhügel (Trochanter major)
Vertikal
Lotlinie zeigt den vorderen Teil der Patella an
Der Abstand zwischen der Körperachse und der Patella
13 cm
13 cm
Verbeugung hinter der Rückenachse (Brustkyphose)

Umfassende Ausstattung von Rehabilitationsarbeitsplätzen

Manuelle Therapie auf einem Schlingentisch, Spiegel für Qualitätskontrolle von Übungen

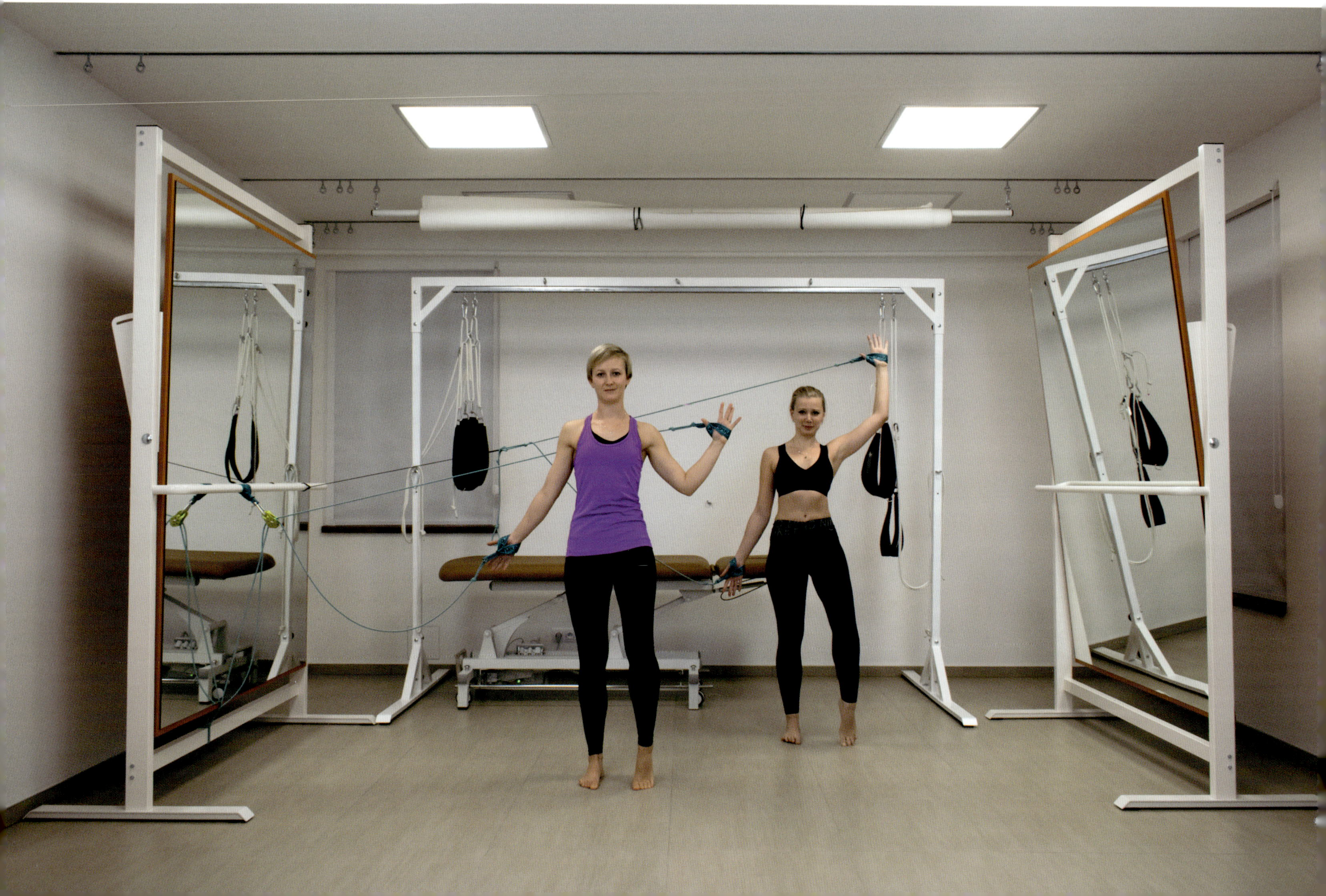